Innovative Personalentwicklung
im In- und Ausland

Renate Tewes
U. Christiane Matzke
Hrsg.

Innovative Personalentwicklung im In- und Ausland

Für Einrichtungen im Gesundheitswesen

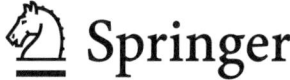

Hrsg.
Renate Tewes
Crown Coaching International
Dresden, Deutschland

U. Christiane Matzke
Unternehmensentwicklung/
Pflegemanagement
SLK-Kliniken Heilbronn GmbH
Heilbronn, Deutschland

ISBN 978-3-662-62976-5   ISBN 978-3-662-62977-2 (eBook)
https://doi.org/10.1007/978-3-662-62977-2

Die Deutsche Nationalbibliothek verzeichnet diese Publikation in der Deutschen Nationalbibliografie; detaillierte bibliografische Daten sind im Internet über http://dnb.d-nb.de abrufbar.

Springer
© Springer-Verlag GmbH Deutschland, ein Teil von Springer Nature 2021
Das Werk einschließlich aller seiner Teile ist urheberrechtlich geschützt. Jede Verwertung, die nicht ausdrücklich vom Urheberrechtsgesetz zugelassen ist, bedarf der vorherigen Zustimmung des Verlags. Das gilt insbesondere für Vervielfältigungen, Bearbeitungen, Übersetzungen, Mikroverfilmungen und die Einspeicherung und Verarbeitung in elektronischen Systemen.
Die Wiedergabe von allgemein beschreibenden Bezeichnungen, Marken, Unternehmensnamen etc. in diesem Werk bedeutet nicht, dass diese frei durch jedermann benutzt werden dürfen. Die Berechtigung zur Benutzung unterliegt, auch ohne gesonderten Hinweis hierzu, den Regeln des Markenrechts. Die Rechte des jeweiligen Zeicheninhabers sind zu beachten.
Der Verlag, die Autoren und die Herausgeber gehen davon aus, dass die Angaben und Informationen in diesem Werk zum Zeitpunkt der Veröffentlichung vollständig und korrekt sind. Weder der Verlag, noch die Autoren oder die Herausgeber übernehmen, ausdrücklich oder implizit, Gewähr für den Inhalt des Werkes, etwaige Fehler oder Äußerungen. Der Verlag bleibt im Hinblick auf geografische Zuordnungen und Gebietsbezeichnungen in veröffentlichten Karten und Institutionsadressen neutral.

Umschlaggestaltung: © deblik, Berlin

Planung: Sarah Busch

Springer ist ein Imprint der eingetragenen Gesellschaft Springer-Verlag GmbH, DE und ist ein Teil von Springer Nature.
Die Anschrift der Gesellschaft ist: Heidelberger Platz 3, 14197 Berlin, Germany

Vorwort

Wann geht es denn los mit der Zukunft? Und wie wird sie sein, unsere Zukunft? Mit diesen spannenden Fragen beschäftigen sich Zukunftsforscher, die sich Futurologen nennen. Und einige Antworten dazu liegen bereits auf der Hand. Denn sie lassen sich ableiten, aus aktuellem Geschehen und zukünftigem Bedarf. Für eine Personalentwicklung, die nicht zeitgemäß verweilen, sondern zukunftsweisend qualifizieren will, sind diese Kenntnisse von unschätzbarem Wert.

Unsere Zukunft liegt zwischen den beiden großen Spannungsfeldern einer sich rasant entwickelnden Technik einerseits und der Notwendigkeit emotional intelligenter Menschen andererseits. Diese beiden Waagschalen auszutarieren wird zur wichtigsten Aufgabe der Personalentwicklung im Gesundheitswesen.

Die Digitalisierung und Vernetzung von Daten aller Art wird das gesamte Gesundheitswesen revolutionieren. Der Zugriff und die Auswertung eingespeister Informationen von Patientendaten ermöglicht eine individualisierte und zielgenauere Diagnostik sowie eine passgenaue Therapie, deren Potenzial erst in ihren Ansätzen erschlossen ist. Erste Prototypen von Robotern werden mit Informationen bespielt, um Beratung bei Untersuchungen, Assistenz bei der Visite oder beim Lagern und Transfer von Patienten zu ermöglichen. Für die Altenpflege wurden Serviceroboter entwickelt, die der Beschäftigung und Unterhaltung von Bewohnern dienen, um mit ihnen zu singen, sie zur Gymnastik anzuregen oder Rätsel mit ihnen zu lösen. Derzeit durchlaufen die Roboter noch verschiedene Tests. Doch schon bald werden sie in Massenproduktion gehen. Die Pflege ist auf diese Unterstützung angewiesen, denn der Ansturm der Babyboomer auf das Gesundheitswesen, die nun in die Rente gehen, steht uns erst noch bevor. Die pflegerische Versorgung all dieser Menschen wird ohne technische Hilfe nicht zu leisten sein. Somit werden Pflegefachkräfte die unterschiedlichen Roboter in naher Zukunft als Kollegen akzeptieren, die, wie alle anderen Teammitglieder, ihren Beitrag leisten.

Ein Beispiel aus der aktuellen Forschung ist die Einspeisung spezieller Kenntnisse in einen Prototyp von Roboter an der Universität Halle. Hier wird der Grundbausatz des Roboters „Pepper" mit Fachwissen zum Thema Magnetresonanzuntersuchung (MRT) „aufgepeppt". Alle möglichen Fragen von Patienten werden getestet und mit den besten Antworten eingespielt. Somit kann dieser Roboter, der hier den Namen Thea erhalten hat, interaktiv und ohne Zeitverlust auf die Patienten eingehen. Dieses Vorgehen ersetzt das übliche Informationsblatt zur Aufklärung vor dieser Untersuchung und spart viel ärztliche Aufklärungszeit, da diese nun nur noch darauf eingehen müssen, was an Fragen offengeblieben ist. Sobald Thea in Serie geht, erfolgt eine große Veränderung im Gesundheitswesen und wird andere Innovationen nach sich ziehen, die helfen, Personal einzusparen und das Gesundheitswesen sicherer zu machen.

Diese ungewohnten Bilder können leicht verunsichern, wecken sie doch regelmäßig Erinnerungen an Science-Fiction-Filme, die böse ausgehen. Doch bloß weil Hollywood mit den Ängsten der Menschen spielt (Krimis haben eine höhere Einschaltquote als Liebesfilme) und diese in die Zukunft transportiert, bedeutet das nicht, dass die Technik der Zukunft böse ist. Sie werden das sein, was wir daraus machen.

Hier ist es hilfreich, sich an den jüngeren Generationen zu orientieren, welche diese Technik maßgeblich mit entwickeln. Sie wollen vor allem ein selbstbestimmtes Leben führen. Autonomie ist für junge Menschen ein hohes Gut. Sie wollen selbst bestimmen, was mit ihren Daten gemacht wird, und darüber entscheiden, ob ihre Patientendaten, für einen entsprechenden finanziellen Ausgleich, der Pharmaindustrie zu Forschungszwecken zur Verfügung gestellt wird oder eben nicht. Dieses Bedürfnis nach Autonomie wird in der Trendforschung als Individualisierung beschrieben und erhält ein großes Gewicht. Patienten verstehen Gesundheitsdienstleister zunehmend als Berater und wollen die Entscheidung über Untersuchungen oder Therapien selbst treffen.

Statt unnütze Ängste zu schüren, ist es nun an der Zeit, die Chancen der Technik zu erforschen und unter ethischen Fragestellungen zu untersuchen. Hier würde eine 80/20-Regel Sinn machen, in der für jeweils 80 % der Zeit für Technikforschung mindestens 20 % an Zeit für ethische Auseinandersetzungen mit dieser Technik zur Verfügung stehen. Diese Regel müsste auch in der Lehre gelten.

Auf der anderen Seite haben wir das sogenannte Humankapital, also den menschlichen Faktor. Für Genesungs- und Heilungsprozesse ist die „Humanproduktion" ein entscheidender Erfolgsgarant. Die Fähigkeit zur Empathie und der verständnisvolle Umgang mit den Emotionen von Patienten, Angehörigen und Kollegen sind eine entscheidende Grundlage für das Wohlbefinden und die Zufriedenheit des Patienten einerseits wie auch für die interprofessionelle Zusammenarbeit aller Berufsgruppen.

Das Gesundheitswesen ist ein Sammelbecken für Gefühle jeder Art: Ängste vor Operationen oder Eingriffen, Sorgen um die Zukunft, Bewältigen von Schmerz, Hoffnung zu überleben, Trauer um Verluste, Loslassen von Träumen. Obwohl sich diese Gefühle ihren Weg bahnen und die Mitarbeiter im Gesundheitswesen ungebremst treffen, werden kaum Trainings für gutes Emotionsmanagement angeboten. Doch diese sind wichtig, damit das Personal nicht emotional überfordert in ein ausgebranntes Burn-out oder ein unterkühltes Cool-out verfällt.

„*Let's talk emotion*" muss ein wichtiges Motto prospektiver Personalentwicklung werden. Der bisherige Fokus auf fachliche Kompetenz bei gleichzeitiger sträflicher Vernachlässigung von emotionaler Intelligenz hat gravierende Folgen. Der größte Teil an Behandlungsfehlern ist zurückzuführen auf fehlerhafte Kommunikation oder mangelnde Zusammenarbeit. Auftauchende

Emotionen von Kollegen werden nicht selten ins Lächerliche gezogen und lassen den Betroffenen beschämt zurück. Die oft zitierte „professionelle Distanz" findet dann ihren Ausdruck im Alltag in einer „unprofessionellen Distanz", die geprägt ist von unterdrückten Gefühlen vor einer Fassade von Coolness.

Bei erfolgreichen Veränderungsprozessen ganzer Organisationen werden Emotionen nicht mehr als lästiges Beiwerk betrachtet, sondern als zentraler roter Faden, der steuernd ins Geschehen eingreift. Statt also im Change-Management lediglich Widerstände gering zu halten, rückt beispielsweise das Programm „Relationship-based Care" die Beziehungsarbeit aller Berufsgruppen im Gesundheitswesen in den Mittelpunkt und wurde damit international erfolgreich. Auch im Transition- und Krisenmanagement bekommen die Beziehungsarbeit und damit verbundene professionelle Kommunikation ein eigenes Gewicht. Hier erhält Vertrauen eine eigene Währung. Denn alle Veränderungsprozesse lösen Unsicherheiten aus, die durch Vertrauen gebunden werden wollen.

„*Let's talk emotion*" wird damit zu einer eigenen Fachsprache, die insbesondere von Führungskräften gesprochen werden muss. Eine entscheidende Aufgabe der Personalentwicklung wird es sein, Führungskräfte zu qualifizieren, *bevor* sie ihre Stelle antreten. Denn das Führen von Kollegen ist eine verantwortungsvolle Tätigkeit, und diese Fachsprache will gelernt sein, bevor sie zum Einsatz kommt. Die Grundlagen eines gelingenden Emotionsmanagements im Gesundheitswesen sind gegenseitiger Respekt und die Fähigkeit zur Selbstreflexion.

Die gute Nachricht zum Schluss: Diese Fähigkeiten fallen zwar nicht vom Himmel, können aber erlernt und durch strukturelles Empowerment im Arbeitsalltag Eingang finden.

Dresden
Renate Tewes
U. Christiane Matzke
Frühling 2021

Inhaltsverzeichnis

1 Innovative und mutige Personalentwicklung im Gesundheitswesen 1
U. Christiane Matzke
1.1 Deutschlands Gesundheitssystem im 21. Jahrhundert....... 1
1.2 Die Corona-Krise 2020 mit ihren Risiken und Chancen 2
1.3 Innovation im Gesundheitswesen 5
1.4 Neue Anforderungen für die Personalentwicklung der Zukunft... 13
1.5 Fazit 20
Literatur.. 21

2 Culture Change: Weitblick mit Ausblick 23
Mary Koloroutis, Susan Wessel, Jayne Felgen, Michael Shannon, Geraldine Shaw, John Lawson, Ute Grießhaber-Paule, Bernhard Heuvelmann, Brendan McCormack, Lorna Peelo-Kilroe, Margaret Codd, Debbie Baldie, Emily Witrak Nowak und Val Lincoln
2.1 Einbeziehen von Herz und Verstand, um beziehungsbasierte Kulturen voranzubringen 24
2.2 Strategie ist wertlos ohne Menschen 36
2.3 Veränderungsprozesse initiieren über die Entwicklung und Einführung von Führungsleitlinien – ein systemischer Ansatz 58
2.4 Der Mut der Iren! Ein strategisches Programm zur Entwicklung einer personenzentrierten Kultur im Gesundheitswesen.......... 81
2.5 Die Perlen der Weisheit: Die Entwicklung des Healing Healthcare Models 92
Literatur.. 105

3 Mutig sein – Emotionale Intelligenz zahlt sich aus 111
Eckart von Hirschhausen, Ludwig Thiry, Vera Lux, Mary Jo Kreitzer, Sue Smith, Gavin John Andrews, Sebahat Gözüm, John Nelson und Harald Schickedanz
3.1 Kleine Geschichte des gesunden Lachens im Gesundheitswesen................................. 112
3.2 empCARE – Ein empathiebasiertes Entlastungstraining für Pflegende 118

- 3.3 Wohlbefinden am Arbeitsplatz: eine Investition, die sich auszahlt 132
- 3.4 Stress war gestern! Revitalisierung durch HearthMath-Interventionen 141
- 3.5 Caring messen und den Pflegealltag ändern 150
- 3.6 Gewaltfreiheit in Institutionen des Gesundheitswesens – Utopie oder Notwendigkeit für Patienten und Mitarbeiter? 160
- Literatur 167

4 Keine Angst vor Technik – Potenziale neuer Technologie und Digitalisierung proaktiv erschließen 173

Yeliz DOĞAN MERiH, Sylvia Bochum, Christian Fegeler, Uwe Martens und Astrid Elsbernd

- 4.1 Begründung einer Innovationskultur in der Pflege: Der Schmetterlingseffekt 174
- 4.2 Agil arbeiten und führen: Neue Ansätze für crossfunktionale Expertenteams im Kontext der Präzisionsonkologie 187
- 4.3 Innovationen in Technik und Pflege: Integration in den pflegerischen Alltag 195
- Literatur 213

5 New Generation – Vorausschauend qualifizieren 217

Andreas Haupt, Britta Wendelstein, John Daly, Debra Jackson, Andrea Bosch, Sonja Wangler, Cornelie Wolf und Anke Simon

- 5.1 Die MFP-Konzeption als „Meisterpflege": Qualifizierung von Pflegefachkräften für eine engere Zusammenarbeit mit der Ärzteschaft in stationären Einrichtungen der Altenhilfe 218
- 5.2 Entwicklung resilienter Führungskräfte durch den Einsatz pensionierter Pflegefachkräfte als Mentoren 233
- 5.3 Zukunftsweisende Bildungswege für das Hebammenwesen – FEM 240
- Literatur 255

6 Dream Team – Die Separation der Berufsgruppen und des Sektorendenkens sind endlich zu überwinden 259

Thomas Röhrßen, Klaus Wohlmeiner, Christine Straub, Sebastian Bode, Lukas Nock und Irina Cichon

- 6.1 TeamProzessPerformance (TPP) im OP mit Gung Ho 260
- 6.2 Interprofessionelle Ausbildungsstationen: Grenzen überwinden – Zusammen lernen und arbeiten 272
- Literatur 282

7 Mutige Zukunft der Personalentwicklung im Gesundheitswesen 285
Renate Tewes
- 7.1 Mut tut gut 286
- 7.2 Gesundheitswirtschaft als Wachstumsmotor 287
- 7.3 Technik als Zukunftstreiber im Gesundheitswesen 289
- 7.4 Generationswechsel und beziehungsbasiertes Arbeiten...... 295
- 7.5 Erfolgsgeheimnis Kommunikation 299
- 7.6 Interprofessionelle Zusammenarbeit als entscheidende Weiche der Zukunft 307
- 7.7 Erfolgsfaktor Transitionsmanagement................... 314
- 7.8 Erfolgsgeheimnis Krisenmanagement................... 318
- 7.9 Zukunft der Personalentwicklung: mutig und innovativ 327
- Literatur... 331

Stichwortverzeichnis.. 337

Über die Autoren

Gavin John Andrews Direktor des HeartMath Centers, Surbiton, UK

Dr. Debbie Baldie RGN, BSc (Hons) in Nursing; MSc In Nursing; PhD Queen Margaret University, Musselburgh, Scotland

Dr. Sylvia Bochum MOLIT, Institut für personalisierte Medizin gGmbH, Heilbronn, Deutschland

Dr. Sebastian Bode Arbeitsgruppe Lehre und Lehrforschung, Klinik für Allgemeine Kinder- und Jugendmedizin, Universitätsklinikum Freiburg, Freiburg im Breisgau, Deutschland

Andrea Bosch DHBW Stuttgart, Stuttgart, Deutschland

Irina Cichon Menschen im Gesundheitswesen, Robert Bosch Stiftung, Stuttgart, Deutschland

Margaret Codd, RGN, BNS, MSc National Quality Improvement Team, Health Service Executive, Dr. Steevens Hospital, Dublin, Ireland

Prof. Dr. John Daly RN, PhD, HonDNurs, FACN, FAAN, FFNM-RCSI The University of Sydney Susan Wakil School of Nursing and Midwifery, Sydney, Australia

Dr. Yeliz DOĞAN MERiH Zeynep Kamil Women and Child Diseases Education Research Hospital, Istanbul, Turkey

Prof. Dr. Astrid Elsbernd Hochschule Esslingen, Esslingen, Deutschland

Prof. Dr. Christian Fegeler MOLIT, Institut für personalisierte Medizin gGmbH, Heilbronn, Deutschland

Jayne Felgen MPA, RN, President Emeritus Creative Health Care Management, Spring Grove, PA, USA

Prof. Dr. Sebahat Gözüm Hemşirelik Fakültesi, Akdeniz Üniversitesi, Antalya, Turkey

Ute Grießhaber-Paule Robert-Bosch-Krankenhaus, Stuttgart, Deutschland

Andreas Haupt Pflegenetz Heilbronn e.V., Ilsfeld, Deutschland

Bernhard Heuvelmann Maiconsulting GmbH&Co.KG, Heidelberg, Deutschland

Prof. Dr. Debra Jackson University of Technology Sydney, UTS, Australien

Mary Koloroutis, MSN, RN Creative Health Care Management, Bloomington, MN, USA

Prof. Dr. Mary Jo Kreitzer Direktorin des Earl E Bakken Center of Spirituality and Healing, University of Minnesota, Minneapolis, MN, USA

Dr. John Lawson PhD, PGDip, BA (Hons), DipHE Kinlough, Ireland

Dr. Val Lincoln, PhD, RN Integrative Nursing Methods, Woodwinds Hospital, Minnesota, Lake Ann, MI, USA

Vera Lux Geschäftsführung Pflege, Medizinische Hochschule Hannover (MHH), Hannover, Deutschland

Dr. Uwe Martens MOLIT, Institut für personalisierte Medizin gGmbH, Heilbronn, Deutschland

U. Christiane Matzke Unternehmensentwicklung/Pflegemanagement, SLK-Kliniken Heilbronn GmbH, Heilbronn, Deutschland

Prof. Dr. Brendan McCormack D.Phil (Oxon.), BSc (Hons.) Nursing, FRCN, FEANS, FRCSI, FRSA, PGCEA, RMN, RGN School of Health Sciences, Queen Margaret University, Musselburgh, Scotland

Dr. John Nelson Direktor von Healthcare Environment, New Brighton, MN, USA

Prof. Dr. Lukas Nock Fakultät Sozialwesen, Hochschule Mannheim, Mannheim, Deutschland

Emily Witrak Nowak Henrietta Schmoll School Of Health Department Of Nursing, St. Catherine University, St. Paul, MN, USA

Lorna Peelo-Kilroe RGN, DPSN, BSc, MSc Nursing, PG Cert. Health and Social Care National Quality Improvement Team and Office of Nursing & Midwifery Services Director, HSE Museum House, Ennis, Ireland

Thomas Röhrßen Osnabrück, Deutschland

Dr. Harald Schickedanz Klinik Hüttenbühl, Bad Dürrheim, Deutschland

Prof. Michael Shannon PhD MBA FFFNRCSI BSc Dip Ed RGN RPN ONC Director of Global Leadership Consultancy, Drumcliff, Ireland

Dr. Geraldine Shaw, PhD, MA, BA, RGN School of Nursing, Midwifery and Health Systems, University College Dublin (UCD), Dublin, Ireland

Office of the Nursing & Midwifery Services Director, Dr Steevens Hospital, Dublin, Ireland

Prof. Dr. Anke Simon DHBW Stuttgart, Stuttgart, Deutschland

Dr. Sue Smith Gründerin und Geschäftsführerin von Choice Dynamic International, Pontefract, UK

Christine Straub Arbeitsgruppe Lehre und Lehrforschung, Klinik für Allgemeine Kinder- und Jugendmedizin, Universitätsklinikum Freiburg, Freiburg im Breisgau, Deutschland

Prof. Dr. Renate Tewes Crown Coaching International, Dresden, Deutschland

Ludwig Thiry Uniklinik Köln, Köln, Deutschland

Dr. Eckart von Hirschhausen Stiftung Humor hilft heilen, Bonn, Deutschland

Sonja Wangler DHBW Stuttgart, Stuttgart, Deutschland

Dr. Britta Wendelstein Fachbereich Rehabilitations- und Pflegemanagement, AOK Baden-Württemberg Hauptverwaltung, Stuttgart, Deutschland

Susan Wessel MS, MBA, RN, NEA-BC Creative Health Care Management, Minneapolis, MN, USA

Klaus Wohlmeiner Krankenhaus Maria Hilf GmbH, Warstein, Deutschland

Cornelie Wolf DHBW Stuttgart, Stuttgart, Deutschland

Adressen ÜbersetzerInnen

Yvonne Appel Leipzig, Deutschland

David Bigalke Dresden, Deutschland

Sabine Bigalke Dresden, Deutschland

Claudia Gerhard Dresden, Deutschland

Sarah Junold Leipzig, Deutschland

Annemarie Kneppe Leipzig, Deutschland

Dr. Anna Martius Radebeul, Deutschland

Lara Sophie Matzke Kirchheim, Deutschland

Lea Schädlich Radeberg, Deutschland

Julia Slesaczeck Dresden, Deutschland

Natalie Teseo Aue, Deutschland

Laura Theurich Dresden, Deutschland

Über die Herausgeberinnen

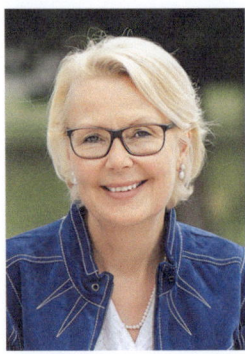

Prof. Dr. Renate Tewes „Informativ, praxisnah und kurzweilig", so beschreiben Teilnehmer ihrer Führungsworkshops die Professorin Dr. Renate Tewes.

Ihre langjährige Erfahrung in den Bereichen Coaching, Beratung und Training ermöglichen ihr, Räume zu schaffen, in denen Menschen ihre Themen bearbeiten und sich dabei entwickeln können. Mit ihrer Unternehmensberatung Crown Coaching International ist sie in Deutschland, der Schweiz, Großbritannien, Italien und den USA tätig.

Seit über 20 Jahren begleitet Prof. Tewes Organisationen bei Change-Prozessen und der Entwicklung von Führungskompetenz. Der personenzentrierte Ansatz zieht sich als roter Faden durch all ihre Trainings, denn die emotionale Intelligenz ist ein wichtiger Grundfeiler für gelingende Führungsarbeit. Die beste Unternehmensstrategie bleibt wertlos, wenn sie nicht von Führungskräften mit passgenauer Kommunikation und typgerechter Interaktion vermittelt wird.

Prof. Tewes ist Ausbilderin für Case Management (DGCC) und für LEO-Führungstrainings (CHCM). Neben ihrer Coachingausbildung (Core-Dynamik) verfügt sie über eine Gruppendynamische Ausbildung (AGM) und ist HeartMath-Trainerin und Coach.

Seit 19 Jahren ist sie Professorin für Pflegewissenschaft und Pflegemanagement an der ehs in Dresden. Sie liebt es, theoretische Grundlagen praxisnah zu vermitteln, und forscht in den Bereichen interprofessionelle Zusammenarbeit, Verantwortung und emotionale Kompetenz.

Ihr Motto: „Unser ärgster Feind ist unser bester Lehrer".

Bei Springer erschienen
Tewes R (2015) Führungskompetenz ist lernbar. Praxiswissen für Führungskräfte in Gesundheitsberufen. (3. Auflage)
Tewes R (2015) Wie bitte? Kommunikation im Gesundheitswesen. (2. Auflage)
Tewes R; Stockinger A (Hrsg) (2014) Personalentwicklung in Pflege- und Gesundheitseinrichtungen. Erfolgreiche Konzepte und Praxisbeispiele aus dem In- und Ausland.

Tewes R (2014) Einig werden. Verhandlungsführung für Physio- und Ergotherapeuten.
Tewes R (2014) Einfach gesagt. Kommunikation für Physio- und Ergotherapeuten.
Tewes R (2011) Verhandlungssache. Verhandlungsführung im Gesundheitswesen.

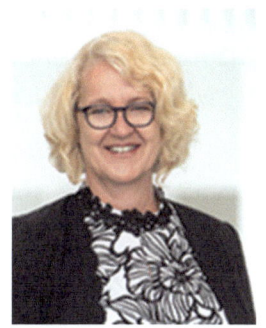

U. Christiane Matzke „Nichts muss so bleiben, wie es ist. Wenn es nicht gut ist, dann lasst es uns anders versuchen." Mit diesem Satz ist Ursula Christiane Matzke Zeit ihres Lebens unterwegs, dabei immer eine Vision und konkrete Ziele vor den Augen. Ihre Leidenschaft gilt der Entwicklung und Förderung der Pflegeberufe. Nicht um ihrer selbst wegen, sondern weil die größte Berufsgruppe im Gesundheitswesen maßgeblich für die Qualität der Versorgung von Patienten und anderen pflegebedürftigen Menschen ist. Ihre Ausbildung in der Pflege absolvierte sie im Sophienhaus und an der Medizinischen Fachschule in Weimar. Während der Wende studierte sie an der Medizinischen Fakultät der Berliner Humboldt-Universität Diplom-Medizinpädagogik. Viele Jahre war sie als Pädagogin und Führungskraft in der Pflegeausbildung tätig und verantwortete in diesem Zusammenhang verschiedene Modellprojekte der Pflegeausbildungsreform in Deutschland.

2007 wechselte sie am Robert-Bosch-Krankenhaus in die Position der Pflegedirektorin. Aus dem besonderen Spannungsfeld zwischen Theorie und Praxis gewinnt sie immer wieder Energie und neue Ideen für eine bessere Patientenversorgung. Entscheidend ist, was beim Patienten ankommt, mit welcher Haltung ihm und seinen Angehörigen begegnet wird, und nicht zuletzt, wie die verschiedenen Berufsgruppen miteinander kommunizieren und interagieren.

Die mittlere Führungsebene nimmt in allen Institutionen des Gesundheitswesens die entscheidende, häufig eine unterschätzte Schlüsselposition ein. Diese Führungsebene in ihrer Haltung, Kompetenz und Präsenz auf den Stationen zu stärken ist Christiane Matzke, seit 2018 Direktorin für Unternehmensentwicklung und Pflegemanagement an den SLK-Kliniken Heilbronn, sehr wichtig. Als Lehrbeauftragte an der DHBW Stuttgart gibt sie ihr Wissen und ihrer Erfahrungen an die Studierenden im Modul „Gesundheitsmanagement" weiter. Bei der Robert Bosch Stiftung wirkte sie bei Expertengruppen und Veröffentlichungen mit, u. a. Pflege neu denken (2000), Memorandum Kooperation der Gesundheitsberufe (2011), 360° Pflege – Qualifikationsmix für den Patienten (2018). Im Springer-Verlag veröffentlichte sie Beiträge in Tewes, Stockinger (Hrsg.) (2014) *Personalentwicklung in Pflege- und Gesundheitseinrichtungen* sowie in Simon (Hrsg.) (2018): *Akademisch ausgebildetes Pflegefachpersonal*.

Innovative und mutige Personalentwicklung im Gesundheitswesen

U. Christiane Matzke

Inhaltsverzeichnis

1.1	**Deutschlands Gesundheitssystem im 21. Jahrhundert**	1
1.2	**Die Corona-Krise 2020 mit ihren Risiken und Chancen**	2
1.3	**Innovation im Gesundheitswesen**	5
1.3.1	Das Gesundheitswesen aus Innovationssystemperspektive	8
1.3.2	Personalentwicklung gestern und heute	10
1.4	**Neue Anforderungen für die Personalentwicklung der Zukunft**	13
1.4.1	Culture Change: Weitblick mit Ausblick	14
1.4.2	Mutig sein!	16
1.4.3	Keine Angst vor Technik – Potenziale neuer Technologie und Digitalisierung proaktiv erschließen	17
1.4.4	New Generation – vorausschauend qualifizieren	18
1.4.5	Dream Team – Separation der Berufsgruppen und das Sektorendenken endlich überwinden	19
1.5	**Fazit**	20
	Literatur	21

1.1 Deutschlands Gesundheitssystem im 21. Jahrhundert

Das Gesundheitssystem in Deutschland gehört zu den besten der Welt. Die britische Jobagentur ID Medical hat 2019 ein Ranking der Gesundheitssysteme von 24 OECD-Staaten erstellt.

Hierbei wurden folgende Faktoren miteinander verglichen:

- prozentualer Anteil der Gesundheitsausgaben am Bruttoinlandprodukt (BIP),
- Anzahl an Krankenhausbetten,
- Ärzte und Pflegepersonal sowie
- die durchschnittliche Lebenserwartung.

Das beste Gesundheitssystem wird anhand der genannten Strukturdaten Japan bescheinigt mit u. a. der höchsten mittleren Lebenserwartung von 86 Jahren und Gesundheitsausgaben von 10,9 %

U. C. Matzke (✉)
Unternehmensentwicklung/Pflegemanagement,
SLK-Kliniken Heilbronn GmbH,
Heilbronn, Deutschland
e-mail: christiane.matzke@slk-kliniken.de

© Springer-Verlag GmbH Deutschland, ein Teil von Springer Nature 2021
R. Tewes, U. C. Matzke (Hrsg.), *Innovative Personalentwicklung im In- und Ausland*,
https://doi.org/10.1007/978-3-662-62977-2_1

des Bruttoinlandsprodukts (BIP). Deutschland belegt Platz 2 mit einer mittleren Lebenserwartung von 81,01 Jahren, einer vergleichsweise zu allen anderen Ländern nach Japan sehr hohen Bettenanzahl, einer hohen Fachkräfteanzahl an Ärzten und Pflegefachkräften sowie einen mit 11,3 % BIP hohen Anteil an Gesundheitsausgaben. Dies wird nur übertroffen von der Schweiz mit 12,3 % und Italien mit 18,9 %, wobei Italien im Gesamtranking nur auf Platz 12 gelangt (ID-Medical 2019).

In einer anderen großangelegten Studie, die 2018 im Lancet veröffentlicht worden ist (Lozano et al. 2018), gehört Deutschland nicht zur Spitzengruppe, sondern belegte nach Auswertung einer globalen Gesundheitsdatenbank Platz 18, wobei das Forschungsteam um Rafael Lozano von der Universität Washington dem deutschen Gesundheitssystem von 2000 bis 2016 eine deutliche Verbesserung hinsichtlich der Qualität und des Zugangs zum Gesundheitssystem bescheinigt hat. Im Jahr 2000 lag der Healthcare Access and Quality Index (HAQI) bei 86,1 Punkten; im Jahr 2016 bereits bei 92 von 100 Punkten. Zur Spitzengruppe in dieser Studie gehören die Gesundheitssysteme in Island (97,1), Norwegen (96,6) und den Niederlanden (96,1) (www.handelsblatt.com 23.05.2018).

Laut OECD-Bericht (2019) sowie Erkenntnissen aus dem Projekt „Neustart" der (siehe auch Kap. 7 in diesem Buch) lassen sich die größten Schwachstellen des deutschen Gesundheitssystems im Bereich der Prävention, inklusive dem Gesundheitswissen der Bevölkerung, bei der Versorgung chronisch kranker Menschen, insbesondere in ländlichen Gebieten, sowie die Brüche in der Versorgung aufgrund der Sektorengrenzen ausmachen.

Bei allen Widersprüchen hat Deutschland ein starkes Gesundheitssystem. Gleichwohl wird das System durch die Gesundheitspolitik mit ihren zahlreichen Reformen in den letzten 20 Jahren, insbesondere bezogen auf die Finanzierung und Organisation, immer stärker reglementiert. Wenn über Innovationen in der Gesundheitsversorgung gesprochen wird, dann geht es vornehmlich um eine sich rasant entwickelnde High-Tech-Medizin. In sozial-organisationale und digitale Innovationen wird eher wenig investiert und über Ersteres schon gar nicht gesprochen. Vermutlich fehlt es hier auch an Mut, sich den Herausforderungen der Zukunft mit einem anderen Denk- und Handlungsansatz als den durch das Industriezeitalter des 20. Jahrhundert geprägten Mustern zu stellen.

▶ Innovationskraft und Mut für die unmittelbare Qualität in der Patientenversorgung geht weit über bloße Strukturfragen hinaus. Vielmehr werden die Haltung der Menschen, Kommunikationskompetenz, emotionale Kompetenz, Kooperationsfähigkeit und Netzwerkarbeit mindestens so entscheidend sein wie die Entwicklung von Fachkompetenz und Wissensmanagement. Hierauf hat sich eine moderne Personalentwicklung im Gesundheitswesen einzustellen.

Dass die Menschen in den Gesundheitsberufen grundsätzlich dazu in der Lage sind, hat sich beeindruckend während der Corona-Krise gezeigt.

1.2 Die Corona-Krise 2020 mit ihren Risiken und Chancen

Ich hoffe inständig, dass sich der Vorhang bald über dieses seltsame Stück senkt und wir danach alle etwas bescheidener nach Hause gehen und darüber nachdenken, was da eigentlich gespielt wurde. Vielleicht *fühlen* wir dann endlich, wie zerbrechlich diese Welt ist und wie schützenswert. Wissen tun wir es längst.
Ullrich Tukur (2020 in Die ZEIT, Nr. 19, S. 43)

Als aktuelle Bewährung des deutschen Gesundheitssystems wäre exemplarisch die Corona-Pandemie zu nennen. Exemplarisch deshalb, weil unsere Gesellschaft und damit unser Gesundheitssystem selbst in einer Zeit nach Corona mit globalen Risiken der Weltgemeinschaft wie Demographie, Infektionserkrankungen, Klimawandel, Terrorismus und anderen Risiken mehr denn je konfrontiert sein wird.

Die Corona-Pandemie hat wie keine andere Krise die Welt global und real getroffen. Der politische Umgang mit der Krise war sehr divers, die Gesundheitssysteme in der Welt sind sehr unterschiedlich aufgestellt, die globalisierten Wirtschaftsmärkte und Lieferketten kamen an ihre Grenzen. In Deutschland hat der Staat die Krise und seine Verantwortung für die Daseinsvorsorge ernst genommen. Selbst wenn Kritiker das reglementierende Eingreifen des Staates im Nachhinein als unangemessen bewerten oder dagegen aufbegehren, letztlich ist Deutschland im Vergleich zu vielen anderen Ländern bisher gut durch diese besondere Krise hindurchgekommen.

In deutschen Krankenhäusern konnten die ohnehin im Vergleich zu anderen europäischen Nachbarländern deutlich höheren Intensivkapazitäten in kürzester Zeit aufgerüstet werden. Rechtzeitige politische Entscheidungen verhinderten den befürchteten Kollaps des Systems.

▶ Das Gesundheitssystem in Deutschland gehört trotz aller Kritik zu den stabilsten und leistungsfähigsten Gesundheitssystemen der Welt.

In Deutschland sind bis Ende Juni 2021 insgesamt 3.726.172 Menschen an Covid-19 erkrankt, davon sind geschätzt 3.618.400 Menschen genesen und 90.746 an Covid-19 erkrankte Menschen verstorben (RKI Stand 26.6.2021). Deutschland hat die Situation mit seinem Gesundheitssystem gut gemeistert.

Dennoch zeigten sich während dieser Krise ebenso Schwachstellen des Systems, wie beispielsweise Engpässe bei der Beschaffung der notwendigen Schutzausrüstungen, Desinfektionsmittel oder Medikamente. Die Sektorengrenzen des deutschen Versorgungssystems waren ebenso hinderlich. So waren niedergelassene Praxen in keinerlei Weise auf den Ansturm potenziell infektiöser Patienten vorbereitet, die Notaufnahmen in den Krankenhäusern überlastet. Testzentren oder sogenannte Fieberambulanzen konnten nur sukzessive eingerichtet werden, zunächst auch angebunden an die Zentralen Notaufnahmen der Kliniken. Die Testseren standen nicht in ausreichendem Maß zur Verfügung, Laborkapazitäten waren zu knapp. Der häufig angemahnte Fachkräftemangel konnte in der Spitzenzeit nur durch das Herunterfahren aller elektiven Leistungen in den Krankenhäusern kompensiert werden.

Es darf behauptet werden, dass insbesondere der schnelle, flexible und engagierte Einsatz aller Ärztinnen, Ärzte, Pflegenden, Therapieberufe sowie administrative und sonstige Servicebereiche in den Einrichtungen maßgeblich daran beteiligt waren, dass Deutschland im Vergleich zu seinen Nachbarländern eine deutlich niedrigere Anzahl an durch die Covid-19-Erkrankung Verstorbenen hat.

Es bleibt zu hoffen, dass die Erfahrungen der Covid-19-Pandemie in unserer Gesellschaft und bezogen auf unser Gesundheitssystem kritisch und differenziert aufgearbeitet werden. Mit ihrer vierten Stellungnahme zur Corona-Krise positioniert sich die Expertengruppe der Nationalen Akademie Leopoldina mit Aussagen darüber, was für die Zukunft des deutschen Gesundheitssystems kurz- und mittelfristig zu lernen wäre, um künftig mit Pandemien besser und vorbereiteter umgehen zu können. Hierbei betont sie, dass gerade die nicht von Corona betroffenen und dennoch teilweise schwer erkrankten Patienten in Krisenzeiten einen gesicherten Zugang zum Gesundheitssystem brauchen. Die wichtigsten Forderungen der Expertengruppe der Nationalen Akademie Leopoldina in Halle/Saale sind bezüglich künftig notwendiger Entwicklungen und Innovationen des deutschen Gesundheitssystems ernst zu nehmen. Die Corona-Krise hat einmal mehr bestätigt, dass ein Gesundheitssystem ein integraler Bestandteil staatlicher Daseinsvorsorge ist und dass daran nicht die gleichen wirtschaftlichen Maßstäbe wie in der freien Wirtschaft angelegt werden dürfen. Die Experten plädieren für die Gestaltung eines adaptiven Gesundheitssystems als originär staatliche Aufgabe (leopoldina.org).

In einem normalen Alltag und in Krisensituationen muss es darum gehen, dass die Bevölkerung bedarfsgerecht und qualitätsgesichert versorgt wird und es keine Anreize für eine Über- bzw. Fehlversorgung gibt. An einer stärkeren Vernetzung zwischen dem ambulanten und stationären Sektor sowie eine enge Vernetzung mit den regionalen Gesundheitsämtern ist weiterhin zu arbeiten. Der öffentliche Gesundheitsdienst und seine Integration in die regionalen Netzwerke sind ebenso zu stärken wie die Themen Public Health, Hygiene und Infektiologie. Der bereits vor der Corona-Krise angestoßene Ausbau der Digitalisierung im Gesundheitswesen muss deutlich schneller vorangetrieben werden, u. a. um künftig in komplexen Situationen einen schnellen und gesicherten Zugriff auf valide Daten zu haben und die Krankenversorgung effizienter zu steuern. Es wird die Weiterentwicklung des Fallpauschalen-Systems gefordert, das zum einen den Leistungsbezug beibehält, aber gleichermaßen Elemente struktureller Entwicklung und eine Vorhaltefinanzierung stärkt, sodass grundsätzliche Fehlanreize des aktuellen Systems korrigiert werden, seltene und komplexere Behandlungen besser behandelt werden können und die Bildung von Reserven z. B. in der Intensiv- und Notfallmedizin ermöglicht werden. Und was allen mehr denn je in der Corona-Krise deutlich geworden ist: Um künftig ein so leistungsfähiges und qualitätsvolles Gesundheitssystem aufrechtzuerhalten, braucht es die Sicherung einer angemessenen personellen Ausstattung. Das wird u. a. aufgrund der demographischen Entwicklung nur mit ernst gemeinter gesellschaftlicher Wertschätzung, einer angemessenen und fairen Entlohnung sowie attraktiven Ausbildungs- und Weiterbildungsstrukturen sowie guten Arbeitsbedingungen für alle Gesundheitsberufe gelingen (vgl. leopoldina.org).

Exkurs: Corona – erlebt als Führungskraft in einem süddeutschen Klinikverbund

Aus dem unmittelbaren Erleben der Situation in einer großen süddeutschen Verbundklinik mit einer in Baden-Württemberg vergleichsweise hohen Anzahl an Covid-19 und teilweise schwer erkrankten Patienten kann die Autorin berichten, dass in dieser Zeit Veränderungen sowohl strukturell, organisatorisch und (inter-)personell in kürzester Zeit realisiert werden konnten, die vorher niemand für möglich gehalten hätte. Wenn es in diesem Buch um Innovation und um Mut in der Personalentwicklung geht, dann können sicher viele Protagonisten des Gesundheitssystems bestätigen: Innovation und Mut – beides wurde gelebt, es ging um nichts anderes als den ureigenen Auftrag der Gesundheitsberufe, nämlich Menschen in Not zu helfen, und das ging am besten im Team, das sich auf ein gemeinsames Ziel ausrichtet und die Kompetenz aller Berufsgruppen gegenseitig anerkennt.

Folgende Szenen sollen das dem Leser anschaulich werden lassen.

Januar 2020

Meist ist der erste Monat des Jahres geprägt von der Influenza-Welle, bei der sowohl vermehrt betroffene Patienten in die Klinik kommen und gleichzeitig der krankheitsbedingte Personalausfall hoch ist. Im Jahr 2020 ist das anders. Die Patienten werden auf einer gesonderten Station aufgenommen, nach den Vorgaben des Hygienestandards isoliert, und das Pflegeteam der Station agiert auf einem hohen Kompetenzniveau im Umgang mit Schutzausrüstungen und anderen Vorgaben des Hygienestandards. Anders als noch vor zwei Jahren kommt es zu keiner Ansteckung des Personals. Ebenso zeigen Aktionen der Impfkampagne Influenza 2018 und 2019 ihre Wirkung. Der Anteil der Mitarbeiter, die sich gegen Influenza impfen lassen haben, hat sich inzwischen verdreifacht. Das Team der Influenzastation zeigt mit einer Impfquote von mehr als 70 % Spitzenwerte im Unternehmen.

Noch sind die Meldungen zu Corona aus dem Ausbruchszentrum in Wuhan in China weit entfernt.

Februar 2020

Im Februar ruft die WHO die Pandemie aus, und der SARS-CoV-2-Erreger gelangt nach Europa. Die ersten Krisenstäbe in Deutschland nehmen ihre Arbeit auf. Virologen analysieren, werden zu den wichtigsten Politikberatern, und über die vielfältigen Medien sind die führenden Virologen bald der gesamten Bevölkerung bekannt. Das RKI veröffentlicht auf einer eigenen Corona-Seite täglich aktuelle Daten und Empfehlungen zur Vorbeugung und zunehmend im Umgang mit der Erkrankung. Das Land nimmt die Bedrohung frühzeitig ernst.

Mitte Februar tagt der erste Krisenstab im Klinikverbund als Lenkungsgruppe Corona. Die Verantwortlichen des kommunalen Krankenhausverbundes stehen in einem engen Austausch mit Verantwortlichen der Gesundheitsbehörden der Stadt und des Landkreises. Gemeinsam wird in kürzester Zeit die erste Hotline in Deutschland für die Bevölkerung eingerichtet. Mehr als 300 Anrufe besorgter Bürger gehen sieben Tage die Woche von 8:00–22:00 Uhr ein. Die wichtigste Aufgabe der Hotline besteht darin, entsprechend den RKI-Vorgaben ein Screening der Menschen vorzunehmen, die aus bekannten Risikogebieten kommen und erste unspezifische Symptome wie Husten, Halsschmerzen, Abgeschlagenheit, Magen-Darm-Probleme oder Fieber über 38,5° haben. Damit werden sie als begründete Verdachtsfälle eingestuft und in die Zentrale Notaufnahme des Klinikums vermittelt, in der für die ersten Wochen eine Teststelle eingerichtet worden ist. Gleichzeitig wird in einem abgelegeneren Gebäudeteil innerhalb von 24 Stunden die erste Verdachtsstation und später zusätzlich eine Station für an Covid-19 erkrankte Menschen eingerichtet. Die Lenkungsgruppe erarbeitet einen Eskalationsplan, bei dem in der Endstufe Kapazitäten für 800 Covid-Patienten auf Normalstation und 100 Covid-19-erkrankte Intensivpatienten geschaffen werden können. Von Vorteil waren die im Neubau vorhandenen räumlichen Reserven für eine schnelle Verdopplung der Intensivkapazität.

Nach der Entscheidung durch das Bundesministerium für Gesundheit Mitte März, aufschiebbare Elektiveingriffe in den Krankenhäusern zu reduzieren, um freie Kapazität für eine mögliche Corona-Welle zu schaffen, richtete der Klinikverbund innerhalb von 24 Stunden eine neue Intensivstation mit 30 Plätzen in den Räumlichkeiten des Aufwachraumes ein. Ein einzigartiges Zusammenspiel aller Berufsgruppen eines Krankenhauses, wahrlich die Ausrichtung aller auf ein gemeinsames Ziel: „Wir sind für alles, was kommt gut aufgestellt", hat Energien freigesetzt, die vorher in langwierigsten Diskussionsprozessen, Arbeit mit Widerständen, destruktivem Kommunikationsverhalten, Interessen-, Macht- und Verteilungskämpfen innerhalb gängiger Krankenhauskulturen nicht für möglich gehalten worden wären.

März und April 2020

Die Rückkehrer aus den Faschingsferien kamen zumeist aus den Skigebieten und bringen letztlich das Coronavirus in die Region. Ein Pflegeheim aus der Region wird zum Hotspot. Die Zahl der an Covid-19 Erkrankten steigt nun täglich, zunächst auf der eingerichteten Allgemeinstation, dann werden schwer Erkrankte auf die Intensivstationen aufgenommen. Zunächst gibt es zu wenig Wissen über die Krankheit. Mediziner und Pflegekräfte gehen in besonderen fachlichen Diskurs und arbeiten weitgehend noch erfahrungsbezogen. Die sehr aufwendige Bauchlagerung der Intensivpatienten schafft Entlastung für die Patienten; noch gibt es zu wenig ECMO-Maschinen zur extrakorporalen Beatmung des Lungenkreislaufes. Das ändert sich, mit Hochtouren arbeitet die Abteilung Einkauf an der Beschaffung von notwendiger Schutzausrüstung und der Erweiterung der ohnehin schon hochgerüsteten Medizintechnik. Am Ende der ersten Corona-Welle ist die doppelte Anzahl an Intensivplätzen komfortabel ausgerüstet. An jedem Bettplatz werden elektronische Deckenlifter eingebaut, sodass die Mobilisierung und Lagerung der Patienten für das Pflegepersonal deutlich leichter werden.

Die physisch eingerichteten Bettplätze machen aber noch längst keine gute Intensivmedizin und -pflege aus. Entscheidend war, in kürzester Zeit ein Personalkonzept zu etablieren, in dem der sonst in den Kliniken gültige Betreuungsschlüssel von 1:2 und in der Nacht 1:3 erweitert werden musste. Es wurde ein erfahrener Intensivfachpfleger als Koordinator für alle Intensivstationen des Verbundes eingesetzt, der in engem Austausch mit dem Management stand. Um für den Ernstfall vorbereitet zu sein, war es nun notwendig, dass die Intensivfachkräfte lernten, in einem Misch-Team Verantwortung für 4 Patienten zu tragen und Aufgaben entsprechend zu delegieren.

Freiwillige Gesundheits- und Krankenpflegerinnen anderer Stationen wurden den Intensivfachkräften an die Seite gestellt. In Kooperation mit der Gesundheitsakademie erhielten sie ein tägliches Training vor Ort, um Wissen und Können nach der Methode „into the job" individuell aufzubauen. Die Auszubildenden höherer Ausbildungskurse wurden im Außenbereich für Zuarbeiten geschult und angeleitet (z. B. Infusionen, Perfusoren etc. vorrichten; Untersuchungen weiterleiten, notwendige Pflegemittel nachreichen). Auch Physiotherapeuten erklärten sich bereit, auf den Intensivstationen als Begleiter der Intensivfachkräfte mitzuwirken. Die Synergien, die aus dieser sich unmittelbar am Patienten entfalteten Berufsgruppenkooperation entstanden sind, wurden in Reflexionsgesprächen von den Mitarbeitern beider Berufsgruppen als besonders wertvoll hervorgehoben. Von den auf den Intensivstationen eingesetzten 12 Auszubildenden des 3. Ausbildungsjahres haben sich inzwischen bereits 6 für eine Arbeitsstelle auf der Intensivstation beworben, weil sie die enge Zusammenarbeit aller Teammitglieder, die respektvoll erfahrene Kommunikation und der engagierte Einsatz für Patienten sehr motiviert habe.

Die Covid-19-Krise war für das deutsche Gesundheitssystem und auch für diese süddeutsche kommunale Verbundklinik ein umfassender Stresstest, in dem sich wie in einem Brennglas Stärken ebenso zeigten wie die typischen „wunden" Punkte. Die durch die Krise induzierte, emergente und ganz selbstverständlich erscheinende Team-Performance führte zu einem alle bereichernden berufsgruppenübergreifenden Teamspirit, den es im sich normalisierenden Krankenhausalltag am Leben zu erhalten gilt (vgl. Röhrßen und Wohlmeier sowie Straub et al. in diesem Buch). Es geht aber ebenso darum, sowohl strukturelle, personelle und emotionale Aufräumarbeiten zu leisten, damit der Lerngewinn nachhaltig für neue Entscheidungen genutzt werden kann.

Aus Covid-19 können alle Akteure im Gesundheitswesen lernen und tun das hoffentlich auch. Innovation und vor allem Mut wird es in jedem Fall brauchen, um nicht in die alten Muster zurückzufallen.

1.3 Innovation im Gesundheitswesen

> Einige der wichtigsten Innovationen entstehen nicht durch neue Technologien, sondern durch andere Arten zusammen zu arbeiten und Arbeit neu zu organisieren.
> Tom Malone (MIT)

Was es bedeutet, mutig zu sein, wird sich jeder Leser gut vorstellen können. Insbesondere in der sehr hierarchisch organisierten Welt des Gesundheitswesens kam bestimmt jeder mal ins Nachdenken, ob in der einen oder anderen Situation nicht mehr Courage notwendig gewesen wäre, anstatt sich wegzuducken oder im Mainstream mitzulaufen (vgl. Abschn. 2.3 von Grießhaber-Paule und Heuvelmann sowie Abschn. 3.6 Schickedanz in diesem Buch).

Näher betrachtet werden soll an dieser Stelle der Innovationsbegriff zunächst im Allgemeinen und dann fokussiert auf Innovationen im Gesundheitswesen.

Innovation gehört zu den Modewörtern unserer Zeit, manchmal stellen wir uns die Frage: Was ist eigentlich noch innovativ? Da gibt es im Sinne von *„copy and paste"* sehr artverwandte Produkte oder Entwicklungen, die eher Imitationen sind und im Marketing mit „Beste Innovation 2020" und anderen Slogans beworben werden. Wirkliche Entdeckungen oder Erfindungen unserer Vorfahren gingen wohl anders. Dennoch waren Innovationen nie so gefragt wie heute, um die immer schneller und komplexer werdenden Probleme in dieser Welt zu lösen.

Innovation (von spätlat. *innovatio*) heißt Erneuerung oder Veränderung. In den Wirtschaftswissenschaften bezeichnet Innovation einen mit technischem, sozialem und wirtschaftlichem Wandel einhergehende (komplexe) Neuerung. Es gibt bisher keinen allgemeingültigen Innovationsansatz bzw. akzeptierte Definition des Innovationsbegriffes. Dennoch geht es bei allen Definitionsversuchen immer um die Merkmale 1. von Neuheit oder (Er-)Neuerung einer Sache oder einer sozialen Handlungsweise und 2. um eine Veränderung, einen Wandel, d. h. es genügt nicht allein die Idee. Innovation muss vielmehr entdeckt bzw. erfunden, eingeführt, genutzt, angewandt und schließlich institutionalisiert werden (vgl. wirtschaftslexikon.gabler.de).

„Wir werden unser leistungsfähiges Gesundheitssystem nicht mit weniger, sondern nur mit mehr Innovationen erhalten können". Das sagte der damalige Bundesgesundheitsminister Hermann Gröhe 2016 beim „Gesundheitspolitischen Dialog" in Bochum. Tatsächlich fragen wir uns in Deutschland viel zu oft und diskutieren enorm lange, ob wir einen Innovationssprung wagen sollen oder doch lieber auf die Bremse treten. Hermann Gröhe bringt es auf den Punkt: „Wir werden für die großen Herausforderungen Innovationen brauchen. Wir müssen mutiger werden." Die großen Innovationstreiber im Gesundheitssystem sind weiterhin der demographische Wandel, die Zunahme von chronischen und teilweise seltenen Erkrankungen sowie die Technisierung und Digitalisierung (www.aerzteblatt.de 14.10.2016).

Das bestätigt auch die bekannte jährliche Krankenhausstudie von Roland Berger. Im Jahr 2018 gaben mehr als 70 % der Manager an, mit Medizintechnikunternehmen zu kooperieren, von denen sie sich Ideen und Innovationen für die Weiterentwicklung der Krankenhäuser erwarten. Das verwundert nicht, wenn man bedenkt, dass die medizinischen Innovationen im deutschen Gesundheitssystem bereits im 20. Jahrhundert stark von der sich rasant entwickelnden High-Tech-Medizin getrieben waren. Die Möglichkeiten der Digitalisierung werden die Gesundheitsversorgung in allen Sektoren enorm verändern und tragen ein hohes Innovationspotenzial sowohl bezogen auf die Entwicklung von Untersuchungs- und Behandlungsmöglichkeiten, ebenso erwarten Krankenhausmanager damit eine noch deutlichere interne Effizienzsteigerung, Liquiditätssteigerung und Verbesserung der wirtschaftlichen Ergebnisse (rolandberger.com).

Die Erfolgsgeschichten von Innovationen im Gesundheitswesen beziehen sich im Wesentlichen auf Errungenschaften der Technik, der rasanten Entwicklung neuer Technologien wie Biotechnologie, Gendiagnostik, Robotik, Sensorik, elektronische Patientenakte, Einsatz von Drohnen oder Assisted Living Systems. Der Fortschritt ist einerseits rasant, die Offenheit der Akteure gegenüber technologischen Innovationen noch sehr verhalten wie u. a. Elsbernd in diesem Buch erläutert (s. Abschn. 4.3). Wenig bekannt ist, dass auch Pflegefachkräfte in der Entwicklung technologischer Innovationen eine entscheidende Rolle spielen. So bildet beispielsweise eine Klinik in Istanbul seit 2012 ihre Pflegefachkräfte darin aus, Innovationen zu produzieren, und hat seitdem über 100 Patente anmelden können (vgl. Abschn. 4.1 von Yeliz DOĞAN MERiH in diesem Buch).

Von Innovationen ist zu erwarten, dass sie dem Nutzer, also in erster Linie dem Patienten, zugutekommen und gleichermaßen die Arbeitsproduktivität der Mitarbeiter steigern. Mit einem Fortschreiten digitaler Möglichkeiten wie beispielsweise Telemedizin, Künstliche Intelligenz, Apps, Fernbehandlungen kann die Effizienz weiters auch über weite Strecken z. B. in ländlichen Versorgungsgebieten gesteigert werden. Während beispielsweise eine Community Health Nurse den Patienten vor Ort besucht, eine Ersteinschätzung des Gesundheitszustandes und Assessments durchführt, wird später per Videokonferenz ein Arzt hinzugeschaltet und der Kontakt mit dem Patienten hergestellt, um im interprofessionellen Diskurs eine gemeinsame Therapieplanung zu erstellen, die dann vor Ort umgesetzt werden kann.

Medizintechnikunternehmen haben darüber hinaus in den letzten 20 Jahren den Bedarf an Prozessoptimierungen in der Krankenhauslandschaft erkannt und sind mit zahlreichen Optimierungsprojekten, die sich aus der reinen Industrie- und Techniklogik speisen, Kooperationen mit Gesundheitseinrichtungen eingegangen. Dennoch wird in den letzten Jahren zunehmend sichtbar, dass das auf Effizienz getrimmte Gesundheitssystem an seine Grenzen kommt. Erstmalig stagnieren die Wachstumsraten an Patienten in deutschen Krankenhäusern (vgl. Berger 2020).

Der Fachkräftemangel verschärft sich durch die absehbare demographische Entwicklung. Nach dem eingeleiteten Personalabbau ab 2005, insbesondere in den Pflegeberufen, sowie die partielle Reduzierung der Ausbildungsplätze ist ein bereits heute nicht mehr aufzufüllendes Leck entstanden.

▶ Neue Technologien, insbesondere die Digitalisierung und die Robotik, können den weiter zunehmenden Fachkräftemangel ggf. etwas abfedern. Dennoch werden unmittelbare körperliche Untersuchung, Behandlung, Pflege und vor allem Zuwendung in Zukunft nur handelnd und beistehend von Menschen heilungsfördernd wirken können.

Das Gesundheitssystem folgt seit etwa 15 Jahren der Logik des ökonomisch getriebenen und technisch privilegierten Effizienzdenkens. Es spricht zunächst nichts dagegen, Abläufe und Prozesse im Sinne des Patienten effizienter zu gestalten, Schnittstellenprobleme zu lösen und damit Wartezeiten zu verkürzen. Allerdings hat sich damit eine Diskreditierung aller Lösungsstrategien eingeschlichen, die sinnvollerweise manchmal Umwege gehen und mit kontinuierlicher Mühe, auch mit Aufwand im Sinne eines nachhaltigen Heilungsprozesses, einhergehen. In dieser Logik werden ebenso emotionale, soziale und beziehungsorientierte Lösungsstrategien abgewertet. In ihrem großartigen Statement „Courage in Nursing" bringt Marie Manthey (2020) die Gefahren einer derartigen Dysbalance im Handeln der patientennahen Gesundheitsberufe auf den Punkt (hier bezogen auf die Pflegeberufe, gleichermaßen gültig aber auch für die Mediziner):

> If we lose the balance of the technical and relational aspects of our work, putting the technical way out front, we necessarily put the relational aspects far behind. That means putting people – the very reason for the work of nurses – second (or third or fourth) to tasks.
> Manthey (2020, S. 2)

Wir können sagen, dass dies nicht Zukunftsmusik ist, sondern vielmehr heute schon zum realen Konflikt im Alltagshandeln der Gesundheitsberufe geworden ist. Giovanni Maio plädiert in diesem Zusammenhang dafür, dass die Heilberufe ihre Identität verteidigen müssen und es dabei auf eine Rückbesinnung auf Werte wie Geduld, Behutsamkeit, Reflexivität und Demut, ohne die Fürsorge für den Menschen nicht möglich ist, ankommt. Es ist die eigentliche Herausforderung an ein humanes Gesundheitssystem, denn für die meisten Angehörigen der Heilberufe war und ist das der eigentliche Motor, sich für einen Heilberuf zu entscheiden (vgl. Maio 2018).

Es sind die sogenannten „weichen" Lösungsstrategien und beim Personal die eingesetzten „Soft Skills", die erwiesenermaßen Selbstheilungskräfte mobilisieren und zu einem nachhaltigeren Genesungsprozess beitragen (vgl. Maio 2018 und Tewes in Kap. 7). Neue Technologien sind im Gesundheitswesen Innovationen, die medizinische Handlungsmöglichkeiten enorm weitergebracht haben, von einer deutlich höheren Treffsicherheit in der Diagnostik bis hin zu den für den Patienten schonenderen Verfahren der minimalinvasiven Chirurgie oder die personalisierte Medizin (vgl. Abschn. 4.2 Bochum et al. in diesem Buch), die beispielsweise eine auf das Genom abgestimmte Pharmakogenetik oder Tumortherapie ermöglicht. Es ist also nicht an sich der technologische Fortschritt, der kritisch zu sehen ist, sondern vielmehr die sich verändernde Haltung zur Welt und damit zum Heilungsverständnis. Maio (2018, S. 67) bemerkt, dass der „Eintritt ins technische Zeitalter Ausdruck einer Gesellschaft ist, die den Wert der Kalkulierbarkeit hochschätzt und dem strategisch-kontrollierenden Handeln den Vorzug gibt vor der inneren Haltung des Gewährenlassens …" oder des sich Entwickelns, des Ausheilenlassens, was nicht in jedem Fall, aber doch hin und wieder insbesondere beim Vorziehen konservativer Therapien gegenüber zu schnell veranlasster operativer Verfahren (z. B. Endoprothetik oder Bandscheibenoperationen) langfristig sowohl medizinisch als auch volkswirtschaftlich heilsamer wäre.

Am Ende geht es wie zumeist darum, sich bewusst zu machen, dass wir ggf. einer Technikeuphorisierung unterliegen und sich damit der Blick verstellt für alternative Lösungsmöglichkeiten, und ebenso wird eine pauschale

Technikkritik nicht den Herausforderungen und Möglichkeiten der Technisierung für die Medizin gerecht.

▶ Letztlich wird es wichtig sein, mit einem kritisch-reflektierten Umgang dafür zu sorgen, dass die Technik nicht vorschnell als Lösung für Probleme eingesetzt wird, die eben nicht technisch, sondern sozial, physio- und psychotherapeutisch oder durch Zuwendung gelöst werden können (vgl. Maio 2018).

Die demographiebedingten Veränderungen stellen die Akteure im Gesundheitswesen vor noch nie da gewesene Herausforderungen in ihrem Berufsalltag und erfordern neue Gestaltungs- und Bewältigungsansätze. Somit wird die innovative Kompetenz zu einer zunehmend wichtiger werdenden Anforderung in den Gesundheitsberufen. Hierbei geht es für die Handelnden weniger um die Entwicklung von neuen Technologien, sondern vielmehr darum, sich mit Mut und Aufgeschlossenheit innovativen Technologien zu nähern und diese zum Patienten- und Gemeinwohl anzuwenden. Weitere Innovationspotenziale in den Gesundheitsberufen lassen sich in der Art und Weise der Gestaltung von Präventions-, Behandlungs- und/oder palliativen Prozessen sowie in der Kommunikation und Kooperation mit den jeweiligen Nutzern von Gesundheitsleistungen wie Patienten, Klienten, Bewohnern oder Schulen heben. Emotionale Kompetenz ist längst kein „nice to have" mehr für die Heilberufe, sondern unabdingbar für die Arbeit mit (vulnerablen) Menschen.

▶ Nicht zuletzt ist das am stärksten immer noch weitgehend brachliegende Innovationspotenzial im Gesundheitswesen eine qualitätsorientierte interprofessionelle Kooperation (vgl. Schuss und Blank 2018).

Das bisherig auf neue Technologien und Digitalisierung fokussierte Innovationsverständnis ist für das Gesundheitswesen im Speziellen und gleichermaßen für die Arbeitswelt der Zukunft auf eine soziale und organisationale Perspektive auszuweiten.

1.3.1 Das Gesundheitswesen aus Innovationssystemperspektive

Bisher hat die Innovationsforschung im Diskurs über die Reformbedürftigkeit und Zukunftsfähigkeit des deutschen Gesundheitssystems kaum eine Rolle gespielt.

Innovation im Gesundheitswesen richtet sich bisher vornehmlich auf die Entwicklung der High-Tech-Medizin und damit auf die Errungenschaften von Medizintechnik und Pharmatechnologien. An dieses industriebasierte Denken knüpft sich in den letzten Jahren der alle Versorgungsstrukturen durchziehende Gedanke einer effizienzsteigernden Prozessoptimierung, letztlich geleitet vom Primat der Ökonomisierung des Gesundheitswesens. Zumeist fehlt diesen Projekten ein systemischer Ansatz, vielmehr wird im klassischen Ursache-Wirkungs-Muster linear gedacht und gehandelt. Allerdings weiß man heute, dass Innovationsprozesse nicht einfach nur linear verlaufen, sondern sie sind vielmehr durch eine Vielzahl von Rückkopplungen zwischen den einzelnen Aktivitäten und beteiligten Akteuren gekennzeichnet, die wiederum nicht im luftleeren Raum, sondern unter bestimmten Rahmenbedingungen agieren, miteinander in Beziehung stehen und ggf. Netzwerke bilden. Daraus ergibt sich die Notwendigkeit, Innovationen als einen Systemprozess zu konzipieren. Nach Chaminade und Edquist (2006, S. 128) umfasst ein Innovationssystem: „all important economic, social, political, organizational, institutional, and other factors that influence the development, diffusion, and use innovation."

2013 förderte die Hans-Böckler-Stiftung eine Studie zur Analyse des Gesundheitswesens aus Innovationssystemperspektive. Die Studie wurde vom Fraunhofer-Institut für System- und Innovationsforschung durchgeführt und ging in Deutschland erstmals systematisch der Frage nach, welche

Merkmale und Strukturen identifiziert werden können, die Innovationsfähigkeit im Gesundheitswesen einschränken, bzw. in denen noch ungenutzte Innovationspotenziale liegen (vgl. Heyen et al. 2014). Im Ergebnis konnten die Forscher acht Thesen zu Verbesserungs- und Innovationspotenzialen im deutschen Gesundheitswesen herausarbeiten und eine Vielzahl von Handlungsmöglichkeiten zur Diskussion stellen. Bedeutsam an dieser Studie ist, dass der bisher eher vernachlässigte Blick auf sozial-organisationale Innovationspotenziale herausgearbeitet werden konnte.

Gerade diese Perspektive gilt es einzunehmen, wenn wir Personalentwicklung im Gesundheitswesen innovativ und mutig angehen wollen. Abb. 1.1 gibt einen Überblick zu den acht herausgearbeiteten Innovationspotenzialen (in Anlehnung an Heyen et al. 2014) und beschreibt verschiedene Handlungsmöglichkeiten, mit denen diese Potenziale zu heben wären.

Interessen- und Verteilungskonflikte und ideologisierte Debatten
- Machstrukturen transparent machen
- Förderung der Dialogkultur
- Ausrichtung auf gemeinsame Werte und Ziele

Entscheider wissen zu wenig von der Realität der Versorgung
- Verbesserung der Datenbasis und Datenzugang
- Ausbau Versorgungsforschung
- Wissensmanagement

Sozial-organisationale Innovationen zu wenig bekannt
- Einrichtung einer Best-Practice Sichtungs- und Bewertungsstelle
- organisatorisch bzw. prozessuale Leitlinien
- Verleihung eines Best-Practice Awards

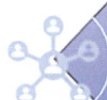

Gesundheitspolitik macht das BMG und fokussiert nur Organisation und Finanzierung
- Verankerung gesundheitspolitischer Ziele auch in anderen Ressorts
- Aufbau einer ressortübergreifenden Gesundheitspolitik
- Beschränkung von Gesundheitspolitik auf Versorgung aufheben

Bedarfsorientierung und Bürgerbeteiligung spielen eine zu geringe Rolle
- Abbau von Sektorengrenzen
- Stärkung der Bürger- und Patientenpartizipation

Ausbildung und Aufgabenverteilung ist nicht optimal aufeinander abgestimmt
- Förderung von berufsgruppenübergreifenden Elementen in Ausbildung und Praxis
- Erarbeitung einer vebesserten Arbeitsteilung am Patientenprozess orientiert, auch durch Einführung neuer Berufe

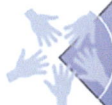

Pharma- und Medizintechnikunternehmen können mehr als isolierte Technologieentwicklung
- Innovationen und Implikationen im Versorgungsmanagement evaluieren
- Setzen eines qualitätssichernden Rahmens
- Erfolgsbeispiele bekannt machen und nachahmende Vorhaben fördern

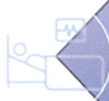

Abb. 1.1 Innovationspotenziale und Handlungsmöglichkeiten im Gesundheitswesen (in Anlehnung an Heyen et al. 2014, S. 272; eigene Darstellung)

Die von Heyen und Reiß aus Innovationssystemperspektive herausgearbeiteten Handlungsmöglichkeiten werden in verschiedenen Kapiteln in diesem Buch hinsichtlich ihrer Bedeutung für eine moderne Personalentwicklung im Gesundheitswesen praxisnah ausgeführt.

1.3.2 Personalentwicklung gestern und heute

> Probleme kann man nicht mit derselben Denkweise lösen, mit der sie entstanden sind.
> Albert Einstein

Personalentwicklung wird heute zunehmend von den Verantwortlichen in Gesundheitseinrichtungen als strategischer Erfolgsfaktor anerkannt, denn sie unterstützt die Entwicklungs- und Anpassungsfähigkeit in einer sich rasant verändernden Arbeitswelt. Obwohl es lange bekannt ist, dass gute Personalentwicklung die langfristige Bindung von Mitarbeitern befördert, Motivation und Leistungspotenzial steigert und damit die Arbeitsproduktivität erhöht, sind die Budgets für Personalentwicklung in Gesundheitseinrichtungen, ohne hier konkrete Zahlen zu nennen, bekanntermaßen um ein Vielfaches geringer als in Industrie- und Wirtschaftsunternehmen.

Nach Becker (2013) umfasst Personalentwicklung „… alle Maßnahmen der Bildung, der Förderung und der Organisationsentwicklung, die von einer Person oder Organisation zur Erreichung spezieller Zwecke zielgerichtet, systematisch und methodisch geplant, realisiert und evaluiert werden" (Becker 2013, S. 3).

Personalentwicklung bezieht sich bei Becker auf ein Bildungskonzept, das sich auf die Gesamtheit einer Person bezieht und sich in einem permanenten Entwicklungsprozess befindet. Es geht in diesem Verständnis also nicht nur um reine Wissensvermittlung, wie sie in den Einrichtungen des Gesundheitswesens teilweise noch heute im Sinne einer innerbetrieblichen Fort- und Weiterbildung zu finden ist. Analog zu den sich veränderten Konzepten in den beruflichen Ausbildungsgängen der Gesundheitsberufe richtet sich Personalentwicklung heute auf die Entwicklung von ganzheitlicher beruflicher Handlungskompetenz.

Berufliche Handlungskompetenz wird von Rosenstiel und Erpenbeck seit 2007 als feststehender Begriff und als Ziel einer modernen Berufsausbildung fortentwickelt (vgl. Erpenbeck et al. 2017). Inzwischen sind nicht nur die beruflichen Ausbildungscurricula kompetenzorientiert entwickelt, sondern berufliche Handlungskompetenz ist auch in der Arbeitswelt angekommen. Das verwundert nicht, denn während der klassischen Qualifikation, die als zertifiziertes, formales Wissen verstanden und i. d. R. durch Prüfungen nachgewiesen werden, zielt Kompetenzentwicklung auf die grundlegende Disposition von Handlungen ab. Keine allgemein anerkannte Definition von Kompetenz. In Abb. 1.2

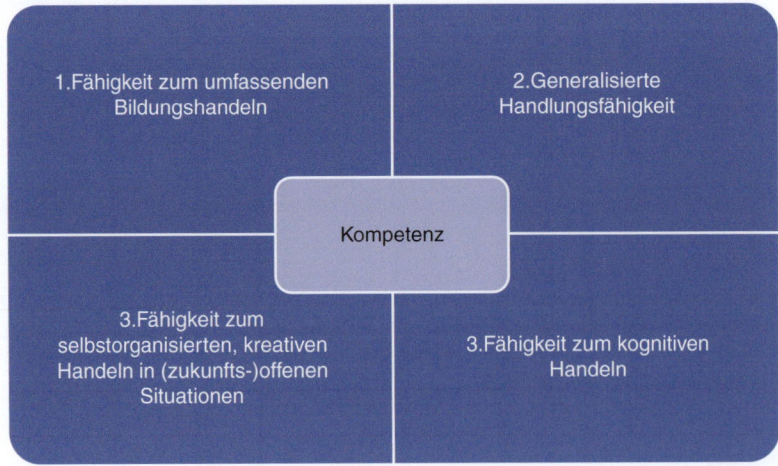

Abb. 1.2 Ebenen des Kompetenzbegriffs nach Arnold und Erpenbeck (2014)

werden die vier Ebenen von Kompetenz nach Arnold und Erpenbeck dargestellt.

Kompetenz als Teil der **Fähigkeit zum umfassenden Bildungshandeln** wird oft in Bezug gesetzt zum Humboldt'schen Bildungsideal. Humboldt schreibt Bildung dem autonomen Individuum zu, das sich handelnd selbst hervorbringt. Heute würden wir von Selbstorganisation und Selbstwirksamkeit sprechen.

Kompetenz, verstanden als **generalisierte Handlungsfähigkeit,** wird im europäischen und im deutschen Qualifikationsrahmen beschrieben, ebenso im neuen Pflegeberufegesetz (PflBG vom 17.07.2017), das seit 01.01.2020 in Deutschland umgesetzt wird. Generalisierte oder umfassende Handlungsfähigkeit meint hierbei, dass aus einzelnen, spezifischen Beobachtungen (inklusive sprachlicher Daten) Denk- und Handlungsprozesse initiiert werden, aus denen allgemeingültige Prinzipien einer Situation herausgearbeitet werden können, die dann für zukünftige Situationen wieder konkret genutzt werden können, und umgekehrt.

Kompetenz als **Fähigkeit zum selbstorganisierten, kreativen Handeln in (zukunfts-)offenen Situationen** erfährt von der Berufsbildung, und ebenso von Unternehmen und Organisationen, inzwischen große Akzeptanz.

Kompetenz als alleinige **Fähigkeit zu vorwiegend kognitivem Handeln** zu verstehen liegt verschiedenen vergleichenden Studien zugrunde wie beispielsweise bei dem „Programme for International Student Assessment (PISA). Dieses Kompetenzverständnis schließt allerdings wichtige motivationale oder affektive Aspekte für erfolgreiches Handeln aus und wird damit kritisch gesehen. Denn es kann keine Kompetenz ohne eine motivationale oder emotionale Durchdringung des Wissens geben (vgl. Arnold und Erpenbeck 2014).

▶ Im Gesundheitswesen, in dem es immanent auch um Beziehungsarbeit zum Patienten, zum Bewohner oder zum Kollegen, oft mit ethischen Bezügen, geht, ist ein Kompetenzverständnis zu präferieren, wie Stangl es 2019 im Online- Lexikon für Psychologie formuliert: „Der Kompetenzbegriff integriert nicht nur Wissen und Handeln, sondern umfasst darüber hinaus auch Interessen, Motivationen, Wertehaltungen und soziale Bereitschaften" (https://lexikon.stangl.eu/).

Das Verständnis einer ganzheitlichen beruflichen Handlungskompetenz erfordert ein grundlegendes Umdenken hinsichtlich bisheriger weit verbreiteter Fort- und Weiterbildungskonzeptionen in Einrichtungen des Gesundheitswesens. Schaut man sich typische Fortbildungsprogramme eines Krankenhauses von vor 25 Jahren an, dann finden sich dort zahlreiche fachliche Fortbildungsthemen und immer separiert für bestimmte Berufsgruppen, das umfangreichste Programm dabei für die Mitarbeiter im Pflegedienst. Das begründete sich zumeist auch aus der strukturellen Verankerung der innerbetrieblichen Fort- und Weiterbildung an der Pflegedirektion eines Krankenhauses. Dann öffneten sich die Programme für Themen der Kommunikation und Interaktion. Immer noch blieben Seminare einzelnen Berufsgruppen vorbehalten oder wurden auf diese ausgerichtet. Etwa um 2010 entdeckten die Gesundheitseinrichtungen zunehmend den Bedarf für die Schulung von Führungsthemen. Die zunächst sehr kognitiv ausgerichteten Programme mit betriebswirtschaftlichen oder arbeitsrechtlichen Themen zeigten zumeist nicht den erwarteten Erfolg. Ein Training der sogenannten „soft skills" wurde insbesondere bei Ärzten, aber auch in der Administration eher belächelt oder zumindest sehr skeptisch und mit Zurückhaltung aufgenommen. Interessanterweise sorgten schon damals unangemessenes kommunikatives Verhalten, fehlende Übernahme von Führungsverantwortung, schwierige interprofessionelle Zusammenarbeit für alltäglichen Konfliktstoff in Einrichtungen des Gesundheitswesens.

Das Interesse für interprofessionelle Zusammenarbeit hat in den letzten zehn Jahren international sowohl in Praxis und Forschung des Gesundheitswesens enorm zugenommen. Seit etwa 2010 stößt man vermehrt auf Fachkongressen oder in der Fachliteratur auf die Themen „Interprofessional Collaboration (IPC)" und „Interprofessional Education (IPE)". Es scheint ein gewisser Enthusiasmus ausgebrochen zu sein, dass durch ein besseres Zusammenwirken aller Akteure im Gesundheitswesen sowohl Qualitäts- als auch Effizienzpotenziale gehoben werden können.

Es gibt bisher keine allgemein anerkannte Definition, die WHO definiert IPC folgendermaßen:

> Interprofessional Collaboration occurs when two or more individuals from different backgrounds with complementary skills interact to create a shared understanding that none had previously possessed or could have come to on their own.

Darüber hinaus bezeichnet die WHO in ihrer Definition zwei weitere Merkmale: Interaktion und geteiltes Rollenverständnis (WHO 2010, S. 6). IPC ist systemisch verstanden, mehr als die Summe der einzelnen Kompetenzen der involvierten Fachpersonen, es geht um mehr als um Koordination, Kooperation und Kommunikation. Im besten Falle geht es um die Schaffung von etwas Neuem, was für den Klienten oder Patienten und ggf. selbst für den Mitarbeiter vorteilhaft ist. Eine effektive „interprofessionell collaborativ practice" (ICP) geht über eine bloße freundliche Zusammenarbeit und möglichst „immer auf Augenhöhe", wie es vielfältig eingefordert wird, hinaus. Selbstverständlich erzeugt gutes Miteinander im Team ein besseres Arbeitsklima, damit mehr Mitarbeiter- und Patientenzufriedenheit. Doch inzwischen wissen wir, wie bedeutsam IPC für das Outcome in der Patientenversorgung ist. Zahlreiche Behandlungsfehler entstehen aufgrund mangelhafter Kommunikation und Zusammenarbeit (vgl. u. a. Gerbera et al. 2018). Auch die zunehmende Spezialisierung und Multimorbidität erfordert IPC mehr denn je, ebenso wie die sektorenübergreifende Versorgung in den verschiedenen Settings.

Mit der Einführung der DRGs in den Krankenhäusern 2004 und der insgesamt im Gesundheitswesen angekommenen Ökonomisierung gerieten Themen wie Beziehungsarbeit als identitätsstiftende Themen gänzlich aus dem Blick und wurden von Themen einer scheinbaren Effizienzsteigerung durch Prozessoptimierungen in den einzelnen Berufsgruppen überlagert. Das Gesundheitssystem geriet in einen enormen Beschleunigungsdruck, der bis heute anhält und Phänomen unserer gesamtgesellschaftlichen Entwicklung ist.

Auf der Strecke geblieben sind Kommunikationsorte und -zeiten wie gemeinsame Visiten, Fallbesprechungen oder sich als interprofessionelles Team auf einer Station oder in einem Funktionsbereich weiterzuentwickeln. Ebenso stecken eine kontinuierliche Kommunikation und ein Informationsaustausch über den Patientenverlauf zwischen den ambulanten und stationären Versorgern in den Kinderschuhen. Viel zu selten kommen niedergelassene Ärzte mit Klinikärzten, beispielsweise in Zentrumskonferenzen, zusammen. Ebenso gibt es selten Konferenzen zwischen Pflegepersonen akuter und ambulant oder langzeitstationär versorgender Pflegender. Und nicht zuletzt fehlen ebenso die Kommunikationsplattformen hin zu den Einrichtungen der Rehabilitation oder Palliativversorgung. Neue digitale Plattformen, die weitgehend noch zu realisieren sind, versprechen zumindest einen besseren, vor allem schnelleren fallbezogenen Informationsaustausch.

All das sind Hinweise auf notwendige Strukturen. Diese allein sichern noch lange keine hohe Kommunikationsqualität und eine Kultur der Kooperation. Kommunikation lebt von Resonanz der Kommunizierenden. In einer beschleunigten Welt, wie sie sich insbesondere für Patienten und Bewohner im Gesundheitswesen zeigt, braucht es eine erweiterte, ja eine besonders ausgebildete Kommunikationskompetenz, um Resonanz überhaupt zu erzeugen.

Hartmut Rosa (2020) weist darauf hin, dass Beschleunigung als Gegenbewegung nicht Entschleunigung braucht, wie es unter den Berufsangehörigen im Gesundheitssystem so oft gefordert wird, sondern Resonanz. Resonanz erfordert Achtsamkeit, Aufmerksamkeit und Konzentration im Hier und Jetzt. Der zivilisierte mündige Mensch, als (selbst-)bewusstes Wesen ist Gestalter seiner Umwelt, so herausfordernd sich diese in ihren Rahmenbedingungen und Entwicklungen auch zeigen mag.

▶ Der Scheinwerfer einer innovativen und mutigen Personalentwicklung im Gesundheitswesen ist deshalb mehr denn je auf die (Werte-)

Haltung sowohl der Führungskräfte als auch der einzelnen Mitarbeiter, ihre Selbstwirksamkeitserfahrung, ihr Sinnerleben und ihre Verantwortung für eine gemeinsame Sache zu richten.

1.4 Neue Anforderungen für die Personalentwicklung der Zukunft

So stellt uns unsere Zeit vor Herausforderungen, die ebenso neu sind wie die Veränderungen der Wirklichkeit, welche sie hervorbringen. Unsere Antwort kann nur lauten: Wir müssen unser Denken der neuen Wirklichkeit und ihrer zukünftigen Entwicklung öffnen. Wir müssen in völlig neuen Dimensionen denken. Es geht um eine Neue Sicht und damit um eine Innovationsleistung, die nicht nur die Dinge unserer Lebensumwelt zum Gegenstand haben muss, sondern unser eigenes Denken.
Kurt Biedenkopf

Die großen Treiber eines sich bereits heute abzeichnenden Umbruchs in Gesellschaft und Gesundheitswesen sind klar: Auswirkungen der Demographie, Globalisierung, Wissensgesellschaft, Klimawandel, Digitalisierung, neue Technologien betreffen die Arbeitswelt in allen Branchen gleichermaßen. Organisationen sind mehr denn je gefordert, schnell und dabei gründlich zu erfassen, welche Anforderungen heute und in Zukunft an sie gestellt werden, sowie Antworten zu entwickeln, die nicht nur kurzfristig Symptome bekämpfen, sondern die wesentlichen Faktoren für eine nachhaltige Veränderung berücksichtigen. Ein mechanistisches Organisationsverständnis, in dem die Organisation als auf-, um- und abbaubare Maschine verstanden wird, führt heute in die Sackgasse. Auch ein rein personenorientierter Ansatz, der Organisation als eine Gruppe von Menschen versteht, deren Mindset und Verhalten je nach Anforderung zu verändern ist, hat ausgedient. Am nächsten käme die Basisannahme, dass Organisationen als soziale Systeme zu verstehen sind, die durch Interventionen zu Muster-, Struktur- und Haltungsveränderung anzuregen sind (vgl. Fink und Moeller 2018).

Hierbei kommt dem betrieblichen Lernen wie auch dem selbstgesteuerten Lernen in einer lernenden Organisation eine neue Bedeutung zu. Mit den rasanten und grundlegenden Veränderungen in der sogenannten VUCA-Welt kann die heutige Personalentwicklung vielerorts nicht Schritt halten. Während insbesondere in Industrie- und Wirtschaftsunternehmen längst zukunftsfähige betriebliche Arbeitsformen und -prozesse, gekennzeichnet durch Agilität, Selbstorganisation, Flexibilität und Fokus auf Sinngebung, etabliert sind, stecken die meisten Einrichtungen des Gesundheitswesens, und damit auch deren Personalentwicklung mit ihren Strukturen, Hierarchien, standardisierten Struktur- und Prozessvorgaben, eindimensionalen Kennzahlensystemen, Standardseminaren, jährlichen Fort- und Weiterbildungskatalogen losgelöst vom Arbeitsprozess, noch im 20. Jahrhundert fest.

> **VUCA**
> VUCA ist ein Akronym, das sich auf „volatility" (Volatilität = Schwankung, Unbeständigkeit), „uncertainty" (Unsicherheit), „complexity" (Komplexität) und „ambiguity" (Mehrdeutigkeit) bezieht. Damit werden vermeintliche herausfordernde Merkmale und Rahmenbedingungen der Unternehmensführung in der modernen Welt beschrieben. Der Begriff wurde Anfang der 1990er-Jahre am United States Army War College eingeführt. Er diente zunächst dazu, die multilaterale Welt nach dem Ende des Kalten Krieges zu beschreiben. Später verbreitete sich der Begriff auch in anderen Bereichen strategischer Führung.
> Während VUCA die Problematiken beschreibt, stehen die Begriffe „vision" (Vision) „understanding" (Verstehen), „clarity" (Klarheit) und „agility" (Agilität) ebenfalls als Akronym für den Umgang und das Überleben in der VUCA-Welt (vgl. Bendel 2019).

Um den Anforderungen einer flexiblen Kompetenzerweiterung in einer agilen und komplexen Arbeitswelt nachzukommen gilt es, ein neues Fort- und Weiterbildungsverständnis zu etablieren, in dem arbeiten, lernen und Wissensmanagement eng miteinander verbunden sind. Das bereits in den 1990er-Jahren propagierte arbeitsplatzbezogene Lernen, beispielsweise in Skills-Labs oder Lernwerkstätten, sowie das arbeitsplatzgebundene Lernen in Qualitätszirkeln, Lerninseln oder Schulstationen erfährt hier eine Renaissance.

Lebenslanges Lernen wird zukünftig in einer sinnvollen Kombination aus betrieblichen Lern- und Arbeitsprozessen bestehen müssen. Lernen gehört in die Verantwortung der Mitarbeiter, und die Angebote sind auch neben den Bedürfnissen des Unternehmens an den Bedürfnissen der Mitarbeiter auszurichten. Damit geht die Veränderung von einer angebots- zu einer nachfrageorientierten Personalentwicklung einher. Mitarbeiter sind hierbei unter anderem zur Selbststeuerung der Lernprozesse („Employee-Lead-Learning") aufgerufen. Es braucht darüber hinaus ebenso eine angepassten Lern- und Unternehmenskultur („lernende Organisation") sowie die Neugestaltung der Rollen aller Beteiligten.

▶ Eine moderne Personalentwicklung ist gefordert, strategische Unternehmensentscheidungen frühzeitig in Kompetenzanforderungen zu übersetzen und in Qualifizierungskonzepte zu transferieren.

Hierbei kommt der Personalentwicklung eine entscheidende wertschöpfende Funktion zu. Ob Umsetzungsprozesse in Unternehmen schnell und erfolgreich vorangetrieben werden können, hängt unmittelbar mit der schnellen Umsetzung von angepassten (Selbst-) Lernangeboten zusammen. Hier sind Gesundheitsunternehmen allerdings auch gefordert, die nötige Infrastruktur bereitzustellen, wie z. B. mobile Learning, Internetzugang für Mitarbeiter, Webinare, Datenbanken, Videos.

Die wachsende Bedeutung von selbstverantwortlichem und selbstgesteuertem Lernen muss von den Mitarbeitern erst gelernt werden. Deshalb sollten sich Personalentwickler und Führungskräfte immer auch als Lern-Coach begreifen, Mentoring-Konzepte etablieren und notwendige Angebote etablieren, die zu dieser Form des Lernens befähigen. Ein außergewöhnliches Mentoring-Konzept beschreiben John Daly und Debra Jackson aus Australien in diesem Buch (s. Abschn. 5.2). Bereits pensionierte ehemalige Führungskräfte stehen ihren Kollegen der nächsten Generation ehrenamtlich zur Seite.

Nicht zuletzt gelingt die Etablierung einer modernen Personalentwicklung nur, indem die Unternehmensführung eine neue bedarfsorientierte Lernarchitektur und Lernkultur im Unternehmen als strategisches Ziel vorgibt und nachhaltig über alle Ebenen fordert und fördert. Hierzu gehört ebenso, dass Unternehmensführung und Personalentwicklung die tradierte Trennung von Arbeits- und Lernwelt im Denken und Handeln zuerst selbst überwinden müssen.

Nach der allgemeinen theoriegeleiteten Einleitung werden im folgenden Text die nationalen und internationalen praxisnahen Projekte innovativer und mutiger Personalentwicklung im Gesundheitswesen eingeführt.

1.4.1 Culture Change: Weitblick mit Ausblick

In der modernen Arbeitswelt wird eine Kultur des Miteinander-Arbeitens zunehmend bedeutsamer. Mit Einzelkämpfertum sind die komplexen Herausforderungen nicht mehr zu meistern. Dennoch findet sich im Gesundheitswesen noch häufig ein tradiertes hierarchiegeprägtes Unternehmens- und Führungsverständnis. So ist die Trennung der drei Säulen Ärzte, Pflege und Verwaltung noch in den meisten Institutionen vorzufinden. Viele Rollen haben sich seit Jahrzehnten nicht verändert, so findet sich heute beispielsweise immer noch der Typus eines Chefarztes, der als „Alleinherrscher" sein „Fürstentum" regiert und mit aller Macht verteidigt. In der Pflege dahingegen ist das altruistische Motiv der aufopfernden-selbstlosen Helferin noch tief verankert und gerät im Alltag häufig in Konflikte mit Herausforderungen, die als professionelle Pflegeperson erweiterte

Kompetenzen wie Prozesssteuerung, Kommunikation und Beziehungsgestaltung, Priorisierung und Selbstorganisation erfordern. Hieran arbeiten sich die Pflegenden seit Jahrzehnten ab und präsentieren ihren Beruf den nächsten Generationen eher aus einer Haltung der Frustration heraus. Gemessen an dem realen Fachkräftemangel, der in beiden Berufsgruppen ein kaum noch zu beherrschendes Risiko darstellt, ist es dringend geboten, dass sich beide Berufsgruppen wieder auf ihre Identität besinnen und aus einer positiven Wertehaltung heraus an der Gestaltung zukunftsfähiger Arbeitsbedingungen aktiv mitwirken.

Wessel et al. berichten von ihren erfolgreichen Programmen „See me as a person" und „Re-Igniting the spirit of caring" in diesem Buch (s. Abschn. 2.1). So etwa lassen sich Stationsteams an Haltungsarbeit heranführen, indem mit der Frage des „Warum" gearbeitet wird. Warum arbeite ich in dieser Klinik? Warum arbeite ich in diesem Team? Warum arbeite ich in diesem Beruf? Alles Fragen, die nach dem Sinn fragen. Nach Fink und Möller (2018) hat Sinn im Bezug zu Unternehmen zwei gleichbedeutende Aspekte. Der emotional-individuelle Aspekt zielt darauf ab: „Meine Arbeit motiviert mich und gibt mir Energie. Ich freue mich jeden Tag, zur Arbeit zu gehen, fühle mich dort anerkannt." Der sachlich-inhaltliche Aspekt fragt nach dem „Wofür" des Unternehmens, dessen ultimativem Ziel. Es bietet Orientierung und ist leitend für grundlegende Entscheidungen.

Gerade in der immer komplexer und turbulenter werdenden Welt des Gesundheitswesens tut es Not, immer wieder den Sinn und Zweck des eigenen Tuns zu reflektieren und Sinn als Navigationshilfe zu nutzen. Entscheidend ist dabei aber die Kohärenz des Erlebens im Alltag. Steht beispielsweise im Leitbild „Der Patient steht im Mittelpunkt", und gleichzeitig werden Verweildauern mit aller Macht reduziert, weil es Bettenengpässe gibt, dann kommt es für die Mitarbeiter zu Zielkonflikten, und letztlich hat dann jedes Leitbild seine Wirkung verfehlt. Die „Purpose Drive"-Organisationen stellen den „Sinn" in den Kern einer Organisation. Fink und Möller legen ausführlich und auf der Grundlage der Organisationsforschung und Systemtheorie die Bedeutung der Sinngebung für zukunftsfähige Unternehmen dar. Sie begründen dies mit der elementaren Bedeutung des Sinns für das Funktionieren von allen Arten sozialer Systeme und damit auch von Organisationen. Gerade wer mit mehr Komplexität rechnet, sollte auf Sinn setzen und nach dem „Warum" fragen. Sinn ist für die Kommunikation und Entscheidung eines Systems notwendig, um die Richtung aufzuzeigen. Sinn verbindet Mensch und Organisation, es koppelt psychische und soziale Systeme. Sinn entwickelt sich im Lauf des Geschehens evolutionär weiter. Und je nachdem, was sich bewährt, wird dies weiter bestehen – oder auch nicht (vgl. Fink und Möller 2018). Kultureller Wandel kann nicht angeordnet, kann nicht entschieden werden, denn Kulturen sind einzigartig, weil immer explizit oder implizit auf die eigene Geschichte in und mit der Organisation Bezug genommen wird. Luhmann schreibt hierzu:

> Die Abhängigkeit von der eigenen Geschichte individualisiert das System. Selbst innerhalb einer Organisation kann es unterschiedliche Organisationskulturen geben, die auf gleiche Maßnahmen verschieden reagieren.
> Luhmann (2011, S. 80 ff)

Wenn es um Kulturwandel in Organisationen des Gesundheitswesens geht, wie im ersten Block „culture change: Ausblick mit Weitblick", dann haben die Autoren genau diese Einsicht für ihre Projekte genutzt. Jeder Wandel braucht ein genaues Hinschauen auf die jeweiligen Kulturen. Mit der Frage nach dem Sinn des Vorhabens erzeugen sie Orientierung und Navigationshilfe für alle Projektbeteiligten, und sie fördern in dieser Weise die nicht zu unterschätzende intrinsische Motivation und Kooperation, Innovation mutig zu gestalten. Ob es um Beziehungsgestaltung, Führung, Strategieprozesse, die Einführung einer personenzentrierten Kultur im Gesundheitswesen oder die Entwicklung eines Healing-Healthcare-Modells (wie es Lincoln und Nowaks in diesem Buch vorstellen; s. Abschn. 2.5) geht: Immer ist das gesamte interagierende System im Blick, und die Autoren zeigen ihre eigene systemisch-autonom gereifte Haltung, mit der sie sich dem Wandel stellen (vgl. Permantier 2019).

1.4.2 Mutig sein!

▶ Emotionale Intelligenz zahlt sich aus: Das heißt auch, bisher untypische (unsexy) Themen und Methoden im Gesundheitswesen in die Personalentwicklung bringen

Die Institutionen des Gesundheitswesens sind aufgrund der Dominanz einer naturwissenschaftlich geprägten Medizin und der Ökonomisierung in den vergangenen Jahrzehnten äußerst rational und kognitiv ausgerichtet. Gleichzeitig sind beispielsweise Krankenhäuser, in denen täglich geboren, geheilt, gelitten, gepflegt oder gestorben wird, um nur die Geschichten von Patienten und den patientennahen Berufsgruppen in den Blick zu nehmen, emotional aufgeheizte Systeme. Renate Tewes weist im 7. Kapitel ausführlich darauf hin, welche Auswirkungen dies auf die darin arbeitenden Menschen hat. Zahlreiche Studien, u. a. Karin Kersting (2011) „Coolout in der Pflege", belegen, dass die fehlende Emotionsarbeit der Angehörigen in Gesundheitsberufen zu Empathieverlust, Verbitterung bis hin zu aggressivem Verhalten und Gewalthandlungen gegenüber Schutzbefohlenen führen kann (siehe in diesem Buch Schickedanz: „Gewaltfreiheit in Institutionen des Gesundheitswesens", Abschn. 3.6, und Thiry und Lux: „empCare – Ein empathiebasiertes Entlastungstraining für Pflegeberufe", Abschn. 3.2).

▶ Vergegenwärtigen wir uns, dass Gesundheitsinstitutionen i. d. R. Orte der Heilung, gesundheitsförderlicher Lebensqualität und Umgebung für kranke und/oder pflegebedürftige Menschen sein sollten, dann kann das nicht gelingen, wenn Gefühle bereits von Führungskräften verdrängt, abgelehnt, belächelt oder abgewertet werden.

Auch hier zeigt sich in der Wirklichkeit für die Mitarbeiter ein klarer Zielkonflikt zwischen Leitbildern, die das Wohl des Patienten in den Mittelpunkt stellen und den Führungskräften oder Personalentwicklern, die ihre Mitarbeiter nicht befähigen, (selbst-) reflektierend und professionell mit den eigenen und den Gefühlen ihrer Patienten umzugehen. Ein noch häufig anzutreffendes Verhalten bei Führungskräften im Gesundheitswesen ist, dass unangenehme Themen gerne tabuisiert oder eben belächelt und abgewertet werden. Dies ist hinsichtlich unserer heutigen Erkenntnisse aus der Neurobiologie und Neurophysiologie, die inzwischen die unmittelbare Interaktion und das Zusammenspielen zwischen Verstand, Gefühl und Körper und deren Auswirkung für das Wohlbefinden und die Gesundheit eines Menschen bewiesen haben, geradezu fahrlässig. Umso erfreulicher sind verschiedene Ansätze, die die Autoren wirklich mutig in die Realität des Gesundheitswesens gebracht haben.

Allen bekannt ist Eckart von Hirschhausen, der sich in den letzten Jahren mit seiner „Stiftung Humor hilft heilen" in einem bemerkenswerten Einsatz, einer wahren Mission mit verschiedensten Initiativen für die Gesundung unseres Gesundheitssystems einsetzt. Vor zwanzig Jahren wäre es unmöglich gewesen, dass Clowns in die Krankenhäuser kommen, den Patienten inzwischen auch in der Palliativmedizin Lebensfreude schenken oder „Pflege deinen Humor", ein Ausbildungscurriculum für die Pflegeberufe, inzwischen an vielen Gesundheitsakademien etabliert ist. Man hätte sich noch vor zehn Jahren die Augen gewischt etwa in dem Sinn: Das ist doch nicht möglich, dass sich eine Einrichtung des Gesundheitswesens mit dem Thema „Wohlbefinden am Arbeitsplatz" (Mary Joe Kreitzer in Abschn. 3.3 diesem Buch) beschäftigt.

Es ist aber höchste Zeit, dass all diese Themen in Gesundheitseinrichtungen ernst genommen und angegangen werden. Denn es ist besorgniserregend, wenn beispielsweise der Gesundheitsreport der Technikerkrankenkasse 2019 berichtet, dass Alten- und Krankenpflegekräfte mit acht Tagen pro Jahr höherer Arbeitsunfähigkeit als in anderen Branchen, höherem Arzneimittelbedarf und einer höheren Quote an psychischen Erkrankungen belastet sind (Techniker 2019). All das verursacht neben dem Leid für die Betroffenen hohe volkswirtschaftlich relevante Kosten. Deshalb ja: Emotionale Intelligenz zahlt sich im wahrsten Sinn des Wortes auch aus.

Konzepte wie in diesem Buch vorgestellt – von Sue Smith und Gawin Andrews: „Stress war gestern! Revitalisierende Versorgung durch Heart Math Interventionen" (Abschn. 3.4), „emp-Care – ein empathiebasiertes Entlastungstraining für Pflegende" (Abschn. 3.2) von Ludwig Thiry und Vera Lux sowie „Caring messen und den Pflegealltag ändern" (Abschn. 3.5) von Sebahat Gözüm und John Nelson – zeigen in bemerkenswerter Weise, welche (Selbst-)Wirksamkeit für Patienten, Pflegebedürftige und Mitarbeiter der Gesundheitsberufe, eine moderne Personalentwicklung und Führung arbeitsplatzbezogen und arbeitsplatzgebunden erreichen kann.

1.4.3 Keine Angst vor Technik – Potenziale neuer Technologie und Digitalisierung proaktiv erschließen

Die Veränderungsbereitschaft im Gesundheitswesen ist trotz zahlreicher vollzogener Reformen und einem stetigen Wandel nicht sehr hoch. Insbesondere dem Thema Digitalisierung, Robotik und Neue Technologien stehen die Akteure im Gesundheitswesen eher skeptisch gegenüber, wie 2018 eine Studie der ALL Akademie Bundesarbeitsgemeinschaft Ambient Assisted Living zeigt (Eichstädt 2018 in www.aerztezeitung.de).

An der Studie haben ALL-Experten aus Deutschland, Dänemark und den Niederlanden teilgenommen. Während sich die Dänen und Niederländer eher aufgeschlossen in anwendungsorientierten Fragen äußerten, zeigten sich die Deutschen eher skeptisch, zum einen, weil damit in einem ohnehin angespannten System Neuerungen einzuführen wären, aber auch ethische und datenschutzrechtliche Bedenken führten eher zu einer Ablehnung. In Dänemark und den Niederlanden erhoffen sich die Experten einen Abbau bürokratischer Hürden und die Verbesserung des Informationsflusses zwischen den Versorgungsbereichen. Ebenso wurden Chancen für neue Therapiemöglichkeiten, insbesondere bei chronisch erkrankten Menschen gesehen. Einig waren sich die Deutschen und die Niederländer, dass die Digitalisierung eine räumliche und zeitliche Flexibilisierung ermöglichen kann und einfache Arbeiten automatisiert werden könnten (vgl. Eichstädt 2018). Digitalisierung ist weltweit der Trend, Telemedizin, Künstliche Intelligenz, Social Media, Big Data sind in aller Munde. Im europäischen Vergleich ist Deutschland nach einer Studie des Wissenschaftlichen Dienstes des Deutschen Bundestages eher im mittleren Bereich zu finden, und international gilt Deutschland als rückständig (vgl. Wissenschaftliche Dienste des Deutschen Bundestages 2017).

Von allen Branchen liegt hierbei das Gesundheitswesen auf dem letzten Platz, in keinem Bereich besteht so viel Ablehnung und geringe Umsetzung wie im Gesundheitswesen. Weniger als die Hälfte aller Einrichtungen haben in geringem Umfang Digitalisierungsprojekte begonnen, kaum eine Einrichtung hat hierfür eine Strategie (vgl. BMG 2018), Insbesondere die Pflegeberufe sind oft noch nicht so technikaffin oder unterliegen einem Missverständnis, dass neue Technologien menschliche Zuwendung ersetzen könnten. Genau darum geht es eben nicht. Digitalisierung ist zum einen mehr als die im Alltag bekannte IT-Struktur mit nicht immer anwenderfreundlichen KIS-Systemen (Krankenhausinformationssystem), deren Weiterentwicklung viel zu langsam geschieht. Vielmehr liegen die wirklichen Potenziale der Digitalisierung im Bereich der Kommunikation und der Optimierung von Prozessen. Immer noch ist ein Stationsalltag von unnötigen Laufwegen und zahlreichen Telefonaten geprägt, die einen erheblichen Anteil der Überlastung des Personals ausmachen. Echtzeitkommunikation durch den Einsatz von Smartphones, Apps oder Remindern verhindern beispielsweise Informationsverluste und Störungen im Ablauf. Im klinischen Entscheidungsprozess der Pflegenden können Präventionsbedarfe, evidenzbasierte Pflegeinterventionen oder die Evaluation der Pflege-Outcomes gezielter und objektivierter dargestellt werden. Digitale Kommunikation bietet deutliche Verbesserungen in der Schnittstellenkooperation beispielsweise zwischen Akutkrankenhäusern und Einrichtungen der Nachversorger inklusive Hausärzte, Sanitätshäuser, Krankenkassen. Auch das Potenzial für die medizinische Forschung ist enorm, wie in dem Artikel von Silvia Bochum, Christian Fergel und Uwe Martens zum MOLIT-Institut für Personalisierte Medizin zu lesen ist (s. Abschn. 4.2). In kurzer Zeit eine Unmenge an unstrukturierten Daten beispielsweise über die menschliche DNA-Struktur zu gewinnen, verändert die ärztliche Entscheidungsfindung nicht nur bezüglich der Schnelligkeit, sondern erfolgt auf einer qualitativ ganz anderen Datengrundlage.

Mit der Corona-Pandemie ist bezüglich der Digitalisierung auch im Gesundheitswesen ein Ruck durch die Organisationen gegangen. Gemäß dem alten Sprichwort: „Not macht erfinderisch" wurden vielerorts im Zuge des Lockdowns beispielsweise telemedizinische Sprechstunden, Videokonferenzen oder Webinare eingerichtet.

▶ Es wird Zeit, dass die Akteure im Gesundheitswesen die Chancen und Potenziale der Digitalisierung und neuer Technologien erkennen und sich zu eigen machen.

In diesem Buch werden in unterschiedlicher Weise und Ausrichtung drei sehr konkrete Praxisbeispiele dargestellt. Yeliz DOĞAN MERiH beschreibt mit dem „Schmetterlingseffekt" die Etablierung einer Innovationskultur in der Pflege (Abschn. 4.1). Astrid Elsbernd zeigt in ihrem Aufsatz die verschiedenen Potenziale und Hemmnisse bei der Einführung neuer Technologien in den Pflegeberufen auf (Abschn. 4.3). Gleichzeitig ermuntert sie Führungskräfte und Pflegekräfte, sich den Neuerungen mit ihrem Entlastungspotenzial auch für Patienten und Bewohner zu stellen, und gibt wichtige Hinweise zur Gestaltung der Umsetzung. Das dritte Projekt reflektiert die Entstehung des noch jungen MOLIT Instituts für Personalisierte Medizin aus Heilbronn, das in kürzester Zeit im Sinne einer Purpose Driven Organisation eine hohe Reputation in der nationalen und internationalen Forschungslandschaft im Bereich der personalisierten Medizin errungen hat, wodurch in Kooperation mit onkologischen Zentren bereits viele betroffene Patienten davon profitieren konnten (s. Abschn. 4.2).

1.4.4 New Generation – vorausschauend qualifizieren

Die Suche nach Fachkräften im Gesundheitswesen spitzt sich immer weiter zu. Stellen im ärztlichen und pflegerischen Dienst können immer schwieriger nachbesetzt werden. Gleichzeitig haben zwei neue Generationen die Bühne betreten, die Generation Y und Z. Beide haben eine völlig andere Vorstellung von der Arbeitswelt der Zukunft. Steile Hierarchien, vertikale Karriereleitern, räumlich gebundene und zeitliche starre Arbeitsmodelle werden hinterfragt ebenso wie grundsätzlich bisherige festgefahrene Strukturen in Organisationen. Die Generation Y (englisch ausgesprochen „why") nimmt nichts mehr als selbstverständlich hin, sondern fragt nach dem „Warum". Selbstbestimmtes und autonomes Arbeiten stehen hierbei ebenso hoch auf der Erwartungsliste wie Feedback, Flexibilität, Sinnstiftung und Transparenz. Nicht „Arbeiten, um zu leben" wie ihre Elterngeneration, sondern „Leben im Arbeiten" ist ihr Motto. Es geht diesen Generationen weniger um Macht als vielmehr um Lebensglück. So erwarten sie neben der Flexibilisierung von Arbeitsmodellen auch individualisierte Qualifikationsangebote, die ihren Interessen und Begabungen entsprechen (vgl. Matzke 2018).

Gleichzeitig erfordert das Arbeiten in der VUCA-Welt (siehe oben) eine neue Agilität hinsichtlich einer vorausschauenden Personalplanung. Die Auswirkungen der Digitalisierung und Technologisierung werden auch im Gesundheitswesen zu neuen Berufen und/oder weiterführenden Qualifikationen führen. Längst haben sich die klassischen Handlungsfelder in der Akutversorgung oder der ambulanten und stationären Langzeitversorgung aufgrund der Zunahme hochaltriger Menschen mit multimorbidem und chronischem Krankheitsgeschehen verändert. Dies ist der wesentliche Grund, warum im Jahr 2020 auch in Deutschland die generalistische Pflegeausbildung an den Start ging. Und nicht zuletzt ist Deutschland nun auch mit großen Schritten dabei, die längst überfällige Akademisierung der nichtärztlichen

Gesundheitsfachberufe nachzuholen. Das neue Pflegeberufegesetz (PfleBG vom 17.07.2017) sieht neben der künftigen generalistischen dreijährigen Pflegeausbildung die hochschulische Qualifikation vor. Das Gesetz zur Reform der Hebammenausbildung (HebRefG 19.11.2019) ist ebenso in Kraft getreten und sieht künftig ausschließlich eine akademische Qualifikation der Hebammen vor.

Die Gesundheitseinrichtungen sind bisher noch nicht ausreichend auf den künftigen Skill-Mix der Absolventen vorbereitet, hier entsteht ein grundlegender Bedarf an Restrukturierung und neuen Organisationskonzepten, um den hochqualifizierten Nachwuchs nicht gleich wieder zu verlieren. Denn die neue Generation hält nicht viel von Versprechungen, sondern will klar wissen, welche beruflichen Entwicklungen mit welchen Aufgaben für sie bereitstehen.

In den beschriebenen Praxisprojekten und Konzepten stellen die Autoren aus unterschiedlichen Handlungsfeldern des Gesundheitswesens ihre neuen Wege dar. Andreas Haupt und Britta Wendelstein nehmen den zunehmend medizinisch-pflegerischen Handlungsbedarf bei der Arbeit mit Bewohnern in Einrichtungen der stationären Altenhilfe zum Anlass für ihr „MFP-Konzept als ‚Meister-Pflege': Qualifizierung von Pflegefachkräften für eine engere Zusammenarbeit mit der Ärzteschaft in stationären Einrichtungen der Altenhilfe" (s. Abschn. 5.1) – ein Konzept, das Britta Wendelstein von der AOK Heilbronn auch als Kassenvertreterin unterstützt.

Andrea Bosch, Sonja Wangler, Cornelie Wolf und Anke Simon geben Einblick in ihre Studienkonzeption im Sinne von „Zukunftsweisenden Bildungswegen für das Hebammenwesen – FEM" (s. Abschn. 5.3). John Daly und Debra Jackson beschreiben einen im Gesundheitswesen noch wenig verbreiteten Weg. Sie nutzen die Erfahrungen älterer ausgeschiedener Mitarbeiter für die Etablierung eines Mentoring-Systems. Pensionierte Pflegefachkräfte fördern als Mentoren die Entwicklung von resilienten Führungskräften (s. Abschn. 5.2).

1.4.5 Dream Team – Separation der Berufsgruppen und das Sektorendenken endlich überwinden

Je dynamischer und komplexer das Geschäft ist, desto weniger sind einzelne Akteure in der Lage, allein sinnvoll zu entscheiden, und desto wichtiger wird die hierarchieübergreifende Kooperation.
Oesterreich und Schröder (2016, S 7)

Und dennoch arbeiten die Akteure in Kliniken, Praxen, Pflegeeinrichtungen heute noch weitgehend nebeneinander mit ihren eigenen Berufslogiken, die zumeist quer zum eigentlichen Patientenprozess liegen. Darüber hinaus gehören Schnittstellenproblematiken, beispielsweise zwischen Funktionsabteilungen und Stationen oder logistischen Abteilungen, zu den alltäglichen organisationalen Herausforderungen. Und das Prinzip im Krankenaus ist dann häufig: Schuld sind immer die anderen. Nicht zuletzt sind die Versorgungsbrüche für Patienten zwischen den verschiedenen Sektorengrenzen des Gesundheitswesens ebenso durch ein Nebeneinander statt eines Miteinander zum Wohl des Patienten gekennzeichnet. Noch sind die Behandlung und Pflege von Patienten in Institutionen des Gesundheitswesens und das Zusammenarbeiten im interprofessionellen Team durch das Ausleben von Eigen- oder Gruppeninteressen erschwert.

▶ Die Vision wäre, dass alle Mitarbeiter vom Geschäftsführer bis zur Reinigungskraft einer Gesundheitseinrichtung davon beseelt wären, alles ihnen Mögliche zu tun, damit Patienten in einer gesundheitsförderlichen Umgebung genesen oder ihre Leiden gelindert werden können. Daraus könnte sich der Spirit einer Einrichtung entwickeln, der nach innen und nach außen Strahlkraft hat.

Mit gut gemeinten Managementsprüchen z. B. „Wir sitzen alle in einem Boot" oder Hochglanzbroschüren werden Mitarbeiter heute nicht mehr gewonnen. Kulturwandel muss tiefer greifen, authentisch, transparent und ehrlich sein, und er beginnt bei den Führungskräften.

In zahlreichen Gesundheitskongressen und Publikationen wird das Thema der interdisziplinären und interprofessionellen Zusammenarbeit (IPC) sowie das Zusammenwirken verschiedener Einrichtungen des Gesundheitswesens thematisiert. Obwohl es allen Akteuren im Gesundheitswesen bewusst ist, sieht die Realität völlig anders aus. Das wird immer drängender zum Problem, nicht zuletzt, weil es jeden Nachwuchs sowohl für die Ärzteschaft als auch für die Pflegefachberufe abschrecken muss. Wie weiter oben beschrieben ist Kulturwandel nicht anzuordnen, er muss langfristig und evolutionär in Partizipation erarbeitet, dann immer wieder neu geprüft und korrigiert werden. Udo Schuss und Reiner Blank (2018) betonen in ihrem Buch *Qualitätsorientierte interprofessionelle Kooperation (QuiK)*, dass sich in den Institutionen des Gesundheitswesens bereits seit vielen Jahren, nicht zuletzt durch zahlreiche Zertifizierungen im Sinne eines kontinuierlichen Verbesserungsprozesses (KVP), Veränderungen 1. Ordnung durchgesetzt haben. Strategien und Prozesse folgen in diesem Sinne logisch-linearen Denkmustern und Prozessketten. Was nun stattfinden muss, ist eine Transformation, die als Veränderung 2. Ordnung an den Grundfesten, am Kern eines Systems bzw. einer Organisation rüttelt. Eine radikale Transformation rüttelt an der Identität der Organisation und braucht entsprechenden Vorlauf, gutes Krisenmanagement und Nacharbeit (vgl. Schuss und Blank 2018).

Es liegt nahe, dass interprofessionelle Kooperation bereits während der Sozialisation der Auszubildenden und Studierenden frühzeitig für die künftigen Berufsangehörigen erfahren und positiv erlebt werden sollte. In den praktischen Ausbildungsfeldern wird Interprofessionalität als Haltung und Kompetenz bisher vernachlässigt. Auch hier wird der Nachwuchs an die eigene Berufsgruppe gebunden und lernt, wie es nicht gehen kann. Mit ihrem „Förderprogramm Operation Team" hat die über einige Jahre Best-Practice-Projekte gefördert, die kooperative Modelle in der Ausbildung von Ärzten, Pflegekräften und Therapieberufen entwickeln und erproben. Christine Straub, Sebastian Bode, Lukas Nock von der Uniklinik Freiburg und Irina Cichon von der beschreiben in ihrem Beitrag „Interprofessionelle Ausbildungsstation: Grenzen überwinden – zusammen lernen und arbeiten" (Abschn. 6.2), wie zum einen Lernen in die Arbeitswelt zu integrieren ist und dabei die Protagonisten im Teamwork für die bestmöglichen Lösungen für Patienten zusammenarbeiten.

Thomas Röhrßen und Klaus Wohlmeiner sind über die bisher in deutschen Kliniken gängigen Prozessoptimierungen in den teuren OPs hinausgegangen und setzten an der Kommunikation und Kooperation im Team an, aus der eine andere Performance hervorgeht als im Einzelkämpfertum (s. Abschn. 6.1). Damit geht das Projekt deutlich mehr in die Tiefe und ist ein beispielhafter Prozess zu dem Aspekt, welchen Mut es erfordert, Transformation in einer Organisationseinheit anzugehen, und dass es sich dennoch lohnt, diese Mühen auf sich zu nehmen.

1.5 Fazit

Beschließen wird Renate Tewes das Buch mit ihrem Kapitel „Mutige Zukunft der Personalentwicklung im Gesundheitswesen" (Kap. 7), und sie wird damit das Tor in eine mögliche Zukunft der Personalentwicklung öffnen, wie wir es uns heute vielleicht noch nicht in allen Szenarien vorstellen können. Dabei hebt sie nicht in träumerische Phantasiewelten ab, sondern beschreibt basal und systematisch die zentralen Herausforderungen, die Personalentwicklung im Gesundheitswesen zukünftig zu bewältigen hat, entwickelt hierzu Lösungsansätze und stellt die notwendigen Kernkompetenzen für das im Gesundheitswesen agierende Personal dar.

Im Zusammenklang aller hier vorgestellten Beiträge zeigt sich, dass die Themen einer innovativen Personalentwicklung international in ähnlicher Weise auf der Agenda der Einrichtungen des Gesundheitswesens stehen. So vielfältig die Herangehensweise und Umsetzung der einzelnen Vorhaben auch ist, sie alle zeichnen sich durch ein hohes Maß an Kreativität, Initiative, sozial-organisational verstandener Innovation und Mut aus.

An dieser Stelle möchten wir allen Mitwirkenden an unserem Buch für ihre spannenden Beiträge, ihre Ausdauer mit uns danken. Wir wünschen ihnen weiterhin Mut und immer wieder gute kleine und große Ideen für die Gesundheit aller.

▶ Mut tut gut.

Literatur

Arnold R, Erpenbeck J (2014) Wissen ist keine Kompetenz. Dialoge zur Kompetenzreifung. Schneider Verlag Hohengehren, Baltmannsweiler

Becker M (2013) Personalentwicklung. Bildung, Förderung und Organisationsentwicklung, 6. überarb. u. erw. Aufl. Schäffer-Poeschel, Stuttgart

Bendel O (2019) Definition VUCA. https://wirtschaftslexikon.gabler.de/definition/vuca-119684. Zugegriffen am 20.08.2020

Berger R (2020). www.rolandberger.com/publicationen/Krankenhausstudien. 2018; 2019 und 2020 Zugegriffen am 20.07.2020

Biedenkopf K (2008) Dimensionen von Innovationen. In: Bührlen B, Kickbusch I (Hrsg) Innovationssystem Gesundheit: Ziele und Nutzen von Gesundheitsinnovationen. Ergebnisse des 1. MetaForums für Innovationen im Gesundheitssystem. ISI-Schriftenreihe Innovationspotentiale. Fraunhofer IRB, Stuttgart

Bundesministerium für Gesundheit (BMG) (17.05.2018) E-Health – Digitalisierung im Gesundheitswesen. unter: https://www.bundesgesundheitsministerium.de/e-health-initiative.html#c2845. Zugegriffen am 06.05.2020

Chaminade C, Edquist C (2006) From theory to practice: the use of systems of innovation approach in innovation policy. https://www.researchgate.net/publication/254420173_From_theory_to_practice_the_use_of_systems_of_innovation_approach_in_innovation_policy. Zugegriffen am 12.05.2020

Deutscher Bundestag Wissenschaftliche Dienste (2017) Ausarbeitung Digitalisierung und Entwicklungspolitik. Download pdf-Datei. https://www.bundestag.de/resource/blob/525938/488ea79620fb0b4c452b-42519f2afb37/wd-2-051-17-pdf-data.pdf. Zugegriffen am 14.05.2020

Die Techniker (2019) Gesundheitsreport 2019. Pflegefall Pflegebranche? So geht's Deutschlands Pflegekräften. Download pdf-Datei. https://www.tk.de/resource/blob/2066542/2690efe8e801ae831e65fd251cc77223/gesundheitsreport-2019-data.pdf. Zugegriffen am 27.08.2020

Eichstädt S (2018) Digitale Helfer – eher Vision denn Realität. https://www.aerztezeitung.de/Wirtschaft/Digitale-Helfer-eher-Vision-denn-Realitaet-226183.html. Zugegriffen am 20.08.2020

Erpenbeck J, Rosenstiel L, Grote S, Sauter W (Hrsg) (2017) Handbuch der Kompetenzmessung. Erkennen, verstehen und bewerten von Kompetenzen in der betrieblichen, pädagogischen und psychologischen Praxis, 3. überarb. u. erw. Aufl. Schaeffer-Pöschel, Stuttgart

Fink F, Moeller M (2018) Purpose Driven Organizations. Sinn – Selbstorganisation – Agilität. Schäffer-Poeschel, Stuttgart

Gerbera M, Kraft E, Bosshard C (2018) Interprofessionelle Zusammenarbeit aus Qualitätssicht. In: Schweizerische Ärztezeitung 2018/44. Download pdf-Datei.. https://saez.ch/article/doi/saez.2018.17276. Zugegriffen am am 30.08.2020

Gröhe H (2016) Innovationen im Gesundheitswesen – Wir müssen mutiger werden. In: www.aerzteblatt.de vom 14.10.2016. https://www.aerzteblatt.de/nachrichten/70910/Innovationen-im-Gesundheitswesen-Wir-muessen-mutiger-werden. Zugegriffen am 08.06.2020

Heyen NB, Reiß T et al (2014) Das Gesundheitswesen aus Innovationssystemperspektive: Acht Thesen und Handlungsmöglichkeiten. In: Sozialer Fortschritt. Unabhängige Zeitschrift für Sozialpolitik. Teil 1: 10/2014:246–252. Teil 2: 11/2014:267–276

ID-Medical (2019) The best healthcare system. https://www.id-medical.com/img/content_images/ID-Medical-The-Best-Healthcare-System.png. Zugegriffen im Juni 2020

Kersting K (2011) Coolout in den Pflegeberufen. Eine Studie zur moralischen Desensibilisierung. Mabuse, Frankfurt/Main

Leopoldina (2020) 4. Ad-hoc-Stellungnahme – 27. Mai 2020 Coronavirus-Pandemie: Medizinische Versorgung und patientennahe Forschung in einem adaptiven Gesundheitssystem. www.leopoldina.org. Zugegriffen am 31.05.2020

Lippe-Heinrich A (2019) Personalentwicklung in der digitalisierten Arbeitswelt. Springer Gabler, Wiesbaden

Lozano R et al (2018) Gesundheitssysteme der Welt verbessern sich. www.handelsblatt.com 23.05.2018 Zugegriffen im Juli 2020

Luhmann N (2011) Organisation und Entscheidung, 3. Aufl. Springer, Wiesbaden, S 80 ff

Maio G (2016) Das Besondere der Pflege. Aus Sicht der Ethik und der Gesellschaft. Pro Care 21(4):6–9. Springer, Berlin

Maio G (2018) Werte für die Medizin. Warum die Heilberufe ihre Identität verteidigen müssen. Kösel, München

Manthey M (2020) Courage in nursing. https://chcm.com/thought-leadership/courage-in-nursing-using-core-truths-to-create-a-better-world/. Zugegriffen am 30.08.2020

Matzke C (2018) Personalgewinnung und -bindung im Wandel. In: Simon A (Hrsg) Akademisch ausgebildetes Pflegefachpersonal. Entwicklung und Chancen. Springer, Berlin

Möhrle MG (2018) Definition innovation. https://wirtschaftslexikon.gabler.de/definition/innovation-39624/

version-263028. Revision von Innovation vom 14.02.2018 – 17:32 Zugegriffen am 20.07.2020

OECD (2019) State of Health in EU. Deutschland Länderprofil Gesundheit. https://www.oecd-ilibrary.org/. Zugegriffen im Juli 2020

Oesterreich B, Schröder C (2016) Das kollegial geführte Unternehmen. Ideen und Praktiken für die agile Organisation von morgen. Franz Vahlen, München

Permantier M (2019) Haltung entscheidet. Führung und Unternehmenskultur zukunftsfähig gestalten. Franz Vahlen, München

Robert Koch Institut (2020) Corona-Dashboard. https://www.rki.de/DE/Content/InfAZ/N/Neuartiges_Coronavirus/Fallzahlen.html. Zugegriffen am 23.08.2020

Rosa H (2020) Resonanz. Eine Soziologie der Weltbeziehung, 3. Aufl. Suhrkamp, Berlin

Schuss U, Blank R (2018) Qualitätsorientierte interprofessionelle Kooperation (QuiK). Pflegekräfte und Mediziner im Fokus. Hogrefe, Bern

Stangl (2019) Kompetenz. https://lexikon.stangl.eu/7006/kompetenz/. Zugegriffen am 27.08.2020

World Health Organization (2010) Framework for action on interprofessional education and collaborative practice. WHO, Geneva, S 6. https://apps.who.int/iris/bitstream/handle/10665/70185/WHO_HRH_HPN_10.3_eng.pdf;jsessionid=45BB7F23409F0A10FA2B8B-9447458D03?sequence=1. Zugegriffen am 30.08.2020

Culture Change: Weitblick mit Ausblick

Mary Koloroutis, Susan Wessel, Jayne Felgen, Michael Shannon, Geraldine Shaw, John Lawson, Ute Grießhaber-Paule, Bernhard Heuvelmann, Brendan McCormack, Lorna Peelo-Kilroe, Margaret Codd, Debbie Baldie, Emily Witrak Nowak und Val Lincoln

Inhaltsverzeichnis

2.1	**Einbeziehen von Herz und Verstand, um beziehungsbasierte Kulturen voranzubringen**	24
2.1.1	Aufbau einer fürsorgenden Pflegekultur	24
2.1.2	Vorstellungen über innovatives Lernen	25
2.1.3	Zwei wirkungsvolle Workshops	28

M. Koloroutis (✉)
Creative Health Care Management,
Bloomington, MN, USA
e-mail: mkoloroutis@chcm.com

S. Wessel
Creative Health Care Management,
Minneapolis, MN, USA
e-mail: swessel@chcm.com

J. Felgen
Creative Health Care Management,
Spring Grove, PA, USA
e-mail: jfelgen@chcm.com

M. Shannon
Global Leadership Consultancy,
Drumcliff, Co.Sligo, Irland
e-mail: michael@globalleadershipconsultancy.com

G. Shaw
School of Nursing, Midwifery and Health Systems,
University College Dublin (UCD), Dublin, Irland

Office of the Nursing & Midwifery Services,
Dr Steevens Hospital, Dublin, Irland
e-mail: geraldine.shaw@hse.ie

J. Lawson
Kinlough, Co Leitrim, Irland

U. Grießhaber-Paule
Robert-Bosch-Krankenhaus, Stuttgart, Deutschland
e-mail: ute.griesshaber-paule@rbk.de

B. Heuvelmann
Maiconsulting GmbH&Co.KG,
Heidelberg, Deutschland
e-mail: bernhard.heuvelmann@maiconsulting.de

B. McCormack
School of Health Sciences, Queen Margaret University, Musselburgh, Schottland
e-mail: BMcCormack@QMU.ac.uk

L. Peelo-Kilroe
National Quality Improvement Team and Office of Nursing & Midwifery Services Director, HSE Museum House, Ennis, Ireland
e-mail: lorna.peelo@hse.ie

M. Codd
National Quality Improvement Team, Health Service Executive, Dr. Steevens Hospital, Dublin, Ireland
e-mail: Margaret.Codd@hse.ie

D. Baldie
Queen Margaret University, Musselburgh, Schottland
e-mail: DBaldie@qmu.ac.uk

E. W. Nowak
Henrietta Schmoll School Of Health Department Of Nursing, St. Catherine University, St. Paul, MN, USA
e-mail: ewnowak@stkate.edu

V. Lincoln
Integrative Nursing Methods, Woodwinds Hospital, Minnesota, Lake Ann, USA

© Springer-Verlag GmbH Deutschland, ein Teil von Springer Nature 2021
R. Tewes, U. C. Matzke (Hrsg.), *Innovative Personalentwicklung im In- und Ausland*,
https://doi.org/10.1007/978-3-662-62977-2_2

2.2	Strategie ist wertlos ohne Menschen		36
2.2.1	Einleitung		36
2.2.2	Nationale Klinische Programme in der Republik Irland		38
2.2.3	Action-Learning-Ansatz		44
2.2.4	Zusammenfassung und Schlussfolgerung		56
2.3	Veränderungsprozesse initiieren über die Entwicklung und Einführung von Führungsleitlinien – ein systemischer Ansatz		58
2.3.1	Überblick über die Einrichtung/Institution		58
2.3.2	Führungsleitlinien als systemisches Instrument der Personalentwicklung		60
2.3.3	Innovative Ansätze des Projekts		63
2.3.4	Der Prozess zur Erarbeitung der Führungsleitlinien		65
2.3.5	Ausrollprozess zur Umsetzung der Führungsleitlinien		71
2.3.6	Lernerfahrungen aus dem Projekt		78
2.4	Der Mut der Iren! Ein strategisches Programm zur Entwicklung einer personenzentrierten Kultur im Gesundheitswesen		81
2.4.1	Hintergrund		81
2.4.2	Der irische Gesundheitsdienst		82
2.4.3	Bevölkerungswandel		82
2.4.4	Der Katalysator unserer personenzentrierten Reise		83
2.4.5	Aus Erfahrungen lernen		83
2.4.6	Förderung der Idee		84
2.4.7	Netzwerk und Planung		85
2.4.8	Programmbeschreibung		85
2.4.9	Methodik und Methoden		86
2.4.10	Das Wichtigste lernen aus dieser Arbeit bis heute		87
2.4.11	Konsequente, sichtbare Unterstützung durch Manager		88
2.4.12	Klärung und Vereinfachung		89
2.4.13	Was passiert gerade?		90
2.4.14	Tipps für Personen, die überlegen, ein personenzentriertes Moderationsprogramm durchzuführen		91
2.5	Die Perlen der Weisheit: Die Entwicklung des Healing Healthcare Models		92
2.5.1	Das Setting: Woodwinds Health Campus		93
2.5.2	Optimal Healing Environment (OHE)		94
2.5.3	Holistische Pflege (HN)		95
2.5.4	Der Prozess: Woodwinds Health Campus Healing Healthcare Model		95
2.5.5	Das Personal		100
2.5.6	Interdisziplinäre Entwicklung und Anpassung		101
2.5.7	Das Healing Healthcare Model aktuell		101
2.5.8	Was wir aus diesem Projekt gelernt haben		102
2.5.9	Was andere von uns lernen können		104
Literatur			105

2.1 Einbeziehen von Herz und Verstand, um beziehungsbasierte Kulturen voranzubringen

Mary Koloroutis, Susan Wessel und Jayne Felgen

Übersetzung aus dem Englischen durch Annemarie Kneppe und Sarah Junold.

2.1.1 Aufbau einer fürsorgenden Pflegekultur

Es waren neue Strategien erforderlich, um Gesundheitsorganisationen zu helfen, Spitzenleistungen in Bezug auf Qualität und Sicherheit, Erfahrungen von Patienten und Pflegepersonal sowie finanzielle Gesundheit zu erreichen. Diese Ergebnisse wurden vom Institut für Verbesserung der Gesundheitsversorgung (Institute of Healthcare Improvement – IHI) in ihrem Vierfachziel als wesentliche Kriterien für die Qualität der Gesundheitsversorgung festgelegt (IHI 2016; Petry et al. 2017). Wir unterstützten diese Ziele, indem wir Beziehungskompetenz und Fürsorge in praktische, wiederholbare Verhaltensweisen umwandeln. Klinische und technische Kompetenz ohne Beziehungskompetenz ist keine professionelle Pflegepraxis. Dieser Standpunkt untermauert die Philosophie von *Relationship-Based Care*™[1] (übersetzt: beziehungsbasierte Pflege) (Manthey 2002; Koloroutis 2004; Koloroutis et al. 2007; Felgen 2007; Koloroutis und Abelson 2017). *Relationship-Based Care (RBC)* konzentriert sich auf die Verbesserung von drei Beziehungen:

- die Beziehung zu sich selbst,
- die Beziehung zu Kollegen und
- die Beziehung zu Patienten und ihren Familien.

RBC wurde in allen Arten von Gesundheitseinrichtungen sowie für alle Disziplinen und Dienstleistungen implementiert. Zwei der Workshops aus dem Relationship-Based Care Programm werden hier beschrieben. Sie beeinflussen auf innovative Weise die Bildung von RBC-Kulturen.

2.1.2 Vorstellungen über innovatives Lernen

Mitarbeiter des Gesundheitswesens berichten oft von Überforderung und Ermüdung aufgrund ständiger Veränderungen und immer höherer Anforderung an eine effiziente Arbeitsleistung. Die zwei innovativen Bildungsworkshops sollen den Mitarbeitern neue Kraft geben und ihnen Motivation und Begeisterung für ihren Beruf zurückbringen. Unsere Erfahrungen zeigen, dass erfolgreiche Bildung sowohl den Verstand als auch das Herz ansprechen soll sowie glaubhaften Respekt für die Arbeit und das Personal in der Pflege vermitteln muss. Die Workshops laden dazu ein, seine eigene Praxis über erfahrungsbasierte Lernmethoden zu reflektieren. Sie öffnen den Verstand für neue Wege des Denkens und des Seins. Sie stehen im Kontrast zu herkömmlicher Weiterbildung, welche von didaktischen Präsentationen und Compliance geprägt ist. Dabei wird ein Konzept der Erwachsenenbildung umgesetzt, bei welchem Lernen auf einer Grundlage des Respekts für die Weisheit der Lernenden stattfindet (Senge 1990).

Wir verfolgen das Ziel, eine sichere Umgebung für Selbstreflexion zu schaffen, in welcher die Teilnehmenden alles offen mitteilen können. Die Übungen sind dazu konzipiert, beide Gehirnhälften anzusprechen, die rechte als kreative und die linke als analytische Seite. Unterstützt wird das Lernen durch Humor und Kreativität. Zusätzlich bekommen die Teilnehmer die Möglichkeit, sich über strukturierte Reflexion und Tagebüche vertieft mit ihren Gedanken und Gefühlen auseinanderzusetzen und mittels schriftlichen oder künstlerischen Ausdruckes Zugang zu ihren Emotionen zu erlangen. Die Technik des Geschichtenerzählens (engl.: „storytelling") wird dabei genutzt, um die Herzen der Anderen zu berühren und ein Gefühl von Gemeinschaft und Verbindung zu schaffen.

Ein besonderes Merkmal der Workshops sind die von Christina Baldwin und Ann Linnea (2010) beschriebenen „Übung im Kreis". Sie tragen maßgeblich dazu bei, eine Atmosphäre geprägt von Achtsamkeit im Sprechen und intensivem Zuhören aufzubauen. Die zwei im Beitrag vorgestellten Workshops nutzen diese Technik der Zirkelübungen (das Treffen in einem Kreis) zu Beginn und zum Ende jedes Tages. Diese Praktik ermöglicht es jedem, seine Gedanken und Gefühle zu den reflexiven Fragen des Moderators in der Gruppe zu teilen und jeden Teilnehmer als Person ohne jegliche Titel, Rollen oder Statusmerkmale wahrzunehmen, welche oft unsere Arbeitsbedingungen charakterisieren.

Die zugrundeliegenden Lehrmethoden sind so gestaltet, dass jede Idee zunächst kurz und konzeptionell beschrieben wird, um sie anschließend durch eine kleine Geschichte oder Anekdote greifbar und lebendig werden zu lassen. Zum

---

[1] Relationship-Based Care™ ist eine registrierte Handelsmarke des Creative Health Care Management und urheberrechtliche geschützt.

Schluss wird die Idee von den Teilnehmenden in einer praktischen Übung umgesetzt. Die Übungen können unter anderem Methoden wie Tagebuch schreiben, Selbstbewertungen, Storytelling oder den Ausdruck über kreative Kunstwerke beinhalten. Diese Art Zyklus ermöglicht den Teilnehmern, die Konzepte auf eine bedeutungsvolle Weise zu verstehen und zu verinnerlichen.

Wie RBC erreicht werden kann

Die zwei hier vorgestellten innovativen Workshops haben sich als hilfreiches Instrument zum Aufbau von Relationship-Based Care-Kulturen erwiesen. Die aktuelle nationale Forderung nach patientenzentrierter Pflege, Mitarbeitermanagement und professioneller Praxis hat viele US-Gesundheitseinrichtungen dazu veranlasst, RBC zu implementieren. Von besonderer Bedeutung ist dies für Einrichtungen, die eine Bezeichnung als MAGNET™[2] anstreben.

Relationship Based Care ist eine Philosophie, ein einsatzfähiger Plan, ein Modell, welches professionelle Praxis und die damit verbundene Art zu sein unterstützt. Es fördert eine Heilkultur in Gesundheitsorganisationen, indem es den Fokus auf drei Schlüsselbeziehungen legt: die Beziehung zu sich selbst, die Beziehung zu Kollegen und die Beziehung zu Patienten und ihren Familien (Koloroutis 2004; Koloroutis und Abelson 2017; CHCM 2017). Das Konzept wurde in allen Arten klinischer und außerklinischer Settings implementiert. RBC als Modell beinhaltet 8 Dimensionen (Abb. 2.1), welche eine Kultur der Exzellenz schaffen und mit positiven Ergebnissen bei Qualität, Sicherheit, Patienten- und Mitarbeiterzufriedenheit sowie finanzieller Gesundheit einhergehen (Petry et al. 2017).

---

[2]MAGNET®, Magnet Recognition Program®, ANCC Magnet Recognition®, Journey to Magnet Excellence®, Pathway to Excellence® Program, Pathway to Excellence in Long Term Care®, Demographic Data Collection Tool®, and DDCT® sind registrierte Handelsmarken des American Nurses Credentialing Center (ANCC). Practice Transition Accreditation Program™ und PTAP™ sind Handelsmarken des ANCC. Die Produkte und Dienstleistungen des Creative Health Care Management sind von ANCC weder gesponsert noch gefördert (alle Rechte vorbehalten).

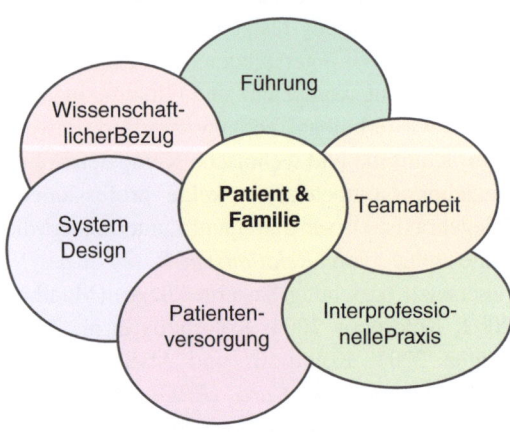

Abb. 2.1 Die Dimensionen einer beziehungsbasierten Versorgung (Relationship-Based Care) (eigene Darstellung)

Der Patient und seine Familie im Mittelpunkt Strukturen, Prozesse und Beziehungen werden entwickelt, um die Fähigkeit des Pflegepersonals zu unterstützen, eine individuelle, empathische und qualitativ hochwertige Pflege durchzuführen. Alle Leistungen richten sich nach den Bedürfnissen und Prioritäten der Patienten und ihrer Familien.

Heilkultur In einer Kultur des Heilens werden die Patienten, ihre Familien sowie alle Mitarbeiter des Gesundheitssystems mit Respekt und Würde behandelt. Das Personal wird in Weiterbildungen unterstützt, damit die Agierenden ihr volles Potenzial erreichen, wobei ihnen zugleich hohe Wertschätzung für ihren Beitrag zur Gesundheit und Genesung von Patienten entgegengebracht wird. Schlüsselelemente einer Heilkultur sind gute therapeutische Beziehungen sowie eine ruhige und natürliche Umgebung.

Führung Führungskräfte pflegen eine gemeinsame Vision, inspirieren und erschaffen gesunde Beziehungen und ermächtigen alle an der Arbeit Beteiligten, ihre eigenen Strukturen, Prozesse und Beziehungen stetig zu verbessern. Sie erhöhen die Kapazität der Mitarbeiter, indem sie ihr

Lernen und individuelle Entwicklung fördern. Das Wohlbefinden ihrer Patienten, Familien und Kollegen hat in ihrer Arbeit höchste Priorität.

Zusammenhalt – Teamarbeit Teamarbeit erfordert von allen Beteiligten aller Disziplinen das Verfolgen und Erarbeiten eines gemeinsamen Ziels, einer proaktiven Kommunikation sowie das Zusammenarbeiten auf einer Basis von Vertrauen und gegenseitigem Respekt. Konsequenter und sichtbarer Zusammenhalt ist essenziell für eine qualitativ hochwertige und sichere Pflege, und gleichzeitig ist ein Gefühl von Sicherheit essenziell für gute Teamarbeit.

Interprofessionelle Zusammenarbeit Alle Berufsgruppen in der Klinik erhalten Anerkennung und Wertschätzung für ihre individuelle Expertise und Leistung. Die klinische Praxis basiert auf Forschung, professionellen Standards und Ethik. Unterschiedliche Perspektiven sind entscheidend für eine effektive Zusammenarbeit und optimale Ergebnisse in der Patientenversorgung.

Versorgung sichern Das Patientenversorgungssystem ist die Infrastruktur für organisierte Versorgung. Für jede Disziplin gibt es einen benannten hauptverantwortlichen Betreuer. Die Pflegeprozesse sind so konzipiert, dass der namentlich benannte Zuständige in seiner Eigenverantwortung für den Aufbau einer therapeutischen Beziehung zu Patienten und Familien sowie in der Steuerung der Versorgung seiner Disziplin unterstützt wird. Fragmentierte Prozesse werden durch Systeme ersetzt, welche eine kontinuierliche Beziehung und gute Überleitungen innerhalb des Versorgungsprozesses ermöglichen.

Systemdesign Strukturen, Prozesse und Beziehungen werden kontinuierlich verbessert, um Qualität, Sicherheit sowie Effektivität und Effizienz in die Patientenversorgung und Arbeitsumgebung zu bringen. Der Einbezug der Sicht von Patienten und Gesellschaft ist für die Optimierung von Entscheidungen unerlässlich.

Wissenschaftlicher Bezug Standards und die Durchführung der Pflege orientieren sich an einer evidenzbasierten Praxis (Einbeziehen von Forschung, klinischer Expertise und Werten von Patienten). Ein Nachweis für das Erreichen der Mission und Vision eines Unternehmens sind die messbaren Ergebnisse aus evidenzbasierter Arbeit.

Führungskräfte im Gesundheitssystem sowie Pflegende werden oft gefragt, was Beziehungspflege oder Relationship-Based Care für sie bedeutet. Die folgenden Antworten stehen beispielhaft für den Charakter des Konzepts und seine Fähigkeit, Menschen zu inspirieren:

> **Beispiel**
>
> Relationship-Based Care ist ...
> ... eine bewusste Handlung der zielgerichteten Fürsorge in allen Beziehungen innerhalb einer Organisation, die unserer Mission und unseren Werten jeden Moment eines jeden Tages neues Leben einhaucht.
> *(Leiter des Notfalldienstes)*
> ... ein Ansatz zur Pflege von sich selbst, Kollegen, Patienten und Familien, der auf der Einzigartigkeit jeder Person basiert. Beziehungen ermöglichen es uns, Partner auf einer Reise des Vertrauens, des Teilens und der Zusammenarbeit zu sein.
> *(Pflegefachkraft)*
> ... Teamarbeit auf höchstem Niveau.
> *(Geschäftsführer)*
> ... die Grundlage jeder Begegnung in unserem Unternehmen. Es hilft uns, das Privileg zu ehren, welches wir als Heiler während einiger der intimsten Momente im Leben derjenigen haben, die wir berühren. In erster Linie werden sich die Menschen daran erinnern, was wir ihnen für ein Gefühl gegeben haben. Einfach gesagt, es geht um Beziehungen.
> *(Pflegedirektor)* ◀

Woher nehmen wir die Zeit?

Um Unternehmen zu helfen, RBC zu implementieren, sollte zuerst ein häufig aufkommendes Missverständnis beseitigt werden, welches Mitarbeiter jeder Disziplin häufig skeptisch werden lässt. Es geht um den Mythos, dass mehr Fürsorge gleichzeitig mit einem höheren Zeitaufwand verbunden ist. Unsere Studie über eine bewährte Praxis empathischer und therapeutischer Beziehungen zeigte, dass aufmerksame und zielgerichtete Pflege nicht mehr Zeit kostet, sondern eigentlich Zeit spart, da Patienten und ihre Familien sich von Pflegenden besser verstanden fühlen und weniger Angst haben.

▶ Für Pflegende ist es wichtig zu lernen, was für ihre Patienten und Familien am wichtigsten ist und diese Aspekte gegenüber eher unwichtigen Dingen priorisieren. Die zwei in diesem Beitrag vorgestellten Workshops helfen, den Kern menschlicher Beziehungen zu verstehen und zu sehen, dass die kürzesten Begegnungen oft die bedeutendsten sind.

2.1.3 Zwei wirkungsvolle Workshops

Die zwei Workshops *Re-Igniting the Spirit of Caring* und *See Me as a Person* erschaffen eine Gemeinschaft von Lernenden. Sie kommen zusammen für das gemeinsame Ziel, etwas Bedeutungsvolles zu schaffen, wobei sie über sich selbst hinauswachsen. Die Kursinhalte gründen auf der Annahme, dass gute menschliche Beziehungen eine Heilung überhaupt erst möglich machen. Hingegen führt Isolation zu Unzufriedenheit von Patienten und Personal und kann der Grund sein, warum die Leidenschaft für den Beruf der Pflege verloren geht und Burn-out bei Medizinern entsteht. Die Teilnehmer beenden die Workshops mit einem tieferen Verständnis für sich selbst und die Wichtigkeit ihrer Arbeit für die menschliche Fürsorge und lernen, den Beitrag eines Jeden zur Pflege wertzuschätzen (Petry et al. 2017; Koloroutis 2007).

Workshop 1: Re-Igniting the Spirit of Caring (RSC) – den Geist der Fürsorge wiederbeleben

Zu Beginn des Prozesses der Implementierung von Relationship-Based Care in einem Unternehmen nehmen Gruppen von 30 Mitarbeitern sowie ihre Führungskräfte an einem dreitägigen Einführungsseminar teil, welches auf der Wissenschaft der zwischenmenschlichen Zuwendung (Caring) basiert. Diese Lernerfahrung unterteilt sich in 4 Module:

- Pflege des Selbst,
- Pflege der Kollegen,
- Pflege der Patienten und Familien und
- transformative Führung.

Für jedes Seminar nutzen je zwei Moderatoren verschiedene interaktive Lernmethoden. Im Gegensatz zu herkömmlichen didaktischen Methoden erleichtern diese ein intensiveres Zuhören und laden die Teilnehmenden dazu ein, sich aktiv zu beteiligen.

Der RSC Workshop integriert die drei Schlüsselbeziehungen der Fürsorge (für sich selbst, die Kollegen sowie Patienten und Familien) in die tägliche Praxis (Abb. 2.2).

RSC gibt Mitarbeitern in Gesundheitseinrichtungen ein neues Bewusstsein für ihre Stärken und die Kraft der Fürsorge. Teilnehmer vertiefen ihre Fähigkeiten in der Pflege ihrer selbst, ihrer Kollegen sowie ihrer Patienten und Familien.

▶ Das Modul Pflege des Selbst

Der RSC-Kursplan startet mit der Selbstpflegefürsorge als unabdingbare Voraussetzung für den Aufbau von fürsorgenden Beziehungen mit Anderen. Die vermittelten Konzepte beinhalten:

- Wer bin ich? (Eine Übung zur Selbsterkenntnis),
- eine Vision für ein erfülltes Leben,
- Ausgleich von Körper, Geist und Seele,
- Umgang mit Energie und Stress.

Eine der wirkungsvollsten Übungen im Selbstpflegemodul ist die Übung und Reflexion über das Wohlbefinden von Körper, Seele und Geist. Nach der Einführung in die Konzepte führen die Teilnehmer eine Selbsteinschätzung durch, die eine Bewertung ihrer Selbsthilfekompetenzen in jedem Bereich (Körper, Geist und Seele) beinhaltet. Dabei erkennen die Teilnehmer, in welchem Bereich sie die meisten Punkte erzielen konnten

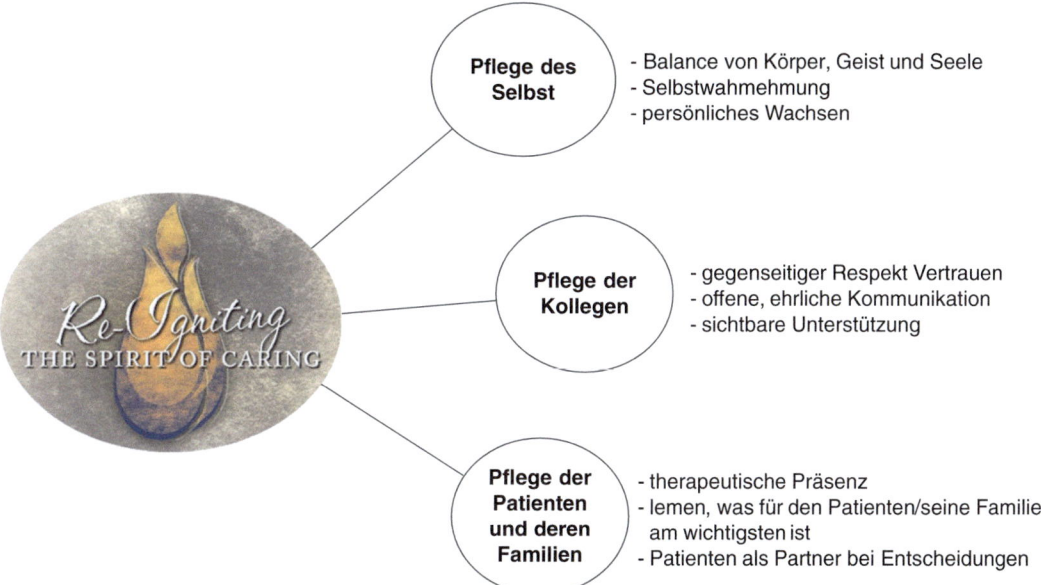

Abb. 2.2 Die drei Perspektiven zu „Re-Igniting the Spirit of Caring"

und in welchem noch Verbesserungen notwendig sind. Anschließend finden sie sich in Gruppen nach ihren stärksten Bereichen (Körper, Seele, Geist oder ausgewogen stark in allen) zusammen. Die Moderatoren fordern die Teilnehmer jeder Gruppe dazu auf, ihre Methoden, welche sie in diesem Bereich so stark machen, mit den anderen zu teilen. Dies führt unweigerlich zur Entwicklung praktischer Ideen, die für die abschließende Übung – das stille Tagebuch – benötigt werden. In einer darauffolgenden regen Diskussion berichten die Teilnehmer über ihre Verpflichtungen gegenüber sich selbst einschließlich einer Idee, wie sie ihre Selbstfürsorge weiter verbessern können. Diese Idee wird später noch einmal aufgegriffen, um das persönliche Engagement zum Umsetzen in der Praxis zu bestärken.

Das Modul Pflege der Kollegen
Dieses zweite Modul regt die Teilnehmer an, darüber nachzudenken, welche Art von Mitarbeiter sie sind, und das Verhalten zu verstehen, das eine gesunde Teamarbeit und Kollegenschaft fördert. Die Selbsteinschätzung und der Dialog in Kleingruppen sind auf den „zehn Verhaltensweisen" von Marie Manthey, Gründerin von Creative Health Care Management (CHCM 2017), aufgebaut. Diese Verhaltensweisen finden bei den Mitarbeitern und den Personalvertretungen, die mit der Umsetzung von RBC beauftragt sind, guten Anklang. Die Personalabteilungen erstellen praktische Pläne zur Umsetzung der Verpflichtungen in ihren Einheiten oder Abteilungen. Drei der Verhaltensweisen sollen beispielhaft dargestellt zeigen, warum sie so wichtig für gesunde interpersonelle Beziehungen sind:

- Wenn ich ein Problem habe, wende ich mich direkt an dich. Der einzige Grund, mit einer anderen Person zuerst über dieses Problem zu sprechen, ist, um mir Rat über eine angemessene Kommunikation meines Problems zu holen.
- Ich akzeptiere dich so, wie du heute bist, vergebe frühere Probleme und bitte dich, das Gleiche mit mir zu tun.
- Ich bin mir bewusst, dass keiner von uns perfekt ist und dass menschliche Fehler nicht Scham und Schuld hervorrufen sollen, sondern Möglichkeiten darstellen zu vergeben und daran zu wachsen.

Eine der wirkungsvollsten Übungen im Modul Pflege von Kollegen lehrt Methoden und bietet die Möglichkeit, eine gesunde Kommunikation zu üben, bei der die Lernenden ein Problem mit einem Mitarbeiter lösen müssen. Teilnehmer können sich dabei in einem respektvollen Rahmen auf ein schwieriges Gespräch vorbereiten. Nachdem sie aufgeschrieben haben, wie sie das Gespräch führen wollen, üben sie dies mit einem oder zwei Partnern und erhalten dabei hilfreiches Feedback in einer sicheren Umgebung. Anschließend bespricht die Gruppe gemeinsam, was sie aus dieser Übung eines herausfordernden Gespräches gelernt hat.

Das Modul Pflege von Patienten und Familien in RBC

Die Inhalte zur zwischenmenschlichen Zuwendung zu Patienten und Familien sollen den Teilnehmern helfen, die vielfältigen Emotionen von Patienten und ihren Angehörigen in einer Pflegesituation kennenzulernen. In einer kleinen Gruppenübung werden die Teilnehmer eingeladen, eine persönliche Geschichte aus ihrem Pflegealltag zu erzählen. In Vierergruppen tauschen sie sich dann über eine bestimmte Zeit aus, in der sie selbst Patient oder Familienmitglied eines Patienten waren, und erinnern sich an die Emotionen, die sie in dieser Zeit erlebten. Diese Übung wird mit der gesamten Gruppe besprochen, da die Teilnehmer verschiedenste Emotionen teilen, sowohl positive als auch negative. In dieser Übung versetzen sie sich in die Lage eines Patienten oder Angehörigen. In einer weiteren Übung reflektieren sie dann im Rahmen einer stillen Selbstbewertung ihre Methoden der Selbstpflege, bevor ihnen gezeigt wird, wie sie therapeutische Beziehungen zu Anderen aufbauen. Dieser Inhalt, der aus dem Buch und dem Workshop *See Me as a Person* (Koloroutis und Trout 2012) stammt, schafft die Voraussetzungen für eine tiefere Arbeit, wenn sie später an diesem Workshop teilnehmen, um RBC zu erhalten und zu vertiefen.

▶ Die wirkungsvollste Erfahrung im Modul Patienten- und Familienpflege sind Erfahrungen in Kleingruppen mit ehemaligen Patienten und Familienmitgliedern am zweiten Seminartag.

Vier bis sechs ehemalige Patienten oder Familienmitglieder sind eingeladen, in kleinen Gruppen ihre Erfahrungen von pflegerischer Betreuung mit den Teilnehmern zu teilen. Das intensive Zuhören gibt den Teilnehmern wichtige neue Einblicke. Was ihrer Meinung nach für Patienten oder Familien am wichtigsten ist, ist oft nicht das, was diese erzählen. Die Erfahrungsberichte von Patienten und Angehörigen bringen Ideen für eine zukünftige Versorgung, die die Teilnehmenden dann in ihre persönliche Praxis und ihre Pläne zur Umsetzung von Relationship-Based Care einbringen können.

Der letzte Tag des Workshops bildet die Grundlage für die Implementierung der gelernten Konzepte und Praktiken in den realen Arbeitsalltag. Dabei erstellen kleine Gruppen eine kurze Präsentation, die ihre Vision von Relationship-Based Care in ihren eigenen Abteilungen kreativ demonstriert. Diese Visionen sollen Teil ihrer zukünftigen Arbeit werden, um auf bestmögliche Weise Beziehungen aufzubauen und zu pflegen. Die Teilnehmer bekommen durch die Seminare die Möglichkeit, ihre Visionen in ihr Team zu tragen und damit die drei Schlüsselbeziehungen von RBC (zu sich selbst, zu Kollegen und zu Patienten und Familien) zu stärken.

RBC wurde für Gesundheitsdienstleister, Hilfskräfte und andere Teammitglieder entwickelt und inspiriert die Teilnehmer, sich wieder mit der Bedeutung, dem Zweck und der Freude an ihrer Arbeit auseinanderzusetzen. Zudem wird ihr Bewusstsein über ihren individuellen Beitrag in ihrem Unternehmen für den Dienst an Patienten und Familien geschärft.

Workshop 2: *See Me as a Person* –Nimm mich als Mensch wahr

„See me as a person" ist eine Untersuchung von vier Praktiken, welche alle Beziehungen verbessern. Die vier therapeutischen Praktiken wurden im Buch *See me es a Person: Creating Therapeutic Relationships with Patients and Their Families* von der Pflegefachkraft Mary Koloroutis und dem Psychologen Michael Trout im Jahr 2012 vorgestellt. Sie entwickelten diese Praktiken mittels anspruchsvoller therapeutischer Prinzipien, evidenzbasierter Fakten und praktischer Erfahrungen im interdisziplinären Zusammenhang. Pflegepädagogen und Pflegewissenschaftlerinnen wie Watson (2012), Peplau (1995) und Swanson (1993) vermittelten ihr Wissen, wie es

Pädagogen im Bereich der menschlichen Beziehungen, der Psychologie und der psychischen Gesundheit von Kindern tun (Koloroutis und Trout 2012, S. 44–46). Koloroutis und Trout brachen auf das Wesentliche herunter, was passiert, wenn menschliche Beziehungen und therapeutische Pflege am besten zusammenspielen, um diese vier Praktiken zu entwickeln. Teilnehmer, die die vier Praktiken auch in ihr Leben außerhalb des Krankenhauses einbauten, verbesserten ihre sozialen Beziehungen. Das Seminar basiert auf diesen Praktiken, sodass Mitarbeiter diese zuverlässiger anwenden und in ihre tägliche Arbeit integrieren können.

Der Lehrplan hilft den Teilnehmern, das Verhalten von Menschen bei Krankheit, Trauma und Krise nachzuvollziehen, denn diese außergewöhnlichen Zustände sind meist begleitet von Angst, Schmerz, Kraftlosigkeit, Trauer/Verlust und Krisenbewältigung.

Die vier therapeutischen Praktiken: Attuning (Einfühlen), Wondering (Staunen), Following (Folgen) und Holding (Halten)
Während der Untersuchung von therapeutischen Beziehungen und ihrer Entwicklung identifizierten Koloroutis und Trout (2012) vier wesentliche Praktiken, durch welche eine sehr persönliche Verbindung aufgebaut werden kann (Abb. 2.3). Diese Praktiken bilden die Grundlage für das Lernen in den „See me as a person"-Seminaren (CHCM 2017).

Attuning (Einfühlen, Einstimmen) Attuning wird oft als „Einfühlen in jemanden" oder als „Menschen genau dort begegnen, wo sie sind" erklärt. Wenn man sich auf jemanden einstellt, bemerkt man Dinge über die Art und Weise einer Person sowie positive und negative Auswirkungen, welche man auf die andere Person hat. Du stellst dich darauf ein, wenn du deinen Fokus auf das Wohlbefinden der anderen Person setzt. Eng verwandte Konzepte, welche in der Pflege benutzt werden sind: *„knowing and being with"* (Swanson 1993), *„transpersonal caring relationship"* (Watson 2012) und *„therapeutic relationship and presence"* (Peplau 1995) (Koloroutis und Trout 2012). Attuning basiert auf Empathie und Mitgefühl und stellt das „wie" in den Mittelpunkt.

Attuning ist die Grundlage für die Praktik der therapeutischen Beziehungen. Während Attuning

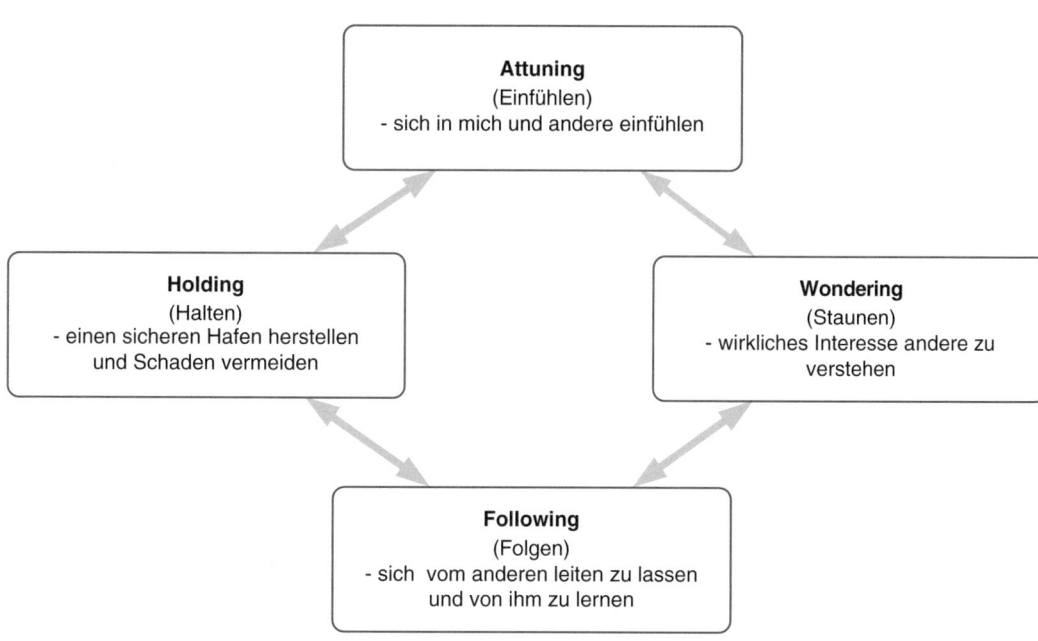

Abb. 2.3 Die vier Praktiken zu „See me as a Person"

auch in Abwesenheit der anderen drei Praktiken funktioniert, können die anderen drei Praktiken nicht ohne Attuning angewandt werden. Solange man sich nicht auf jemanden einstimmt, ist es auch nicht möglich, eine gesunde Beziehung aufzubauen und zu pflegen.

Wondering (Staunen) Wondering ist eine Praktik der Entdeckung und hat seine Wurzeln in der Neugierde und dem ehrlichen Interesse an anderen Menschen. Aktives Wondering schützt dich selbst vor Vermutungen, Vorurteilen oder überstürzten Trennungen von Personen. Du wirst wissenschaftlicher, wenn du staunst. Wondering hilft dir, keine voreiligen Schlussfolgerungen zu ziehen, neuen Sachen offen gegenüberzustehen und mögliche Erklärungen über das Offensichtliche hinaus zu finden. Wenn du staunst, erkennst du mehr und vermisst weniger.

Following (Folgen) Following ist die Praktik, welche es einem selbst erlaubt, sich schon durch einzelne Worte einer Person und deren Inhalt informieren und leiten zu lassen. Wenn du folgst, erlaubst du, dich in deinem Benehmen, deinen Worten und in deinen Handlungen von dem beeinflussen zu lassen, was du an einer anderen Person wahrgenommen hast. Following kann bedeuten, dass man für einen Moment mit einer Person in Ruhe zusammensitzt und sanfte Berührungen austauscht. Das zu vermitteln, was man gelernt hat, ist in solchen Momenten das, was die andere Person am meisten braucht.

Holding (Halten) Holding ist eine bewusste Entscheidung, sich zu erinnern, zu bestätigen und das zu würdigen, was Patienten und Familienmitglieder einen gelehrt haben. Du hältst jemanden, wenn du wirklich das machst, was du gesagt hast. Du hältst, wenn du dich daran erinnerst, was dir Menschen gesagt haben, und danach agierst. Du hältst, wenn du zuhörst, ohne dich dabei angegriffen zu fühlen. Du hältst, wenn du dein Wissen und deine kompetente Pflege zur Verfügung stellst. „Holding" ist außerdem die natürliche Konsequenz aus Attuning, Wondering und Following. Wenn du all diese Dinge umsetzt, entsteht als Nebeneffekt ein sicherer Hafen für die Person.

Erfahrungslernen in Aktion

Die verschiedenen Lerninstrumente in den „See me as a Person"-Workshops sind so gestaltet, dass sie den Teilnehmern beim Verstehen und Verinnerlichen der vier Praktiken, welche therapeutische Beziehungen schaffen, helfen. Eine Vielfalt von Methoden, wie z. B. Videos, Rollenspiele, praktische Übungen mit Partnern und „Übung im Kreis" fördern das Selbstbewusstsein und neue Fähigkeiten, die direkt in allen möglichen Gesundheits-Settings angewendet werden können.

Eine der wirkungsvollsten Übungen basiert auf einer Forschung mit Säuglingen, welche die Wirkung der Mimik der Eltern auf die emotionale Entwicklung von Säuglingen zeigt. Diese Forschung ist relevant für das „Aufeinander-Abstimmen" zwischen Pflegekraft und Patient (Koloroutis und Trout 2012).

Die Erfahrungen, verstanden und missverstanden von anderen Personen zu sein, werden in einer Übung besonders stark übermittelt. In der Übung arbeiten die Teilnehmer paarweise zusammen – erst mit starkem Verständnis füreinander und dann ohne Einstimmung (Attuning). Im späteren Verlauf der Übung sind die Teilnehmer gefragt, Situationen aus ihrer alltäglichen Arbeit auszutauschen, die passiert sind, weil jemand missverstanden wurde. Dies führt oft dazu, dass Menschen wunderbare Strategien miteinander teilen, wie sie Barrieren, welche das Verständnis zu Patienten behindern würden, überwunden haben. Andere Übungen helfen Teilnehmern zu trainieren, verbale und non-verbale Hinweise von Patienten und deren Familien wahrzunehmen, sodass die Pflege darauf basiert, was den Betroffenen am wichtigsten ist. Die Teilnehmer lernen außerdem, mit Zorn, Angst, Trauer und Schmerz umzugehen.

Der Zweck, sich die individuellen Übungen persönlich anzueignen, welche therapeutische Beziehungen umfassen, bestehen darin, das Geheimnis um erfolgreiche Beziehungen zu lüften. Durch das Erlernen der vier therapeutischen Praktiken (Attuning, Wondering, Following, Holding) können authentische Verbindungen erlernt, reflektiert, trainiert und gemeistert werden.

Erhalten und Vertiefen – See Me es a Person

Organisatorische Leiter sind ständig herausgefordert, fürsorgende Beziehungen zu erhalten und zu vertiefen. Um diesen Bedürfnissen gerecht zu werden, entwickelte Creative Health Care Management eine digitale Plattform, um fortlaufendes Lernen zu fördern: Creative Health Care Insight™ (Creative Health Care Management 2019). Diese Plattform beinhaltet Assessment-Instrumente (Einschätzungsinstrumente), welche auf Beziehungskompetenzen basieren. Benutzer erhalten wertvolle Einblicke, welche die Selbstwahrnehmung über Stärken und Lernmöglichkeiten im Beziehungsverhalten erhöhen. Die Assessments werden von selbst wählbaren Online-Lernmodulen begleitet, um das Verständnis und die Anwendung von therapeutischem Beziehungsverhalten zu vertiefen, welche im Workshop enthalten waren.

Messen der Auswirkungen der Workshops

Wir hatten eine genaue Vorstellung, wie diese beiden Workshops die beziehungsbasierte Versorgung (RBC) unterstützen würden. Die Hoffnung bestand darin, dass sich die Teilnehmer über ihre persönliche Wirkung auf Patienten Familien, Kollegen bewusst werden und sich darüber inspirieren lassen, wieder aktiviert zu werden. Wir wollten, dass die Teilnehmer sich wieder mit der Freude und Bedeutung verbinden, die sie ursprünglich mal in die Heilungsarbeit gebracht hat. Des Weiteren wollten wir, dass die Teilnehmenden bereit und in der Lage sind, die Ideen, die sie im Workshop kennengelernt hatten, in tägliches Handeln umzusetzen. Dieser Gedanke, diese Fürsorge in praktische Verhaltensweisen umzusetzen, hat unsere Entscheidungen hinsichtlich der Lehr- und Lernmethoden beeinflusst.

Wir haben die Wirkungen der Workshops durch Teilnehmerbewertungen unmittelbar nach jedem Workshop erfasst und haben längerfristige Ergebnisse durch abteilungsspezifische und organisatorische Optimierungen anhand von Leistungskennzahlen gemessen (CHCM 2010; Persky et al. 2012; Tippett 2017; Wessel 2012). Da die Teilnehmer ihre sehr persönlichen Gedanken in der Runde teilten, konnten wir auch sofort sehen, ob wir die Herzen der Teilnehmer berührten und ob sie die gelehrten Konzepte verstanden haben. Die Evaluation am Ende jedes Workshops erfragte, wie die Teilnehmer ihr praktisches Handeln basierend auf Gelerntem verändern würden (zusätzlich zu den eher herkömmlichen Evaluationsfragen).

Die Teilnehmer wurden beauftragt, die Ideen des Workshops bei ihrer Arbeit zur Umsetzung von beziehungsbasierter Versorgung (RBC) zu nutzen. Viele der Teilnehmer waren Mitglieder von abteilungsbezogenen Personalentwicklern, die von unseren Beratern geschult und gecoacht wurden. Sie entwickelten umfassende Handlungskonzepte, wie sie RBC zum Leben erwecken und die Wirksamkeit ihrer Pläne messen würden. Jedes Handlungskonzept sollte Ergebnismessungen enthalten, die zeigen, wie effektiv ihre Handlungskonzepte sind. Oftmals konnten Personalentwickler bereits vorhandene Messungen finden, wie z. B. individuelle Fragen zu einer Patienten- oder Mitarbeiterbefragung.

Wir haben auch die unternehmensweiten Kennzahlen, nach welchen die Geschäftsführung handelt, genau beobachtet. Diese Messungen spiegelten im Allgemeinen die Patientenerfahrungen, Qualität, Sicherheit, Mitarbeiterzufriedenheit, -bindung und letztendlich die finanzielle Situation des Unternehmens wider. alle 4 Jahre veranstalten wir ein internationales Symposium, um die außergewöhnlichen Ergebnisse unserer Klienten zu erfassen und zu präsentieren. Auf diesen Veranstaltungen führten einzelne Abteilungen, die mit RBC arbeiten, Posterpräsentationen oder Live-Breakout-Sessions durch, die ihre Innovationen zeigen oder ihre Erfolge erläutern.

Quantitative Ergebnisse

Führungskräfte im Gesundheitswesen identifizieren wichtige Leistungskennzahlen als Teil ihrer strategischen Ziele. Meistens lassen sich diese Kennzahlen in vier Kategorien einteilen:

- Patienten- und Familienerfahrung/-zufriedenheit,
- Qualität und Sicherheit,
- Engagement und Zufriedenheit aller Mitarbeiter
- finanzielle Situation.

Relationship-Based Care ist ein ausgezeichnetes Konzept, das sich positiv auf alle vier Kategorien auswirkt (Petry et al. 2017). Jedes Unternehmen, das sich zur Umsetzung der Relationship-Based Care verschrieben hat, hat positive Resultate erzielt (Nelson und Watson 2012; Koloroutis und Abelson 2017). Als Teil der RBC-Implementierung sind die Workshops „Re-Igniting the Spirit of Caring" und „See Me as a Person" am engsten mit einer Verbesserung der Patienten- und Familienzufriedenheit und des Engagements der Zufriedenheit der Mitarbeiter verbunden. Wir werden nur einige der relevantesten positiven Ergebnisse vorstellen.

Patienten- und Familienerfahrungen/-zufriedenheit Die Richtlinien für die Kostenerstattung im Gesundheitswesen stellen einen beträchtlichen Teil in den USA dar. Es wurde begonnen, die Zahlungen teilweise auf Grundlage von Erfahrungswerten der Patienten zu strukturieren. Aus diesem Grund wurde verstärkt darauf geachtet, wie zufrieden die Patienten mit der Erfahrung, die sie mit der Pflege gemacht haben, sind. Dies war eine treibende Kraft für Unternehmen bei der Implementierung von RBC.

- Das New York-Presbyterian/Columbia University Medical Center erreichte die höchste Patientenzufriedenheit in der Geschichte (10 Basispunkte über dem Bundesdurchschnitt), nachdem RBC und damit regelmäßige Sitzungen zu „Re-Igniting the Spirit of Caring" eingeführt wurden. Über 5 Jahre hinweg verbesserten sich die Durchschnittswerte in jeder der 15 Fragen, die die Zufriedenheit der Patienten mit der Pflege in der Press Ganey Patient Experience Survey bewerten (Persky et al. 2012).
- Das Pennsylvania Hospital implementierte die „See Me as a Person"-Workshops als Teil der Implementierung von RBC, um die Patientenzufriedenheit, das Mitarbeiterengagement und professionelles Arbeiten zu verbessern. Sie berichteten bei den Umfragen von Press Ganey über signifikante Verbesserungen ihrer Patientenzufriedenheit. Resultate waren (Wessel 2012):
  - die Kommunikation mit den Pflegekräften hat sich um 34 % verbessert.
  - „Pflegekräfte sind höflich und respektvoll" verbesserte sich um 42 %.
  - „Pflegekräfte hören aufmerksam zu" verbesserte sich um 50 %.
  - „Pflegekräfte erklären auf eine verständliche Weise" verbesserte sich um 11 %.
- Das James Comprehensive Cancer Center der Ohio State University wurde mit dem angesehenen Press Ganey Guardian of Excellence Award ausgezeichnet, weil es vier aufeinanderfolgende Quartale lang eine stationäre Gesamtzufriedenheit über dem 95. Prozentsatz erzielte. Sie begründeten ihren Erfolg mit der Umsetzung von Relationship-Based Care und die damit verbundenen häufigen Sitzungen von „Re-Igniting the Spirit of Caring" (Tippett 2017).

Engagement/Zufriedenheit der Mitarbeiter und finanzielle Situation Gesundheitsorganisationen haben jüngst bewiesen, dass es einen starken Zusammenhang zwischen dem Engagement der Mitarbeiter und der Patientenzufriedenheit und der Qualität gibt. In der Regel beschäftigen sie nationale Befragungsunternehmen, um jedes Jahr ihr Mitarbeiterengagement zu bewerten, und sie beobachten die Personalfluktuation nach Abteilungen genau.

- Faxton-St. Luke's Healthcare in New York verbesserten ihre Press Ganey-Mitarbeiterzufriedenheitswerte von 14 % auf 60 % nach der systemweiten Implementierung von Relationship-Based Care und umfangreichen Sitzungen von „Re-Igniting the Spirit of Caring" (Dowling 2009).
- Das Crittenton Hospital Medical Center in Michigan erreichte eine Reduzierung der jährlichen Pflegekraftfluktuation von 16 % auf 3 %, nachdem die Implementierung von Relationship-Based Care und die „Re-Igniting the Spirit of Caring"-Workshops als ein wichtiger Teil ihrer Strategie umgesetzt wurden (Creative Health Care Management 2010).

Qualitative Ergebnisse
Erste Hinweise auf die Wirkung der beiden Workshops sind eher qualitativer Natur. Bei der

Bewertung der Workshops durch die Teilnehmer wird bereits ein sofortiges Feedback eingeholt. Während über 98 % der Teilnehmer sagen, dass sie die Workshops weiterempfehlen würden, zeigen ihre narrativen Antworten am deutlichsten, wie sie die Kurse erleben.

Kommentare von Teilnehmern des „Re-igniting the Spirit of Caring"-Workshops
- Die Kommentare wurden im Rahmen der Workshop-Evaluationen nach jeder Sitzung gesammelt. Die Resonanz wurde anonym gesammelt, um die Bereitschaft der Teilnehmer, ehrlich zu sein, zu erhalten.
- „Diese erstaunliche und emotionale Erfahrung hat meine Hingabe für die Arbeit völlig bestätigt und gezeigt, dass Pflege wirklich eine Berufung ist."
- „Ich fühle mich erneuert und bin stolz, dass ich Teil eines Betriebs bin, der für mich und meine Kollegen in ein solches Programm investiert."
- „Ich fühle mich stark, und ich bin entschlossen, meine positiven Aussichten fortzusetzen, auch wenn Andere sehr negativ eingestellt sind."
- „Dadurch habe ich erkannt, wie wichtig ich als Pflegefachkraft bin und wie viel positiven Einfluss ich auf Menschen und mein Team haben kann."
- „Ich habe realisiert, wie wichtig es ist, mich um mich selbst zu kümmern, damit ich eine mitfühlende Pflegekraft für meine Patienten sein kann."
- „Ich war bereit, meinen Rücktritt einzureichen ... Ich hatte bereits meine Kündigung geschrieben ... und jetzt will ich nicht gehen. Ich habe wieder neuen Schwung!" ◄

Kommentare von Teilnehmern von „See Me as a Person"
- „‚Sieh Mich als Person' ist das ‚Wie' zur Empathie. Das ist ein Durchbruch für mich. Ich weiß jetzt, wie ich es meinen ärztlichen Kollegen beibringen kann, die Probleme damit haben, sich in andere einzufühlen."
- „Danke, dass ihr euch auf die menschliche Verbindung konzentriert und nicht auf die Punktzahlen und die Verschriftlichung."
- „Dies war ein Weckruf – und ein Aufruf zum Handeln, um die Leidenschaft für die Schaffung sinnvoller menschlicher Verbindungen wieder zu entfachen, die die körperliche und emotionale Heilung unserer Patienten unterstützen können."
- „Erstaunliche Erinnerung, um präsent zu bleiben, so wie wir es immer sein müssen."
- „Ich kann die Unterschiede zwischen den Pflegenden, die den Workshop besucht haben, und denen, die ihn nicht besucht haben, feststellen."
- „Ich fühle mich jedem hier näher. Ich habe von allen gelernt, und ich fühle mich besser vorbereitet, mit meinen Patienten zu kommunizieren." ◄

Es ist nicht ungewöhnlich, dass Teilnehmer Briefe an ihre Führungskräfte schreiben und sich dafür bedanken, dass sie die Workshops in ihr Unternehmen gebracht haben. Wir ermutigen eine der Führungskräfte, die Teilnehmer am ersten Tag willkommen zu heißen, und sie sind auch zu den Präsentationen am dritten Tag des RSC-Workshops eingeladen, wo die Teilnehmer in kleinen Gruppen ihre Visionen zur praktischen Umsetzung der Ideen in ihren Abteilungen auf kreative Weise vorstellen. Dies hat sich als idealer Weg erwiesen, um Führungskräften zu helfen, die bemerkenswerten Auswirkungen ihrer Investitionen in die Workshops und in RBC aus erster Hand zu sehen.

Führungskräfte beschreiben diese Programme konsequent als entscheidend, um Herz und Verstand zu berühren und aktives Engagement für einen echten kulturellen Wandel zu fördern.

Auswirkungen und gewonnene Erkenntnisse

Wir haben wichtige Erkenntnisse gewonnen, als wir die Ergebnisse von Unternehmen und einzelnen Abteilungen untersuchten, die die Konzepte und Praktiken von „Re-igniting the Spirit of Caring" und „See Me as a Person" anwenden. Diese Erkenntnisse ermöglichen es uns, unsere Kunden bei der Entwicklung bester Praktiken zu unterstützen und zu beraten und ihren Fortschritt zu vertiefen und zu erhalten.

- Unternehmen müssen über eine Befähigungsstruktur verfügen (z. B. einen Mitarbeiter-Rat), um zu gestalten, wie die neu erlernten Praktiken in die täglichen Arbeitssysteme eingebettet werden. Wenn es keine solche Struktur gibt, werden die anfängliche Inspiration und die quantitativen Auswirkungen von Pflegepraktiken wahrscheinlich nicht nachhaltig sein.
- Führungskräfte sollten neu zurückkehrende Workshop-Teilnehmer in Gespräche über das Gelernte einbeziehen. Ihre Ideen sollten mit Kollegen geteilt werden, damit sie Teil der Handlungspläne werden können. Auf diese Weise fördern die Führungskräfte aktiv das Wachstum der Teilnehmer an den Workshops und unterstützen auch ihre Personalabteilungen.
- Die Online-Plattform Creative Health Care Insight™ ist nützlich, um das Selbstbewusstsein zu stärken und die Wahrnehmung von Beziehungskompetenzen im Laufe der Zeit zu messen. Dieser 360°-Bewertungsprozess beinhaltet eine Selbsteinschätzung sowie ein Bewertungsfeedback von Kollegen, von direkten Berichten und den direkten Vorgesetzten. Darüber hinaus ist es hilfreich, E-Learning-Module zur Verstärkung der Inhalte zur Verfügung zu haben, um das Pflegeverhalten durch selbstgesteuertes Lernen zu erhalten und zu vertiefen.
- Der Aufbau einer Kultur und die Verankerung von Relationship-Based Care erfordert bewusste Führung und kontinuierliche Stärkung. Das Personal muss in den Prozess eingebunden werden. Wenn Menschen von diesen Workshops inspiriert und mit Hoffnung erfüllt werden und es dennoch zu keiner Annäherung an diese Pflegekultur kommt, kann es zu kognitiver Dissonanz kommen. Die Pflegekultur muss sich kontinuierlich weiterentwickeln, um die beste Qualität, Zufriedenheit und das beste Engagement der Mitarbeiter zu erreichen.

Abschließende Reflexion

„Re-Igniting the Spirit of Caring"- und „See Me as a Person"-Workshops bilden Lerngemeinschaften, die sich für ihr gemeinsames Ziel, eine menschliche und mitfühlende Gesundheitsversorgung zu schaffen, zusammenschließen. Die erlebnisorientierten Lernmethoden, welche die Teilnehmer erfahren, haben die Begeisterung für die Pflege, welche sie an andere übermitteln, inspiriert und erneuert. Sie fühlen sich für ihre außergewöhnliche Arbeit wahrgenommen und geschätzt. Diese erneuerte Leidenschaft motiviert Mitarbeiter und Führungskräfte, ihre Energie und Weisheit direkt in die Gestaltung innovativer Veränderungen und die kontinuierliche Verbesserung ihrer täglichen Arbeit einzubringen.

2.2 Strategie ist wertlos ohne Menschen

Michael Shannon, Geraldine Shaw und John Lawson

Übersetzung aus dem Englischen durch Yvonne Appel.

2.2.1 Einleitung

Gesundheitsstrategien und Personalentwicklungsprojekte sind an Arbeitsplätzen im Gesundheitswesen mittlerweile weit verbreitet und werden akzeptiert, um Arbeitsmethoden und -kulturen zu modifizieren. Dennoch sind Unternehmensstrategien wertlos ohne die Einführung von bewährten Methodiken, die den Projektfortschritt durch eine konstruktive Teilnahme und den Dialog der Mitarbeiter fördern.

Bis auf wenige Ausnahmen sind empirisch evaluierte positive innovative Veränderungsprozesse im Gesundheitswesen selten. Eine solche Ausnahme bilden Chreim et al. (2012), welche ein erfolgreiches Beispiel für einen radikalen Wandel in einem Gesundheitsunternehmen beschreiben. Chreim und ihre Kollegen stellen fest:

Da der Veränderungsdruck im Gesundheitswesen immer größer wird, wird es immer wichtiger zu verstehen, wie verschiedene Elemente dazu beitragen, Veränderungen zu ermöglichen oder zu verhindern.

In diesem Konsens hebt Kash (2014) Veränderungskompetenzen hervor und erachtet Personalentwicklung als wichtig, damit ein Unternehmen die Fähigkeit hat, Veränderungsinitiativen zu bilden.

Viele Publikationen zur Personalentwicklung und zum Veränderungsmanagement beginnen aus einer hierarchischen Perspektive heraus und beschreiben, wie Führungskräfte und Manager Veränderungen „leiten oder managen" sollten. Folglich werden die Mitarbeiter oft nicht als Initiatoren von Veränderungen und Innovation wahrgenommen, sondern als Umsetzer oder Empfänger von Veränderungen (Georgalis et al. 2015). Es gibt jedoch eine wachsende Zahl an Literatur über die Bedeutsamkeit von Selbstführung für die Arbeitsleistung und die Arbeitszufriedenheit, sowohl auf Einzel- als auch auf Teamebene (Bligh und Meindl 2004; Stewart et al. 2011a). Diese Ansätze verdeutlichen die Bedeutung und den Nutzen von Personalentwicklung und Empowerment für die effektive Umsetzung innovativer Projekte.

Diese Ansicht wird von Chemers (1997) unterstützt, der Führung als einen Prozess des sozialen Einflusses beschreibt, in dem bei der Bearbeitung einer gemeinsamen Aufgabe die Hilfe und Unterstützung anderer Personen in Anspruch genommen werden kann. So sind innovative und herausfordernde Organisationsprojekte im Gesundheitswesen oft von Problemen und Lösungen geprägt, die von Führungskräften formuliert wurden. Verbesserungsprozesse und Personalentwicklung werden daher häufig verworfen, was zu verwirrenden und kontraproduktiven Strukturen führt.

Im Jahr 2008 stellten Joyce et al. fest, dass das Gesundheitswesen in Irland in Bezug auf die Patientenversorgung „nicht das ist, was es sein sollte". Widerstand auf sämtlichen Ebenen der Personalentwicklung und der Mitarbeiterbeteiligung wurde als bedeutend erachtet, wenn es darum ging, Misstrauen und Missverständnisse zwischen dem Management und Klinikpersonal zu provozieren. Ein Lösungsansatz war die Entwicklung der *Clinical Strategy und Programmes Division* der Health Service Executive (HSE) im Jahr 2009, welche der Verbesserung und Standardisierung der Patientenversorgung diente. Hiermit sollte die Entwicklung nationaler Modelle und Instrumente für die Patientenversorgung erreicht werden. *National Clinical Programmes* bringt die verschiedenen Disziplinen zusammen und ermöglicht so, dass innovative Projekte und Lösungen ausgetauscht werden. Ausschlaggebend hierfür war die Förderung der Personalentwicklung sowie der Mitarbeiterbeteiligung.

Um die Umsetzung klinischer Pflegeprogramme auf nationaler Ebene zu gewährleisten, war es aus Sicht der irischen Pflegefachkräfte und Hebammen entscheidend, dass mit anderen relevanten medizinischen Fachkräften Verbindungen, Integration und Synergien hergestellt wurden. In diesem Zusammenhang wurde 2016 das Office of the Nursing and Midwifery Services Directorate (ONMSD) der Clinical Strategy and Programmes Division der Health Services Executive (HSE) gegründet. Ziel war es, dass Pflegefachkräfte und Hebammen in Zusammenarbeit mit ihren Kollegen anderer Gesundheitsdisziplinen durch politisches und personelles Engagement gemeinsam eine qualitativ hochwertige Patientenversorgung umsetzen. Dieser strategische Ansatz basiert auf vier Kernwerten:

- gute Versorgung,
- Mitgefühl,
- Vertrauen und
- Lernen.

Diese entscheidenden Grundsätze fördern die Personalentwicklung, indem sie medizinisches Fachpersonal ermutigen, herausfordernde Projekte im irischen Gesundheitswesen zu leiten und voranzutreiben.

Um die Veränderungsprozesse voranzubringen, zeigten sich die evidenzbasierten klinischen Versorgungspfade als bedeutender Antreiber.

▶ Das Lernen aus der Personalentwicklung fördert Innovation und Kreativität und ermöglicht intellektuell engagiertem Personal, ihr Potenzial voll ausschöpfen können. Zweifellos basiert die Personalentwicklung auf den Prinzipien des Vertrauens, welche sich durch offene, ehrliche Kommunikation, Integrität und Einheitlichkeit zeigt. Entscheidend ist die Bereitschaft der Mitarbeiter, für ihr Handeln einzustehen und Verantwortung zu übernehmen.

Gesundheitsmanager und -teams auf der ganzen Welt, insbesondere im öffentlichen Gesundheitswesen, stehen vor immer komplexeren Herausforderungen, wenn es um Entscheidungen über Effektivität, Effizienz und Qualität von Patientenergebnissen geht. Die irische Bevölkerung wächst, die Lebenserwartung steigt, und die Sterblichkeit sinkt (HSE 2017). In Irland sind 119.817 Mitarbeiter im Gesundheitswesens beschäftigt (HSE 2021). Von diesen Mitarbeitern wird dauerhaft erwartet, dass sie strukturelle und technische Veränderungen sowie technische Entwicklungen leiten und steuern (McAuliffe et al. 2017). Darüber hinaus müssen sie immer zugänglich sein sowie eine ganzheitliche, personenzentrierte und organisierte Pflege anbieten (McCormack und McCance 2017). Sie müssen evidenzbasierte Kompetenzen ihrer Mitarbeiter fördern und für ihre tägliche Arbeit Verantwortung tragen (Dressler et al. 2012). Manager im Gesundheitssystem müssen daher viele verschiedene, oft widersprüchliche Interessen berücksichtigen.

Die bedeutende Rolle der Führung von Gesundheitsmanagern ist unumstritten (Fealy et al. 2011). Die Bewältigung dieser Herausforderungen erfordert Personalentwicklung und Mitarbeiterbeteiligung bei der Umsetzung von Reformen im Gesundheitssystem. Dies wird durch innovative Ansätze erreicht, die Strategien und Ziele definieren sowie zuverlässige Prozesse zur Messung, Überwachung und Analyse von Veränderungen und Leistungen entwickeln. Eine innovative Variante, um medizinisches Fachpersonal in Zeiten turbulenter Veränderungen zu unterstützten, ist *Action Learning*. Action Learning wird als ein Mittel definiert, um komplexe Ereignisse in Organisationen zu erforschen und hilfreiche Schlussfolgerungen zu ziehen (Eisenhardt 1989). Über die Zeit wurde Action Learning als Lern- und Entwicklungsansatz genutzt, um Mitarbeiter des gesamten Gesundheitssystems (HSE) anzuregen, das Programm zur Veränderung zu unterstützten.

In diesem Abschnitt werden zwei strategische empirische Ansätze verglichen und analysiert, welche die Personalentwicklung und die Mitarbeiterbeteiligung bei der Umsetzung von innovativen herausfordernden Gesundheitsprojekten aus irischer und internationaler Perspektive unterstützen. Der erste dieser Ansätze ist im irischen Gesundheitssystem angesiedelt, wo die klinischen Programme der HSE ursprünglich 2010 eingeführt wurden. Der Schwerpunkt dieser klinischen Programme lag auf der Verbesserung und Standardisierung der Patientenversorgung durch die Einbeziehung von Mitarbeitern verschiedener klinischer Disziplinen, die innovative Lösungen austauschen, um bessere Ergebnisse für Patienten zu erzielen. Der zweite Ansatz wird die Methodik des Action Learning aus internationaler Sicht thematisieren und untersuchen. Action Learning ist der Prozess, Denken und Handeln am Arbeitsplatz in Einklang zu bringen (Hale 2014). Schlüsselkomponenten der Personalentwicklung werden daher durch die Schlüsselprinzipien des Action Learning unterstützt. Dies ist fundamental, da Lernen ein kontinuierlicher Prozess ist und am besten mit einem offenen, sondierenden und explorativen Verstand erreicht wird, der die Fähigkeit besitzt, zuzuhören, zu hinterfragen und Ideen zu erforschen.

Zusammenfassend lässt sich sagen, dass dieses Kapitel die wichtigsten Faktoren dieser zwei Ansätze in Bezug auf die Personalentwicklung erfasst sowie die Vor- und Nachteile beider Ansätze darlegt. Schließlich wird die Wichtigkeit des kollektiven Lernens in der Personalentwicklung im Gesundheitswesen hervorgehoben.

2.2.2 Nationale Klinische Programme in der Republik Irland

Eine Vielzahl von Studien hat eine verblüffende Bandbreite von Herausforderungen aufgezeigt, vor denen das Gesundheitssystem der Republik

Irland steht, einschließlich steigender Kosten und Patientenanforderungen (Evetovits et al. 2012). Infolgedessen sind die Dienstleister der Gesundheitsorganisationen in Irland bestrebt, die wachsende Kluft zwischen steigendem Dienstleistungsbedarf und ihren begrenzten Ressourcen zu überwinden und gleichzeitig die Qualität der Pflege und die öffentliche Gesundheit für die Bürger zu verbessern.

Als Antwort auf diese Herausforderungen werden seit 2010 schrittweise 33 National Clinical Programmes für Themenkomplexe wie z. B. ältere Menschen, gesundheitsbezogene Infektionen und Diabetes in der Republik Irland entwickelt. Sie wurden eingerichtet, um die Patientenversorgung in gesamten Unternehmen zu verbessern und zu standardisieren, indem sie klinische Disziplinen zusammenführen, die vom Management unterstützt werden. Den Beteiligten wird es ermöglicht, innovative Lösungen auszutauschen, um den HSE-Diensten einen größeren Nutzen zu bringen. Dieser Ansatz sowie dessen Methodik zielten darauf ab, die klinische Führung in den Mittelpunkt des Entscheidungsprozesses für die Patientenversorgung zu rücken, wobei der Schwerunkt auf der Erarbeitung von drei übergeordneten Zielen lag: Verbesserung der Qualität, des Zugangs und der Kosteneffizienz in allen Gesundheitsdiensten der Republik Irland. Die Nationalen Klinischen Programme sind nach den einzelnen Fachbereichen, wie z. B. Akutmedizin, Chirurgie, und Patientenkrankheitsgruppen, z. B. Schlaganfall, eingeteilt. Ähnlich klinischen Netzwerken in anderen Ländern hat jedes Nationale Klinische Programm in Irland einen strukturierten Managementansatz, dem ein leitender Mediziner als Programmmanager vorsteht, der von einem multidisziplinären Team, d. h. von Pflegekräften/Hebammen, Gesundheits- und Sozialfachleuten unterstützt wird.

Nationale Klinische Programme werden in der Republik Irland zur Umsetzung von Personalentwicklung positiv bewertet. Die Nationalen Klinischen Programme werden in politischen Dokumenten wie dem 10-Jahres-Strategieplan *Slaintecare* des Gesundheitsministeriums oder dem *Service Plan* der HSE in Irland als maßgeblich für Gesundheitsdienste beschrieben. Es wird argumentiert, dass „klinische Programme es den Kliniken ermöglichen, den Wandel zu leiten, bestehende erfolgreiche Praktiken zu vereinheitlichen, Patienten einzubeziehen und die Interessengruppen – Regierung, Management, Hochschulen, Gewerkschaften, Patienten – aufeinander abzustimmen" (O'Brien 2011). Im Großen und Ganzen bieten klinische Netzwerke und Nationale Klinische Programme eine Struktur, um Fachleute über Institutionen und geografische Gebiete hinweg zu verbinden sowie Innovationen in den Bereichen Gesundheitsversorgung, Planung und Leistung umzusetzen.

Einige Autoren argumentieren, dass klinische Netzwerke/klinische Programme eine wichtige Strategie für die Personalentwicklung und das Mitarbeiterengagement bilden, indem sie die evidenzbasierte Praxis erhöhen und die Versorgungsmodelle verbessern. Klinische Netzwerke liefern mit ihrem „Bottom-up View" den besten Weg zur Lösung komplexer Gesundheitsprobleme und erleichtern innovative Veränderungen in der Praxis an klinischen Schnittstellen (Goodwin et al. 2004; Stewart et al. 2011b).

Die aktuelle Bevölkerung Irlands beträgt ca. 5.01 Millionen (Central Statistics Office 2021). Wenn sich die Trends wie erwartet fortsetzen, wird die Bevölkerung in den kommenden 10 Jahren um mindestens 20 % zunehmen (HSE 2019), und der Anteil der über 65-Jährigen wird sich in den nächsten 20 Jahren verdoppeln. Der wirtschaftliche Druck hat auch zu Haushaltsengpässen und strengen Finanzkontrollen geführt. Infolgedessen arbeiten die Gesundheitsfachleute der Republik hart daran, die Kommunikation und das Vertrauen zwischen Management und Kliniken weiter zu verbessern und sie zu einer erfolgreichen Zusammenarbeit zu ermutigen, um das irische Gesundheitssystem zu verbessern (HSE 2015). Die Bewältigung dieser Herausforderung erfordert die kontinuierliche Entwicklung und Umsetzung innovativer, riskanter strategischer Projekte, welche die Mitarbeiter effektiv einbinden und gleichzeitig deren Entwicklung erleichtern.

Nationales Klinisches Programm für die Schlaganfallversorgung

Als Beispiel für den beschriebenen Ansatz dient das Nationale Klinische Programm für die Schlaganfallversorgung in Irland, um das Gesundheitspersonal für bessere Patientenergebnisse zu gewinnen. Das 2010 ins Leben gerufene Programm veröffentlichte mithilfe der Beteiligung und Zusammenarbeit der wichtigsten Interessengruppen ein nationales Betreuungsmodell sowie standardisierte, evidenzbasierte Protokolle, Instrumente und Leitlinien für Personal und Patienten. Dies ist ein Mittel zur Personalentwicklung und Qualitätssteigerung durch evidenzbasierte Praxis und geringere Variationen im gesamten System, welche durch Standardisierung erreicht wird. Das hat zu beachtlichen Ergebnissen für Patienten und Personal geführt. Wie die Abteilung für Klinische Strategie und die Gesundheitsdienstleitungen HSE (2019) zwischen 2008 und 2017 hervorheben, gab es folgende positive Veränderungen (Abb. 2.4).

- Die Zahl der akuten Schlaganfallstation (Stroke Units) stieg national von 1 auf 22.
- Schlafanfalltodesfälle reduzierten sich um 26 %.
- Die durchschnittliche Aufenthaltsdauer einer Person im Krankenhaus wurde um 27 % reduziert.
- Die Anzahl der klinischen Schlaganfallexperten stieg von 12 auf 23.
- Die Zahl klinischer Pflegefachkräfte in der Schlaganfallversorgung stieg von 5 auf 23.
- Der Anteil der direkt in ein Pflegeheim entlassenen Patienten sank von 15 % auf 8 %.
- Von großer Bedeutung für die Patienten, unabhängig davon, wo sie in Irland leben, ist die Zugänglichkeit zur Thrombolyse (ein lebensrettendes Verfahren zur Zerstörung von Gerinnseln) für Schlaganfallpatienten. Dieser Zugang ist in Übereinstimmung mit den internationalen Standards von 1 % auf 12 % gestiegen, was zu besseren Patientenergebnissen führt.

Diese positiven Ergebnisse wurden durch die Einführung einer von Anfang an robusten Führungsstruktur ermöglicht. Abb. 2.5 stellt einen detaillierten Umsetzungsplan dar, der die gegenseitige Einbindung und Personalentwicklung erleichtert und sicherstellt. Dabei ging es in erster Linie um die Entwicklung, Konsultation, Fertigstellung und Verbreitung von Betreuungsmodellen, Behandlungspfaden, Protokollen und Leitlinien, die auf den Bedarf an Personalentwicklung für eine erfolgreiche Umsetzung abgestimmt sind.

Struktur und Teilnehmer

Die abgebildeten Strukturen beinhalten die Ernennung von verantwortlichen Führungskräften auf nationaler, regionaler und lokaler Krankenhaus-/Gemeindeebene, welche in Verbindung mit einem dokumentierten Umsetzungsplan liegt, der von national auf lokal übertragen wurde. Das Programm Klinische Führung war auf nationaler Ebene angesiedelt. Treibende Kräfte waren hier Vertreter aus den Bereichen der öffentlichen Gesundheit, Allgemeinmedizin, Pflege, Heilberufe und Programmmanager. Sie wurden unterstützt durch:

- eine multidisziplinäre Arbeitsgruppe, bestehend aus Vertretern von Fachgremien mit Expertise und Patientenvertretern,
- eine klinische Beratungsgruppe, bestehend aus
  - einer Ärztegruppe, die das Royal College of Physicians in Irland vertritt, sowie aus
  - Leitungen der Referenzgruppen Pflegekräfte/Hebammen,
  - einer Beratungsgruppe für Schlaganfalltherapie und
  - einer Beratungsgruppe für Nationales Therapiemanagement.

Auf regionaler Ebene vereinbarten die regional zuständigen Ärzte eine regionale Vertretung und arbeiteten eng mit den national zuständigen Ärzten und dem Klinischen Schlaganfall-Programm zusammen. Lokale Schlaganfallteams, welche jedes Krankenhaus, das Schlaganfallbehandlungen anbietet, zur Verfügung stellt, wurden in Verbindung mit ihren umliegenden Gemeinden gebildet, um einen integrierten Ansatz über das gesamte Versorgungskontinuum zu gewährleisten. Diese Teams bestanden aus einem Facharzt für Schlaf-

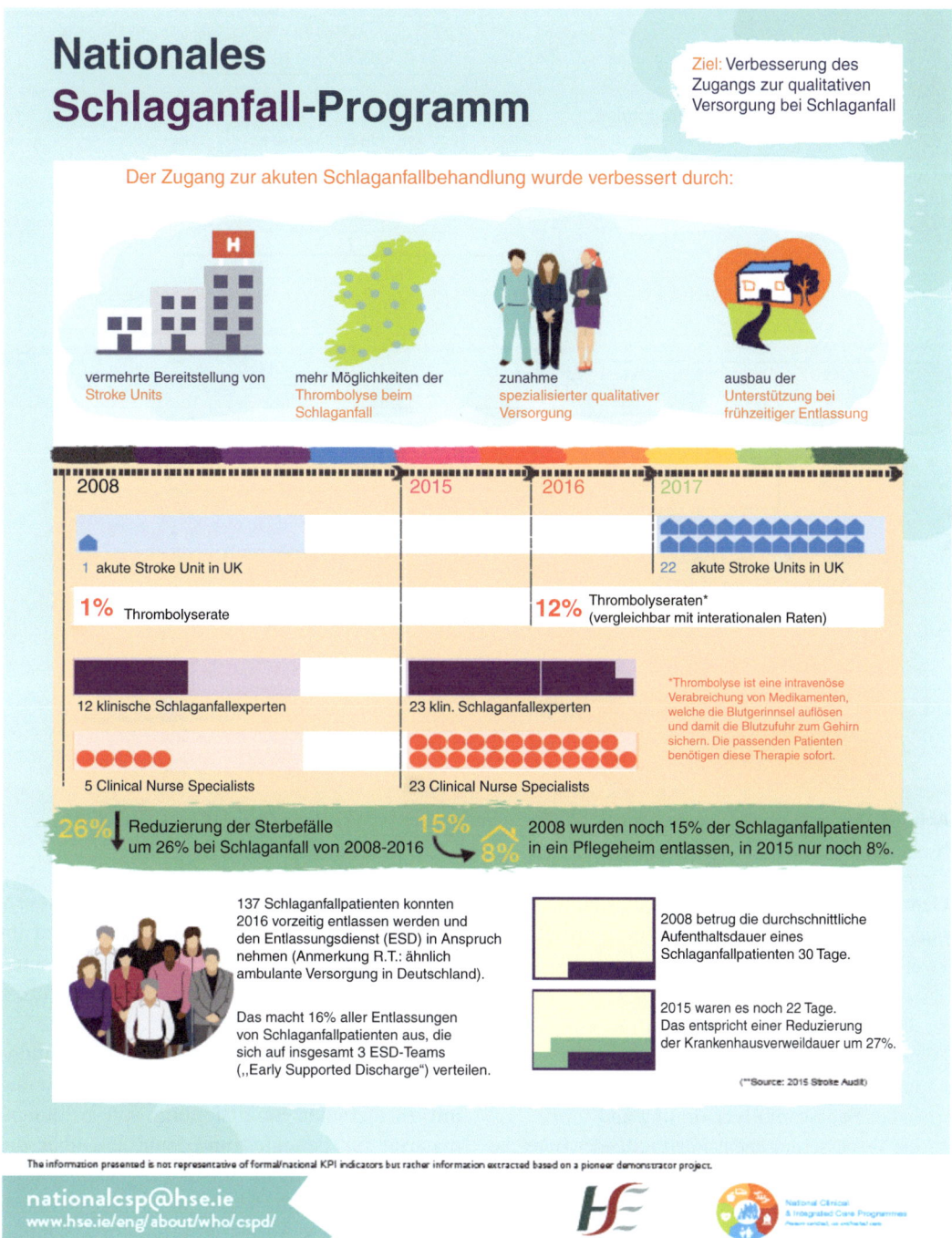

Abb. 2.4 Ergebnisse des National Clinical Programme für Schlaganfall (Quelle https://www.hse.ie/eng/about/who/cspd/ncps/; https://www.hse.ie/eng/services/publications/clinical-strategy-and-programmes/infographic-stroke.pdf)

anfälle, einem Vertreter der Gesundheitsberufe (APH) des Krankenhauses, einem leitenden Mitglied des Krankenhauspflegemanagements, einem leitenden nicht-klinischen Verwalter (CEO/Krankenhausleiter oder Stellvertreter), einer auf Schlaganfälle spezialisierte Pflegekraft, einem

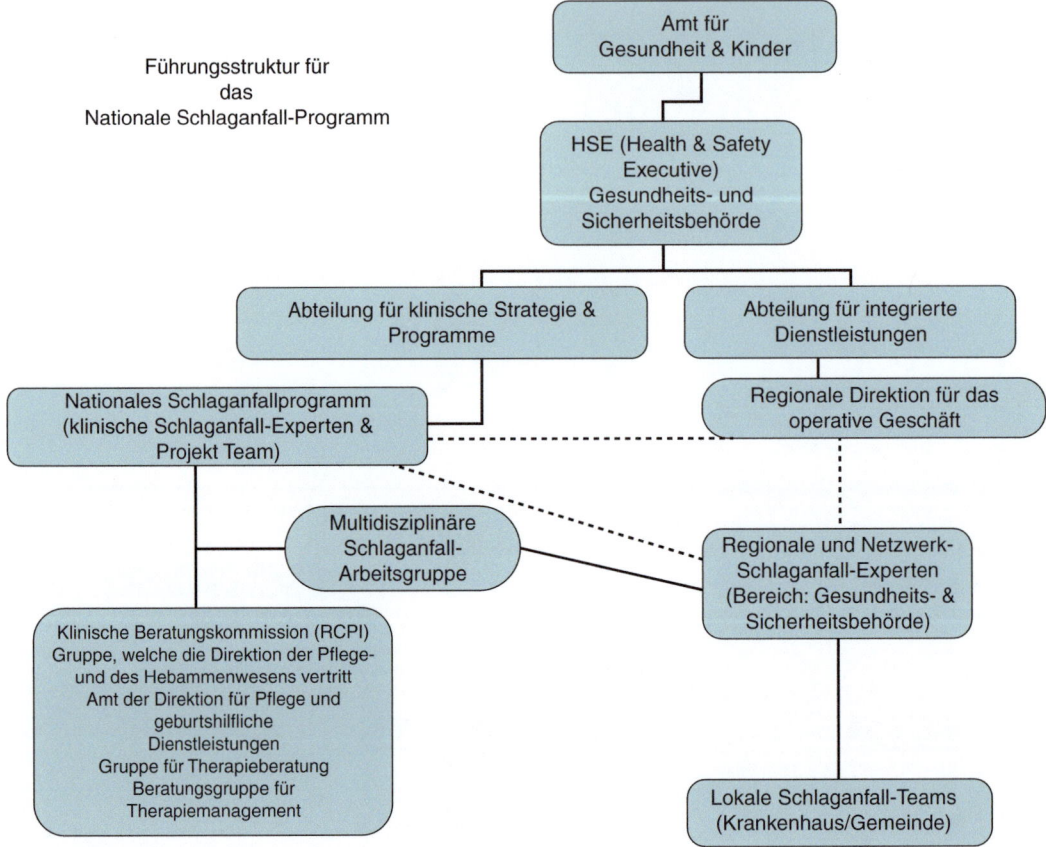

Abb. 2.5 Führungsstruktur für das National Stroke Programme (nach HSE, Stroke Model of Care 2012, S. 15)

Gemeindearzt, einer Gemeindepflegekraft und/oder einem Vertreter der Gemeinde-AHP. Die zwei Hauptziele dieser Teams waren

- die Sicherstellung einer angemessenen Aus- und Weiterbildung sowie der Weiterentwicklung von Angehörigen der Gesundheitsberufe in der Schlaganfallversorgung und
- die Verbesserung ineinandergreifender Bereiche zwischen Krankenhäusern und Sozialeinrichtungen, zwischen einzelnen regionalen Krankenhäusern sowie zwischen Krankenhäusern und dem Klinischen Schlaganfall-Programm (HSE Stroke Model of Care, p.12–13).

Personalentwicklung, Schulung und Training

Der Aus-, Fort- und Weiterbildungsbedarf des Personals wurde durch den Zugang zu einer Reihe von Kursen (einschließlich Qualitätsverbesserung im Handeln, in der Leitung und im Projektmanagement), Vorlagen, Instrumenten und Techniken zur systematischen Einbettung von Veränderungen abgedeckt. Die Kurse erfolgten über Berufsverbände, Vor-Ort-Schulungen für die Ausbilder, Online-Lernprogramme mit zusätzlicher Bereitstellung von Bildungsmaterial für Patienten und Familien, über die Website des *Clinical Stroke Programme*, über Freiwilligenorganisationen und andere Ansätze. Das Nationale Klinische Programm für Schlaganfallversorgung stellte auf seiner Webseite alle Details zu seinem Programm sowie alle Programmdokumente, Ressourcen und Links zur Verfügung, die sowohl die kontinuierliche Personalentwicklung als auch eine stetige Kommunikation mit Mitarbeitern und der Öffentlichkeit erleichtert.

Forschungsergebnisse

Shaw (2016) beschrieb in ihrer Studie die Wirkung der Mitarbeiterentwicklung und -beteiligung auf die Umsetzung der Nationalen Klinischen Programme und schloss dabei auch das Schlaganfallprogramm mit ein. Diese qualitative Untersuchung legt dar, wie die wichtigsten Interessengruppen zur Umsetzung der Nationalen Klinischen Programme in den Akutkliniken Irlands stehen.

▶ Die Ergebnisse zeigten die entscheidende Bedeutung von Personalentwicklung und Mitarbeiterbeteiligung für die erfolgreiche Umsetzung. Diese wurden von den Managern der Klinischen Programme sowie den politischen Führungskräften als Schlüsselanforderung für Projektmanagement formuliert.

Auch die notwendige Umsetzungskompetenz für alle Beteiligten des Programmes auf allen Ebenen wurde beschrieben. Ähnlich wurde sich in der Literatur zur Einführung von Richtlinien verhalten, wo Lehrende mit einem Top-down-Ansatz sich für Kompetenzen auf beiden Seiten stark machten: für diejenigen welche die Programme leiten und für diejenigen, welche sie implementieren (Mazmanian und Sabatier 1983). Einige Autoren (Rycroft-Malone 2004; Damschroder et al. 2009; Cane et al. 2012; Fixen et al. 2005) innerhalb der Bewegung der Implementierungswissenschaft konzentrieren sich auf die Bedeutung menschlicher Aspekte bei der Einführung und betonen diese unter Berufung auf „Mitarbeiterqualifikationen und Weiterbildung als entscheidende Variable für die Implementierung" (Fixen et al. 2005, S. 43). Dies ist von besonderer Bedeutung für die Umsetzung der Programme wie das Klinische Schlaganfall-Programm, da die Gesundheitsversorgung ein menschenorientierter und praxisorientierter Dienst ist. Die Begrifflichkeit der „Ausbildung von Ärzten zu Praktikern" wird in der Literatur der Umsetzungswissenschaften erneut als „Schlüsselfaktor, der die Umsetzung beeinflusst", hervorgehoben (Wandersman et al. 2008, S. 465).

In Shaws Studie von 2017 wurden zwei Bedingungen zu situativen Umsetzungen in Irland als bedeutend herausgestellt, welche hier mehr Betonung finden als in der breiteren Literatur. Zum einen wurde die Kommunikation mit dem besonderen Fokus auf eindeutige „Face-to-Face"-Begegnungen betont und zweitens, dass es einen strukturierten Ansatz für die Umsetzung von national bis lokal mit bestimmter benannter Leitung geben sollte. Dadurch werden der Ansatz und die Methodik des Klinischen Schlaganfall-Programms gestärkt, welche sich positiv auf die Ergebnisse des Programms auswirken.

Darüber hinaus berichten alle Interviewten, wie wichtig die Führungskräfte sind, wenn diese für die Umsetzung der Nationalen Klinischen Programme eintreten und hierfür Ressourcen zur Verfügung stellen. Alle Teilnehmer beurteilten ihre Rolle bei den Nationalen Klinischen Programmen als ausgesprochen positiv. Ebenso positiv erwähnten sie die Rolle der Führungskräfte, welche den Implementierungsprozess vorantrieben und Mitarbeiter im klinischen und im Verwaltungsbereich beeinflussten. Das folgende Zitat fasst dieses noch einmal zusammen:

> Es war der Wagemut des klinischen Leiters, der die Dinge angepackt hat.

Es wurde wahrgenommen, dass die Elemente der klinischen Führung und der multidisziplinären Arbeit in den Programmen sowohl zu einer stärkeren Zusammenarbeit im Gesundheitswesen führten als auch die Anleiter stärker motivierte. Dieses wirkte sich wiederum positiv auf firmenpolitische wie auch gesundheitspolitische Aspekte aus und wird von einigen führenden Klinikleitungen und Politikern wie folgt beschrieben:

> Ich denke, die positiven Aspekte der Klinischen Versorgungsprogramme beruhen auf der Tatsache, dass sie klinisch betrieben werden; es ist die klinische Führung, welche die Schlüsselrolle innehat und die vom Beratungsgremium respektiert wird. Die Berater mussten in die Kliniken kommen, um sich mit den Führungskräften zu treffen, und konnten sich nicht auf ihre Erfahrungen zurückziehen, sondern hatten mit den Anderen zusammenzuarbeiten.
> Hospital Manager
> Politisch gesehen haben sie auch über die Agenda der Gesundheitsentwicklung und Investitionen gesprochen und sind dabei viel effektiver als Manager, die das tun, sodass ihre besondere Führungskompetenz sichtbar wurde.
> Senior Policy Executive

Die Ergebnisse der Interviewten deuten auch darauf hin, dass die Akzeptanz, die Bereitschaft und das Eintreten für die Umsetzung in einem Unternehmen von Bedeutung sind, hier spielt die Hartnäckigkeit der Führungskräfte auf allen Ebenen ebenso eine zentrale Rolle wie ihre Visionen und die Fähigkeit, ihre Mitarbeiter einzubinden; diese Fähigkeit wird von anderen Autoren oft mit dem Begriff *„shared leadership"* beschrieben (Guthrie et al. 2010, S. 11), was in folgendem Zitat Ausdruck findet:

> Es liegt in der Tat daran, dass der Einzelne es auf sich nimmt, die Führungsrolle zu übernehmen, in welchem Bereich auch immer, sei es in einer klinischen Rolle oder als Manager.

Diese Ansicht wurde von Führungskräften aus dem Topmanagement unterstützt, die die Bedeutung der Einbeziehung ihrer Teams hervorhoben:

> Wir akzeptieren im Allgemeinen die gemeinsam wahrgenommene Führung und Weisheit der Nationalen Klinischen Programm-Gruppen. Ich meine nicht nur die Ärzte, sondern auch die Gesundheits-, Sozial- und Pflegeberufe, da sie von zentraler Bedeutung sind.

Was andere Länder hieraus lernen können

Zusammenfassend lässt sich einiges für die Personalentwicklung ableiten, wenn andere Länder Nationale Klinische Programme implementieren möchten, wie dies beispielsweise mit dem Klinischen Schlaganfallprogramm in Irland geschehen ist.

- Die Einbeziehung und Entwicklung von Klinikern in die Neukonzeption und Reform von Dienstleistungen führt zu einer positiven Umsetzung und verbesserten Patientenergebnissen.
- Die Annahme einer Auswahl von Ansätzen für die Aus- und Weiterbildung des Personals, die von der Bereitstellung von Instrumenten, Vorlagen, „Face-to-Face"-Treffen, Blended-Learning bis hin zu Online-Kursen reicht, erleichtert den Zugang für Personal unabhängig von dessen geografischer Lage und unterstützt so die zeitnahe Umsetzung.
- Die Zusammenarbeit mit Hochschulen zur Bereitstellung einer multidisziplinären Aus- und Weiterbildung des Gesundheitspersonals, die ein arbeitsplatzbezogenes Projekt beinhaltet, ist eine lohnende Überlegung.
- National Klinische Programme wie das Schlaganfallprogramm erleichtern die Wissens- und Kompetenzentwicklung des Personals durch verstärkte evidenzbasierte Praxis.
- National Klinische Programme wie das Schlaganfallprogramm entwickeln Führungskompetenzen im Personalbereich, indem sie Mitarbeiter auf allen Ebenen in „Bottom-up"- und „Top-down"-Lösungen für das Gesundheitswesen einbinden.
- Ein standardisierter Ansatz für die Versorgung und die klinische Strategie durch die Einführung nationaler Versorgungsmodelle, Behandlungspfade, Protokolle und Richtlinien, die von einem geschulten Personal bereitgestellt werden, kann Unterschiede reduzieren und zu verbesserter Qualität, Zugang und Kosteneffizienz in einer gesamten Kohorte, wie z. B. den Schlaganfallpatienten, führen.
- Ein klar strukturierter Ansatz für die Umsetzung, der die Führungsstruktur und die Beziehungen zu identifizierten Führungskräften festlegt, ist ein Schlüsselfaktor für positive Ergebnisse.
- Die Einbeziehung und Befähigung von klinischem Fachpersonal auf allen Ebenen dazu, Führung zu übernehmen, ist ein Schlüsselfaktor für eine erfolgreiche Umsetzung.

2.2.3 Action-Learning-Ansatz

Als eine innovative Strategie zur Entwicklung von Führungsqualitäten gilt die Intervention namens „Action Learning", auch handlungsorientiertes Lernen genannt. Es handelt sich um eine international angewandte und interpretierte Technik, die zur Lösung realer, direkter Probleme am Arbeitsplatz eingesetzt wird. Sie wird häufig in Großbritannien und in Ländern wie Kanada und Australien verwendet, wo eine unterstützende und ermutigende Kultur vorherrscht, wohingegen sie in Ländern, in denen Wettbewerb und Rivalität gefördert werden, wie den Vereinigten Staaten von Amerika, ins Wanken gerät. Ebenso würde aufgrund der Notwendigkeit einer unterstützenden, fürsorglichen Umgebung Action Learning in einer diktatorischen Kultur Schwierigkeiten bereiten.

▶ Die Technik des Action Learning wurde von Reginald Revans (1978) formuliert, welche auf der Überzeugung gründet, dass es kein Lernen ohne Handeln und kein nüchternes und bewusstes Handeln ohne Lernen gibt.

Revans bemerkte, dass sich weder Manager noch ihre Unternehmen entwickeln können, wenn ihr Lernen nicht in gleichem oder schnellerem Tempo wie das erlebte Ausmaß der Veränderung abläuft. Dieser Begriff des erfahrungsbasierten Lernens wird als wesentlicher Aspekt des Lernprozesses hervorgehoben (Kolb 1984; Honey und Mumford 1989; Leal-Rodriguez und Albort-Morant 2019). Nach Revans ist Lernen ein Prozess, der durch programmiertes Lernen erreicht wird, wie z. B. traditionelles Lernen, das durch den Besuch des Unterrichts oder das Lesen von Artikeln und Büchern erzielt wird. Die Einsicht beim Lernen wird verstärkt, indem herausfordernde Fragen zu einem Themenbereich von Interesse gestellt werden. Dies formuliert er als den Prozess, der heute als „Action Learning" bekannt ist, bei dem die Reflexion über die eigenen Handlungen zu einer bewussten Verpflichtung führt, auf der Grundlage des Erlernten zukünftige Handlungen zu initiieren.

Reflexion wurde von Kolb (1984) und seinen nachfolgenden Anhängern als der Aspekt des Lernzyklus betrachtet, der am wenigsten anerkannt und durchgeführt wird. Thompson und Pascal (2012) definieren Reflexion als integralen Bestandteil des Lernprozesses, den es zu entwickeln gilt. Die Entwicklung durch den Einsatz laufender reflektierender Portfolios ist eine erfolgreiche Technik, die von Black und Plowright (2010) eingesetzt wird. Dementsprechend bietet das Aktionslernen mit seinem Fokus auf reflexionsförderndes Handeln und Weiterdenken Führungskräften und potenziellen Führungskräften eine solide Lernbasis und kann daher als wertvoller Beitrag zur Führungskräfteentwicklung bezeichnet werden. Zudem wurde Action Learning bereits im akademischen Bereich berücksichtigt (Bourner und Lawson 2002; Leal-Rodriguez und Albort-Morant 2019) sowie in Unternehmen in Irland einschließlich der irischen Gesundheitsdienste (OHM 2002) integriert, wo es als Mittel zur Problemlösung und zum Lernen eingesetzt wird.

Somit wird deutlich, dass Action Learning ein Entwicklungsansatz ist, der weitgehend arbeitsbezogen ist. Er ist relevant für wichtige Arbeitsfragen und Fälle und wird durch den Projektleiter selbst organisiert. Es ist kein Prozess, bei dem Theorie oder Informationstransfer das Ergebnis sind, sondern ein gegenwärtiger und zukunftsorientierter Prozess, der nach praktischen Lösungen für arbeitsbezogene Themen oder Probleme sucht. Er ist sowohl gruppenbasiert als auch leistungsorientiert und abhängig von Aktion und Anwendung sowie dem Lernen und Nachdenken, das sich aus diesen Aktionen und Anwendungen für die Entwicklung des Einzelnen ergibt. Es handelt sich also um einen aktiven Prozess, der sowohl die erfolgreiche Planung eines Projekts als auch dessen Umsetzung umfasst.

Ein wichtiger Aspekt des Action Learning ist, dass es einen Kontext für das Lernen bietet, der im Hinblick auf das, was wir sagen, wichtig ist. In diesem Zusammenhang führt es dazu, dass man über sich selbst und über andere lernt. Diese beiden Aspekte sind grundlegend in den Bereichen der emotionalen Intelligenz (Kumar 2014; Killgore et al. 2017) und der authentischen Führung (Erikson 2009; Gardener et al. 2011; Alavi und Gill 2017), welches Schlüsselelemente für die Führungsentwicklung jedes Einzelnen sind.

> **Schlüsselelemente des Action Learning**
>
> Die Schlüsselelemente des Action Learning sollen noch einmal zusammengefasst werden, bevor wir weiter darauf eingehen:
> Es ist deutlich, dass es sich um einen Prozess handelt, bei dem das Lernen sich auf echte arbeitsbezogene Aufgaben bezieht, die identifiziert und angegangen werden, und nicht beispielsweise aus Fallstudien besteht, die für Lernzwecke erstellt wurden. Darüber hinaus stützt es sich in seinem Kern auf Reflexionen, die vom Projektleiter, aber auch von den Gruppenteilnehmern durch Fragen angeregt werden und somit Unterstützung und Herausforderung bieten. Jeder einzelne Teilnehmer des Action Learning trägt die Verantwortung dafür, Lösungen für sein eigenes Projekt zu finden, indem er seine eigenen Probleme löst und dabei theoretische Lösungen für praktische Ergebnisse seiner Probleme oder Angelegenheiten vermeidet. Diese werden individuell untersucht.

Mittlerweile sind mehrere Versionen von Action Learning entstanden, wobei einige nur als Action Learning bezeichnet werden, weil es eine Gruppe gibt, die an einem Lernprozess beteiligt ist. Doch mit Revans basiertes Action Learning eher auf dem Stellen von Fragen als auf dem Geben von Ratschlägen. Hier unterscheiden sich sogenannte Action-Learning-Prozesse, die an beliebiger Stelle entlang des Kontinuums ↔ **Ratschläge geben ↔ Fragen stellen** angesiedelt werden können. Einige sind stark in der Beratung verwurzelt (was problematisch sein kann, wenn die Beratung nicht angemessen ist), während andere stark fragenorientiert sind, und wieder andere sind eine fröhliche Mischung aus beidem. Für diesen Artikel betrachten wir die „reine" Form des Aktionslernens, welches das Fragenstellen von Gruppenteilnehmern in den Mittelpunkt rückt. Dies halten wir strategisch als das innovativste Mittel zur Personal- und Führungsentwicklung, was dieser Artikel zu untersuchen versucht.

Organisation des Action Learning Sets

Der gesamte Prozess hängt stark von dem regelmäßigen und meist moderierten Beitrag einer Gruppe von rund 6 Kollegen ab, die über einen längeren Zeitraum hinweg als Action Learning Set (ALS) benannt sind. Der Zeitraum von einem Jahr wird empfohlen. Die ALS bietet sowohl Unterstützung, um das Problem jedes Mitgliedes voranzubringen, als auch die Herausforderung, die Entwicklungs- und Führungsqualitäten jedes Mitgliedes zu fördern. Dazu befragen sich die ALS-Mitglieder gegenseitig zu Aspekten, die die Probleme ihres Projekts oder ein anderes Arbeitsthema, an dem sie beteiligt sind, umgeben (Weinstein 2012). Es wird vorgeschlagen (Revans 1978), dass es am besten ist, wenn ALS-Mitglieder nicht über Kenntnisse des Projektthemenbereichs eines anderen Mitgliedes verfügen, sodass sie Fragen aus einer naiven Perspektive stellen können. So kann jedes Mitglied in eine sehr grundlegende persönliche Suche nach den Themen einsteigen und bleibt nicht hängen auf einer Ebene schon zuvor als persönlich beurteilter relevanter Probleme. Dies ermöglicht eine wesentlich stärker vertiefte Auseinandersetzung mit den anstehenden Problemen.

Die Bedeutung dieser Fragen ergibt sich daraus, dass sie so gestaltet sind, dass jeder Projektleiter über seine Situation aus einer herausfordernden Perspektive nachdenken und so neue Aktionen in Betracht ziehen kann. Die Fragen ermutigen sie, über diese Aktionen nachzudenken und so ihr stillschweigendes Wissen über Führung zu erweitern. Da die Reflexion im Lernprozess bisher wenig Beachtung fand (Kolb 1984), wird sie hier zu einem besonderen Schwerpunkt und bietet insbesondere Führungskräften eine gute Ausgangsbasis für ihre Entwicklung.

Während es sich um einen befreienden Lern- und Entwicklungsprozess handelt, ist das Action Learning zumindest in Bezug auf die ALS-Sitzungen, die dem Prozess zugrunde liegen, sehr formell gehalten. Die etwa 6 Teilnehmer bringen monatlich ihre Themen ein und reflektieren diese durch die Fragen der Gruppenteilnehmer.

Es ist wichtig, dass jedes ALS-Mitglied an einem anderen Projekt arbeitet, ansonsten wird die Sitzung zu einer Projektgruppe, die eine ganz andere Dynamik hat. In einer Projektgruppe kann und soll jedes Mitglied wissen, was die anderen tun und welchen Einfluss die getroffenen Entscheidungen auf seinen eigenen Aspekt des Projekts haben können. Dies kann dazu führen, dass die Mitglieder eine festgefahrene Position einnehmen, wenn sie mit dem Gesagten nicht einverstanden sind, anders als die unterstützende und zugleich herausfordernde Ethik eines ALS.

▶ Die ALS lebt von fest zusammengestellten Kollegen, die nicht viel über die jeweiligen Projekte der anderen wissen, sodass sie eher Fragen stellen als Ratschläge geben, welche mehr oder weniger geeignet oder praktisch sein können.

Umsetzung des Action Learning Sets
Die Aufgabe des Moderators ist es, den reibungslosen Ablauf des Prozesses innerhalb der ALS zu gewährleisten und sicherzustellen, dass die von den Teilnehmern des ersten Treffens festgelegten operativen Grundregeln eingehalten werden und dass jedes Mitglied mit dem, was im Set passiert, vertraut ist. Er hilft, im Fragemodus zu bleiben, Reflexion anzuregen, handlungsorientiertes Umsetzen zu ermöglichen und ist für das Zeitmanagement zuständig. Dies ist wichtig, da jedes Mitglied in seiner „Sitzung" die gleiche Zeit bekommt. Der Moderator berechnet die insgesamt verfügbare Zeit und teilt sie gerecht zwischen den Teilnehmern auf, wobei er sicherstellt, dass jedes Mitglied zu Beginn jeder Sitzung weiß, wie viel Zeit für seine eigene individuelle Sitzung zur Verfügung steht. Erfahrungsgemäß ist eine Stunde pro Person ungefähr eine angemessene Zeit, um die Situation vollständig zu besprechen. Dafür muss sich das ALS-Team mit 6 Personen dann einen ganzen Tag einräumen. Ein halber Tag mit halbstündigen Einzelsitzungen ist jedoch durchaus akzeptabel, wenn die Festlegung eines ganzen Tages für das ALS problematisch ist. Der Moderator kann auch jemanden bitten, die Zeit im Blick zu haben, um die inhaltlichen Prozesse besser unterstützen zu können.

In der Tat ist die Auswahl der Moderatoren in allen Fällen unerlässlich. Es ist kein einfacher Prozess, den es gerade zu Beginn zu meistern gilt, vor allem wenn Teilnehmern der Prozess potenziell fremd ist oder sie ihn sogar ablehnen. Der Moderator muss die einzelnen Teilnehmer in den ASL-Rhythmus bringen und ihnen zeigen, dass dieser Weg für ihr Projekt hilfreich ist und sie damit auch langfristig eine persönliche Reife erfahren können. Dies kann schwierig sein, insbesondere wenn der ablehnende Teilnehmer ein Meinungsführer innerhalb des ALS ist. Darüber hinaus müssen die ALS-Moderatoren die Gruppe koordinieren und erforderliche Prozesse sowie die Gruppendynamik wahrnehmen, um das Ganze zum Erfolg zu führen. Sie müssen das ALS leiten, um steigende Spannungen zu überwinden, und gleichzeitig sicherstellen, dass die Teilnehmer offen und selbstbewusst miteinander umgehen, um neue Horizonte, Ideen und potenzielles Versagen zu erforschen. Damit der einzelne Teilnehmer selbst einen guten Reifeprozess erfahren kann, muss die Gruppe in ihrer Begleitung ein gesundes Gleichgewicht halten zwischen Fordern und Fördern halten. erfordert. Dabei gilt es sämtliche Grundregeln der ALS einzuhalten, wie beispielsweise die Art des Stellens von Fragen oder das Beraten (OHM 2002). Diese Aufgaben ähneln den Grundlagen von Management und Führung und binden so das Handlungsfeld des Lernens eng an diese beiden organisatorischen Kompetenzfelder (Beaty et al. 1993).

Während der Nutzen der Moderation von Action Learning Sets enorm ist, ist der Umfang an Aufgaben für Moderationsanfänger gleichermaßen groß. Dementsprechend besteht Bedarf an Training und Auffrischungstraining vor und während des Ablaufs des Action Learning Sets. Eine positive Möglichkeit, die Moderatoren zu schulen, besteht darin, regelmäßige ALS-Sitzungen für die Moderatoren selbst zu organisieren, in denen sie ihre Bedenken bezüglich des Prozesses, an dem sie beteiligt sind, äußern können.

▶ Damit Action Learning zu einer völlig produktiven Innovation für das strategische Unternehmensdenken wird, muss es den ALS-Mitgliedern selbst überlassen bleiben, wie sie davon profitieren.

Inhaltlich geht es in den einzelnen Sitzungen darum, dass jeder Teilnehmer basierend auf der Situation, in der er sich gerade befindet, Entscheidungen trifft. Sie müssen im Voraus darüber nachgedacht haben, was sie in den Tagen vor der ALS in Angriff nehmen wollten, und sie müssen sich für die wichtigen Themen entschieden haben, die sie innerhalb der ALS diskutieren wollen. Typischerweise informieren die Mitglieder nach einem kurzen Check-in, bei dem jeder sehr kurz über die Situation bezüglich seiner eigenen Gefühle und emotionalen Situation spricht, über ihre aktuelle Projektposition und erläutern die Themen, die sie in dem Meeting behandeln möchten. Dies kann je nach Situation des Mitgliedes und der in jeder einzelnen Sitzung verfügbaren Zeit zwischen 5 und 10 Minuten dauern. Der Teilnehmer teilt den Set-Mitgliedern dann mit, welche Hilfestellung er von der Sitzung erwartet, und dann beginnt die Befragung. Der Hintergrund dieser Fragen besteht darin den Projektleiter dazu zu bringen, über seine Situation aus einer herausfordernderen Perspektive nachzudenken und so neue Aktionen in Betracht zu ziehen, um dann wieder über diese Aktionen nachzudenken, womit sein unterschwelliges Wissen über Führungsstile erweitert wird.

Die Kraft des Fragens
Zu den Fragen, mit denen die Teilnehmer konfrontiert sein können, gehören Fragen, die darauf abzielen, die Situation zu klären oder sogar den Projektleiter zu fokussieren, einschließlich „*Wer ist davon betroffen, wenn Sie erfolgreich sind?*" „*Sie haben gerade gesagt, dass … Ist das wirklich das zentrale Thema für Sie, oder geht es um etwas anderes?*" oder vielleicht „*Welche Hindernisse oder Barrieren sehen Sie?*" (Institute of Leadership, IOL 2015). Die Fragen können sich verschärfen: „*Welche Annahmen treffen Sie?*", „*Welche Frage vermeiden Sie, sich selbst zu stellen?*", und sogar: „*Was würden Sie dazu sagen, wenn die Dinge schlechter oder besser werden würden?*" (IOL 2015). Schließlich könnten Fragen gestellt werden, die den Projektleiter zum Handeln motivieren, wie z. B. „*Wenn alle Entscheidungen allein auf Ihnen lasten würden, was würden Sie tun?*", „*Welche anderen Möglichkeiten gibt es?*" und „*Wo könnten Sie mehr darüber erfahren?*" (IOL 2015). Auf diese Weise kann der Teilnehmer seine eigene Situation abwägen und beginnen, Strategien zur Überwindung seiner Probleme zu entwickeln. Dies ist weitaus entwicklungsförderner, als den „Ratschlägen" der ALS-Kollegen nach bestem Wissen und Gewissen zu folgen, was die Situation durchaus verschlimmern kann.

Die Teilnehmer, die das Problem in die Gruppe tragen, können die Fragen, wenn möglich, entweder gleich beantworten oder sie können sich eine Notiz zu den Fragen machen, wenn sie diese aus irgendeinem Grund nicht sofort beantworten können. Tatsächlich ist die Reflexion der Fragen wichtig, so sollten auch Fragen, die sofort beantwortet werden, zu einem späteren Zeitpunkt vom Einzelnen selbst in Frage gestellt werden können. Der Moderator hat eine bestimmte Rolle zu spielen, wenn die Fragen gestellt werden. Er kann feststellen, ob die Frage eines Kollegen eher in seinem eigenen Interesse liegt als in dem des Projektleiters. Er kann intervenieren und den Teilnehmer fragen, ob diese Frage für ihn nützlich war. Anderenfalls ist es legitim, dass der Moderator die Frage außer Kraft setzt und die Gruppenmitglieder auffordert, weitere Fragen zu stellen, die für den Projektleiter nützlicher sind.

Zu diesem Zweck gibt es eine Maxime, die den Action-Learning-Prozess prägnant zusammenfasst:

▶ Es ist so, dass alle ALS-Mitglieder gleichzeitig 100 % selbstlos und 100 % egoistisch sein müssen. Selbstlos insofern, als dass sie sich der Person hingeben müssen, deren Sitzung gerade stattfindet, damit diese aus der Sitzung genau das herausbekommt, wonach sie gefragt hat; egoistisch, wenn es um ihre eigene Sitzung geht, um aus ihr herauszubekommen, was man selbst wissen wollte.

Dies kann bedeuten, dass einige der Fragen selbst abgewehrt werden, wenn sie nicht nützlich erscheinen, oder dass man sie für eine spätere Betrachtung zurücklegt. Die Teilnehmer müssen sich jedoch bewusst sein, dass manchmal die schwierigsten Fragen diejenigen sind, die eine große Hilfe sein können, sodass darauf geachtet werden muss, Fragen aus dem richtigen Grund abzuwehren.

Am Ende jeder Einzelsitzung stehen dem Teilnehmer einige Minuten zur Verfügung, um über zwei oder drei wichtige Aktionspunkte zu entscheiden, die er vor dem nächsten ALS durchführen möchte. Diese Aktionspunkte werden als Ergebnis für die bevorstehende Sitzung formuliert und können entweder nach alleinigem Ermessen des Teilnehmers oder gegebenenfalls mit einer Aufforderung der anderen ALS-Mitglieder erfolgen. Es ist wichtig zu beachten, dass die Entscheidung über die Aktionspunkte bei dem Teilnehmer liegen muss, der von der Gruppe nicht gezwungen werden darf, Maßnahmen zu ergreifen, die er für irrelevant oder in irgendeiner Weise schädlich für sein Projekt halten könnte. Sobald die Aktionspunkte festgelegt sind, ist die Sitzung dieser Person abgeschlossen, und der Prozess beginnt wieder mit dem nächsten Teilnehmer. Dies wird wiederholt, bis alle ALS-Mitglieder den Prozess der Präsentation und Befragung durchlaufen haben.

Arbeit zwischen den Treffen der Action Learning Sets

Die Aktivitäten der einzelnen Mitglieder enden jedoch nicht damit. In vielerlei Hinsicht ist es erst der Anfang. Nach dem ALS muss jedes Mitglied die Aktionspunkte, die es selbst festgelegt hat, vor der nächsten Sitzung abschließen. Die Fertigstellung selbst reicht jedoch nicht aus. Jeder Teilnehmer muss auch über den Prozess der Durchführung der Aktion und auch über ihr Ergebnis in Bezug auf seine eigene Leistung nachdenken und darüber, was er daraus gelernt hat. So kann es beispielsweise bei der Befragung vorkommen, dass der Projektleiter entschieden hat, dass er sich um ein zusätzliches Budget bemühen muss, um mit seinem jeweiligen Projekt fortzufahren. Dazu müsste er sich möglicherweise mit einem höheren Manager in seinem Unternehmen auseinandersetzen.

- Wie sind Sie dabei vorgegangen?
- War das Ergebnis erfolgreich?
- Hätten Sie es effektiver angehen können?
- Wie haben Sie sich gefühlt, als Sie mehr Budget forderten?
- Hatten Sie Angst?
- Wie fühlen Sie sich jetzt?
- Was haben Sie über den Prozess gelernt?
- Was haben Sie über sich selbst gelernt?
- Welche Aktionspunkte haben Sie nicht erfüllt?
- Warum war das so?
- War es die Nervosität an sich?
- Was haben Sie über sich selbst gelernt, indem Sie den vereinbarten Aktionspunkt nicht umgesetzt haben?

▶ Das Lernen aus der Nichterfüllung kann noch wirkungsvoller sein als die Vervollständigung der vereinbarten Aktionen.

Nachdem die Teilnehmer diese und ähnliche Aspekte ihrer vereinbarten Aktionen berücksichtigt haben, werden sie in ihrer Sitzung des nächsten Action Learning Sets Feedback geben, wobei sie die anderen Mitglieder über ihre Situation informieren. Sie können nach ihren Reflexionen und ihrem Lernerfolg (oder dem Mangel daran!) befragt werden, was zu noch mehr Nachdenken anregt.

Ein so tiefgreifender Reflexionsprozess muss eingeleitet werden, wenn Lernen stattfinden (Kolb 1984) und jedes ALS-Mitglied seine Führungsqualitäten entwickeln soll. Es zeigt sich also, dass es beim Action Learning nicht nur um die Aktivität im ALS-Umfeld geht, sondern auch um den Zeitraum zwischen den Meetings. Tatsächlich ist diese Zwischenzeit wohl die wichtigste, da hier die Aktion, die Reflexion über die Aktion, die Reaktion, die weiterführende Reflexion und das Lernen stattfinden.

Beim ALS geht es einfach darum, dieses Lernen durch den Einsatz von aufschlussreichen Fragen zu artikulieren und zu diskutieren. Es mag sein, dass die Erkenntnis aufgrund der aufschlussreichen Befragung bereits im ALS-Meeting kommt, aber es wäre sinnlos, wenn sich das Action Learning nur auf die ALS-Sitzungen beschränken würde.

Action Learning in der Wissenschaft

Action Learning, das bildungstechnisch als eine wertvolle Möglichkeit zur Durchführung fortgeschrittener Hochschulprogramme angenommen wird, wurde sowohl als eine Möglichkeit der

Personal- und Führungsentwicklung als auch für die Organisationsentwicklung als wichtig angesehen. Wir wollen hier untersuchen, wie der Action-Learning-Prozess bei der Führungskräfteentwicklung helfen kann.

John Lawson hat mehr als 25 Jahre Erfahrung mit der Nutzung von Action Learning in verschiedensten Versionen innerhalb der akademischen Welt, meist mit erfahrenen Fachleuten, die Master-Studiengänge absolvierten und aus verschiedenen Berufen im privaten, öffentlichen und tertiären Sektor kommen. Ursprünglich wurde ein ALS-Ansatz sowohl durch Befragung als auch durch Beratung an einer englischen Universität praktiziert, an der die überwiegende Mehrheit unserer Master-Studenten in Vollzeit oder Teilzeit beschäftigt sind. Die Anforderung des Programms bestand darin, dass jeder Student an der Leitung eines Unternehmensentwicklungsprogramms innerhalb seines Unternehmens (oder eines angenommenen Unternehmens) beteiligt war und jeder von ihnen aufgefordert wurde, ein Action Learning Set zu verwenden. Die Erfahrung des Autors John Lawson war eine Erfolgsgeschichte auf akademischer Ebene, aber vielleicht ohne die wirkliche Entwicklung, die das Action Learning begleiten sollte. In dieser Zeit wurden jedoch zwei Lektionen gelernt.

Der erste Lerneffekt aus akademischer Sicht betraf die Anwendung der zeitgesteuerten Sitzung des Einzelnen. Eine meist überschwängliche Studentin, eine Firmenchefin, war eines Tages sehr mürrisch und fast aggressiv in ihrem Auftreten. Sie trug nicht auf ihre übliche Weise zum ALS-Prozess bei, was den Moderator wunderte. Sie öffnete sich beim Check-in in keiner Weise. Als es zu ihrer Sitzung kam (welche in diesem Fall eine Stunde dauern sollte), bat sie alle im Raum *„trinkt für eine Stunde lang einen Kaffee und lasst mich in Ruhe ..."*. Obwohl sehr ungewöhnlich und nach den strengen Regeln des Action Learning nicht ganz die richtige Reaktion, wurde sie wie gewünscht in Ruhe gelassen. Die Gruppe kehrte mit viel Unbehagen zum Ende der Stunde zurück und war erstaunt über den Wandel. Das mürrische Gesicht und die aggressiven Untertöne waren vorbei, und ihre übliche überschwängliche, fröhliche, kooperative Gruppenbeteiligung kehrte zurück. Sie erklärte, dass ihre Arbeit und ihr privates Umfeld in letzter Zeit zu viel für sie waren, und der derzeitige Druck in ihrem Leben es nicht zuließ, einfach nur eine Stunde lang allein sitzen und über manche Dinge nachdenken zu können. Sie brauchte diese kurze Zeit, um verschiedene Aspekte zu überdenken. Die Lektion hier ist, dass kontinuierliche Arbeit ohne Zeit zum Nachdenken nicht nützlich ist und dass hier der Ausfall der ALS hilfreich war. Das sollte allerdings die Ausnahme bleiben.

Das zweite zu würdigende Highlight des Prozesses war die Tiefe der Fragen, die an einen Teilnehmer in einer ALS-Sitzung gestellt wurden. Nach der Präsentation über seine Projektsituation wurde ein Teilnehmer mit einer Reihe von sehr tiefgehenden und oft unbeantwortbaren Fragen konfrontiert. Es war klar, dass er sich mit dem „Verhör" unwohl fühlte und über die Erkenntnis beunruhigt war, dass sein Projekt, in das er viel Energie gesteckt hatte, möglicherweise um ihn herum zusammenbrach. Er verließ die Sitzung unter Tränen und sagte, dass er das Projekt beenden würde, da er keine Möglichkeit sah weiterzumachen. Als er jedoch über die Fragen in dieser Nacht nachdachte, stieß er überraschend auf die Lösung für eine dieser Fragen, und plötzlich fingen die anderen Fragen an, sich ebenfalls lösen zu lassen. Von diesem Tag an gab es kein Zurück mehr, und sein Projekt war ein Erfolg, der noch so unwahrscheinlich schien, als er von dem ALS nach Hause ging. Hier erfahren wir, dass Fragen nicht sofort im Rahmen des ALS beantwortet werden müssen und dass es völlig legitim ist, sie danach zu reflektieren. Darüber hinaus können es die tiefgehenden, herausfordernden und zunächst unbequemsten Fragen sein, die am sinnvollsten und entwicklungsorientiertesten sind.

Action Learning mit internationalen Studierenden

Eine weitere Erfahrung erstreckt sich über einen Zeitraum von 6 Jahren (2012–2018) und umfasst etwa die Größenordnung von 400 Studenten. Diese Studenten kamen hauptsächlich aus Ländern des Nahen Ostens wie Bahrain, Jordanien, Kuwait, Oman, Katar, Saudi-Arabien und den Vereinigten Arabischen Emiraten (VAE), wobei es auch einige Studenten aus Irland und Großbritannien (UK) gab. Die Gruppe setzte sich aus Vollzeit- und Teilzeitbeschäftigten zusammen, die in einem Gesundheitsbereich tätig waren und gleichzeitig einen Master-Studiengang absolvierten.

Auch hier war jeder Student damit beschäftigt, ein Unternehmensentwicklungsprogramm zu leiten, das für seine eigene Fachdisziplin innerhalb seines Unternehmens (oder eines angenommenen Unternehmens) relevant ist. Dementsprechend reichten diese Entwicklungsprogramme von der Einführung eines neuen Aktionsplans bei Hüftfrakturen bis hin zur Verkürzung der Wartezeit in einer Zahnarztpraxis; von der Einführung des kanadischen Triage-Verfahrens in einem stark frequentierten öffentlichen Krankenhaus bis hin zur Reduzierung der Anzahl der Röntgenaufnahmen von Kindern. Die Bandbreite der verschiedenen Projekte war groß und von Bedeutung.

Ein wesentliches Merkmal des Programms war auch hier, dass es auf Action Learning basierte. Während dies inzwischen ein recht häufiges und bewährtes Vorgehen britischer Hochschulen ist, wurden die Kurse in Bahrain und in den VAE durchgeführt, wo die Kultur der teilnehmenden Studenten auch in der Lehre einen autokratischen Führungsstil aufwiesen. Hinzu kam, dass fast alle Teilnehmer eine naturwissenschaftliche Ausbildung hatten und das Gesundheitswesen nach einem Schwarz-Weiß-Ansatz beurteilten. In den Naturwissenschaften folgt alles einem Muster. Wenn Natrium ins Wasser fällt, entsteht auf jeden Fall Natriumhydroxid und Wasserstoff. Jedes Mal. Es kann nicht anders sein. Es ist konstant. Professoren können dies kategorisch als Tatsache darstellen, und Studenten können ihnen vollumfänglich glauben. In Führung und Management, wo die Sozialwissenschaft vorherrscht, ist jedoch nichts konstant. Alles hängt von den überwiegenden Emotionen der Menschen von Tag zu Tag ab, und diese können und werden sich regelmäßig ändern. Im Gegensatz zu den absoluten Lektionen des Naturwissenschaftlers neigt deren sozialwissenschaftliches Gegenstück also dazu zu sagen: *„Es kommt darauf an ..."*, was es zwar tut, aber es scheint, aus der Sicht eines Medizinstudenten, eine Vermeidung der Situation zu sein, die Frage zu beantworten, vor allem aus der Sicht des Nahen Ostens. Darüber hinaus schlugen wir auch noch vor, dass die Studierenden sich sowohl als Person als auch als Führungskraft mittels Action Learning entwickeln. Dies weckte sowohl Unbehagen aus auch Zynismus, was zu erwarten ist, wenn wir solche Ansätze in den genannten Regionen erklärten.

Es gibt keine Garantie dafür, dass der Import von Action Learning erfolgreich sein wird, um lokale Führungskräfte zu entwickeln, denen solchen Lernmethoden fremd sind. Die demokratische Arbeitsweise des Action Learning steht einer eher autoritär geprägten Lehre im Mittleren Osten gegenüber. Action Learning verlangt, dass Mitglieder der Arbeitsgruppe offene Fragen stellen, denen sie bei der Durchführung ihrer Projekte begegnet sind, und dass sie um Hilfe bei der Suche nach Lösungen bitten. Diese Lösungen stammen jedoch nicht von Ratschlägen, die leicht irreführend oder für den Kontext des Projekts ungeeignet sein könnten, sondern von Fragen, die die Position des Projektleiters in Frage stellen. Dies hat den Effekt, die Projektleiter zu zwingen, sich mit Problemen auseinanderzusetzen, die sie vielleicht nicht bedacht haben, die sie nicht bedenken wollten und die sie kulturell bisher nicht bedacht hätten, sondern die verlangen, dass sie Themen aus eigener Phantasie und auf eigene Faust angehen. Dies ist ein unglaublich wichtiges Sprungbrett in der Führungskräfteentwicklung ebenso wie in der Organisationsentwicklung, das weit entfernt von den in der Region üblichen Lernnormen ist.

Dennoch haben wir festgestellt, dass sich Action Learning positiv auf die Mehrheit, wenn auch nicht auf alle Teilnehmer unseres Action-Learning-Programms auswirken konnte. Der Schlüssel, den wir gefunden haben, wird dadurch gebildet, dass sowohl die Moderatoren als auch die ALS-Teilnehmer in den Prozessen gut ausgebildet werden. Ein Programm von zertifizierten Seminaren zur kontinuierlichen beruflichen Weiterbildung, das sich auf Verständnis und Praxis konzentriert, wurde für die Moderatoren entwickelt, während die Studierenden in Bezug darauf gecoacht wurden, was sie erwartet und wie sie am Action-Learning-Prozess teilnehmen können. Der anfängliche Widerstand gegen Action Learning als Softskill konnte im Laufe zunehmender Erfahrung mit dieser Methode aufgelöst werden. Bei der Rekrutierung von Moderatoren aus geeigneten Alumni konnte eine starke Basis von Personen geschaffen werden, denen die Teilnehmer vertrauen können, da die Moderatoren selbst gute Erfahrungen mit dem Prozess gemacht haben.

Was ALS-Moderatoren gelernt haben

Einige unserer Moderatoren haben sich über ihre Erfahrung der persönlichen Entwicklung während ihrer Aufgabe geäußert. Zusammenfassend lässt sich sagen, dass sich die Moderation von ALS als nützlich erwiesen hat, um zu lernen, wie man Gespräche führt, und um sicherzustellen, dass die Teilnehmer auf dem richtigen Weg bleiben. In diesem Zusammenhang bewiesen mehrere Moderatoren, dass die Kunst, die richtigen Fragen zu stellen, zu einem für den Teilnehmer vorteilhaften Gespräch führt, während er die Fähigkeit des Zuhörens und der Beantwortung entwickelt. Ein solches tiefes nicht wertendes Zuhören, welches mit kreativen Fragen verbunden ist, schien zu helfen, die Perspektiven des ALS-Mitgliedes für eine bestimmte Situation zu öffnen. Dementsprechend haben die ALS-Moderatoren gelernt, dass Moderation zu der Fähigkeit führt, Diskussionen zu steuern und ein Lernumfeld schaffen, in dem sie Teilnehmer ermutigen, herausfordern und immer wieder auf das Problem fokussieren, womit die Lernprobleme zum Nutzen der gesamten Gruppe beitragen.

Dies führte zu mehr Anerkennung von Personalmanagement, bei dem ein Moderator sich um eine Gruppe von Personen kümmert. Es zeigt sich in der Notwendigkeit, die verschiedenen Persönlichkeiten der ALS-Mitglieder zu managen und die Stärken und Schwächen jedes Einzelnen zu identifizieren, um eine kooperative, unterstützende Arbeit in einem Team zu leisten und effektiver zu arbeiten. Durch die Moderation lernten sie, den Geist der Teamarbeit unter den Teammitgliedern zu verbreiten und sie dadurch vorzubereiten, einander zu helfen. Außerdem erlernten sie das Handwerk des Lesens von Körpersprache, um zu versuchen, die Emotionen der Mitglieder zu verstehen, auch wenn diese nicht sprechen. So lässt sich verstehen, wie verschiedene Mitglieder unterschiedlich auf das Feedback ihrer Mitmenschen reagieren.

Jeder dieser Aspekte kann als entscheidend für Führungskräfte und Manager angesehen werden, da sie danach streben, ihre Arbeitsgruppen zu optimieren. Zudem bilden diese Aspekte Fähigkeiten, die von der Moderation des Action Learning auf die Arbeits- und Führungsebene übertragbar sind (Smith 2001).

Arbeiten in Gruppen

Ein inhärenter Vorteil der ALS-Teilnahme ist die Tatsache, dass die Mitglieder innerhalb ihrer Gruppen arbeiten. Sie sind nicht allein; sie können Erfahrungen und Ansätze zur Problemlösung und Ideenfindung austauschen. Sie lernen voneinander in Form der Fragen, die ihre ALS-Kollegen stellen. In der Regel lernen sie auch stellvertretend aus den Diskussionen zwischen anderen Mitgliedern, wenn unabhängige Projekte mit ähnlichen Problemen konfrontiert sind und das Miteinander-Kreieren neuer Ideen unvermittelt auftritt. Wir haben festgestellt, dass interne Sets neue Denk- und Verhaltensweisen ermöglichen können, die, solange Reflexion und Lernen stattfinden, den ALS-Teilnehmern zugutekommen. Auf diese Weise lernen sie von der Unterstützung und Herausforderung ihrer Kollegen und lernen, wie man sie im Gegenzug unterstützt aber auch fordert. Dies ist ein Lernen von unschätzbarem Wert für diejenigen, die eine Führungsrolle in einer Organisation anstreben.

Dementsprechend können wir sehen, dass der organisatorische Wandel durch den Einsatz von Action Learning erleichtert wird. Die Teilnehmer des Prozesses sind besser gerüstet, um neue Ideen und innovative Arbeitsweisen in ihren Disziplinen zu erkennen. Obwohl es wichtig ist, dass das ALS aus Personen besteht, die an verschiedenen Projekten arbeiten, die wenig oder gar keine Kenntnisse über die Arbeit der Anderen haben, ermöglicht das interne ALS eine Erweiterung der internen und externen Netzwerke, die für die Teilnehmer gerade in einer Zeit des organisatorischen Wandels sehr nützlich sein können.

Was die ALS-Teilnehmer gelernt haben

Wir haben oben besprochen, dass ALS-Sitzungen erfordern, dass jeder Teilnehmer klar und deutlich angeben muss, was er durchmacht und wie er seinen Arbeitsfortschritt erklärt. Gleichzeitig müssen die Teilnehmer für ihre Arbeitskollegen einen Beitrag leisten, indem sie Fragen zu deren Arbeit zur Bewertung und Verbesserung stellen. Dies impliziert eine wechselseitige Interaktion, bei der die Reflexion der eigenen Situation und derjenigen Anderer unter schwierigen Umständen eingeübt wird. Es ist schwierig, die erforderliche Konzentration aufrechtzuerhalten, um an der von uns erwähnten „100 % selbstlosen und 100 % egoistischen" Art und Weise teilzunehmen, besonders wenn die eigenen Themen im Vordergrund stehen und von größter Bedeutung sind. Es war daher erfreulich zu sehen, dass die Teilnehmer selbst die verbesserten Kommunikationsfähigkeiten, die durch kritische Diskussionen und Reflexionen innerhalb des ALS gewonnen wurden, nachdrücklich befürworteten.

Es scheint, dass Action Learning zwar ein unbekannter Lernprozess im Nahen Osten war, aber für die Teilnehmer dazu beigetragen hat, die Bereitschaft und das Engagement zu erhöhen und Verantwortung für ihre eigene Arbeit zu übernehmen. Darüber hinaus bot es ein vertieftes Verständnis für die Bedeutung von Offenheit, Mitarbeit und Vertrauen füreinander sowie den Wunsch und die Begeisterung, einander in einem respektvollen, unterstützenden, fördernden und vertraulichen Umfeld mit einer Bereitschaft zur Veränderung zu unterstützen und voneinander zu lernen.

In Zeiten äußeren Chaos ermöglichen die ALS-Sitzungen den Studenten, sich über Projektthemen mit der Gruppe in einem vertraulichen und ruhigen Umfeld auszutauschen. Sie erhielten nicht nur wertvolle Erkenntnisse darüber, wie sie ihr Projekt erfolgreich abschließen können, sondern sie eigneten sich auch wichtige Erkenntnisse an aus der Befragung durch Fachleute mit unterschiedlichem Hintergrund zu verschiedenen Ansätzen des Personalmanagements in einem Unternehmensentwicklungsprojekt. In der Tat sagten sie, dass das ALS die Teilnehmer verpflichtet, die Kollegen herauszufordern, zu ermutigen und zu befähigen, komplexe Situationen oder Probleme in der Praxis anzugehen. Durch die Verwendung eines solchen konstruktivistischen Ansatzes wird eine Umgebung geschaffen, in der Führungskräfte die Möglichkeit haben zu erforschen, zu hinterfragen, zu diskutieren und zu kritisieren, um neue Ideen, Ansätze und Initiativen zu integrieren.

Der erfolgreiche Problemlösungsaspekt des Prozesses war für die meisten Teilnehmer der Schlüssel zu diesem für sie neuen Lernprozess. Die Teilnehmer waren der Meinung, dass dies dadurch erreicht wurde, dass die Erforschung ihrer Anliegen aus verschiedenen mentalen Quellen ermöglicht wurde, was das Verständnis für Probleme vertiefte, die komplex erschienen, aber als häufig angesehen wurden.

Dieser Aspekt wurde dadurch erreicht, dass die Kommunikationsfähigkeiten der Teilnehmer enorm verbessert wurden, da sie lernten, wie man anderen zuhört und Wissen und Erfahrungen austauscht. Sie lernten, sich mit Anderen zu vernetzen, zu arbeiten und im Team zu lernen. Dies trug dazu bei, das Vertrauen vieler Teilnehmer zu stärken. Die Auseinandersetzung mit Problemen, das aktive Zuhören mit den Fragen der Kollegen und der Versuch, sie zu bearbeiten und in Lösungen umzusetzen, trug dazu bei, neue Fähigkeiten zu entwickeln, die allgemein als Führungsqualitäten anerkannt sind.

Tatsächlich lernten die Teilnehmer durch Action Learning, wie sie die Reflexion nutzen können, um zu lernen und ihre Schwächen zu verstehen, wodurch ihre Stärken aufgebaut und entwickelt werden. In Anlehnung an die Elemente einer authentischen Führung wird damit der Beitrag zu allen Führungsqualitäten, die Action Learning leisten kann, erneut unterstrichen.

▶ Wir können sehen, dass das oben Gesagte die Kernwerte des strategischen Gründungsansatzes der HSE – gute Versorgung, Mitgefühl, Vertrauen und Lernen – genau widerspiegelt.

Führungsqualitäten durch Action Learning

Nachdem die Teilnehmer Action Learning erlebt hatten, äußerten sie die Meinung, dass eine erfolgreiche Führungskraft aufrichtig, zugänglich, neugierig, fähig und kompetent bei Neuerungen sein muss, sowohl auf persönlicher, als auch auf organisatorischer Ebene. Durch die Anerkennung und das Verständnis dessen fanden die Teilnehmer immer wieder neue Wege, das kreative Denken und die Problemlösung der Kollegen zu stärken und somit sowohl sich selbst als auch ihre Teams voranzubringen. Die Kombination mit einer soliden Analyse der Bedürfnisse des Unternehmens in einer sich ständig verändernden Welt führt zu neuen Formen von Aufgeschlossenheit, Aufklärung, Fortschritt und disziplinierter Führungspraxis.

Folglich ist zu erkennen, dass Action Learning ein innovativer Prozess ist, der es den Teilnehmern ermöglicht, Führungsqualitäten zu erlernen. Die Teilnehmer waren außerdem der Meinung, dass der Schlüssel zur Führung darin besteht, die Fähigkeiten und Schwächen der Menschen zu erkennen.

▶ Großartige Führungskräfte werden in der Lage sein, die verschiedenen Fähigkeiten der verschiedenen Teammitglieder für ein bestimmtes Ziel zu nutzen.

Außerdem kann man beim Action Learning viel über sich selbst und Andere lernen. Daher wird ein Team-Leiter seine eigenen Grenzen verstehen und in der Lage sein, anderen Mitgliedern sorgfältig zuzuhören und sie zu beobachten, um die richtige Person für die richtige Aufgabe auszuwählen, wenn er versucht, ein bestimmtes Ziel zu erreichen. Dies spiegelt einen authentischen Führungsstil wider (Erikson 2009; Gardener et al. 2011; Alavi und Gill 2017).

Im Bereich des Projektmanagements kann nach Ansicht der ALS-Teilnehmer das Lernen eine innovative Rolle spielen. ALS-Sitzungen halfen den Mitgliedern, ihre Fortschritte zu überwachen, und bei der Einhaltung eines Zeitplans. Dies war wichtig, da dadurch nicht nur die Projekte abgedeckt wurden, sondern die Teilnehmer auch die Möglichkeit hatten, intensiv zu interagieren und zu diskutieren, wie sie das Endergebnis erreichen würden. Das war sehr unterstützend und bot Raum und Zeit, in denen sie sich ausloten und den Inhalt durchgehen konnten.

Ein wachsender Respekt vor der Zeit und den Menschen lehrte die Teilnehmer, über ihre eigenen Emotionen nachzudenken, während sie überlegten, wie sie in sich selbst investieren können und Strategien zur Organisation von Zeit für die „höchsten Prioritäten" ihres Lebens maximierten. Die Teilnehmer kamen zu der Erkenntnis, dass, obwohl es sie verletzlich machte, das Aufdecken ihrer Schwächen eine Stärke und keine Schwäche ist. Während ALS-Sitzungen als Motivation für die Durchführung ihres Projekts galten, gaben ihnen die Sitzungen auch ein positives Gefühl für sich selbst und halfen bei dem Erkennen von Fähigkeiten, die sie hatten, aber von denen sie bisher nichts wussten: *„Ich habe mich selbst als Person erkannt, ich habe Positivität und Selbstvertrauen gewonnen"*.

Dies sind faszinierende Reflexionen über die Macht des Action Learning, und es ist interessant festzustellen, dass die Reflexionen der Teilnehmer fast ausnahmslos den Lern- und Entwicklungsprozess und nicht den eigentlichen Inhalt ihrer jeweiligen Projektarbeit benennen. Dies ist insofern wichtig, als das Action Learning den Prozess des Lernens in den Vordergrund und den Inhalt in den Hintergrund stellt (Beaty et al. 1997) und so den entwicklungspolitischen Aspekt des Vorgehens hervorhebt. Die Ergebnisse stimmen mit denen von Beaty et al. (1997, S. 188) überein, welche kommentieren, dass im Vergleich zum Lernen aus traditionell „vermitteltem Wissen" Action Learning „eher persönliches Lernen, signifikantes Lernen, höhere berufliche Entwicklung, situativ und emergent" sei.

Dennoch ist nicht alles klar. Es bedarf einer Anpassungsphase, um die Teilnehmer mit dem Begriff „Fortschritt durch Befragung" vertraut zu machen, was bei einigen Personen eine Weile dauern kann, und unserer Erfahrung nach werden einige Menschen mit dem Prozess nie zufrieden sein und sich nie daran gewöhnen können. Dies sollte keine Überraschung sein, da verschiedene Menschen auf unterschiedliche Weise lernen, und wenn es nicht in ihnen liegt, sich selbst zu reflektieren, vor allem in ihrem eigenen Handeln, werden sie das Action Learning nie akzeptieren.

Sich gegenüber dem Prozess zu verpflichten ist von wesentlicher Bedeutung, um das Beste aus diesem zu machen (Beaty et al. 1997). Diejenigen, die Action Learning als ungewollte Pflichtveranstaltung erleben, entwickeln machnmal eine oberflächliche Haltung dazu. Bourner und Frost (1996) warnen, dass die Mitgliedschaft in einem ALS nicht bedeutet, die persönliche Verantwortung dafür, das eigene Projekt voranzubringen, an die Gruppe abzugeben. Die Gruppe des ALS ist dazu nicht da. Die Autoren betonen, wie wichtig es ist, dass die ALS-Mitglieder die Grenzen und Erwartungen der Teilnehmer an die Prozesse ihres Sets vereinbaren.

Was für ein erfolgreiches Action Learning zu berücksichtigen ist

Ein Warnhinweis sollte an diejenigen gerichtet werden, die interne ALS-Sets durchführen möchten. Action Learning funktioniert am besten, wenn die vorherrschende Kultur mit der Kultur des Action Learning selbst übereinstimmt (Lawson et al. 1997). Oftmals gibt es innerhalb von Unternehmen einen inhärenten Wettbewerb, der für den Action-Learning-Prozess destruktiv sein kann, bei welchem jedes Mitglied unterstützt werden muss (Beaty et al. 1997).

Es ist wichtig, dass jegliches Wettbewerbsverhalten und Missstimmungen ausgeschlossen werden (Lawson et al. 1997). Darüber hinaus ist eine der grundlegenden Regeln des ALS-Betriebs die Vertraulichkeit, die intern schwer zu gewährleisten sein kann. Auch könnten die Teilnehmer sich gehindert fühlen zu sprechen, wenn Andere aus einer höheren Ebene ihrer Organisation im ALS anwesend sind, da dann die Offenheit und Freiheit, „100 % selbstlos" zu sein, beeinträchtigt sein könnte.

Es muss immer daran erinnert werden, dass ein ALS keine Projektgruppe ist, in der alle am gleichen Thema arbeiten (Beaty et al. 1997). Es ist unerlässlich, dass jede Person ein unabhängiges Projekt mitbringt, um Fragen aus einer naiven Perspektive zu ermöglichen. Nach unserer Erfahrung gehen Teilnehmer von Projektgruppen oft in Konkurrenz zueinander, was Lernen im Sinne des Action Learning verhindert

Erfolgreiches Action Learning ermöglicht, dass die Teilnehmer relevante Schritte unternehmen, um die vereinbarten ALS-Aktionspunkte angemessen umzusetzen (O'Hara et al. 1997). Sie müssen die Verantwortung für die Gestaltung ihres eigenen Lernens übernehmen. O'Hara erfasst diejenigen Persönlichkeiten als reif genug, die gute Erfahrung mit ihrer Umgebung haben, in der sie leben, und die etwas über sich selbst und diese Umgebung lernen und die die Dinge verändern wollen. Tatsächlich schlugen die Teilnehmer vor, dass, wenn das ALS keine Antworten gibt, die Lösungen für die Probleme eines Projektplaners in den Nischen der Literatur liegen können und diese alleine gesucht werden müssen, um ihre Planung voranzutreiben.

Man sollte sicherstellen, dass ALS in einer neutralen Umgebung stattfindet, ohne störende Einflüsse, ohne telefonischen Zugang (Mobiltelefone müssen ausgeschaltet werden!), und Hygienefaktoren wie Lüftung, Temperatur, angenehme Sitzgelegenheiten und Akustik, sogar Erfrischungen sollten berücksichtigt werden.

Nach Bourner und Frost (1996) ist das Beste, was man bei der Teilnahme an einem Action Learning Set machen sollte, über die Worte der Teilnehmer nachzudenken, die sich selbst reflektiert haben. Dementsprechend folgt hier ein Kommentar einer Medizinstudentin aus Bahrain zu den erwarteten Ergebnissen, nachdem sie bei der Planung eines Projekts Action Learning erlebt hat und ein Unternehmen beraten sollte, bei dem sie nicht fest angestellt war.

> Leider kann ich nicht aus eigener Erfahrung schöpfen, da ich dort nicht arbeite, aber ich kann sehen, dass die von den Teilnehmern erlernten Führungsqualitäten zwischen den ALS-Sitzungen am Arbeitsplatz weiterentwickelt und geübt werden und so die erlernten Fähigkeiten in den persönlichen Führungsstil einbezogen werden können. Ich glaube, dass Führungskräfte, die die Action-Learning-Methodik in ihre Arbeitsbereiche hineinbringen können, in der Lage sind, entscheidende Dilemmata zu lösen, leistungsfähige Teams und Lernorganisationen aufzubauen, andere Führungskräfte zu fördern und die Unternehmenskultur zu verändern.

Über Action Learning zu lesen ist nicht besonders aufregend, und auch die Wirkung dieses Artikels kann möglicherweise wenig berauschend sein. Womöglich führt es zu der Aussage „na und?". Eine Zusammenfassung des Fallschirmspringens kann jedoch gleichermaßen nutzlos erscheinen: „*Du steigst in ein Flugzeug. Du gehst ein wenig nach oben. Jemand sagt: „Spring!" Du springst. Du sinkst ein wenig ab. Du ziehst an der Schnur. Du schwebst ein wenig nach unten. Du landest.*" Das würde den Prozess wahrscheinlich zusammenfassen; langweilig ... Und doch, wenn man Fallschirm springt, muss es das Aufregendste sein, das man tun kann. Action Learning kann dieses Niveau der Begeisterung nicht versprechen, aber es ist ein befreiender und innovativer Entwicklungsprozess, der, wenn er erlaubt ist, außergewöhnliche Ergebnisse liefern kann.

Voraussetzungen für einen erfolgreichen Action-Learning-Prozess

Um erfolgreich Action Learning durchführen zu können, ist es unerlässlich, innerhalb der Action Learning Community ein unterstützendes, und kein konkurrierendes Umfeld zu haben. Ebenso wichtig ist es, dass jedes Mitglied der Community an einem anderen Projekt arbeitet, damit das ALS nicht zu einer Projektgruppe wird. Die ALS-Mitglieder müssen Fragen stellen, um die Projekte der Kollegen voranzutreiben, und dürfen keine Ratschläge geben, die möglicherweise problematisch sein könnten. Diese Grundsätze werden den Erfolg des Action-Learning-Prozesses erleichtern. Aber es ist auch wichtig, folgendes zu gewährleisten:

- ALS-Moderatoren sind erfahrene Experten.
- ALS-Moderatoren sind gut ausgebildet.
- Die ALS-Mitglieder sollten umfassend darüber informiert werden, was sie in der ALS erwarten sollten und was von ihnen erwartet wird. Dazu sollte auch die Zeit gehören, die für den Reflexionsprozess und die Art und Weise der Reflexion aufgewendet wird.
- ALS-Moderatoren sind dafür da, den reibungslosen Betrieb des ALS zu gewährleisten. Sie sollten kein aktives Mitglied des ALS sein.
- ALS-Meetings werden mit einem Abstand von nicht länger als einem Monat zwischen den Sitzungen abgehalten.
- Es gibt nicht mehr als 6 Teilnehmer in einem ALS.
- Jedes Mitglied erhält die gleiche Zeit für seine Sitzung innerhalb der ALS-Treffen.
- Die operativen Grundregeln sollten von den ALS-Mitgliedern selbst festgelegt werden, sodass sie jederzeit überarbeitet werden können (dazu gehören Vertrauen, Respekt, keine Mobiltelefone usw.)
- Gestellte Fragen sollen die Projekte der Kollegen voranbringen und nicht das eigene Projekt.
- Es ist gut, den Denkprozess eines Mitgliedes in seiner Sitzung herauszufordern, nicht aber diesen zu zerstören.
- Jeder muss in seiner Sitzung voll und ganz auf seine Kollegen achten.
- Aktionspunkte sollten von jedem ALS-Mitglied am Ende seiner Sitzung vereinbart werden. Diese gelten als Maßnahmen, die sie vor der nächsten Sitzung durchführen werden, um ihr Projekt voranzubringen.
- Die Mitglieder sollten zu Beginn jeder Sitzung über ihre Aktionspunkte berichten und dazu sagen, was sie von ihren abgeschlossenen Punkten bereits gelernt haben, sowie was sie von noch nicht abgeschlossenen Punkten gelernt haben.
- Der Action-Learning-Prozess beschränkt sich nicht nur auf das ALS-Treffen, sondern auch auf die Zeit zwischen den Meetings. Dementsprechend sollten die Teilnehmer kontinuierlich über ihre Projektaktivität nachdenken.

2.2.4 Zusammenfassung und Schlussfolgerung

Die empirische Forschung hat die wesentliche Bedeutung des Personalmanagements für den Arbeitsalltag im Gesundheitswesen bestätigt, die für die Förderung positiver Ergebnisse für Patienten, Mitarbeiter und Unternehmen entscheidend sind (Baluch et al. 2013). Im Gesundheitswesen wurden verschiedene und vielfältige Projekte an Arbeitsplätzen eingesetzt und akzeptiert, um Gewohnheiten und Kulturen zu verändern. Unternehmensprojekte sind jedoch ineffektiv, wenn nicht auf kompetente Methoden zurückgegriffen wird, die durch konstruktives Engagement der Mitarbeiter sowie den Dialog miteinander evidenzbasierte Ansätze liefern, um ein erfolgreiches Projektergebnis zu gewährleisten.

Die Grundlage für das Engagement der Mitarbeiter ist die Sicherstellung einer höheren Qualität der Patienten- und Kundenergebnisse. In Irland und weltweit ist die Unterstützung der Mitarbeiter bei der Umsetzung innovativer und gewagter Projekte eine Herausforderung, vor allem aufgrund des zunehmenden Kostendrucks. Ebenso herausfordernd sind die Notwendigkeit und die Verantwortung, um eine hochwertige Patientenversorgung zu gewährleisten und gleichzeitig eine sichere Umgebung für Patienten und Personal zu schaffen. Dies kann ein Problem für das Gesundheitspersonal sein, das an der Entwicklung von Gesundheitsprojekten beteiligt ist. Insbesondere, da Veränderungen als zusätzliche Verpflichtung und nicht als Mehrwert für die Bereitstellung einer sicheren Patientenversorgung wahrgenommen werden können, die auf einer qualitativ hochwertigen Versorgung und effektiven Behandlungssystemen beruht (Batalden und Davidoff 2007).

Folglich hat das Interesse die Personalentwicklung im Gesundheitswesen zu verbessern, die Aufmerksamkeit der medizinischen Fachkräfte sowohl in Irland als auch international geweckt. Dies ist vor allem darauf zurückzuführen, dass Qualitätsverbesserungsprojekte innovative kreative Methoden zur Ableitung effektiver Lösungen beinhalten, die Veränderungen erleichtern, welche zu besseren Patientenergebnissen, besserer Systemleistung und besserer beruflicher Entwicklung führen (Batalden und Davidoff 2007). Das Ergebnis solider, evidenzbasierte Ansätze des Projektmanagements ist das Wissen um die Bedeutung, dass alle wichtigen Interessengruppen einbezogen werden müssen, um die Gesundheitsversorgung auf allen Ebenen der Gesundheitsorganisationen tatsächlich voranzutreiben. Dies erfordert vor allem eine Personalentwicklung, die den Projekterfolg sichert.

In komplexen Gesundheitsorganisationen müssen Führungskräfte, Manager und Kliniker in der Lage sein, mit der organisatorischen Komplexität umzugehen. Sie müssen auch als Moderatoren für Innovation, Wandel und Projektmanagement fungieren (Aubry et al. 2014). Harvey und Kitson (2015) argumentieren, dass Manager nicht nur berücksichtigen sollten, was umgesetzt werden soll, sondern auch den Kontext, die Mitarbeit und die Entwicklung der Menschen und die Prozesse, die mit dem Wandel im Gesundheitswesen verbunden sind. Dies bedeutet, dass die Komplexität der Gesundheitsorganisationen es notwendig macht, die Verantwortung für die Gesundheitsversorgung auf alle Mitarbeiterebenen und nicht nur auf die Führungskräfte zu verteilen. Dies erfordert jedoch eine umsichtige Personalentwicklung, bei der jede Ebene des Gesundheitspersonals in einem Unternehmen bei der Einführung kreativer, innovativer Veränderungsmethoden einbezogen werden muss. Hudson et al. (2017) schlagen vor, dass Anerkennung, Kontinuität, Aufgaben- und Rollenklarheit zentrale Organisationsprinzipien sind, um die Mitarbeit und die Entwicklung der Mitarbeiter bei der Durchführung erfolgreicher Projekte zu erleichtern. Schaufeli und Bakker (2004) meinen, dass Engagement und Personalentwicklung eine positive, erfüllende Haltung im Arbeitsalltag sein können. Dies ist gekennzeichnet durch Vitalität, Engagement und Integration, welche von zentraler Bedeutung für die positive Umsetzung von Projekten in komplexen Organisationen wie dem Gesundheitswesen sind.

In diesem Abschnitt wurden zwei herausfordernde und innovative Methoden der Personalentwicklung diskutiert, um die Verbesserung der Personalentwicklung durch zwei unterschiedliche Ansätze zu erleichtern: erstens: die Methodik der klinischen Versorgung von Schlaganfallpatienten in Irland, und zweitens: der Action-Learning-Prozess für die Entwicklung von medizinischen Fachkräften aus internationaler Sicht.

Durch die Untersuchung der Konzepte dieser Modelle in verschiedenen Gesundheitsumgebungen kann argumentiert werden, dass Gesundheitsorganisationen ihre Ansätze des Personalmanagements und der Personalentwicklung je nach Kontext und Umfeld des Gesundheitswesens variieren müssen. Insbesondere der strategische Wert und die Einzigartigkeit des

Humankapitals, um qualitativ bessere Patientenergebnisse zu erzielen, sind hier zu nennen. Der strategische Wert des Humankapitals bezieht sich auf sein Potenzial, die Effektivität des Unternehmens durch Personalentwicklung und -mitarbeit zu verbessern, während die Einzigartigkeit des Humankapitals auf die Notwendigkeit hinweist, eine effektive Methodik anzuwenden. Solche Beispiele beinhalten klinische Programme oder das Action Learning, um sicherzustellen, dass die Mitarbeiter den Veränderungsprozess annehmen und erleichtern.

Engagement steht im Mittelpunkt dieser beiden theoretischen Modelle der Personalentwicklung. Zusammenfassend lässt sich sagen, dass die beiden Ansätze als ein energetischer und motivierender arbeitsbezogener Prozess betrachtet werden können. Beide Ansätze ermöglichen es, eine Brücke zu schlagen zwischen Praktiken des Personalmanagements und effektiver Personalentwicklung (Shannon 2018). Bei der Konzeption des Personalmanagements hebt die Wirksamkeit dieser Ansätze Methoden hervor, um innovative, herausfordernde Projekte im Gesundheitswesen zu ermöglichen. Insbesondere stehen sie nicht nur im Zusammenhang mit traditionellen Praktiken wie Schulungen, die sich auf die Haltung der Mitarbeiter auswirken (Boxall und Purcell 2008), sondern sind stark von bewährten, auf Beweisen basierenden Methoden abhängig, wie sie in Irland und international beschrieben werden. Wall und Wood (2005) argumentieren, dass eine unzureichende Umsetzung traditioneller Personalpraktiken mehr Schaden anrichten kann als gar keine Umsetzung. Der Einsatz von evidenzbasierten Ansätzen zur Personalentwicklung von Personalmanagementpraktiken ermöglicht besser meßbare Ergebnisse.

Zusammenfassend lässt sich sagen, dass der Erfolg bei der Veränderung der täglichen Arbeitspraktiken von Angehörigen der Gesundheitsberufe eine Brücke zwischen den Mitarbeitern einschließlich den Verwaltungsleitern und den klinischen Managern erfordert, zumal diese den Umsetzungsprozess entweder behindernd oder unterstützend beeinflussen können (van der Zijpp et al. 2016). Das Nationale Klinische Programm für die Schlaganfallbehandlung in Irland hat deutlich gezeigt, wie wichtig die Entwicklung und die Mitarbeit des medizinischen Personals im Gesundheitswesen sind, um die Qualität der Versorgung von Schlaganfallpatienten in Irland zu verbessern, unabhängig von Alter, Geschlecht, Schlaganfallart, Standort oder anderen Faktoren. Die Methodik des Action Learning bestätigt, dass Angehörige der Gesundheitsberufe, die sich an diesem Prozess beteiligen, ihre potenzielle Entwicklung verbessern, um mit Emotionen und Machtverhältnissen umzugehen, die bei der Bereitstellung der Patientenversorgung im Gesundheitswesen entstehen. McCray et al. (2016) identifiziert den Action-Learning-Ansatz als einen positiven Mechanismus, um die Widerstandsfähigkeit von medizinischen Fachkräften als Führungskräfte in Gesundheitsteams zu verbessern. Dies ist wichtig, da sie in der Lage sind, die aktuellen Ansätze der Gesundheitsversorgung in Frage zu stellen, was zu einer Veränderung der Unternehmensleistung führt.

2.3 Veränderungsprozesse initiieren über die Entwicklung und Einführung von Führungsleitlinien – ein systemischer Ansatz

Ute Grießhaber-Paule und Bernhard Heuvelmann

2.3.1 Überblick über die Einrichtung/Institution

Das beschriebene Projekt wurde in einer Klinik umgesetzt, welche ein Haus der Zentralversorgung mit Funktionen der Maximalversorgung ist. In der Einrichtung gibt es rund 2700 Beschäftigte. Der Prozess deckt einen Zeitraum von 18 Monaten ab. Das Projekt hat die Entwicklung und Einführung von Führungsleitlinien zum Inhalt. Primäre Zielgruppe sind die rund 200 Führungskräfte der drei Führungsebenen:

- Ebene 1: Krankenhausleitung mit 6 Mitgliedern,
- Ebene 2: Chefärzte, Pflegedienstleitungen, Abteilungsleitungen Verwaltung,
- Ebene 3: Oberärzte, Stations- und Funktionsleitungen der Pflege mit Stellvertretungen, Teamleitungen Verwaltung.

Die Einbeziehung der Mitarbeitenden ist ein ergänzendes wesentliches Element im Projektaufbau.

Aktuelle Herausforderungen der Einrichtung im Kontext der PE

Innerhalb der letzten 10 Jahre haben sich die Bettenzahl des Krankenhauses und entsprechend die Anzahl der Mitarbeitenden um ein Drittel erhöht. Zudem kamen weitere Standorte hinzu. Der organisatorische und strukturelle Unterbau konnte jedoch nicht in gleichem Maße nachjustiert werden. So entstanden Reibungsverluste mit dem Effekt einer erhöhten Fluktuation. Der Personalmangel im pflegerischen Bereich verstärkte dies noch. Die regulatorischen Rahmenbedingungen für Krankenhäuser verschärften sich zeitgleich enorm: Durch den Systemwechsel auf die DRG ergaben sich betriebswirtschaftliche Veränderungen. Die Deckelung der Kostenübernahmen seitens der Kostenträger ließen die Schere bei Erlösen und Ausgaben weiter auseinanderklaffen. Dieser Druck wurde spürbar und erforderte von der Krankenhausführung eine strategische Steuerungsform.

In der Vergangenheit war es der langjährigen Geschäftsführung gelungen, aus dem Krankenhaus ein überregional anerkanntes und sehr erfolgreiches Unternehmen zu machen. Zu Projektbeginn schien es nicht zu gelingen, in die alte Erfolgsspur zu kommen, weil die Ankopplung der nachgeordneten Führungsebenen an den Unternehmenszielen zu gering war. Es wurde jetzt sichtbar, dass die Führungskräfte zu sehr „auf ihren individuellen Inseln" autonom agieren konnten, ohne sich um das große Ganze zu kümmern. Sie dachten und lebten mit der Erfahrung: Das Haus war stets erfolgreich! Doch genau das war der Haken. Zur Bewältigung dieses Problems wollte die Krankenhausleitung die Führungskräfte stärker zur Realisierung der übergeordneten Ziele in die Pflicht nehmen. Die Kaskadierung von Unternehmenszielen der obersten Ebene auf die unteren Führungsebenen erforderte ein klares Führungsverständnis, eine eindeutige Führungsstruktur und ein hilfreiches Führungsinstrumentarium.

Welchen innovativen und mutigen Beitrag leistet das Projekt, um diesen Herausforderungen zu begegnen?

Das Innovative am gewählten Ansatz besteht darin, das Projektdesign an systemischen Grundlagen auszurichten. Die beiden Projektbausteine Entwicklung der Führungsleitlinien (Abschn. 2.3.4) als auch deren Einführung (Abschn. 2.3.5) zielten darauf ab, zirkuläre Kommunikations- und Interaktionsprozesse zu nutzen, um alle Ebenen der Organisation zu involvieren und zu irritieren. So sollte ein Perspektivwechsel möglich werden. Das Projekt hat das System der Führungskräfte – aber auch alle anderen – bewusst mit „Störungen" in das Vorhandene hinein konfrontiert. Die gewählten Kommunikationsformate wurden als ungewöhnlich angesehen. Ziel war es nicht nur, eine Veränderung zu ermöglichen, sondern sie von Anfang an erlebbar, sichtbar, spürbar zu machen.

▶ Veränderung einer Organisation heißt in unserem Verständnis immer Veränderung von Personen – deren Verhalten, Haltung, Gedanken, Kommunikation etc.

Dafür braucht es viel eigenes Erleben und Erfahren der Beteiligten. Erleben, was anders funktionieren kann, wie anders miteinander gesprochen werden kann, wie anders zugehört werden kann, wie anders reagiert werden kann. Nur wenn die Menschen spüren, dass es sich anders, also besser anfühlt, möchte man es zukünftig auch tatsächlich anders machen. Es geht im Projekt darum, die Wahlmöglichkeiten der Handelnden für das Miteinander zu erweitern. Jede/r Einzelne muss es nur tun. Muss es wagen. Das wurde geübt, und dafür wurde der Rahmen geschaffen.

2.3.2 Führungsleitlinien als systemisches Instrument der Personalentwicklung

Systemtheorie als Betrachtungsgrundlage

Der übergeordnete Rahmen für die Personal- und Organisationsentwicklung in diesem Projekt stützt sich zum einen auf Ansätze der Systemtheorie des deutschen Soziologen Niklas Luhmann, andererseits auf ein systemisches Organisationsverständnis, das heutzutage häufig in Beratungs- und Entwicklungsprozessen zugrunde gelegt wird (Königswieser und Hillebrand 2015) Luhmann geht davon aus, dass die Ordnung unserer Gesellschaft hergestellt wird durch Anpassungsleistungen der darin befindlichen Systeme. Einige solcher Systeme sind z. B. Wirtschaft, Recht, Kunst, Politik, Erziehung. Auch unser Gesundheitssystem gehört dazu. Sie haben für sich alleine Sinn. Luhmann schreibt:

> Eine Organisation ist ein System, das sich selbst erzeugt.
> Luhmann (2000, S. 45).

Kennzeichnend für seine Betrachtungsweise sind folgende Prämissen:

Luhmann: System und Umwelt, Kommunikation, Komplexität und Sinn

Luhmann meint, dass soziale Systeme für Überschaubarkeit sorgen. „Soziale Systeme […] reduzieren Komplexität, indem sie zwischen der unbestimmten Weltkomplexität und der menschlichen Möglichkeit zur Komplexitätsverarbeitung vermitteln" (Schuldt 2003, Seite 21). Der Sinn eines Systems ist also die Komplexitätsreduzierung. Sie dient dem System dazu, mit der Umwelt interagieren zu können. Der Austausch sozialer Systeme mit der Umwelt erfolgt über Kommunikation.

Luhmann versteht unter Kommunikation die einzelnen Interaktionen, Handlungen, Symbole, die das System „am Laufen" halten.

Damit Systeme auf Veränderungen in der (komplexen) Umwelt reagieren können, müssen sie selbst über eine gewisse Eigenkomplexität verfügen. Nur so ist eine dynamische Weiterentwicklung möglich. Je komplexer, umso mehr Reaktionsmöglichkeiten hat das System. Systemen wohnt folglich eine Eigenkomplexität inne.

Zugleich postuliert Luhmann eine Weltkomplexität. Damit ist die Tatsache gemeint, dass alles möglich ist, was möglich ist. In Luhmanns Welt gibt es nicht nur eine Entscheidung, eine Variante. Es stehen jeweils unzählige Auswahlmöglichkeiten zur Verfügung.

Die Kommunikation/Interaktion in Systemen wird durch den jeweiligen Sinn bestimmt, den ein System sich gibt. Sie ist ein zirkulärer Prozess, der sich wie folgt reguliert: Auswahlmöglichkeiten → Sinn → Kommunikation/Interaktion → aktuelles Ereignis → Auswahlmöglichkeiten usw.

Dieses sinnhafte Selbstregulierungsprinzip im System reduziert die Komplexität. Systeme sind fortlaufend mit dieser Selbstregulierung beschäftigt – so reproduzieren sie sich ständig neu.

In Sinne der genannten Aspekte sind also Krankenhäuser Organisationen bzw. Systeme. Sie pflegen sinnhafte Selbstregulierung. Sie verfügen über eine ganz bestimmte Kommunikation, die vom Sinn, welchen sich das System gegeben hat, bestimmt wird. Sie zeigen eine hohe Eigenkomplexität. Ähnlich wie bei öffentlichen Verwaltungen oder Behörden zeigen sie sich als weniger veränderungsfreudig. Sie sind ein komplexes System!

Führungskräfte im Krankenhaus sind ein Subsystem des Systems Krankenhaus. Die Ebenen der Führung interagieren untereinander und mit ihren Mitarbeitenden über eine ganz bestimmte Art der Kommunikation. Idealerweise findet sie so statt, dass Individuen erreicht werden und für alle Sinn entsteht, dass „Ankopplung" möglich ist, wie Luhmann sagen würde. Durch Führungsleitlinien diese „Ankopplung" zu verbessern war die Aufgabe des Projektes aus (sehr verkürzt dargestellter) systemischer Perspektive.

Systemische Perspektive: Konstruktivismus, Ganzheit und Zirkularität

„Wir nehmen die Wirklichkeit so wahr, wie wir sie gemäß unseren eigenen Ideen, Vorstellungen und Erfahrungen deuten" (Bamberger 2015, S. 36). Wir selbst sind demnach Teil einer in unserem Kopf ablaufenden Konstruktion. Wir erschaffen selbst ein Bild über die Wirklichkeit. Dessen sollten wir uns stets bewusst sein.

Das Grundprinzip des Konstruktivismus bedeutet in der Praxis, alle Beteiligten dafür zu sensibilisieren, dass es keine allgemeingültige Wahrnehmung oder Wirklichkeit und schon gar keine allgemeingültige Wahrheit gibt. Jeder hat für sich recht. Aber auch: Jeder sollte offen für die Wahrnehmung des Anderen sein. Im besten Fall gibt es die Bereitschaft, selbst die Perspektive zu wechseln und eine „andere Brille" aufzusetzen. Dieser Perspektivwechsel erhöht am Ende die Wahlmöglichkeiten und bringt Beweglichkeit und Bewegung in eine Organisation. Sie ist der Anfang von Musterveränderungen im Wahrnehmen, Denken und Handeln.

Ein System stellt eine „Ganzheit" dar, wie es Steve de Shazer beschreibt: „Eine Veränderung in einem Teil des Systems beeinflusst notwendigerweise das ganze System" (de Shazer 1989 zitiert in Schwing und Fryszer 2015, S, 24). Allerdings nicht in linearer, mechanischer Art und Weise oder nach dem Ursache-Wirkungs-Prinzip, sondern nach dem Grundprinzip der Zirkularität (Bamberger 2015, S. 34). Das heißt, dass auf dem Weg zu einem Ziel stets neue Faktoren/Ereignisse auftauchen, die in Betracht gezogen werden und so den Weg und das Ziel beeinflussen. Interaktionen, Kommunikationen etc. können das Ziel haben, „… ein dysfunktionales System wieder zu einer optimal selbststeuernden Funktion zu bringen" (Bamberger 2015, Seite 33).

▶ Denn aus systemischer Sicht haben Systeme die Eigenschaft, sich immer in stabilem Zustand zu halten. Das kann im Prozess der Veränderung bewusst genutzt werden: Eine gezielt gesetzte Irritation ins System hinein bewirkt dort also wiederum eine Anpassungsreaktion. So kann Neues in dieses System kommen. Oder alte Muster werden gerade dadurch besonders deutlich. Beides bietet die Chance, weiter damit zu arbeiten.

Das Krankenhaus sollte also, systemisch gedacht, in der Lage sein, trotz des ständigen Wandels durch äußere Faktoren oder innere Entwicklungen Stabilität zu generieren – wie ein ausbalanciertes Mobile. Insofern ist das Management/die Führung gefordert, diesen Prozess für das System zu steuern, Anpassungsentscheidungen zu treffen, zu priorisieren, relevante Umwelten zu reduzieren etc.; gleichzeitig aber den Grad der Eigenkomplexität so zu halten, dass er stimmig ist mit den Anforderungen der Umwelt. Insofern kommt Führungskräften hier eine große Bedeutung zu.

▶ Führungsleitlinien und die Beschäftigung mit dem, was sie leisten sollen, öffnen den Blick für die Zusammenhänge und den Kontext, in denen Führung geschieht. Sie helfen, Menschen zu verstehen, inwiefern ihre individuelle Haltung/Interaktion/Kommunikation immer Auswirkungen auf das Gesamte hat. Geschieht Führung nicht in diesem umfassenden Sinne, wird sie, gemessen an den Anforderungen, wirkungslos bleiben.

Systemische Landkarte von Organisation und Führung

Die systemische Landkarte von Organisation und Führung (StIF 2018) bindet die oben genannten Aspekte zusammen und zeigt, dass wir Organisationen mit zwei sich gegenüberliegenden Dreiecken darstellen können: Eines hat den Kontext der Organisation, das andere den Kontext der Person im Fokus. Sie bestehen jeweils aus drei Unterdimensionen (Abb. 2.6). Beide Dreiecke müssen zusammen betrachtet und bearbeitet werden, um das Organisationssystem Krankenhaus zu gestalten. Der Führungskraft im Krankenhaus sollte es gelingen, zum einen die beiden Dreiecke als Ganzes, aber auch die innenliegenden Dreiecke jeweils zueinander in ein stimmiges Verhältnis zu bekommen.

▶ Kontext Person und Kontext Organisation müssen zueinander passen. Darauf zielt das Konzept unseres Projekts.

Unsere Arbeitshypothese lautete: Das Krankenhaus bietet derzeit keine geeigneten Führungsinstrumente und -strukturen, keine Führungskultur, um diese Anpassungs- und Integrationsprozesse werteorientiert und gesteuert zu bewältigen. Es könnte also hilfreich sein, Führungsleitlinien zu entwickeln, die den Führungskräften die Möglichkeit geben, sich mit sich selbst und ihrem Verhalten und dessen Wirkung

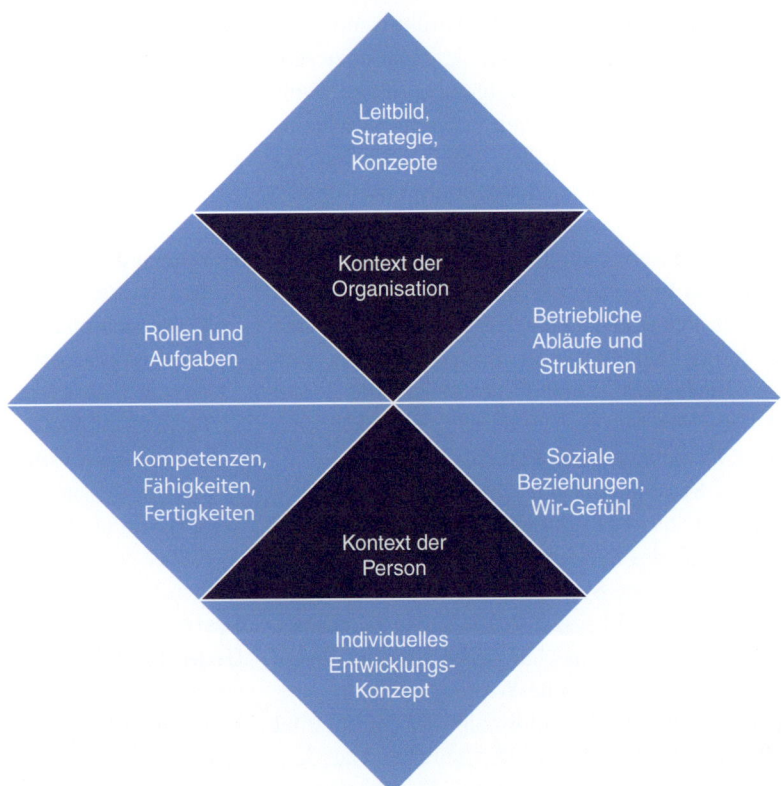

Abb. 2.6 Systemische Landkarte von Organisation und Führung (nach StIF 2018, Karte 6.5)

in der Organisation zu beschäftigen. Dadurch wäre auch den ihnen nachgeordneten Mitarbeitenden geholfen, stimmig mit den Kontexten Person und Organisation zu arbeiten.

An dieser Stelle wird deutlich, wie Organisationsentwicklung und Personalentwicklung, hier die Führungskräfteentwicklung, miteinander verbunden sind und dennoch unterschiedliche Perspektiven setzen. Während die Organisationsentwicklung das Gesamtsystem im Blick hat, fokussiert die Personalentwicklung auf die Entwicklung der Führungskräfte als Schlüsselzielgruppe oder auf andere Mitarbeitergruppen. Organisationsentwicklung befasst sich mit den Stellen im System der Organisation, die Anpassungsdruck auslösen. Führungskräfteentwicklungsmaßnahmen sind folgerichtig auf die Entwicklungen des Gesamtsystems zu beziehen. Königswieser formuliert das so: „Losgelöste Einzelmaßnahmen, z. B. eine Optimierung der Abläufe, sind ohne Musterveränderung der Zusammenarbeit nicht ausreichend … [Es geht darum,] selbst die zu verändernden Verhaltensmuster und deren Einfluss auf die Abläufe zu verstehen und zu bearbeiten" (Königswieser und Hillebrand 2015, S. 120).

Systemisches Handwerkszeug einsetzen

Im Projekt waren Klein- und Großgruppen die am häufigsten genutzten Formate. Damit Reflexionsprozesse und Perspektivwechsel in Gang kommen, wurden systemische Fragetechniken eingesetzt:

- Fragen nach Ausnahmen,
- Fragen nach Unterschieden,
- zirkuläre Fragen,
- hypothetische Fragen,
- Differenzierungsfragen und
- die Wunderfrage.

Gezielt eingesetztes Reframing dient zudem dazu, von häufig formulierten Konstruktionen und Zuschreibungen wegzukommen. Feedback wurde sowohl in Klein- als auch in Großgruppen geübt und praktiziert.

Entscheidend war zudem, nicht nur den Inhalt, sondern auch die Dynamik des sich entwickelnden Prozesses im Auge zu behalten. Wo entstehen besondere Spannungen, Widerstände, Koalitionen, Verweigerungen, Aufbrüche etc.? Selbst in Managementberaterkreisen ist die Erkenntnis angekommen: „Folgen Veränderungsprozesse einer reinen Projektlogik und lassen die Psychologie außer Acht, dann bewirkt der Prozess […] nichts. Passagement[3] integriert die Psychologik[4] in die Projektlogik, und so verinnerlicht sich in der Veränderung auch die Kultur und kultiviert die Veränderung. […] Passagement versucht, Menschen für den Wandel zu gewinnen und sie dabei für ihre eigene Entwicklung zu öffnen" (Reineck und Anderl 2015, S. 66).

> **Fazit**
> Veränderungs- und Entwicklungsarbeit in Organisationen heißt Veränderungs- und Entwicklungsarbeit mit den darin tätigen Menschen.
>
> Die Art und Weise, wie in einer Organisation kommuniziert, agiert, entschieden, gesprochen oder auch geschwiegen wird, führt zu der ihr innewohnenden Unternehmenskultur. Menschen können sie verändern, wenn sie sich bewusst werden, dass es zwischen ihrem Verhalten und der Kultur, also der Mikro- und der Makroebene, eine dynamische Wechselwirkung gibt. Sie haben die Wahl, sich anders zu verhalten. Das hat Auswirkungen. Es entsteht Bewegung. Wahlmöglichkeiten zu erweitern ist das nachhaltige Potenzial guter Veränderungsprozesse.

---

[3]Ein Konzept, das Reineck und Anderl als Weiterentwicklung von Change-Management einführen (2015, S. 66 ff).

[4]Damit ist der Mensch mit seinen Bedürfnissen nach Anerkennung, Wertschätzung, mit seinen Gefühlslagen etc. gemeint.

2.3.3 Innovative Ansätze des Projekts

Programmierte Verunsicherung!
Veränderungsprozesse begleiten Menschen und Organisationen auf dem Weg zu einer anderen Situation als der bisherigen. Sicher stimmt der Ausspruch „Keine Zukunft ohne Herkunft", wenn man ihn auf die bisher erlangten Fähigkeiten der Menschen und Organisationen bezieht. Dennoch wohnt es einem Veränderungsprozess inne, dass er von Ungewissheit gekennzeichnet ist – eben weil er zukunftsorientiert ist:

Keine/r kann wirklich sagen, wie es werden wird, aber alle sollen schon mal loslaufen.

Wenn das Neue in die Welt kommen soll, so werden wir es wohl nicht erreichen, indem wir das Alte ständig wiederholen. Das Neue fordert von uns, ein gewisses Maß von Ungewissheit auszuhalten und in die Verunsicherung hineinzugehen. Nur dann können wir uns dort umsehen, schauen, was es braucht, und die entsprechenden Kompetenzen entwickeln, um die Zukunft gestalten zu können.

Insofern bewegt ein innovativer Veränderungsprozess die Menschen aus der Wohlfühlzone heraus und in die Verunsicherung hinein. Nicht aus Prinzip, sondern im Dienste der Zukunft. Er stellt Annahmen, Erwartungen und Erfahrungen infrage, um herauszufinden, welche davon zukünftig hilfreich sind. Er hinterfragt Verhalten, Strukturen und Hierarchien, damit Menschen an und für sich Gestaltende werden können. Er akzeptiert Abgrenzungen nicht, sondern sucht nach neuen und ungewohnten Gemeinsamkeiten – die zunächst nur gemeinsam haben, dass sie zukunftstauglich sind.

Doch bleibt der Prozess nicht bei der programmierten Verunsicherung stehen. Er fordert dazu auf, die Verunsicherung zu gestalten. Etwas aus ihr zu machen. Dazu liefert ein solcher Ansatz die geeigneten Fragen und geeignete Modelle – nicht aber die Lösungen! So ausgestattet lässt er zugleich nicht allein. Er bleibt solange, bis etwas Brauchbares gefunden ist. An vielen kleinen und großen Stellen und Themen lässt er physisch erlebbar werden, was es heißt, das Neue zu entwickeln.

▶ Am Ende eines solchen Prozesses winkt der Stolz – darauf, dass die Menschen selbst, von sich aus und aus sich heraus das Neue geschaffen haben. Ein Lohn, der jede Verunsicherung wert ist!

Der Weg zeigt das Ziel!
Ein Veränderungsprozess ist an sich schon Beispiel für das, was er zu erreichen sucht.

Wenn es um Kulturveränderung geht, wird die gewünschte Haltung der Zielkultur bereits im Handeln während des Veränderungsprozesses sichtbar. Das reicht vom Hinterfragen der Hierarchie bis zum Anspruch „Gleiche Redezeit für alle" o. Ä.

Geht es um strukturelle Änderungen, so betrachtet der Veränderungsprozess den beschriebenen Zielzustand bereits als real und orientiert sich an dessen Bedingungen.

Geht es um Innovation, so akzeptiert der Veränderungsprozess nichts als gegeben, sondern fragt immer nach dem Neuen, dem Anderen, der Weiterentwicklung. Er verharrt nicht …

Insofern gibt das zukünftige Ziel auch die Wahl der Methodiken, Modelle und Interventionen vor:

- dialogische Elemente,
- die Haltung, dass die gute Lösung bereits existiert und es lediglich noch nicht in die Realität geschafft hat,
- forschend und neugierig auf der Suche nach der besten (und nicht der ersten) Lösung zu sein,
- die Einstellung, dass Führung auch nur so schlau (oder dumm) ist wie alle anderen – und umgekehrt!
- die Frage, was das alles konkret mit unserem alltäglichen Tun zu tun (!) hat,
- die Idee, dass es sicher noch besser geht: die Kommunikation, unsere Offenheit, die Transparenz, das Nutzen von Gruppenwissen, etc.,
- die Gewissheit, dass mir im Grunde nichts passieren kann, etc.

Alle zuvor genannten Ansprüche und Elemente verlangen, dass es vor und während des Prozesses bereits ein Bild davon gibt, wie es werden wird/soll. Hier begibt sich dieser Punkt in den Schulterschluss mit dem späteren Abschn. Führungsmikado: Wenn der Weg das Ziel zeigt, dann kann man es an der Führung erkennen. Die ober(st)en Führungskräfte haben sich bereits auf ein solches Bild geeinigt und für sich die Schlussfolgerungen daraus gezogen. Wie grob auch immer das (noch) sein mag …

Beteiligung heißt nicht Basisdemokratie!
Es ist gewiss ein alter Gassenhauer der Organisationsentwicklung, wie gut Organisationen sein könnten, „wenn die Organisation nur wüsste, was die Organisation weiß".

Dabei stimmt es, dass die Menschen einer Organisation gute Ideen für ihre Organisation haben, wenn sie zum Beispiel mal die Hierarchie, das Abteilungsdenken und verwandte Einengungen hinter sich lassen. Ein Weg, um aus dem Winden in der Organisation in das Über-Winden ihrer Eigenheiten zu kommen, ist ehrliche Beteiligung.

Beteiligung heißt hier, dass den Menschen zugehört wird, dass man sie ernsthaft fragt und ihre Antworten weiterentwickelt. Dass man anfangs auch das Jammern und Klagen (oder was immer der kulturell bedingte Erstreflex auf Fragen ist) annimmt und doch forschend neugierig bei der Sache bleibt.

Interessanterweise ist die häufigste Befürchtung von Entscheidungsverantwortlichen, dass man alles umsetzen müsse, was von den Menschen im Verlauf von Beteiligungsprozessen genannt worden ist. Wie in der Basisdemokratie eben. Dabei gibt es diese Erwartungen in den allermeisten Fällen nicht. Sie ist eine Skepsis der Entscheider – aber kein Faktum.

Ein Veränderungsprozess, der in seiner Planung und seinem Ablauf transparent ist, steht nicht in der Gefahr, falsche Erwartungen zu wecken.

Und wenn doch, dann klärt er sie.

Knapp ausgedrückt ist Beteiligung hier gemeint als das Gegenteil von „Mich hat ja keine/r gefragt".

Das mag Zeit und Aufmerksamkeit kosten. Na und?

2 Culture Change: Weitblick mit Ausblick

Führungsmikado – wer sich zuerst bewegt, gewinnt!

Alle vorweg genannten Aspekte gelten insbesondere für die Führungsriege einer Organisation. Doch damit nicht genug:

▶ Die Führung von Veränderung bedeutet die Veränderung von Führung!

Führungskräfte (und zwar: alle Führungskräfte) sind von Veränderungsprozessen gewissermaßen doppelt betroffen: Sie sind Menschen, die im Laufe einer Veränderung bewegt werden. Und zugleich sind sie die Menschen, die andere Menschen in der Veränderung bewegen sollen.

Ob es ihnen gefällt oder nicht – das Verhalten von Führungskräften wird mikroskopisch beobachtet, und aus irgendeinem Grund werden darüber unverhältnismäßig viele Vermutungen und Zuschreibungen verhandelt. Führungskräfte sind gewissermaßen qua Amt öfter Gegenstand von Gesprächen, als ihnen vermutlich lieb ist. Dieser Umstand ist oft lästig und umständlich.

Aber für ein Veränderungsmanagement ist er Gold wert.

Ein Veränderungsmanagement nutzt die besondere (in)formelle Sichtbarkeit von Führungskräften, da es Führungskräfte gleichzeitig als Vorbild und als Multiplikator für eine Veränderung betrachtet.

Ein Veränderungsprozess achtet also in besonderem Maße darauf, dass Führungskräfte möglichst früh ein glaubwürdiges Vorbild für die Veränderung sein können. Er sorgt dafür, dass Führungskräfte die notwendigen Ableitungen aus dem Veränderungsvorhaben vornehmen und daraus Botschaften formulieren, die in der Führungsmannschaft durchgängig sind und in der gleichen Sprache immer wieder hörbar werden.

Im Prozess beleuchten die Führungskräfte die Konsequenzen der Veränderung für ihren persönlichen Alltag. Daraus entwickeln sie ihre persönlichen Entwicklungsfelder:

- für den Umgang mit ihren Mitarbeitern,
- für ihre eigene Art zu kommunizieren,
- ihre Art, Ziele zu verfolgen und einzufordern,
- das Delegieren,
- das Lernen von den Kollegen,
- für ihren eigenen Anspruch,
- für die Fähigkeit, Kritik zu geben und zu nehmen
- und, und, und …

Der Prozess stellt geeignete Zeiten und Orte bereit, damit Führungskräfte sich auch tatsächlich in diese Felder hinein entwickeln können.

Damit sie ausprobieren und reflektieren können.

Damit es dann alle sehen können.
Und darüber reden – wie immer!

Fazit

Schwerpunkt ist der Prozess – nicht das Ergebnis. Das ist anstrengend und anspruchsvoll und braucht Zeit. Es löst Verunsicherung aus.

Deshalb: viel Rückkopplung ins System hinein, viel Dialog!

Dialog ist hier gemeint als systemisches Fragen und als Gespräch über die Weiterentwicklung. Als Möglichkeit, Neues auszuprobieren und als Hilfe für alle Beteiligten zum Nachdenken über und Bewusstwerden eigener Verhaltens- und Denkmuster.

2.3.4 Der Prozess zur Erarbeitung der Führungsleitlinien

Grundüberlegungen zum Projektaufbau

Das Konzept zur Entwicklung der Führungsleitlinien (FLL) und deren Ausrollung innerhalb des Krankenhauses umfasste einen Projektzeitraum von insgesamt 18 Monaten. Rund 4 Monate vor dem Start des Projekts wurde die Vorgehensweise zur Entwicklung festgelegt.

Das Projekt wurde begleitet von der intern dafür zuständigen Mitarbeiterin und einem externen Berater, beide Autoren dieses Kapitels.

Je nach Bedarf kamen weitere Externe aus dem Beraternetzwerk hinzu.

Bei der Entwicklung der Vorgehensweise wurden Hypothesen aufgestellt, die auf der Erfahrung eines ähnlichen Vorgängerprojekts in der Organisation aufbauten (Prozess einer Leitbildaktualisierung, 2013–2015):

- Die Führungskräfte nehmen die Führungsleitlinien nicht an, wenn sie „von oben" kommen.
- Wenn die Krankenhausleitung „beweist", dass die Führungsleitlinien auch für sie gelten, ist die Akzeptanz höher.
- Die Führungskräfte sehen die Krankenhausleitung kritisch. Die Krankenhausleitung sieht die Führungskräfte kritisch. Beide haben Erlebnisse miteinander, die sie zu dieser Haltung kommen ließen.
- Führungskräfte haben Angst, dass das Instrument benutzt wird, um mehr Druck und Kontrolle aufzubauen.
- Langjährige Führungskräfte denken: „Das bringt sowieso nichts."
- Führungskräfte sagen nicht wirklich, was sie denken, weil sie „Bestrafungen" fürchten.

Während der Erstellung des Entwicklungskonzepts der Führungsleitlinien kam der breiten Beteiligung der Belegschaft eine enorm hohe Bedeutung zu. Alle Methoden wurden unter dem Anspruch des dialogischen Arbeitens ausgewählt. Das heißt im Kern: Über das Gespräch (und sei es noch so kontrovers) wird es sich erweisen. Je breiter diese Gesprächsbasis von Beginn an angelegt wird, umso leichter hat es später die Ausrollung bestimmter Formate und Module. Weil deren dialogische Arbeitsform schon bekannt und auch vertraut ist.

Die Übersicht in Abb. 2.7 zeigt die Elemente des Konzepts und die Schleifen und Rückkopplungen mit den verschiedenen Beteiligten:

Von den 200 Führungskräften (darunter ca. 50 Stellvertretungen) wurden nach einem guten Mix (Alter, Berufsgruppe, Betriebszugehörigkeit) 40 in sogenannten Resonanzgruppen mit maximal 8 Personen zusammengeführt. 8 Mitarbeiter ohne Führungsverantwortung sowie die 6-köpfige Krankenhausleitung durchliefen das gleiche Programm. Mit jeder Gruppe sollte an jeweils einem halben Tag herausgefunden werden, was den Führungskräften selbst, aber auch den Mitarbeitenden am Thema wichtig ist. Indirekt wollten wir erforschen, was eine erfolgreiche Bearbeitung des Themas behindern könnte, worauf im weiteren Prozess zu achten ist. Wir wollten noch mehr Informationen für Hypothesen. Wir

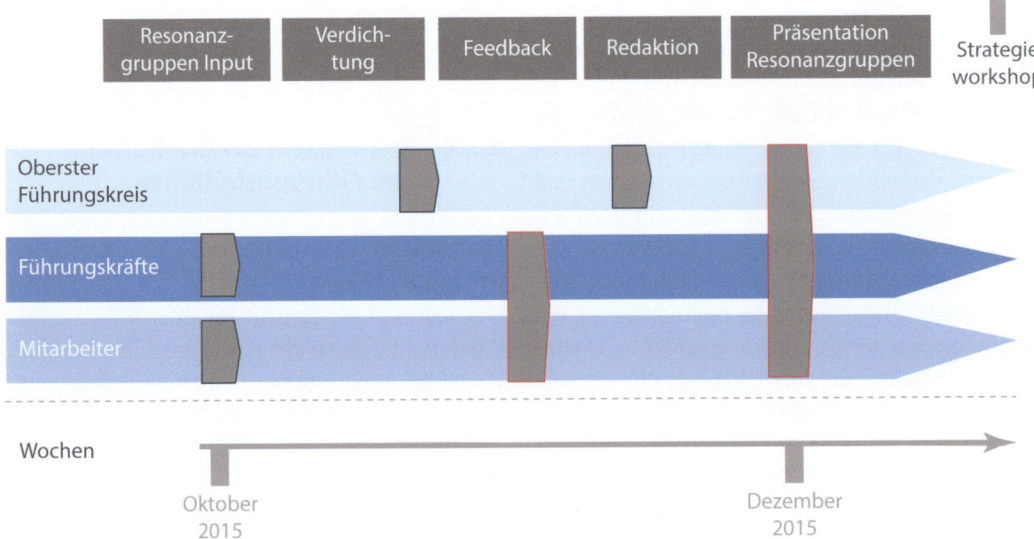

Abb. 2.7 Konzept zur Erarbeitung der Führungsleitlinien: Formate und Beteiligte

wollten hören und beobachten unter dem Gesichtspunkt, dass jede Führungskraft Symptomträger des Systems ist.

So wurde in den Gruppen zur Erarbeitung der Führungsleitlinien gearbeitet:

Resonanzgruppen

Ziel und Funktion

Resonanzgruppen dienen dazu, „das Ohr an die Basis zu halten":

- Was sind die Alltagserlebnisse, Bilder und Anekdoten zu Führung?
- Was läuft gut?
- Was ist der Anspruch an Führung?
- Wie wäre es idealerweise?
- etc.

Neben den Inhalten wird in diesen Gruppen das ernsthafte Interesse an den Eindrücken der Menschen sichtbar. Die Menschen in den Resonanzgruppen beginnen dem Prozess zu glauben. Sie lernen sich ein wenig besser kennen und begreifen sich als Teil eines gemeinsamen Ganzen. Sie rücken ein wenig enger zusammen. Und sie erleben, dass ihre Meinung und ihre Eindrücke wichtig und hilfreich sind und dass es kein „richtig" oder „falsch" gibt, sondern lediglich ein „anders als mein Eindruck". Mein eigenes Anders-Sein bekommt Platz und wird akzeptiert.

Methoden und ihre Wirkung
Begrüßung

Hintergrund und Absicht des Treffens vorstellen („Wir möchten von Ihnen erfahren, was sie mit guter Führung verbinden und welche Inhalte Ihrer Meinung nach in die Führungsleitlinien hineingehören.") Beschreibung des Prozessablaufs. Hinweis, dass die Krankenhausleitung auch „nur" eine Resonanzgruppe unter vielen ist. Zusicherung von Vertraulichkeit des gesprochenen Wortes. Hinweis, dass womöglich ungewohnte Methoden zum Einsatz kommen und die Einladung, sich darauf einzulassen.

→ Sicherheit vermitteln, damit sich die Menschen öffnen.

Verständnis erzeugen, dass die Zeit sinnvoll angelegt ist; es wichtig ist, dass sich die Menschen beteiligen und ihre Meinung wichtig ist.

Ankoppeln/Aufwärmen

Interview in Zweierteams; Austausch zur eigenen Person (beruflich und privat). In der Gruppe stellen die Teilnehmenden dann ihre/n Interviewpartner/in vor.

→ Gemeinschaftsgefühl erzeugen: Wir kennen uns zwar nicht, arbeiten aber am gleichen Ort. Vertrauen zueinander aufbauen. Gemeinsamkeiten entdecken. Den anderen wahrnehmen. Sich selbst wahrgenommen fühlen. Mut, gefühlt „persönliche" Fragen an eine eher unbekannte Person zu stellen.

Kleingruppenarbeit Teil 1

„Erinnern Sie sich an ein Erlebnis/Situation mit Führung, das Ihnen besonders positiv oder besonders negativ in Erinnerung ist? Sammeln Sie diese bitte auf dem Flipchart."

→ Einsteigen ins Thema über persönliche Erfahrungen. Bewusstes Reflektieren über Führung. Gefühle benennen. Wichtig dabei ist der Austausch: sich mit-teilen und mit anderen teilen. So entsteht ein reger Austausch. Die Gruppenteilnehmer entdecken Gemeinsamkeiten. Sie fragen nach, interessieren sich für die Erfahrung des anderen.

Kleingruppenarbeit Teil 2

„Wenn Sie mit einer Filmkamera auf diese Situation schauen könnten, was würde die Kamera filmen? Was genau passiert da? Beschreiben Sie es in Worten."

→ Hier sollte näher „rangezoomt" werden, konkret das Verhalten und die Haltung dahinter beschrieben werden. Die Teilnehmenden beschäftigen sich intensiv mit bestimmten Situationen. Das Interessante ist jetzt: Sie entdecken Muster, Wiederholungen oder Abweichungen: „Das ist bei mir genauso" oder „Ich erlebe das ganz anders." Das hat den Austausch intensiviert. Das hat verschiedene „Brillen" in die Betrachtung gebracht.

Kleingruppenarbeit Teil 3
„Was würden Sie jetzt sagen, welches Führungsverhalten für Sie wichtig ist und zu guter Führung gehört? Benennen Sie es."
→ Die unterschiedlichen Auffassungen wurden gehört und miteinander abgeglichen. Es liefen Verständigungsprozesse und Verständnisprozesse. Es ging wieder mehr in die Metaebene, denn es wurde deutlich, dass die Leitlinien ja nicht nur für den eigenen Verantwortungsbereich gelten können, sondern für das gesamte Unternehmen.

Ergebnisse vorstellen in der Gesamtgruppe
→ Erstaunen darüber, dass manches gleich, anderes unterschiedlich ist. Anerkennung der Arbeit der anderen. Aufzeigen der Vielfalt. Horizonterweiterung. Abgleich Realität und Ideal. Erkenntnis: Das ist inhaltlich zum Teil weit weg von der jetzigen Realität.

Abschluss und Feedbackrunde
„Wie ist es Ihnen heute Nachmittag gegangen? Was nehmen Sie mit?"
→ Ernstnehmen der Teilnehmer. Üben, seine Meinung zu äußern. Üben, sich in der Gruppe zu zeigen. Hören, was ich besser machen kann. Hören, was möglicherweise als Feedback ins Unternehmen eingeht. Hinweise sammeln für die nächsten Schritte.

Beobachtung und Reflexion
Interessanterweise unterscheiden sich die Ergebnisse der 6 Resonanzgruppen inhaltlich nicht wirklich voneinander. Unterschiede gab es zwischen den Gruppen in Bezug auf den Grad der Offenheit und Lockerheit. Die Hypothesen haben geholfen, die Beobachtungen zu fokussieren. Eine Bestätigung fand die Hypothese, dass das Misstrauen und die Vorbehalte auf beiden Seiten riesengroß sind. Diese „Konstruktion" gründet auf der Vorerfahrung, dass bereits unzählige sinnvolle Projekte ergebnislos blieben.

Für Führungskräfte der mittleren Ebene hat die Skepsis auch mit ihrer Sandwichposition zu tun. Sie erhalten Vorgaben von oben, die nicht ihren eigenen Vorstellungen entsprechen, müssen diese aber gegenüber ihren Teams vertreten und durchsetzen. Dass sie das nicht immer tun, wurde im Austausch deutlich. Sie verweigern sich inzwischen teilweise. Jammern und Klagen, gegenseitige Schuldzuweisungen – vor allem an die Krankenhausleitung – und eine Art Rückzug sind für eine Vielzahl der Teilnehmer aller Gruppen „normal". Achtung Problemtrance! Wenige halten dagegen, sind positiv, ziehen Vergleiche mit anderen Häusern, „wo es auch nicht besser ist", sehen die Rahmenbedingungen. Sie wollen aus dem Vorhandenen trotz allem das Beste machen. Die Krankenhausleitung hingegen sieht in der mangelnden Führungsbereitschaft der Führungskräfte die alleinige Ursache für viele Probleme. Sie spricht abwertend über die Menschen. Sieht sich in keiner Weise als Bestandteil des beschriebenen Führungsdefizits.

Auf der anderen Seite war die Bereitschaft spürbar, sich auf etwas einzulassen. Und der Stolz auf und die Verbundenheit mit dem Krankenhaus und dem historisch gewachsenen Background.

Was heißt das nun für die nächsten Schritte? Vertrauen aufbauen. Vertrauen erfahren lassen. Die stereotypen Konstruktionen darüber, „wie der andere ist" – der ja an allem schuld ist –, sollten abgebaut werden. Ein Sichtweisenwechsel könnte hilfreich sein. Dafür ist extrem viel Kommunikation nötig. Diese Erkenntnisse sind für die Ausrollphase zu berücksichtigen.

Von der Resonanz zum Kern – nächste Schritte der Erarbeitung
Die Arbeit in Resonanzgruppen löst bei denen, die an den Resonanzgruppen teilnehmen, zum Teil große Erwartungen aus. Um im Prozess glaubwürdig zu bleiben gilt es also, eine gute Balance herzustellen zwischen den individuellen Rückmeldungen (und den Erwartungen, die vom Sender damit verknüpft werden) und den allgemeingültigen, weiter verwertbaren Inhalten für das ganze System.

Hinzu kommt, dass die Vielfalt der Eindrücke oftmals ein sehr heterogenes Bild ergibt, welches mit all seinen Einzelaspekten im nachfolgenden Prozess nur sehr schwer durchzuhalten wäre, wenn man auf der Ebene der Einzelaspekte bleiben würde. Daher empfiehlt es sich, zusammenfassende Thesen oder Themen- oder Handlungsfelder zu aggregieren, innerhalb derer sich die Einzelperspektiven wiederfinden. So ist einerseits die Steuerbarkeit für nachfolgende Prozessteile gesichert, während gleichzeitig alle Aspekte bei Bedarf (auch im Detail) wiedergefunden werden können.

Für den Prozess der Erstellung von Führungsleitlinien hieß das konkret im ersten Schritt, die Ergebnisse aus den Resonanzgruppen zu verdichten.

> **Verdichten**
> - Was ist das Gemeinsame?
> - Wie sieht der „rote Faden" aus?
> - Worum geht es eigentlich?
> - Was ist das Thema hinter dem Thema?

Alle Resonanzgruppen waren von einem externen Berater moderiert worden. Zugleich war die interne Begleiterin bei allen Gruppen als Beobachterin zugegen. Das Begleiterduo (aus Interner und Externem) führte also jetzt die Inhalte zusammen. Die Inhalte wurden geclustert und zusammengeschrieben. Durch diesen Prozess ergaben sich die Themenfelder (im Prozess „Dimensionen" genannt). Das Ergebnis der Verdichtung, d. h. die inhaltlichen Rückmeldungen ebenso wie die Dimensionen, wurden der Krankenhausleitung als erstes Konzentrat der Führungsleitlinien vorgestellt. Von deren Seite gibt es nur kleine Änderungen.

Feedback an die Gruppen
Der externe Berater und die interne Begleiterin stellten dieses erste Konzentrat zusammen den Mitgliedern der Resonanzgruppen vor. Diese erhielten die Möglichkeit, Rückmeldungen zu geben unter der Leitfrage: Ist es das, was Sie ausdrücken wollten? Haben wir das richtig verstanden? Finden Sie sich so wieder?

Redaktion
Es gab nicht viele Rückmeldungen, aber die Rückmeldungen, die zu einem solchen Zeitpunkt gegeben werden, dienten der Schärfung der Inhalte. Daher nahm das Begleiterduo die abschließende redaktionelle Bearbeitung vor und stellte diese Version der Krankenhausleitung mit der Fragestellung vor. „Sind das nun die Führungsleitlinien, die Sie als Leitung für die Organisation angemessen finden? Und sind es die Leitlinien, die Sie im Haus vertreten werden?

Präsentation
Die Endfassung wird den Resonanzgruppenteilnehmern in einem zweistündigen Termin von Mitgliedern der Krankenhausleitung vorgestellt, die sich im Anschluss offen für Rückmeldungen und Fragen zeigten.

Ohne auf die Details dieser Phasen eingehen zu können, ist auf zwei Dinge hinzuweisen: Die in den Gruppen entstandenen Formulierungen wurden unverändert übernommen, auch wenn sie sprachlich nicht so interessant klingen. Das ist ein Signal für Vertrauen: Es wird nicht im Nachhinein etwas dazugeschrieben oder verändert. Dass dieses Vertrauen brüchig ist, wurde nochmal deutlich, als die Teilnehmer der Gruppen den Wunsch äußerten: „Können wir die Endfassung denn sehen, bevor sie auf der Strategieklausur[5] ausgewählten Führungskräften vorgestellt wird?" Darauf reagierten wir mit dem o. g. Termin „Präsentation", der ursprünglich nicht geplant gewesen war. So wurde ein doppeltes Signal für Vertrauen gesetzt, denn die Vorstellung der Führungsleitlinien wurde von der Krankenhausleitung selbst durchgeführt, die für anschließende Fragen zur Verfügung stand. Diese Intervention hat ihr Ziel erreicht, wie die Rückmeldungen bestätigen: Beide Seiten erfuhren Glaubwürdigkeit und Wohlwollen, die nun dem konstruierten Stereotyp „Ablehnung und Konfrontation" als neue Erfahrung gegenüberstanden.

Hurra, wir hatten einen Unterschied!

Ergebnis: fünf Führungsleitlinien
Indem während es Verdichtungsprozesses sowohl in Dimensionen geclustert worden war und zugleich detaillierte Beschreibungen formuliert worden waren, ergaben sich für die Struktur der Führungsleitlinien beinahe automatisch fünf Dimensionen (die Cluster), die hinreichend ausformuliert waren. Die Dimensionen waren:

---

[5]Zweitägiges Treffen der Führungsebenen 1 und 2 im Dezember 2015

- Wertschätzung,
- Dialog,
- Klarheit,
- Weitblick und
- Begeisterung.

Als Beispiel sei hier die Textfassung für die Dimension Wertschätzung dargestellt:

Wertschätzung

Wir fördern aktiv den konstruktiven Austausch von Wissen, Erfahrung und Meinungen.

Wir hören zu und geben Feedback.

Wir achten auf einen fairen und respektvollen Umgang.

So zeigen wir unser echtes Interesse für die Menschen, mit denen wir arbeiten.

Das schafft ein vertrauensvolles Miteinander. ◄

Die interne Veröffentlichung der Führungsleitlinien wurde als eine Art „Fächer" in Papierform gestaltet und von einem besonderen grafischen Konzept gestützt. Der Illustrator hat bewusst mit einer Darstellung von für die Organisation typischen Vorher-Nachher-Situationen gearbeitet (Abb. 2.8). Das Ziel war, den Führungskräften eine einfache Möglichkeit zu bieten, sich mit dem Neuen zu identifizieren.

Nun war es wichtig, die Richtung zu wechseln! Die Erarbeitung der Inhalte war weitgehend von unten nach oben und mit großer Beteiligung erfolgt.

So weit, so gut!

Eine Ausrollung in die Organisation bedeutete nun, die Verantwortlichen der Organisation (also: die Führung) an die neu entwickelten Führungsdimensionen heranzuführen. Die Führung sollte die damit verbundenen Anforderungen an ihr eigenes Führungshandeln aus den Dimensionen und deren Beschreibungen ableiten:

Was heißt das konkret für mich?

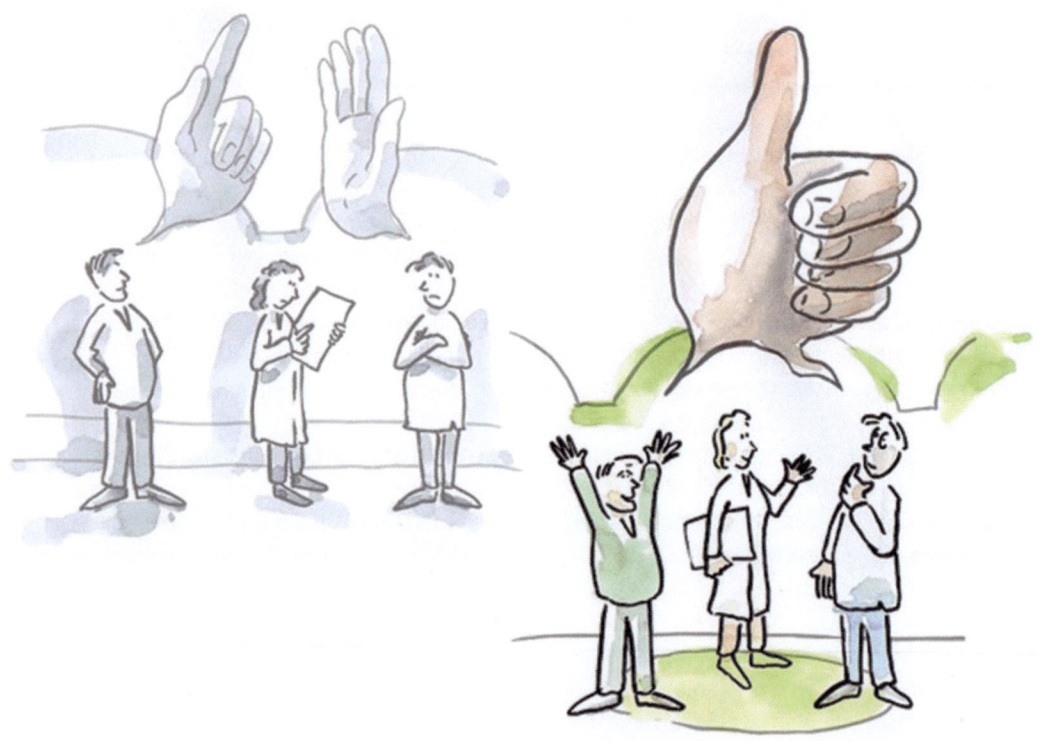

Abb. 2.8 Beispielillustration der Führungsleitlinie „Wertschätzung". Sie zeigt das Vorher und Nachher (grafische Gestaltung © Christian Ridder)

Und was heißt das für meine Arbeit im System, d. h. für meine Arbeit mit den Menschen, die ich führe?

So wurden die Führungsleitlinien den Teilnehmenden einer Strategieklausur (Führungsebene 1 und 2) vorgestellt, dort diskutiert und auch dort angenommen.

Wir machen nun im Prozess einen großen Zeitsprung von ca. 3 Monaten und steigen im nächsten Abschnitt zu einem späteren Zeitpunkt, der Ausrollphase der Führungsleitlinien, wieder ein. Sie müssen sich vorstellen, dass dafür viele Vorbereitungen getroffen wurden:
- grafische Gestaltung der gedruckten Führungsleitlinien in Form des Fächers zum Mitgeben für alle Führungskräfte,
- Organisation von mehreren ganztägigen Großgruppenveranstaltungen mit jeweils 100 Teilnehmenden,
- Besetzung von 16 Reflexionsgruppen für insgesamt 200 Teilnehmende,
- Terminfindung für alle Reflexionsgruppen, damit nach der ersten Großgruppenveranstaltung (dem Kick-off) die Reflexionsgruppen zeitnah starten können,
- Abstimmungsschleifen mit der Krankenhausleitung,
- Besetzung der externen Beraterteams für die Gruppen,
- Schaffung und Besetzung interner Koordinations- und Kommunikationsstellen,
- Marketing und Selbstwerbung für den Prozess, und, und …

> **Fazit**
>
> Führung betrifft alle: Die einen tun es, die anderen erleben es.
> Also muss man die Menschen fragen, was Führung bedeutet.
> Wenn man nicht fragt, ist es zwar gut gemeint, aber schlecht gemacht.
> Daher braucht es breite Beteiligung von unten nach oben mit viel Dialog.
> Dialog ist hier gemeint als das Mittel zum Zuhören und Verstehen.

2.3.5 Ausrollprozess zur Umsetzung der Führungsleitlinien

In dieser Phase wurden die neuen Führungsleitlinien allen Führungskräften bekanntgemacht. Die Übersetzung in den Alltag sollte angeregt und unterstützt werden.

So sollten erste Veränderungen der Führungskultur erreicht werden, und vor allem sollten diese Veränderungen zeitnah für die Organisation erfahrbar werden.

Laufzeit: 12 Monate.

Die Veranstaltungsformate während der Ausrollung fasst die Übersicht zusammen; eine Übersicht zeigt auch Abb. 2.9.

> **Veranstaltungsformate während der Ausrollung**
>
> - Großveranstaltungen: Auftakt-, Zwischenstopp- und Abschlussveranstaltung für alle 200 Führungskräfte. Gemeinsam mit dem Externen leite ich diese ganztätigen Veranstaltungen.
> - Reflexionsgruppen: 8–10 Führungskräfte aus einer Hierarchieebene treffen sich in einem definierten Zeitraum 3-mal. Die Termine werden konstant von einem externen Berater begleitet, und die Teilnehmenden arbeiten einen ganzen Tag an Fragen zu ihrer Führungsrolle.
> - „In Führung gehen": Dieses Format unterstützt die praktische Umsetzung von Inhalten der Führungsleitlinien vor Ort, direkt in den Teams. Führungskräfte gehen in den Dialog mit ihren Mitarbeitern und Teams und arbeiten an der Frage, welche Inhalte der Leitlinien für sie relevant oder interessant sind und wie diese dann im Team gesamthaft umgesetzt oder erreicht werden können. Zur Vorbereitung auf diesen Dialog im Team können die Führungskräfte Coaching in Anspruch nehmen.

- Krankenhausleitung im Gespräch: Die Krankenhausleitung lädt insgesamt zu 12 dreistündigen Terminen, bei denen alle Mitarbeiter (gerade auch die ohne Führungsverantwortung) die Gelegenheit haben, sich über das Thema Führungskultur mit der Klinikleitung auszutauschen.

Großgruppenveranstaltungen

Was ist das Ziel von Großgruppenveranstaltungen? Großgruppenveranstaltungen dienen dazu, alle Beteiligten zusammenzubringen. Sie wurden für den Beginn der Ausrollung, etwa für die Mitte und für den Abschluss des Ausrollprozesses anberaumt. Jede der drei Großveranstaltungen wurde gedoppelt, damit 100 der 200 Führungskräfte anwesend sein konnten, während die andere Hälfte dafür gesorgt hat, dass der Klinikbetrieb weitergeführt wurde. So konnten alle 200 Führungskräfte erreicht werden.

Auf jeder Großveranstaltung (also in Summe 6-mal) war die sechsköpfige Krankenhausleitung anwesend. Die Veranstaltungen waren (wie immer) dialogisch angelegt, d. h. es ging darum, sich über die Führungsleitlinien auszutauschen. Ähnlich wie in den zuvor beschriebenen Resonanzgruppen entsteht dadurch ein Gefühl von Gemeinschaft in der Führungsmannschaft – auch und gerade weil sie sich sonst nie in einer derartigen Zusammensetzung trifft und austauscht. Es entsteht eine Idee davon, was „das gemeinsame Projekt Führungsleitlinien" und dessen Ziel ist. Modellhaft kann dabei gezeigt werden, wie eine offene Kommunikation zwischen Führungskräften und der Krankenhausleitung aussehen kann und wie es gelingt, den Anderen durch Fragen besser zu verstehen. Die Teilnehmer erzielen einen Perspektivwechsel, bei dem aus einer anfangs fremden Sichtweise später eine gemeinsame Sichtweise wird. (siehe „Beobachtung und Reflexion" oben).

Fishbowl

Diese Gesprächsmethode ist sehr geeignet, um in großen Gruppen miteinander ins Gespräch zu kommen und mehr voneinander zu erfahren.

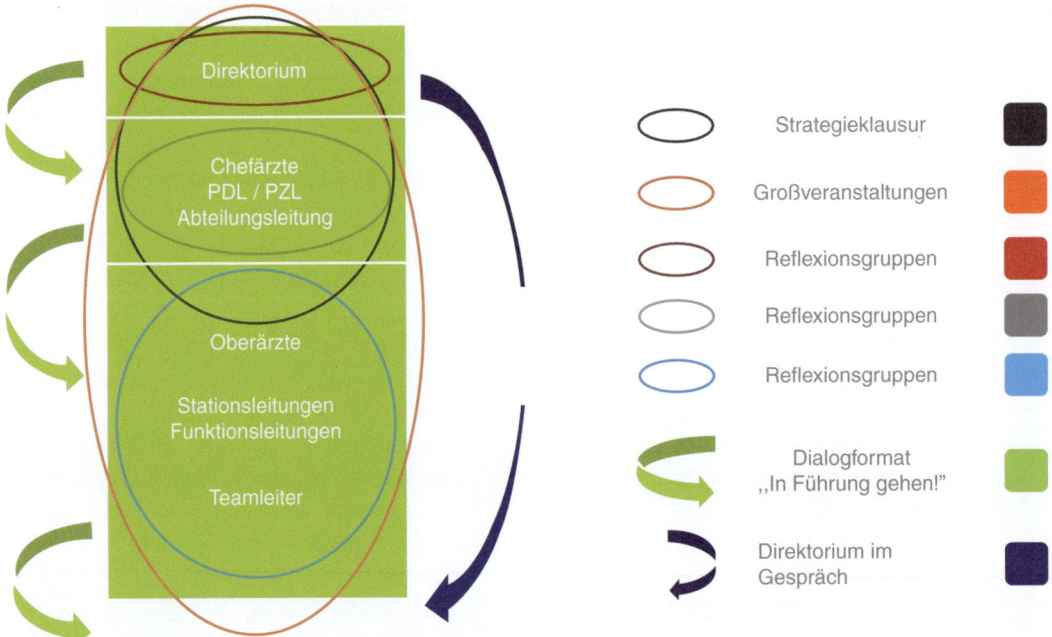

Abb. 2.9 Hierarchieebenen (im grünen Kasten) und deren Beteiligung bei den verschiedenen Veranstaltungsformaten (farbige Kreise und Pfeile)

Vorbereitung

Zu Veranstaltungsbeginn werden mit dem Teilnehmerkreis Fragen entwickelt. Jeder soll eine Frage zum Projekt auf eine Karte schreiben und verdeckt in die Mitte des gemeinsamen, großen Stuhlkreises ablegen. Dann werden die Karten neu verteilt, indem sich jeder Teilnehmer eine Karte aus dem Stapel zieht. Mit dieser Fragekarte macht er sich auf die Suche nach jemandem, der eine ähnliche Frage auf seiner Karte stehen hat, dann suchen diese einen Dritten und dann einen Vierten. Zu viert sollen sie dann eine Frage formulieren, die den Kern aller vier Fragen am besten zum Ausdruck bringt. Die Kommunikationsanforderung der Übung an die Teilnehmer ist hoch, aber sie fördert enorm den Austausch zum Thema. Die Auswertung der Fragen in der Mittagspause durch den Externen brachte (neben vielen anderen Themen) ein Thema deutlich hervor:

„Keine Reaktion der Krankenhausleitung auf Vorschläge der Führungskräfte!"

Durchführung Fishbowl-Gespräch

Im Raum befinden sich zwei Kreise:

- Ein Innenkreis mit zehn Stühlen. In den Innenkreis wurden gebeten: die Pflegedirektorin, der Geschäftsführer, der Ärztliche Direktor und jeweils ein Vertreter der Ärzteschaft, der Pflege, der Verwaltung und des Service. Ein Platz war für die Moderation. Ein Stuhl bleibt leer.
- Im Außenkreis sitzen die ca. 90 anderen Teilnehmer.

Man muss sich vergegenwärtigen: Das komplette Plenum sitzt im Außenkreis und hört den Gesprächen im Innenkreis zu. Es wird nur im Innenkreis gesprochen.

Falls jemand aus dem Außenkreis sich einbringen möchte, setzt er sich auf den freien Stuhl im Innenkreis. Falls im Innenkreis alle Stühle besetzt sind, und ich möchte mich aus dem Außenkreis einbringen, tippe ich jemand im Innenkreis an, der gerade nicht spricht. Derjenige muss dann aufstehen. Auf den frei werdenden Stuhl setze ich mich und kann am Gespräch teilnehmen.

Hier ein Beispiel aus dem Fishbowl

Moderator (aus der Sammlung von Karten) an die Vertreter der Krankenhausleitung: „Sie haben gehört, dass Unzufriedenheit geäußert wurde über das Tempo mancher Entscheidungen. Können Sie sich vorstellen, Entscheidungsbefugnisse zu delegieren?"

Herr B. (Geschäftsführer):	„In unserem Haus herrschen hohe Ansprüche an Qualität. Ich möchte die richtigen Entscheidungen treffen."
Moderator:	„Sie wollen also die Dinge gründlich überdenken. Das kann ich gut verstehen. Wie geht es Ihnen, wenn Sie auf eine Antwort warten und lange nichts hören?"
Herr B.:	„Klar, ich sehe schon, dass es gelegentlich zu lange dauert. Aber unsere Energie ist halt auch nur begrenzt."
Moderator:	„Da haben Sie recht. Wie viele Stunden arbeiten Sie ca. in der Woche?"
Herr B:	„Wenn ich das Wochenende nicht rechne, dann sind es schon um die 70 Stunden. Und dann halt noch am Wochenende."
Moderator:	„Das hört sich anstrengend an. Was denken die anderen zum Thema Tempo?"
Herr S. (Ärztlicher Direktor):	„Im ärztlichen Bereich funktioniert die Aufgabendelegation, sie ist sogar klar geregelt."

Herr P. (Vertreter der Ärzteschaft):	„Aber es ist doch trotzdem so, dass wir zu wenig erfahren, was worüber entschieden wird. Das ist wirklich unbefriedigend. Könnten wir nicht regelmäßig informiert werden?"
Herr S. (Ärztlicher Direktor):	„Wir haben Gremien, die funktionieren. Was ich machen könnte, wäre die CÄ zu einer Art Sprechstunde einzuladen. Ich weiß ehrlich gesagt bloß nicht, wann ich das auch noch machen sollte."
Moderator:	„Dann wäre es doch aber eine Entlastung für Ihren Kalender, wenn alle an einem Termin informiert werden könnten."
Herr S. (Ärztlicher Direktor):	„Mmh…, mal sehen."
Frau D.: (Vertreterin Pflege):	„Ich sehe das Problem von unserer Seite so, dass wir in der Pflege eigentlich einen relativ guten Informationsfluss haben durch die Pflegekonferenzen, die Zentrumstreffen und so". Es ist dann manchmal blöd, wenn wir den Eindruck haben, die Ärzte wissen von nichts, sind nicht informiert. Aber es fehlt auch uns manchmal die Rückmeldung „von oben".
	Eine Führungskraft von außen setzt sich spontan auf den freien Stuhl im Innenkreis: „Könnte nicht auch mal eine Entscheidung von einem Mitglied der Krankenhausleitung allein getroffen werden? Dann hätten wir nicht den Frust, wenn Vorschläge, die von unten kommen, ewig liegen bleiben."
Frau M. (Pflegedirektorin):	„Ja, vielleicht sollten wir klarer definieren, wie die Entscheidungsschritte bei Anträgen laufen. Vielleicht sollte man nachsehen können, wo es hängt, wie der Status ist. Grundsätzlich denke ich tatsächlich auch, dass wir weniger hierarchische Entscheidungen brauchen."
	[…] ◄

Beobachtung und Reflexion Die Menschen im Außenkreis haben aufmerksam zugehört. Das Thema betrifft alle. Allein durch Zuhören erfahren alle voneinander, wie es dem Gegenüber geht.
So entsteht ein *Perspektivwechsel*.

Schon allein das Setting, dass Mitglieder der Krankenhausleitung mit anderen Führungskräften vor allen anderen in einem Kreis sitzen, sendet Signale: „Wir sind welche von Euch!" „Wir sind nahbar!" „Mit uns kann man reden!"

Ein „Außenkreisler" hat sogar den Mut bewiesen und den Geschäftsführer aus dem Innenkreis gebeten. Das war ein spannender Moment, zumal es der erste Stuhltausch war.

Die Fishbowl-Methode setzt einen persönlichen, aber eben auch einen gemeinschaftlichen Wahrnehmungs- und Denkprozess in Gang, an den man anknüpfen kann: Ein Einzelner kann Modell sein für andere.

Es gab Reaktionen wie: „Aha, er konnte ein bisschen seine Meinung sagen und ist nicht gleich kritisiert worden. Vielleicht traue ich mich das nächste Mal auch." Sicher gibt es auch die Äußerung: „Das ist doch immer das Gleiche … das bringt doch nichts."

Als prozessorientierte Veränderungsbegleiter wissen wir aber, dass die Wahrheit nicht im Workshopraum verhandelt wird – sondern in der Kaffeepause oder beim Essen! Uns genügt die Gewissheit, dass diese Dinge passiert sind. Dann werden sie schon (weiter)wirken. Was Einzelne denken, tauschen sie in Gesprächen nach oder am

Rande der Veranstaltungen aus. Und sie berichten es den Kolleginnen und Kollegen. So wirken die neuen Impulse (z. B. aus dem Fishbowl) in die Organisation hinein.

Reflecting Team
Bei unserer ersten Großgruppenveranstaltung (dem Kick-off zur Ausrollung) schwangen sehr viele Vorbehalte im Raum mit. Sie wurden z. T. auch auf den Fragekärtchen artikuliert. Am Ende des Workshoptages spiegelten die Externen ihre Eindrücke und Fragen an die Gruppe zurück. Sie saßen dazu vor der Gruppe und sprachen über die Gruppe, ohne dass die Gruppe eingreifen konnte. Leitfaden für die Inhalte des Reflecting Teams waren die zuvor bearbeiteten Hypothesen.

Folgende Themen wurden dabei adressiert:

- Thema Verharren: „Was beschäftigt die Menschen hier? Unser Eindruck ist, jeder spürt, da ist Veränderung notwendig. Aber es sollen ‚zuerst mal die anderen‘ anfangen, bevor ich was mache. Wie wäre es, wenn die Menschen hier – anstatt zu zweifeln und sich in Schubladen zu stecken oder auf schlechte Erfahrungen zu verweisen – einfach das anders machen, was sie selbst anders machen können?"
- Thema Vertrauen: „Wir fragen uns, wie es wäre, wenn sich die Führungskräfte und die Menschen im Krankenhaus begegnen und sich darauf verlassen könnten, dass es dem Gegenüber um eine gute Lösung und um die Sache geht. Nicht mehr, aber auch nicht weniger!"
- Thema Angst: „Wir fragen uns, wie es wäre, wenn die Menschen sich ehrlich zeigen könnten, wo sie stehen und was sie denken, weil sie wissen, sie gehören zu einer Mannschaft, die sie trägt?"

Beobachtung und Reflexion
Diese Spiegelung anhand des Reflecting Teams führte zu positiven Rückmeldungen. Es war eher ungewöhnlich für diese Führungskräfte, dass ihnen jemand den Spiegel vorhält. Und es war noch viel ungewisser, ob alle bereit sein würden, in den Spiegel zu schauen. Als prozessorientierte Passagementberater genügte die Gewissheit, dass diese Dinge passiert sind. Diejenigen, die sich angesprochen fühlten, würden es weiter in sich arbeiten lassen, sodass das Muster „die oberste Leitung ist an allem schuld" oder die Blockade „solange die anderen nichts machen, bleib' ich auch wie bisher" deutlicher und bearbeitet werden konnte. In kleineren Gesprächsrunden wurden die genannten Aspekte aufgegriffen – und das sollte seine Auswirkung haben.

Coaching der Krankenhausleitung
Die Idee, dass auch die Mitarbeiter ohne Führungsverantwortung mit ins Boot müssen, war für uns von Anfang an gesetzt. Die Art und Weise, in der das geschehen sollte, war eine neue Idee für das Haus: Die Krankenhausleitung sollte im Projektzeitraum insgesamt mindestens 12 offene Gesprächstermine anbieten (in zwei Etappen), bei denen sie zuhört und erfragt, was die Mitarbeiter über die Führungskultur am Haus denken, wie sie Führung erleben und ob sie, bezogen auf die Führungsleitlinien, schon etwas Neues gehört oder erlebt haben.

Es erschien notwendig, dass nicht nur unter den 200 Führungskräften die Beschäftigung und Auseinandersetzung mit dem Thema angeregt wird, sondern auch unter allen Mitarbeitern. Die direkten Kommunikationsschleifen zwischen Mitarbeitern und oberster Leitung waren dabei auch ein Instrument, die Führungskräfte zu motivieren, „dran zu bleiben". Der Themeninput geht also über die gesamte Organisation.

Diese dreistündigen (!) Termine waren auf jeweils maximal 15–20 Teilnehmer angelegt. Sie wurden moderiert. Die Vorbereitung der Krankenhausleitung auf diese Termine zeigt Effekte einer programmierten Verunsicherung (s.o.).

Das Begleiterduo hatte sich zuvor über Hypothesen hierzu ausgetauscht:

- Die Mitglieder der Krankenhausleitung sind sich nicht darüber im Klaren, dass die Mitarbeiter Angst vor ihnen haben.
- Das gegenseitige Kennenlernen und Miteinander-Reden hilft, sich gegenseitig wohlwollender wahrzunehmen („Die sind gar nicht so blöd" oder „Jetzt verstehe ich").

- Die Krankenhausleitung hat Angst vor Kritik und Angriffen seitens der Mitarbeiter.
- Die Krankenhausleitung hat keine Übung in offenen, ungeplanten Gesprächen. Sie betritt hier Neuland und ist entsprechend aufgeregt.
- Die Krankenhausleitung möchte ihre Botschaft senden und den Druck aufrechterhalten („Wir müssen noch besser werden!").
- Die Mitarbeiter wollen ihre Fragen und Sorgen an oberster Stelle loswerden.

Vorbereitung der Krankenhausleitung

Herr B. (Geschäftsführer) zur Moderation:	„Sie sagen uns doch noch, was wir da präsentieren sollen?"
Moderation:	„Sie müssen gar nichts präsentieren. Wir sind bei dem Termin ohne Folien und Beamer. Wir sitzen im Stuhlkreis, alle. Es soll ein Gespräch sein zwischen Ihnen und den Mitarbeitern."
Frau M. (Pflegedirektorin):	„Aber dafür brauchen wir doch keine drei Stunden."
Herr B.:	„… sonst fangen die bloß wieder an zu jammern und alles schlecht zu machen."
Moderation:	„Wir brauchen am Anfang vielleicht eine halbe bis dreiviertel Stunde, um uns gegenseitig kurz kennenzulernen. Und dann möchten wir, dass wirklich Zeit ist für die Fragen der Teilnehmer."
	[…]
Herr S. (Ärztlicher Direktor):	„Glauben Sie eigentlich, dass da überhaupt welche kommen?"
Moderation:	„Ganz sicher. Die Mitarbeiter haben ja sonst nie die Gelegenheit, mit Ihnen ins Gespräch zu kommen. Viele wissen nicht einmal, wie Sie aussehen."
Frau G. (Personaldirektorin):	„Mit was für Fragen müssen wir denn da rechnen?"
Moderation:	„Was glauben denn Sie, könnten die Mitarbeiter fragen?"
Herr B.:	„Warum wir einen Neubau errichtet haben, aber kein Geld für mehr Personalstellen da ist …"
Herr S.:	„… oder, dass sie nicht verstehen, was das ganze Projekt eigentlich zum Ziel hat."
Moderation.:	„Und, wie wären diese Fragen für Sie? Was würden Sie antworten?"
Herr B.:	„Ich könnte schon was dazu sagen. Aber ich möchte auch zum Ausdruck bringen, dass es so, wie es zurzeit läuft, nicht ausreicht. Da müssen alle mitziehen. Auch die Mitarbeiter."
Moderation:	„Ich verstehe Sie, und ich weiß, dass das Ihre Sorge ist. Jetzt stellen Sie sich aber mal die Mitarbeiter vor, wie wohl so eine Aussage bei denen ankommt."
Herr B.:	„Aber so ist es. Es muss gesagt werden."

Moderation:	„Wie würde es Ihnen ergehen, wenn Sie täglich Ihre Arbeit machen und sich anstrengen und dann hören Sie von einem, dass alles immer schlechter wird, dass es nicht gut genug ist, was Sie tun. Wie käme das bei Ihnen an?"
Herr S.:	„Das ist doch nichts Neues. Ich denke, das ist denen schon klar. Aber es nützt nichts."
Moderation:	„Wie kommt es, dass es nichts nutzt?"
Frau M. (Pflegedirektorin):	„Die verstehen die Zusammenhänge nicht, sie haben genug mit ihrer Situation auf Station oder wo auch immer zu kämpfen … Das beschäftigt sie mehr."
Moderation:	„Sie denken, es liegt nicht am mangelnden Interesse, sondern daran, dass die Mitarbeiter im Alltag viel um die Ohren haben? Hab' ich das richtig verstanden?"
Herr B.:	„Ja, wir stehen auch unter Druck."
Moderation.:	„Aha, das sehen aber die Mitarbeiter vermutlich nicht. Vielleicht könnten Sie den Mitarbeitern erklären, warum es nötig ist, wieder besser zu werden."
Herr S.:	„Da bin ich gespannt, ob die das hören wollen."
Moderation:	„Versuchen Sie's einfach. Ich kann mir vorstellen, dass es gut ankommt, wenn Sie sich und ihre Haltung erklären und zeigen, dass der Druck nicht von Ihnen gemacht wird wegen nichts."
Frau M.:	„Vielleicht wird es auch gar nicht so schlimm."
Moderation:	„Wir achten im Übrigen darauf, dass viele zu Wort kommen und sich ein gutes Gespräch ergibt. Sie werden sehen, es wird sich lohnen." ◄

Beobachtung und Reflexion Die Angst, die das Gremium vor diesem Termin hat, ist spürbar. Es ist ein sehr ungewöhnliches Format, so offen und ohne Tagesordnung in einen dreistündigen Termin zu gehen. Es gab schon bei der Terminplanung so viele Probleme, dass uns deutlich wurde, wie groß der innere Widerstand ist. Umso wichtiger, dass wir davon nicht abgerückt sind.

Das Vorbereitungsgespräch macht deutlich, dass es nach wie vor das Ziel gab, die wirtschaftliche Lage zu kommunizieren. Es war schwer sich vorzustellen, was die Gründe der Mitarbeiter sein könnten, nicht genau das zu tun, was die Leitung für erforderlich hielt. Es ging weniger ums Zuhören. Im Verlauf des Gesprächs zeigen sich in der Gruppe der Krankenhausleitung Meinungsunterschiede. Es wird deutlich, dass eine Rollenverteilung herrscht, die einen ehrlichen Austausch erschwert. Der Geschäftsführer und der Ärztliche Direktor sind die Wortführer. Sie tragen Skepsis in den Prozess und geben ihr viel Raum. Die anderen schweigen oder versuchen vorsichtige Schritte. Im Nachlauf zu diesem Gespräch und den Dialogen mit den Mitarbeitern hat die Krankenhausleitung begonnen, weiter an einem konstruktiven Miteinander zu arbeiten. Dieser Prozess wurde extern begleitet.

Die Veranstaltungen selbst hatten überraschenderweise den Charakter von wirklichen Gesprächen. Es kamen zwar wenige Mitarbeiter (8–12), aber die hatten viele Fragen mitgebracht. Und erstaunlicherweise konnten sich die Mitglieder der Krankenhausleitung gut darauf einlassen. Es entstand im Begleiterduo sogar der Eindruck, dass es ihnen regelrecht Spaß gemacht hat. Und das, obwohl auch wirklich kritische Themen zur Sprache kamen.

Bei diesen und weiteren Terminen wurde spürbar, in welchem inneren Prozess sich die Mitglieder der Krankenhausleitung befanden. Die Mitarbeiter haben positiv registriert, wenn ein Leitungsmitglied eigene Anteile im Veränderungsprozess angesprochen hat. Dazu war die Abschlussfrage in der Runde an die Krankenhausleitung hilfreich: „Was würden Sie sagen, haben Sie im Laufe des Projekts und in Ihrer Reflexionsgruppe schon gelernt?" Die Antworten der Leitung reichten von „Ich habe es ausprobiert und meine Mitarbeiter bewusst gelobt," über „Ich nehme mir vor, besser zuzuhören. Ich habe gemerkt, dass ich meistens schon zu wissen glaube, was mir mein Gegenüber sagen möchte. Gut zuzuhören möchte ich lernen," bis hin zu: „Es war gut, sich offen auszutauschen. Gerade auch im Kreise der Kollegen [hier: Krankenhausleitung]. Das fand ich gut, dass wir uns mal Feedback gegeben haben."

Der zweite Durchlauf von 6 weiteren derartigen Veranstaltungen wurde nicht umgesetzt – Terminschwierigkeiten, wie die offizielle Begründung lautete.

Die Abschluss-Großveranstaltungen und noch weitere Reflexionsgruppen für die Führungskräfte wurden nach Plan durchgeführt.

> **Fazit**
>
> Es geht um das Erleben.
>   Nicht das Erklären.
>   Durch Erleben bekommen Menschen einen Eindruck davon, was anders wäre, „wenn …" Und sie können ausprobieren.
>   Im besten Fall gehen gute Beispiele voran.
>   Das braucht Mut.
>   Aber es geht.

2.3.6 Lernerfahrungen aus dem Projekt

Wie jedes Projekt, so steht auch dieses Projekt im Lichte der Frage, was wurde verfolgt und was (davon) wurde tatsächlich erreicht?

Erstes Ziel war es, für die Organisation Führungsleitlinien zu schaffen, zu formulieren und auch bekannt zu machen. Führung allgemein sollte auf allen Ebenen der Organisation thematisiert werden, mit dem Ziel, sich die Phänomene ebenso wie die Ansprüche an Führung bewusst zu machen. Führungsverhalten sollte im Sinne der neuen Leitlinien angepasst werden. Unter dem Strich sollte Führung in der Organisation nach Ende des Projekts anders erlebt werden als zuvor.

Ergebnis ist, dass die Leitlinien formuliert sind und sie über verschiedene Dialogformate auf die unterschiedlichen Ebenen transportiert wurden. Im Zuge dessen konnte sich die Führungsmannschaft berufsübergreifend kennenlernen und eine innere Nähe aufbauen.

Die inhaltliche und persönliche Arbeit am Thema wurde über Reflexionsgruppen und Austauschformate geleistet. Dadurch entstanden im Übrigen (persönliche) Verbindungen, die bis heute eine Gelegenheit zum Austausch bieten.

Das Thema Führung konnte in der Organisation (neu) gesetzt werden, und es gab und gibt – in Form einer neu angebotenen Führungsakademie – eine spezifische Qualifizierung zu führungsrelevanten Themen in der Organisation.

Nicht erreicht wurde die langfristige, sichtbare Veränderung der Führungskultur am Haus. Zwar wird das Thema thematisch weitergeführt, und es gibt an ausgewählten Stellen eine Begleitung organisationsweiter Maßnahmen. Zugleich lebte die obere Leitung Führung weiterhin anders vor, als es in den Leitlinien formuliert ist. Und da es sich hier um ein naturgemäß hierarchisches System handelt, hat es nichtkonformes (also: hierarchiereduzierendes) Verhalten hier schwer.

Worin liegen die Gründe dafür?

Es gab und gibt an prominenter Stelle Verhaltensweisen, die – wenn man sie auf die Führungsleitlinien bezieht – nicht akzeptabel waren oder sind. Sie stellen eher eine Musterwiederholung und sicher keine Musterunterbrechung dar. Es ist im Prozess nicht gelungen, diese zum Gegenstand einer tiefergehenden Betrachtung und Bearbeitung zu machen.

Ein Grund dafür ist sicher, dass die Reflexion zu derartigen Verhaltensweisen eine extreme persönliche Herausforderung dargestellt hätte. Insofern war und ist Widerstand dagegen nachvollziehbar.

Spekulativ könnte man sagen, dass es vielleicht gefühlt zu viel zu verlieren gab („Wie passt denn so ein Verhalten zu meiner Position? Da mach' ich mich ja unglaubwürdig!"). Ein anderer Aspekt könnte sein, dass die beraterische Beziehung (noch) nicht stark genug ausgeprägt war. In derlei Projekten kommt es häufig vor, dass sich die Natur der Beziehung zu Externen von „Berater" zu „Coach'" oder „Begleiter" verändert und verändern muss. Gerade beim Thema Führung gilt ja, dass das Professionelle in hohem Maße persönlich ist. Das bedeutet, dass Fragen zur Person zwangsläufig irgendwann anstehen und auch beantwortet werden sollten. Das ist vielen Auftraggebern zu Beginn eines solchen Prozesses nicht klar. Und vielen Begleitern gelingt es nicht, diesen Aspekt von Anfang an klar zu machen. Am Ende bleibt, dass es auf der Zielgeraden – dann, wenn es nicht mehr um erste sichtbare Veränderungen, sondern um substanzielle, persönlich anstrengendere, weil sich selbst in Frage stellende Themen geht – nicht zu einer tatsächlichen Veränderung von Haltung oder Verhalten kommt. Und so werden die sichtbaren Gallionsfiguren (und Auftraggeber) der Veränderung nicht mehr als solche erlebt.

In der Rückschau erscheint ein möglicher Ansatz zur Vermeidung einer solchen Situation, dass das Miteinander in der Leitung früher und intensiver hätte begleitet unter die Lupe genommen werden können. Im Zuge dessen wären die (kritischen) Anteile jedes Mitglieds der Leitung thematisiert worden. Dieses Anliegen wurde als nächster Arbeitsschritt vorgestellt. Allerdings wurden verabredete Projekttermine aufgrund von Terminproblemen oder wegen übergeordneter Themen abgesagt, sodass die Ankopplung an die Leitung zunehmend schwächer wurde und das Projekt letzten Endes auslief.

Tipps für die Projektvorbereitung
Auf alle Folgen von Beginn an hinweisen
Die Lektionen aus dem Projekt sind, dass gleich zu Projektanfang der Hinweis auf zu erwartende Entwicklungen – aufgrund der Vorerfahrungen in ähnlichen Projekten – unabdingbar ist: dass Reibungen entstehen werden, dass es Konflikte geben wird. Es muss von vorneherein klarwerden, wie damit umgegangen werden soll, wenn sich Schwierigkeiten zeigen. Möchten die Auftraggeber solche kritischen Themen dann übergehen und „unter dem Deckel halten"? Oder möchten sie, dass damit weitergearbeitet wird? Und wie offen kann das geschehen?

▶ Dies klar anzusprechen und sich auf eine gemeinsame Linie zu verständigen, ist wichtig. Wir als die Projektverantwortlichen sollten aufzeigen, welche Unterstützung Change-Management bzw. Prozessbegleitung hier bieten kann.

Klarheit darüber erzielt letztendlich auch das Commitment bei Projektauftrag/Contracting. Dieser sollte sehr differenziert formuliert sein, denn er schafft zugleich das Bewusstsein über die Dimension eines solchen Veränderungsprojekts.

Es ist empfehlenswert, ausdrücklich die Arbeit anzusprechen, die auf die obersten Leitungsgremien zukommt: Es sollte deutlich werden, wie intensiv und persönlich herausfordernd der Prozess für sie sein wird bzw. sein kann. Denn die Bereitschaft zu Selbstreflexion ist ein Bestandteil systemischen Arbeitens. Und das ist für viele im beruflichen Kontext fremd und zuweilen auch anstrengend.

Es hilft daher im Vorfeld zu fragen:

- Was glauben Sie, was dieses Vorhaben/Projekt für Sie persönlich mit sich bringt?
- Was können wir als Projektverantwortliche tun, um Sie darin zu unterstützen?

Diese Bereitschaft eines „Sich-Einlassens" so verbindlich wie nur möglich festzuhalten erlaubt es den Beratenden im Projektverlauf, sich darauf zu beziehen und es aufzugreifen. Dadurch bleiben die Auftraggeber immer mitverantwortlich für den Prozess.

▶ Es sollte deutlich formuliert werden, dass es ohne nachhaltige sichtbare Veränderung im Verhalten der obersten Führung keine nachhaltige Veränderung oder Auswirkung auf die Organisation gibt. Und dass die Beratenden – im Sinne eines gelingenden Prozesses – geradezu die Aufgabe haben, alte Muster zu thematisieren und keine Tabuthemen zuzulassen.

Dabei entbehrt es nicht einer gewissen Paradoxie, dass man als Begleiter zum Zeitpunkt des Contractings ein Gespräch von solcher Offenheit und Deutlichkeit führen muss. Dazu gibt es aus unserer Sicht keine Alternative. Wenn wir als Begleiter nicht deutlich machen, was auf die Beteiligten zukommt, haben diese jedes Recht, im Prozess abzuspringen. Wenn solche Prozesse gelingen sollen, braucht es von Anfang an die radikale Transparenz – obwohl die Beziehung zwischen Begleitern und Beteiligten/Auftraggebern zu diesem Zeitpunkt beileibe noch nicht so stark ist wie später.

▶ Den zeitlichen Anspruch deutlich machen

Insbesondere wenn kurzfristige Erfolge vom Auftraggeber anvisiert werden, ist es wichtig, den Langfristcharakter eines solchen Ansatzes, wie wir ihn gewählt haben, zu betonen. Das heißt, es braucht von allen die Bereitschaft, Zeit in das Projekt zu investieren. Und Zeit für das Projekt zugestanden zu bekommen. Führungskräfte brauchen Zeit, aber auch der oberste Führungskreis. Denn eine Erkenntnis steht fest: Veränderung geschieht nicht nebenbei. Sie braucht den Raum und die Zeit zu entstehen.

Am effektivsten ist es, wenn die Begleiter das Zeitbudget umreißen, indem sie mit den Auftraggebern ganz konkret einen Blick in deren Kalender werfen und klarmachen, welche Zeitumfänge in welchen Zeitspannen erforderlich sein werden.

▶ Sicher gibt es auch kurzfristige Erfolge, aber der wahre Nutzen solcher Veränderungsarbeit liegt im nachhaltigen und langfristigen Wandel von Haltungen und Verhalten. Dadurch ändert sich wirklich etwas! Da ist es gut, wenn das allen zu Beginn klar ist!

Das Risiko eines Abbruchs verdeutlichen

In diesem Zusammenhang ist es ebenso wichtig, auf die Gefahr eines vorzeitigen Projektabbruchs hinzuweisen. Wird ein solcher Prozess auslaufen gelassen oder abgebrochen, verspielt er exponentiell mehr Glaubwürdigkeit, als er gewinnen konnte. Anders ausgedrückt: Er führt zu nachhaltigem Misstrauen und Schaden.

Zeit und Raum für Reflexion und Rückmeldung zum System schaffen

Hier hilft es den Projektverantwortlichen, in bestimmten Intervallen (je nach Laufzeit des Projekts festgelegt) auf der Metaebene zu reflektieren, ob der Weg noch zum Ziel passt, was erreicht wurde, was als Nächstes dran ist und ob die Langfristperspektive noch gehalten wird? Und was dann entsprechend zu tun ist.

Das Ergebnis dieser Überlegungen sollte an die Auftraggeber zurückgespielt werden. Sie sind schließlich Systembestandteil. Und Systeme stabilisieren sich über Muster. Die Reflexion auf der Metaebene berührt Fragen wie: Erkennen wir ein Muster? Welches könnte es sein? Ist dieses Muster jetzt hilfreich? Oder dysfunktional, weil es dem Veränderungsziel schadet? Was könnte es heißen, dass z. B. nun andere Themen höher priorisiert werden und keine Zeit für die ursprünglich geplanten Gespräche oder Veranstaltungen vorhanden ist? Was sagt das aus über das System? Was könnte es für den weiteren Prozess bedeuten, wenn die Führungskräfte merken, dass das Vorhaben nicht wie geplant weitergeführt wird? Derartige Fragestellungen gehören in den im Auftrag festgelegten regelhaften Austausch zwischen Auftraggeber und Projektverantwortlichem/Beratendem.

Kurzum

Wenn Auftraggeber am Anfang eines Veränderungsprozesses stehen, haben sie sich das in der Regel im Vorfeld gut überlegt und auf ihre eigene Weise auch schon eine Vorstellung davon entwickelt. Etwa darüber, wie das Projekt ablaufen soll, was sich ereignen soll etc. Die Stimmung mag irgendwo zwischen Enthusiasmus, Unausweichlichkeit oder Entschlossenheit liegen. Immer sind damit Erwartungen an die Prozessbegleiter verbunden.

Wenn nun in dieser Stimmung die Begleiter – noch bevor es richtig losgeht – auf die möglichen Ansprüche eines Projektes hinweisen, wenn sie vor Abbruch warnen und von Reflexion sprechen, dann werden sie unter Umständen als Spielverderber, Schwarzmaler oder Selbstdarsteller oder, oder … erlebt. In extremen Fällen müssen sie sich sogar fragen lassen: „Wollen Sie nun Begleiter sein oder nicht?"

Doch es hilft nichts: Am Anfang sollten die Begleiter alles benennen, was im Laufe des Prozesses auftauchen kann. Nicht, um es besser gewusst zu haben. Sondern, weil es dazu gehört. Das ist nur fair. Das schafft Realitätssinn. Und Achtung vor dem Prozess. Es erleichtert die Diskussionen, die sich im Projektverlauf einstellen werden. Denn dann können die Begleiter darauf Bezug nehmen, was sie zu Beginn des Prozesses mit dem Auftraggeber ausgetauscht und gesprochen haben. Dann kann ein Feedback der Begleiter und deren Reflexion zu (kritischen) Entwicklungen im Prozess gemeinsam mit dem Auftraggeber eingeordnet werden. Der Austausch ermöglicht dem Auftraggeber – mit der hilfreichen Außenperspektive der Beratenden –, auf die Entwicklungen zu schauen. Das wiederum schärft das Verständnis dafür, was in der Organisation gerade geschieht.

Und dadurch hat der Prozess die Chance weiterzugehen.

Und das ist es, was zählt. Und? Würden wir es wieder tun? Ja, sicher!

Aber warum?

Weil es um das Loslaufen geht!

Darum, zu sehen, was sich ereignet.

Und sich zu fragen, ob das Gesehene hilfreich ist.

Dabei darf man sich nicht zum Sklaven des Ziels machen.

Auf dem Weg passiert ohnehin zu viel, als dass es so kommt, wie man anfangs denkt.

Es gilt also wieder einmal: „Weiter erfolgreich voranscheitern!"

2.4 Der Mut der Iren! Ein strategisches Programm zur Entwicklung einer personenzentrierten Kultur im Gesundheitswesen

Brendan McCormack, Lorna Peelo-Kilroe, Margaret Codd und Debbie Baldie

Übersetzung aus dem Englischen durch Sabine und David Bigalke.

2.4.1 Hintergrund

Die nationale Gesundheitsverwaltung Irlands (HSE) ist für die Bereitstellung aller öffentlichen Gesundheitsdienstleistungen in Krankenhäusern und Gemeinden verantwortlich. Die Vision des HSE ist die Verwirklichung „eines gesünderen Irlands mit einer qualitativ hochwertigen Gesundheitsversorgung, die von allen geschätzt wird" (HSE 2015a). Um die Qualität der Gesundheitsversorgung zu verbessern, wurden Initiativen gegründet, die die Erfahrungen der Patienten verbessert, welche die Leistungen in Anspruch nehmen. Es wurden eine erhöhte Effizienz erreicht und Kostensteigerungen unter Kontrolle gebracht.

Aktuelle Beispiele einer schlechten Versorgung lösten eine Debatte darüber aus, inwieweit Schulungen helfen, tiefere Probleme in Bezug auf Pflege- und Praxiskulturen zu lösen, deren Auswirkungen die Pflegequalität, die Pflegeerfahrungen und das Wohlbefinden der Mitarbeiter zum Positiven ändern können. Ebenso kam die Frage auf, was es bedeutet, personenzentriert zu handeln, und wie dies überprüft werden kann. Aus dieser Debatte wurden die vielfältigen Möglichkeiten der Interpretation und das Verständnis von Personenzentriertheit und personenzentrierter Versorgung im irischen Zusammenhang deutlich. Eine der generellen Annahmen war, dass der personenzentrierte Ansatz nur von denjenigen Mitarbeitern umgesetzt wird, welche direkten Patientenkontakt hatten.

In diesem Abschnitt wird der mutige Weg skizziert, welchen das HSE gegangen ist, um eine

Kultur der Personenzentrierung zu ermöglichen, die jeden in der Organisation einbezieht, unabhängig davon, um welche Berufsgruppe oder welchen Ausbildungsgrad es sich handelt, ob die Arbeitskraft in der direkten Pflege oder der Verwaltung tätig ist.

Obwohl Pflegefachkräfte maßgeblich an diesem Programm beteiligt sind und tatsächlich auch die Vorreiter eines ähnlichen, kleineren nationalen Programms im Bereich der Wohndienstleistungen für ältere Menschen waren (McCormack et al. 2010), umfasst der hier dargestellte Fokus jedoch alle Disziplinen und alle Dienste. Zunächst wird ein kurzer Überblick über das irische Gesundheitswesen und die Bevölkerungsentwicklung gegeben. Anschließend werden der Ablauf des Programmes, die damit verbundene Arbeit einschließlich der erprobten Methoden sowie die vorläufigen Ergebnisse der bisherigen Evaluierung beschrieben.

2.4.2 Der irische Gesundheitsdienst

Irland verfügt über ein umfassendes, steuerfinanziertes öffentliches Gesundheitssystem. Eine Person, die seit mindestens einem Jahr in Irland lebt, gilt nach Ansicht der HSE als „beständig wohnhaft" und hat entweder Anspruch auf die volle Berechtigung (Kategorie 1) oder die eingeschränkte Berechtigung (Kategorie 2) für Gesundheitsdienste. Ungefähr 30 % der Bevölkerung gehören zur Kategorie 1, was bedeutet, dass sie ein breit gefächertes Angebot an kostenlosen Dienstleistungen und Arzneimitteln erhalten. Die meisten Menschen in dieser Kategorie sind über 70 Jahre alt. Die restlichen 70 % können entweder kostenlos oder zu reduzierten Kosten Dienstleistungen und Medikamente in Anspruch nehmen, die in der Regel durch private Krankenversicherung mitfinanziert werden.

Das öffentliche Gesundheitswesen ist mit 131.926 Beschäftigten der größte Arbeitgeber des Landes und besteht aus einer Mischung aus klinischen und nichtklinischen Qualifikationen (Department of Health 2018). Fast ein Drittel davon entfällt mit 31,9 % auf Pflegefachkräfte. Wie in vielen anderen Ländern hat auch das irische Gesundheitswesen Schwierigkeiten bei der Einstellung und Bindung von Personal. Die Fluktuationsrate wird auf 6 % geschätzt. Sollte hier keine Veränderung stattfinden, wird diese Situation zu einem Problem, da die durchschnittliche Anzahl der über 55-Jährigen von 13 % im Jahr 2007 auf 21 % im Jahr 2017 angestiegen ist.

Im Jahr 2007 führte das irische Gesundheitsministerium eine unabhängige Gesundheits- und Sozialfürsorgeüberwachungs- und -genehmigungsbehörde ein, die Gesundheitsinformations- und -qualitätsbehörde (HIQA), deren Aufgabe es ist, Standards zu entwickeln, Gesundheits- und Sozialpflegedienste zu beaufsichtigen und zu überprüfen und auch fundierte Entscheidungen darüber zu treffen, wie Dienstleistungen erbracht werden sollen.

2.4.3 Bevölkerungswandel

Zahlen des irischen Gesundheitsministeriums (2017) zeigen, dass die Bevölkerung in den letzten Jahrzehnten Jahr für Jahr stetig gewachsen ist.

Die irische Bevölkerung belief sich 1968 auf 3 Millionen und stieg bis 2016 auf 4,7 Millionen an. Bis 2026 dürfte die Zahl um weitere 8 % ansteigen, wobei die Zahl der über 60-Jährigen um 23 % zunehmen wird. Damit verbunden ist eine Erhöhung der Lebenserwartung, und der Anzahl der Personen, die mit chronischen Krankheiten und Komorbidität leben. Derzeit wird erwartet, dass irische Frauen 83 Jahre alt werden, was dem EU-Durchschnitt entspricht, und irische Männer voraussichtlich länger als 79 Jahre leben, also ungefähr ein Jahr länger als der EU-Durchschnitt. Dieser Bevölkerungswandel wird erhebliche Auswirkungen auf die Verfügbarkeit von Gesundheitsdiensten haben. Das Gesundheitsministerium sagt vorher, dass es mit jeder zusätzlichen chronischen Erkrankung zu einer Erhöhung der Konsultationen in der Grundversorgung, mehr ambulanten Krankenhausbesuchen und Krankenhauseinweisungen und letztendlich zu einer Erhöhung der gesamten Gesundheitskosten kommen wird.

2.4.4 Der Katalysator unserer personenzentrierten Reise

Kürzlich wurde eine kleine Anzahl von Beschwerden über Behandlungsmethoden und Fehler im Gesundheitssystem, die unterhalb akzeptabler Standards waren, in den irischen Medien bekannt.

Besondere Probleme wurden im Bereich der Pflege und Behandlung geistig behinderter Menschen festgestellt, als diese untersucht wurden, und zwar bezüglich der gesamten Bandbreite von institutioneller Unterbringung bis hin zur häuslichen Versorgung. Eine nationale Patientenumfrage (HSE 2017b) und Mitarbeiterbefragung (HSE 2015b) zeigte Unzufriedenheit mit der Art und Weise, wie Mitarbeiter Entscheidungen über Klienten treffen. Auch das Ausmaß der Beteiligung sowohl der Klienten, welche die Dienstleistung in Anspruch nehmen, als auch der Mitarbeiter, die sie anbieten, wurde kritisiert. Der HSE-Unternehmensplan (HSE 2015a) hat die Werte und Überzeugungen des Unternehmens in Bezug auf gute Versorgung, Mitgefühl, Vertrauen und Lernen in den Mittelpunkt gestellt. Die Herausforderung für alle besteht darin, sie zu einer gelebten Erfahrung zu machen.

Es wurden mehrere Pilot-, Kurzzeit- und Langzeitinitiativen ins Gesundheitssystem eingeführt, die sich weitestgehend mit den Bereichen: Werte, Verhalten, Führung und Praxis befassten. Nationale Initiativen wie „Values in Action" (HSE 2017c), „Caring Behaviours Assurance System – Ireland" (HSE 2017a) und „Health Services Change Guide" (HSE 2018b), um nur ein paar zu nennen, wurden mit dem Ziel eingeführt, Dienstleistungen zu verbessern. Es bot sich die Gelegenheit, andere erfolgreiche Initiativen, welche in den vergangenen Jahren durchgeführt wurden, zu prüfen. Somit können die bereits entwickelten Kapazitäten innerhalb des Systems genutzt werden, um Änderungen innerhalb des Dienstes voranzutreiben, anstatt immer nach Fachwissen und Innovation von außen zu suchen.

2.4.5 Aus Erfahrungen lernen

Um ein Modell der personenbezogenen Praxis einzuführen förderte die HSE im Jahr 2007 ein 2-jähriges nationales Programm zur Praxisentwicklung (PD) im Bereich der stationären Altenpflege für Senioren.

Dieses Programm war das erste seiner Art, das auf dem Ansatz zur Entwicklung emanzipatorischer Praxisentwicklung (ePD) beruht, um die Mitarbeiter zu befähigen, ihre eigenen Veränderungsprozesse selbst zu initiieren und umzusetzen. Dieser Ansatz ist eine Methode der Praxisentwicklung, die Teams im Gesundheitswesen dabei unterstützt, ihr Wissen und ihre Fähigkeiten zu entwickeln und damit die Kultur und den Kontext der Pflege zu verändern. Durch Anleitung werden die systematischen, rigorosen und kontinuierlichen Prozesse unterstützt und ermöglicht, welche sich zu emanzipatorischem Wandel verpflichten und aus der Perspektive des Klienten beleuchtet werden. Die Entwicklung der Prozesse stützt sich auf Wissen und Erfahrung aus einer Vielzahl von Quellen. Ziel ist es, eine ganzheitliche Versorgungspraxis zu ermöglichen unter Berücksichtigung der Aspekte

- Wissen über sich selbst;
- Lernstile;
- das Individuum in seinem Kontext;
- zwischenmenschliche Prozesse;
- Gruppendynamik;
- Systeme,
- Organisationen und Macht und
- Theorien zu Change Management und Veränderungsprozessen (McCormack und Garbett 2003).

Das Programm wurde von Pflegefachkräften geleitet und bezog Pflege- und Hilfspersonal sowie Patienten und Bewohner von 18 Krankenhäusern und Pflegeheimen im ganzen Land ein, welche an einem nationalen Förderprogramm teilnahmen. Es war auch das erste Mal, dass ein spezifisches Modell, das „Person-Centered Nursing Framework" (McCormack und McCance

2010), verwendet wurde, um personenzentrierte Veränderungen in der Praxis zu steuern und zu bewerten. Die Ergebnisse dieses Programms ergaben positive Veränderungen für Bewohner, Mitarbeiter und Organisationen, und es wurde ein Bericht erstellt, in dem die erzielten Ergebnisse und die wichtigsten Empfehlungen für die künftige Entwicklung dargelegt wurden (McCormack et al. 2010). Der in dem Programm verwendete Ansatz wirkte sich positiv auf andere internationale Programme aus und bildete die Grundlage für ein ähnliches Programm, das sich auf die Versorgung am Lebensende in Akutkrankenhäusern von 2010 bis 2012 konzentrierte (IHF 2013, Shannon und McCormack 2014). Diese Arbeit blieb im Gesamtsystem weitestgehend unbemerkt, und dies war eine wichtige Erkenntnis, denn ohne die Unterstützung und Förderung dieser Arbeit durch die Führungskräfte hinterlässt sie keinen Eindruck.

Die Arbeit gelang nur schleppend, und strukturelle Schwierigkeiten oder Unwägbarkeiten im Prozess des Systems wurden nicht behoben, sodass die Auswirkungen nicht sofort spürbar waren. Dennoch schnitten bei „HIQA"-Inspektionen Standorte, die an diesem Programm beteiligt waren, in Berichten durchweg besser ab. Die Rückmeldungen der Mitarbeiter zeigten, dass die personenzentrierte Praxis nachhaltig umgesetzt werden konnte und dass einige Standorte ihre Praxis über die im Programm erzielten Fortschritte hinaus auch ohne Unterstützung der Vorgesetzten fortsetzten.

▶ Dies warf die Frage auf, ob es notwendig ist, zuerst eine Unterstützungskultur zu etablieren, bevor mit der Entwicklung von Pflegepraktiken begonnen wird.

Es stellte sich auch die große Frage, wer in der Organisation personenzentriert sein musste. Geht es nur um das Personal, welches in die direkte Patientenversorgung einbezogen ist, oder sollte jeder beteiligt werden? Daher wurde beschlossen, einen ganzheitlichen Systemansatz zu verfolgen, an dem alle Mitarbeiter beteiligt sind, unabhängig von ihrer Funktion, Position oder Tätigkeit.

2.4.6 Förderung der Idee

Das Nationale Qualitätsverbesserungs-Team entwickelte das „Nationale System zur Qualitätsverbesserung" (HSE 2016) um die Qualität im gesamten irischen Gesundheitswesen voran zu treiben. Die zentrale Idee, die hier verfolgt wurde, war die Entwicklung „einer Kultur der personenzentrierten Versorgungsqualität, die sich kontinuierlich verbessert". Dies ebnete den Weg zur Einrichtung eines nationalen Programms, mit dem die Entwicklung einer personenzentrierten Kultur Personenzentrierung vorangetrieben werden konnte. Dieses Programm wird vom nationalen QI-Team geleitet und vom Nationalen Amt für Pflege und Geburtshilfe (ONMSD) unterstützt. Der strategische Ansatz bedeutete, dass das Programm an den nationalen Organisationszielen ausgerichtet war. Aufbauend auf früheren Erfahrungen gab es greifbare Belege, um den Ansatz der Kulturentwicklung und die Fähigkeiten innerhalb des Systems der Übernahme von Verantwortung zu unterstützen.

Der erste mutige Schritt
Der Direktor des Nationalen QI-Teams und der Direktor des ONMSD zeigten beide Mut, indem sie sich für das vorgeschlagene Programm einsetzten und es uneingeschränkt unterstützten. Indem sie etwas unterstützten, was in keinem anderen Gesundheitswesen jemals erreicht worden war, stand ein ganzheitlicher Systemansatz für den Kulturwandel und ihre Glaubwürdigkeit als Führungspersönlichkeit auf nationaler Ebene im Rampenlicht. Da beide den Ansatz und das Programm nicht im Detail kannten, bedurfte es eines gehörigen Vertrauensvorschusses denjenigen gegenüber, welche hierbei die Führung übernommen hatten.

Der zweite mutige Schritt
Die Führungskräfte des HSE hörten sich die Vorschläge an, überlegten, suchten nach mehr Klarheit und erlaubten, die Arbeit mit dem Programm fortzusetzen. Sie erkannten, dass eine ausreichende Qualifikation und ein besseres Betreuungsumfeld nicht zwangsläufig zu guten Betreuungserfahrungen und einer verbesserten

Beziehung innerhalb der Organisation führen würde. Sie haben Mut gezeigt, indem sie das Risiko eingegangen sind, einen Vorschlag zu unterstützen, der eine ganz andere Philosophie und Herangehensweise an Lernen und Entwicklung nötig macht, insbesondere zu einem Zeitpunkt, an dem der Nachweis des Preis-Leistungs-Verhältnisses von größter Bedeutung war.

Es war durchaus klar, dass ein Scheitern des Programms genügend Potenzial gehabt hätte, die nationalen Medien zu erreichen und ggf. darüber hinaus Kreise zu ziehen. Trotzdem waren sie mutig genug, die Personenzentrierung zu unterstützen, um damit die Entwicklung und Nachhaltigkeit der personenzentrierten Praxis und Betreuung sicherzustellen. Dies steht im Einklang mit den wachsenden Beweisen, dass die Mitarbeiter selbst stets Personenzentriertheit erfahren müssen, um denjenigen, die sie betreuen, mehr als nur Momente von Personenzentriertheit bieten zu können. Deshalb müssen Mitarbeiter in einer Kultur der Personenzentrierung unterstützt werden (McCormack und McCance 2010, 2017).

2.4.7 Netzwerk und Planung

Zu dieser Zeit gab es in Irland nur wenige Personen, die in der Lage waren, dieses Programm anzubieten. Für die Entwicklung und Bereitstellung eines Programms mit diesem Ausmaß bedurfte es zusätzlicher Hilfe und Expertise. Es wurde beschlossen, mit externen Experten zusammenzuarbeiten, um die Planungs- und Durchführungsphase des Programms zu unterstützen und die Akkreditierung und Unterstützung bei Forschung und Bewertung zu gewährleisten. Nach einem Ausschreibungsverfahren wurde die Queen Margaret University (QMU), Edinburgh, Großbritannien, für die ersten drei Jahre des Programms als Partner ausgewählt. Insgesamt kam ein Team von vier Moderatoren, zwei davon aus dem National Quality Improvement Team des HSE und zwei aus der QMU, zusammen, um das Programm mitzugestalten und durchzuführen. Jeder der federführenden Moderatoren hatte fortgeschrittene Kenntnisse, Fähigkeiten und Erfahrungen sowohl in der personenbezogenen Anleitung als auch bezüglich umfangreicher Veränderungsprogramme im Gesundheitswesen. Für das kollaborative Team hieß es lernen zusammenzuarbeiten und individuelles und kollektives Fachwissen, organisatorisches Insiderwissen und internationale Perspektiven sowie Fachwissen für die Planung und Gestaltung des neuen Programms auszutauschen.

2.4.8 Programmbeschreibung

Nach einem Jahr der Aushandlung und Planung startete 2017 das „Nationale Programm zur Förderung einer Kultur der Personenzentrierung" mit 70 Teilnehmern aus einer Reihe von Einrichtungen und Diensten im ganzen Land. Das übergeordnete Ziel des einjährigen Programms war es, die systematische und schrittweise Einbettung der personenbezogenen Arbeit zu vollziehen, durch:

- die Entwicklung von multiprofessionellen Anleitern, die einen personenzentrierten Kulturwandel innerhalb ihrer eigenen Dienste leiten können,
- die Bereitstellung von Diensten zur Einbettung personenbezogener Arbeitsmethoden als Norm für die Ausübung ihrer Tätigkeit.

Das Programm bietet Bildung und Entwicklung in personenzentrierter Anleitung, Wissen und Fertigkeiten, wobei der Schwerpunkt auf Reflexion, kritischer Kreativität und dem Einsatz kreativer Praktiken liegt. Das Programm konzentriert sich auf die Personenzentrierung für alle – sowohl für die Mitarbeiter als auch für die Personen und deren Familien, die den Service nutzen. Zeit und Geduld sind erforderlich, um traditionelle Annahmen zu *verlernen,* damit eine Kultur der Personenzentrierung Realität werden kann.

Im 1. Jahr wurden zwei Programme eingerichtet, eines für Teilnehmer aus Diensten, welche mit Menschen arbeiten, die mit einer geistigen Behinderung leben, und ein weiteres Programm für alle anderen Dienste. Dies wurde im 2. Jahr wiederholt. Kandidaten aus allen Disziplinen, die die Befugnis und Fähigkeit hatten, Veränderungen in ihrem Arbeitsbereich zu leiten, wurden eingeladen, das 12-monatige Programm zu absolvieren. Der Lehrplan basiert auf 6 allgemeinen Themen. Jedes Thema ist mit spezifischen personenbezogenen Aktivitäten verknüpft, die es ermöglichen, es in der Praxis zu vereinfachen und zu operationalisieren. Die Themen sind in der Übersicht zusammengefasst.

> **Die Themen des Programms**
> - Nr. 1 – Hilfestellung für Teams, gemeinsame Werte und Überzeugungen über personenbezogene Praktiken kennenzulernen und zu entwickeln
> - Nr. 2 – Entwicklung einer gemeinsamen Vision für die personenbezogene Praxis
> - Nr. 3 – Entwicklung von Teams und Aufbau einer effektiven Kultur der Personenzentrierung
> - Nr. 4 – Einführung in die Evaluierung und Teilnahme an der partizipativen Evaluierungsmethode
> - Nr. 5 – Erleichterung des Lernens am Arbeitsplatz
> - Nr. 6 – Aktionsplanung im Sinne des Action Learning

Der zeitliche Aufwand des Programms ergibt sich wie folgt:

- 5 Tage Einführung in die Personenzentrierung verteilt über 2 Monate,
- 10 eintägige Module zur Entwicklung von Fähigkeiten zur Förderung der Personenzentrierung in der Praxis.

Jeder Teilnehmer arbeitet für die Dauer des Programms mit einer Gruppe von Kollegen zusammen, um Anleitungsfähigkeiten zu üben und Erlerntes gemeinsam umzusetzen. Zusammen mit den Kollegen entwickelt jeder Teilnehmer gemeinsame Werte zur Personenzentrierung. Mit ihren Teams erarbeiten sie sich Wege, um die Teamkultur und Teamarbeit systematisch und konsequent zu bewerten und zu verbessern. Die Größe der Arbeitsgruppen variiert je nach Größe der Organisation und reicht von 4–5 Mitgliedern in kleinen Organisationen und bis zu 10 Mitgliedern in größeren Organisationen. Die verwendeten kollaborativen, integrativen und partizipativen Prozesse bieten die Möglichkeit, alle Mitglieder des Teams in die Entscheidungsfindung und Planung einzubeziehen, was zu einer breiteren Streuung des Engagements führt.

Bei diesem Ansatz geht es nicht um das „Reden über", sondern um Zusammenarbeit, nicht um „Training", sondern um Lernen und Entwicklung, sodass eine Kultur der Personenzentrierung und des Engagements für das weitere Umfeld schrittweise ermöglicht und eingebettet werden kann. Ebenso werden die Kompetenzen und das Vertrauen der Teilnehmer als Moderatoren oder Anleiter gefördert. Bisher haben 133 Teilnehmer aus 85 Standorten an 5 Programmen teilgenommen. Es ist nicht überraschend, dass etwa 65 % davon Pflegefachkräfte sind. Es wird erwartet, dass bis zum Ende des 3. Jahres mindestens 160 Mitarbeiter direkt an dem Programm beteiligt waren und rund 1500 weitere Mitarbeiter an der Entwicklung der personenzentrierten Kultur in ihren Diensten beteiligt waren.

Die Programmteilnehmer haben die Möglichkeit, sich bei der Queen Margaret University, Edinburgh, Schottland, um eine akademische Akkreditierung auf Master-Ebene zu bewerben. Die Akkreditierung entspricht den europäischen Standards und hängt von der Teilnahme an den Programmtagen und der Abgabe einer schriftlichen Facharbeit ab, die auf reflektierendem Lernen basiert und einen bestimmten Schwerpunkt abbildet.

2.4.9 Methodik und Methoden

Das Programm wird durch die Philosophie der Personenzentrierung untermauert, bei der das Recht jedes Menschen auf persönliche Entfaltung im Mittelpunkt steht. Zu wissen, wie die Bedingungen für menschliches Wachstum geschaffen werden können, ist entscheidend, um diese Philosophie zu verwirklichen und damit wiederum Denken, Praxis und Kultur zu transformieren. Das Programm erkennt an, dass Organisationen des Gesundheitswesens unterschiedliche Wissensstände auf unterschiedlichen Ebenen, Abteilungen und Teams haben (Manley et al. 2013). Dieses Programm konzentriert sich auf den Arbeitsplatz statt auf die Organisationskultur, da dies die Ebene ist, die den meisten Einfluss auf Menschen hat und deren Art, wie sie sich verhalten und reden (Manley 2004).

Das Programm untersucht die bereits vorhandenen Muster, wie Dinge getan werden (Plsek 2001), und deckt die tieferen Schichten von Annahmen, Werten und Überzeugungen auf, die darunterliegen (Schein 2004). Den Teilnehmern wird es erleichtert, sich mit kognitiven und kreativen Methoden auseinanderzusetzen, um die Realitäten und Möglichkeiten ihrer Arbeitsplätze aufzudecken. Als Lernansatz für Erwachsene wird „Active Learning" (Dewing 2008) verwendet, um diesen Transformationsprozess zu ermöglichen. Durch die Verwendung dieses aktiven Ansatzes binden die Teilnehmer ihre Kollegen in arbeitsbezogenes Lernen ein, anstatt auf traditionelles Lernen im Klassenzimmer zu setzen.

Ein wesentlicher Bestandteil des Programms ist die fortlaufende Evaluierung, die sowohl formativ als auch summativ erfolgt. In Übereinstimmung mit der Philosophie der Personenzentrierung werden verschiedene kreative Ansätze verwendet, um Daten zu sammeln und zu analysieren, sodass sie von allen Beteiligten genutzt werden können, um Lernen und Handeln in verschiedenen Kontexten maßzuschneidern und in einen gemeinsamen Zusammenhang zu setzen.

Folgende Bewertungsansätze werden verwendet:

- Selbsteinschätzung der Teilnehmer durch persönliche Reflexion der eigenen Werte, Seins- und Entwicklungsweisen als Anleiter.
- Gruppenreflexionsübungen, die Menschen dabei helfen, Feedback zu geben, welches darauf abzielt, das persönliche Wachstum von sich und anderen zu fördern.
- Gruppenevaluierungen sowohl von den Programmtagen als auch von lokalen Arbeitsgruppensitzungen, in denen Gruppen gelernt haben, zu bewerten, wie sie zusammenarbeiten und sich kontinuierlich zu verbessern, sodass sie immer persönlicher, effektiver, kollaborativer, integrativer und partizipativer zusammenarbeiten können.
- Aufzeichnungen über Treffen mit Arbeitsgruppen: Praxisbeobachtungen, Begehungen der Einrichtungen und Geschichten von Menschen, die Dienstleistungen erbringen und nutzen.
- Grundsätze, Bedenken und Fragen halfen, über Fortschritte nachzudenken, eingebettete Muster am Arbeitsplatz aufzudecken und bestimmte Probleme, die sich auf das Programm auswirken, kritisch zu untersuchen.
- Fokusgruppen und kritische Kreativarbeit, um Lernen und Entwicklung aufzudecken.
- Einzelinterviews zur Mitte und zum Ende des Programms, um zu verstehen, wie die Lernenden im Programm Wissen aufnehmen und wie dies in der Praxis umgesetzt wird.
- Die Verwendung eines Instruments zur Kultureinschätzung wurde getestet, um zu untersuchen, ob es zur quantitativen Bewertung der Veränderung der Kultur im Laufe der Zeit verwendet werden kann. Es ließ sich jedoch feststellen, dass dies für eine Bewertung zu diesem Zeitpunkt nicht gut geeignet war, da viele Teilnehmer an mehreren Standorten arbeiteten, der Fokus auf die Bereitstellung von Pflege für diejenigen, die nicht in direkten Pflegerollen arbeiteten, schwierig war. Anfänglich herrschte Verwirrung über dieses Instrument, da unklar war, ob damit die Dienstleistung oder die Forschung evaluiert werden sollte.

2.4.10 Das Wichtigste lernen aus dieser Arbeit bis heute

Am Ende des 1. Jahres wurde eine formelle Bewertung durchgeführt, um die Wahrnehmung der Teilnehmer hinsichtlich der Vorteile des Programms zu ermitteln und wie es sie als Person, ihre Moderationstätigkeit und die Kultur des Gesundheitswesens beeinflusst hat, in der sie gearbeitet haben. Um Schlüsselthemen und die gewonnenen Daten zu synthetisieren, wurde der Ansatz zur kollaborativen Datenanalyse mit dem Namen „Critical Creative Hermeneutic Analysis" (McCormack und McCance 2010) angewandt. Es wurden fünf inhaltliche Punkte sowie Daten zum personenbezogenen Ergebnis der Existenz einer gesunden Kultur identifiziert.

Diese 5 Themen umfassen:

- Bewusstseinsbildung;
- Transformation des Selbst;
- Entwicklung von Fähigkeiten und Fachkenntnissen bezüglich ihrer Moderationstätigkeit;
- Mitverantwortung für die Personenzentrierung;
- Mitverantwortung für das Lernen und Tun.

In Kombination mit unserer allgemeinen Erfahrung gibt es bedeutende Erkenntnisse darüber, was im Zusammenhang mit dem Programm im irischen Kontext gut funktioniert hat und was weiterer Aufmerksamkeit bedarf.

Lerneffekte für die Teilnehmer
Für viele Teilnehmer war es das erste Mal, dass sie an einem Programm teilgenommen haben, das eine strukturierte Methodik bereitstellte, mit der sie ihr Bewusstsein und ihr Wissen über sich selbst schärfen, ihre eigenen Werte artikulieren und anderen ermöglichen konnten, dies auch zu tun. Von Anfang an wurden die fundierten Annahmen der Teilnehmer, die sich aus einer engen Interpretation der Personenzentrierung ergeben hatten, in Frage gestellt. Durch das Wissen, wie es sich anfühlt, Personenzentriertheit und menschliches Wachstum zu erleben, haben viele Teilnehmer ihr Denken über Personenzentriertheit und ihre Beziehung zu sich verändert. Sie überlegten, wie sie waren und wie sie mit anderen umgingen. Sie stellten bestehende Entscheidungs- und Problemlösungsstrukturen in Frage und begannen, mit Kollegen kooperativer, integrativer und partizipativer umzugehen. In einigen Fällen spiegelte sich dies im Umgang mit Personen wider, die den Dienst ebenfalls nutzten. Dies schuf Möglichkeiten einer kollektiven Mitverantwortung für die Personenzentrierung und die Arbeitskultur, sodass sie Veränderungen aus der Praxis heraus selbst entwickelten, ohne dass ihnen dies jemand von außen auferlegte.

Das Vertrauen in und das Verwenden von personenbezogenen Prozessen nahm Zeit in Anspruch und erforderte die Bereitschaft, traditionelle Denkweisen über Lernen und Anleiten loszulassen. Für viele war die Fokussierung auf kritische Kreativität als Mittel zur Erforschung und Ermöglichung neuer Arbeits- und Seinsformen eine Herausforderung und kostete Zeit, um sie zu würdigen. Die Versuchung, schnelle Lösungen für komplexe Probleme zu finden, war für die meisten Teilnehmer herausfordernd. Zeit und Raum zu haben, um alte Ideen und Annahmen mit kreativen und kognitiven Methoden zu lösen, bot die Gelegenheit, die Annahmen und Muster in der Praxis, welche Entscheidungen und Verhaltensweisen bestimmen, viel tiefer zu untersuchen.

Die Flut zurückhalten
Ein weiterer Bereich, der schnell angegangen werden musste, war die unrealistische Vorstellung, dass das Programm einen raschen Wandel in der Arbeitskultur bewirken würde. Viele Teilnehmer fühlten sich von Vorgesetzten und Kollegen unter Druck gesetzt, Änderungen herbeizuführen, bevor sie als Anleiter ihre Ausbildung abgeschlossen hatten, und für einige ließ das Interesse nach, als dies nicht schnell gelang. Es musste ständig betont werden, dass ein Jahr konsequenter Fokussierung und Übung erforderlich ist, um die Fähigkeiten zur Anleitung zu entwickeln, die erforderlich sind, um Veränderungen in der Kultur in Gang zu setzen. Die Komplexität der Personenzentrierung und der Arbeitskultur erforderte Zeit, um die lang gehegten Überzeugungen zu würdigen und loszulassen. Und dies wiederum forderte Geduld.

2.4.11 Konsequente, sichtbare Unterstützung durch Manager

Die Teilnehmer erkannten frühzeitig, dass die Unterstützung durch das Management ein wichtiger Faktor für den Erfolg und die Nachhaltigkeit der von ihnen geleisteten personenzentrierten Arbeit war. Während zu Beginn der Ausbildung eine Zusicherung durch die Ebene der Vorgesetzten gegeben wurde, blieb die Unterstützung für die Teilnehmer und ihre Arbeitsgruppen in einigen Fällen aus. Die Unterstützung durch Vorgesetzte kann den Unterschied zwischen Erfolg und Misserfolg ausmachen. Die Teilnehmer, die sich regelmäßig mit ihren Vorgesetzten trafen und sich die Zeit und die Ressourcen für die Einrichtung und Erleichterung lokaler Arbeitsgruppen gesichert hatten, kamen erheblich besser voran als diejenigen, die dies nicht taten.

Durch die konsequente und sichtbare Unterstützung konnten sich die Teilnehmer sicherer fühlen, das Gelernte umzusetzen. Auf diese Weise stärkten sie die positiven Beziehungen innerhalb ihrer Teams und wurden in die Lage versetzt, Normen zu berücksichtigen und in Frage zu stellen, die die personenzentrierten Verhaltensweisen am Arbeitsplatz beeinträchtigten.

Umgekehrt wurde für diejenigen, die nicht die gleiche Unterstützung erfahren hatten, der Fortschritt als Vermittler und Veränderungsbeeinflusser behindert. Sie hatten oft das Gefühl, gegen den Strom zu schwimmen, und waren stets bemüht, Zeit für die Vorbereitung von Arbeitsgruppensitzungen zu gewinnen und Kollegen zur Teilnahme freistellen zu lassen. Für sie war es schwierig, die Mitarbeiter von effektiveren Arbeitsmethoden zu überzeugen, die hierarchische Entscheidungsfindung zu reduzieren und eine personenzentriertere, geteilte Entscheidungsfindung einzuführen, von der sie und die Klienten, mit denen sie sich befassten, profitieren könnten. All dies unterstreicht die Notwendigkeit klarer Strukturen für das monatliche Engagement zwischen Teilnehmern und Vorgesetzten, um ein gemeinsames Verständnis der Arbeit, der Ideen für Veränderungen und der erforderlichen Unterstützung zu gewährleisten.

Da es sich um ein Programm zur Entwicklung von Wissen und Fähigkeiten handelt, müssen Strukturen zur Einbettung dieser neuen Arbeitshaltung von Anfang an berücksichtigt werden. Für zukünftige Programme führt dies auch zu einer Änderung des Bewerbungsprozesses, wobei Engagement und Unterstützungsstrukturen klarer herausgearbeitet wurden.

Insgesamt zeigen die Teilnehmer viel Mut, als sie an ihren Arbeitsplatz zurückkehrten und entgegen allem, was sie vorher über Moderation und Gesprächsführung erlernten, zu agieren. Aber die Mehrheit der Menschen hielten an den Grundsätzen der Personenzentrierung und der ganzheitlichen Moderation fest, obwohl es sicher viel einfacher gewesen wäre, es sein zu lassen.

2.4.12 Klärung und Vereinfachung

Als Schulungsleiter haben wir das Programm entwickelt und verfeinert, da wir aktiv mit und von den Teilnehmern gelernt haben. Wir erkannten schnell, dass wir unsere Botschaft und die Prozesse, die wir im Programm verwenden, ständig klären und vereinfachen mussten, damit sie in verschiedenen Arbeitskontexten verstanden werden und Anwendung finden konnten. Im Rahmen dieser Klärung entstand eine neue Stellungnahme der HSE zur Personenzentrierung (Abb. 2.10).

Das richtige Gleichgewicht zwischen dem Ermutigen, dem Lernen und der Vorgabe der Richtung zu finden war eine Herausforderung. Für viele war es frustrierend, durch gemeinsames Erarbeiten und Lernen mit ihren Arbeitsgruppen selbst herauszufinden, was Personenzentriertheit für sie und ihre Kontexte bedeutet, anstatt es nur „serviert" zu bekommen.

Als Schulungsleiter war es sowohl wichtig, die Zwischentöne herauszuhören, als die Gruppe über ihre Arbeit und die Ergebnisse berichtete, als auch auf unsere innere Haltung und unser handwerkliches Wissen zu vertrauen.

Erfreulicherweise hat die Erfahrung mit der Implementierung dieses innovativen und programmatischen Ansatzes des Gesamtsystems im irischen Gesundheitswesen zu neuen Erkenntnissen, Prozessen und Handwerkzeug geführt, die für diese Arbeit verwendet werden können. Dazu gehört die Formulierung von PIP „Performance Improvement Plan" (Zweck, beabsichtigte Ergebnisse und Prozesse) als Mittel zur Klärung der Prozesse und Übungen, die zur Erleichterung dieser Arbeit verwendet werden. Als Reaktion auf das Feedback der Teilnehmer wurde ein Reflexionsbogen für Anleiter entwickelt, um das Lernen aus der Erfahrung der Durchführung personenbezogener Kulturwandelgruppen zu verstärken. Das Dokument ist eine Checkliste, die eine Struktur enthält, die die Anleiter verwenden können, wenn sie über jede ihrer Gruppensitzungen nachdenken. Es fordert sie dazu auf, die Zusammenhänge zwischen der Theorie der personenzentrierten Anleitung, den Methoden, die sie lernen, und ihrer Praxis zu betrachten. Es kann einzeln oder gemeinsam von Ko-Anleitern oder Gruppen verwendet werden. Es lenkt die Aufmerksamkeit auf Bereiche wie:

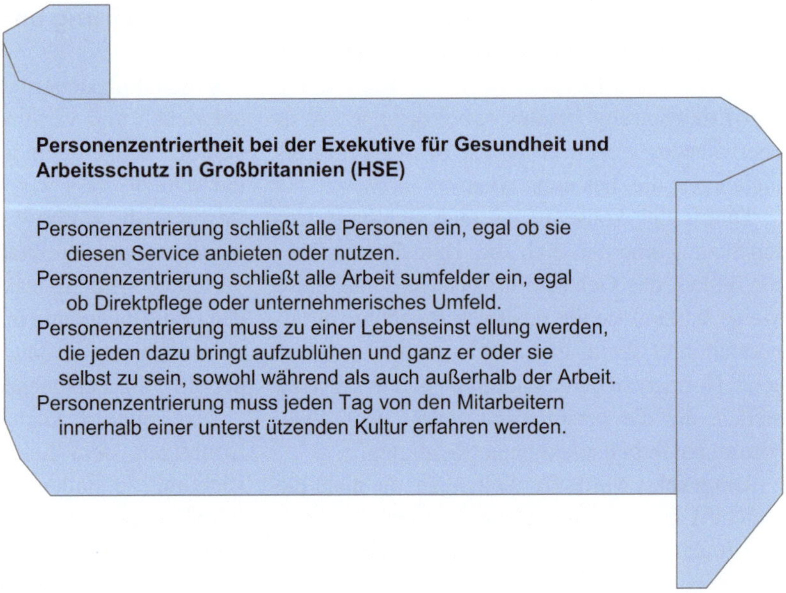

Abb. 2.10 Anspruch an eine personenzentrierte Versorgung bei der Exekutive für Gesundheit und Arbeitsschutz in Großbritannien (HSE 2018a)

> **Personenzentriertheit bei der Exekutive für Gesundheit und Arbeitsschutz in Großbritannien (HSE)**
>
> Personenzentrierung schließt alle Personen ein, egal ob sie diesen Service anbieten oder nutzen.
> Personenzentrierung schließt alle Arbeitsumfelder ein, egal ob Direktpflege oder unternehmerisches Umfeld.
> Personenzentrierung muss zu einer Lebenseinstellung werden, die jeden dazu bringt aufzublühen und ganz er oder sie selbst zu sein, sowohl während als auch außerhalb der Arbeit.
> Personenzentrierung muss jeden Tag von den Mitarbeitern innerhalb einer unterstützenden Kultur erfahren werden.

- Klarheit des PIP („critical illness protocol"), also Zweck, beabsichtigte Ergebnisse und Prozesse,
- Elemente, die am besten/am wenigsten funktionierten/anders gehandhabt werden könnten,
- der Einsatz von Kreativität, wie CIP-Prinzipien (Zusammenarbeit, Inklusion, Partizipation) und vereinbarte Arbeitsweisen von der Gruppe „gelebt" werden,
- unterstützte Herausforderungen und Rückmeldungen,
- Art und Wirksamkeit der Anleiterinterventionen,
- aktive Lernprozesse,
- Managen durch Erzählen und Sichern organisationsrelevanter Geschichten („storytelling"),
- Ideen für weitere Sitzungen.

Im Rahmen des Programms bieten Schulungsleiter die Möglichkeit, Teilnehmer an ihren Arbeitsplätzen zu besuchen, während diese ihre Mitarbeiter zu personenzentriertem Kulturwandel anleiten. Innerhalb unseres Gesundheitssystems gibt es derzeit eine Neigung zu externen Überprüfungen, um die Leistung zu bewerten und kritisch zu beleuchten. Die vom Programm angebotenen Vor-Ort-Besuche unterscheiden sich darin, dass sie sich auf die Lern- und Entwicklungsbedürfnisse der Teilnehmer konzentrieren. Mithilfe kreativer Prozesse wurden Leitprinzipien für unterstützende Besuche vor Ort entwickelt (Tab. 2.1). Schließlich haben kreative Ansätze dazu geführt, dass Rollenspiele angewandt werden und ein maßgeschneidertes personenorientiertes Systemspiel entwickelt wurde, um Kernkonzepte wie CIP (Kollaboration, Inklusion und Partizipation) und den personenzentrierten Ansatz zum Leben zu erwecken.

2.4.13 Was passiert gerade?

Als wir in Irland in das 3. Jahr des Programms eintraten, hatte sich die Landschaft hinsichtlich des Engagements und der Unterstützung für diesen systematischen Ansatz zur Ermöglichung personenzentrierter Kulturen verändert. Die Personenzentrierung ist als zentraler Treiber des „National Quality Improvement Framework" (HSE 2016) verankert, und das Programm ist im „National Service Plan" 2019 (HSE 2019) als strategisches Ziel festgelegt. Anfang 2019 wurde ein neues Gremium für die irische HSE mit dem Schwerpunkt auf Patientensicherheit, Qualität, Kultur und Werten ernannt. Wie aus den eingegangenen Bewerbungen hervorgeht, hat das Interesse an dem Programm seit dem 1. Jahr erheblich zugenommen. Interessanterweise stammen 50 % der neuen Teilnehmer aus Organisationen, die bereits an dem Programm beteiligt sind.

Tab. 2.1 Leitprinzipien für unterstützende Besuche vor Ort (HSE 2018a; © Nationales HSE-Programm zur Förderung von Kulturen der Personenzentrierung)

	Leitprinzipien	Inhalte
1	Grundlagen schaffen	Diese Arbeit ist generativ und flexibel, aber die Methoden und Prozesse, die wir anwenden, sind solide, erprobt und bieten profunde Grundlagen.
2	Neugierige erkennen	Wachsam sein und sich der „neugierigen" Individuen bewusst sein und ihnen Wege eröffnen, sich zu verbinden und sich zu engagieren.
3	Bewegung aktivieren	Reflexiv und reaktionsfreudig sein, um eine Bewegung oder Veränderung des Denkens, des Herzens oder des Verstandes eines Menschen – das heißt seiner Landschaft – zu ermöglichen.
4	Mit dem Chaos gehen	Akzeptieren und arbeiten mit dem Chaos, das in jeder Person und an jedem Arbeitsplatz herrscht.
5	Die Fruchtbarkeit schätzen	Entdecken und schätzen Sie die Erfahrungen und Möglichkeiten, die für jeden Standort verfügbar und einzigartig sind.
6	Mithilfe, um die Landschaft zu verändern	Jeder Besuch vor Ort sollte den besuchten Arbeitsplatz in irgendeiner Weise positiv verändern.

Als Reaktion auf die Bedürfnisse hat sich das Programm so entwickelt, dass es eine Reihe verschiedener Implementierungsmodelle umfasst, um personenzentrierte Arbeitsweisen in den beruflichen Alltag zu bringen. Dazu zählt beispielsweise ein von der National Human Resource Division gesponserter Ansatz für ein ganzes Krankenhaus, sowie ein eintägiges Grundlagenprogramm für Personenzentrierung und eines 6 Tage über 6 Monate dauernden Programms für Unternehmensleiter. Es wird daran gearbeitet, ein Netzwerk von Teilnehmern aufzubauen, durch das Fähigkeiten und Kenntnisse in der personenzentrierten Anleitung gefördert werden können.

Fazit

Dieses Kapitel beschreibt den mutigen Weg der HSE, eine Kultur der Personenzentrierung für alle zu ermöglichen, unabhängig von der beruflichen Disziplin oder dem Ausbildungsgrad und unabhängig davon, ob die Person in der direkten Pflege, in der Verwaltung oder überbetrieblich tätig ist. Die Erfolge und Herausforderungen werden bei der Umsetzung eines nationalen Programms unter Verwendung dieses innovativen, programmatischen Ganzsystemansatzes im gesamten irischen Gesundheitswesen aufgezeigt. Es verweist auf einige der neuen Erfahrungen, Werkzeuge und Prozesse, die in den ersten beiden Jahren der Implementierung entstanden sind.

Es ist noch früh, aber der Fortschritt in Bezug auf Engagement und Unterstützung für diesen systematischen Ansatz zur Bildung der personenzentrierten Kultur ist aufregend zu beobachten.

2.4.14 Tipps für Personen, die überlegen, ein personenzentriertes Moderationsprogramm durchzuführen

- Nehmen Sie sich Zeit, um die Unterstützung auf strategischer Ebene zu fördern, bevor Sie beginnen – sei es auf organisatorischer oder nationaler Ebene.
- Klären Sie den PIP (Zweck, beabsichtigte Ergebnisse und Prozesse) für Ihr Programm.
- Kulturwandel braucht Zeit. Während des Programmjahres muss der Schwerpunkt darauf liegen, sicherzustellen, dass die Teilnehmer die Zeit und Unterstützung haben, die sie benötigen, um sich als Anleiter zu entwickeln. Es erfordert Mut, sich dem Drang zu widersetzen,

Veränderungen auf Organisations- oder Systemebene vorzuweisen. Besser ist es, kleinere Veränderungen am Arbeitsplatz oder auch die persönliche Entwicklung wahrzunehmen.
- Machen Sie sich Ihre Auswahlkriterien für die Teilnehmer klar. Diese müssen über genügend Erfahrung, zwischenmenschliche und kritische Denkfähigkeit und Einflussmöglichkeiten verfügen, um andere führen und fördern zu können.
- Unterstützung durch Vorgesetzte kann den Unterschied zwischen Erfolg und Misserfolg ausmachen. Bauen Sie regelmäßige Besprechungen mit Vorgesetzten ein, um diese über das Geschehen auf dem Laufenden zu halten. Dies hilft dabei, ihre Unterstützung sowohl für die Programmteilnehmer als auch für die Mitglieder der lokalen Kulturwandelgruppen auszubauen.
- Denken Sie daran, dass die Personenzentrierung alle einschließt. Die Mitgliedschaft in den lokalen Gruppen des Kulturwandels sollte Mitarbeitern aller Klassen und Disziplinen sowie Dienstnutzern offenstehen, sofern dies für Ihren Dienst angemessen ist.
- Laden Sie Service-Manager und Direktoren ein, sich den lokalen Gruppen für personenzentrierten Kulturwandel anzuschließen. Oft sind sie sich nicht bewusst, dass sie Teil der Gruppe sein könnten oder sein sollten. Ihr Engagement vermittelt eine klare Botschaft der Unterstützung und stärkt die Beziehungen innerhalb des Arbeitsteams.
- Seien Sie treu und gewissenhaft im Umgang mit personenbezogenen Methoden und Prozessen. Kürzen Sie diese nicht ab.
- Vertrauen Sie auf die personenzentrierten Gruppen, die gemeinsam die gewünschten Änderungen vornehmen, um ihre gemeinsamen Werte zum Leben zu erwecken. Bei diesem Ansatz für einen nachhaltigen Kulturwandel geht es nicht darum, Projekte umzusetzen, die von anderen identifiziert oder gewünscht wurden.
- Bleiben Sie konzentriert und haben Sie Spaß!

2.5 Die Perlen der Weisheit: Die Entwicklung des Healing Healthcare Models

Emily Witrak Nowak und Valerie Lincoln

Übersetzung aus dem Englischen durch Laura Theurich und Julia Slesaczeck.

Das Gesundheitswesen in den Vereinigten Staaten (USA) entwickelt sich derzeit mit einem historisch noch nie da gewesenen Fortschritt. In den letzten 20 Jahren ist der Einsatz von komplementären und alternativen Methoden (CAM), auch bekannt als integrative Heilmethoden, innerhalb der Akutversorgung explodiert. Die zunehmende Aufmerksamkeit für integrative Heilmethoden wird einerseits durch den Wunsch der Verbraucher nach zusätzlichen Möglichkeiten für ihr persönliches Wohlbefinden und andererseits durch den Einrichtungsbedarf nach Gewinnmaximierung im Gesundheitswesen vorangetrieben. Die neuesten Statistiken des National Center for Health Statistics (NCHS) berichten, dass fast 40 % aller Bürger der USA verschiedene Formen von Komplementär- und Alternativmedizin für sich nutzen und jährlich 33,9 Milliarden Dollar dafür ausgeben (Nahin et al. 2009).

Das Phänomen der Anwendung der integrativen Heilverfahren im Krankenhaus kann in allen Regionen des Landes und in allen zugehörigen Bereichen der Akutversorgungsindustrie, einschließlich der gemeindebasierten und akademischen Einrichtungen, sowie für Profit- und Non-Profit-Organisationen beobachtet werden. Es bestehen vielfältige Gründe für Krankenhäuser, integrative Heilmethoden anzubieten, beispielsweise Verbraucherpräferenzen, Marktfaktoren und Differenzierungsstrategien. Die Hervorhebung der Patientenzufriedenheit als zufriedenstellendes Ergebnis von Versorgung, die Unternehmensmission, Ressourcenverfügbarkeit und andere Ansätze zur Dienstleistungserweiterung tragen ebenso zu dieser Entscheidung bei. Mann et al. (2004) identifizierten 7 Modelle der integrativen Versorgung, von denen sich 2 auf die stationäre Akutversorgung fokussieren – krankenhausbasierte Integration und integrative Medizin in akademisch-medizinischen Zentren.

Integrative Versorgungsmodelle verfolgen verschiedene Ziele. Diese umfassen:

- den Wunsch, die Erfahrungen von Patienten und Familien mit der Gesundheitsversorgung im stationären Setting zu verbessern;
- den Wunsch, das Engagement für die angebotene integrative Versorgung zu honorieren;
- die Möglichkeiten der Patientenversorgung zu erweitern;
- die Kommunikation und die Beziehungen zwischen Patienten und dem Gesundheitspersonal zu verbessern;
- die Abhängigkeit von pharmazeutischen und technologischen Interventionen zu verringern;
- den Fokus auf Wellnessangebote, Krankheitsprävention und Selbstfürsorge zu lenken;
- das Krankenhaus-Image und andere potenzielle Vorteile wie die Bindung von Pflege- und Servicepersonal zu verbessern (Gannota et al. 2009).

Die erfolgreiche Implementierung von integrativen Heilverfahren in die stationäre Akutversorgung erfordert die synergetische Verbindung von Setting, Menschen und Prozessen. In diesem Kapitel beschreiben die Autorinnen die Entwicklung, Implementierung und Evaluation eines holistischen Pflegemodells in der Akutversorgung eines kleinen Gemeindekrankenhauses sowie die Entwicklung des ganzheitlichen Modells im gesamten Klinikverbund. Am Ende des Kapitels werden Vorschläge für eine verstärkte Implementierung von Konzepten der ganzheitlichen Versorgung in Studiengänge aufgezeigt, um eine angemessene Vorbereitung neuer Mitarbeiter im Gesundheitswesen mit den grundlegenden Fähigkeiten und dem notwendigen Fachwissen sicherzustellen und damit der wachsenden Nachfrage nach diesen Versorgungsmodellen gerecht zu werden.

2.5.1 Das Setting: Woodwinds Health Campus

Woodwinds Health Campus (WHC) ist ein kleines Kommunalkrankenhaus mit 86 Betten im Großraum von Minneapolis/St. Paul in Minnesota. Es wurde im August 2000 eröffnet, um die Gesundheitsversorgung im Südosten des Gebiets mit integrativen Ansätzen zu gewährleisten. Der Woodwinds Health Campus war zunächst Teil eines kleineren Systems von drei Krankenhäusern und bei seiner Gründung in der einzigartigen Position, eine besonders innovative Versorgung sicherzustellen. Heute ist der WHC Teil des Fairview-Netzwerks, einer großen gemeinnützigen Organisation mit 12 Krankenhäusern und 56 Kliniken im ganzen Bundesstaat. Dennoch bleibt Woodwinds Health Campus mit seinem Design und der Bereitstellung integrativer Versorgung einzigartig, was auch durch Patienten bestätigt wird (Fairview 2019a).

Neben den Akutbetten gehören ein ambulantes Krebszentrum, ein Notfallzentrum und mehrere unabhängige Schwerpunkt- und Spezialkliniken zum Woodwinds Health Campus. Die Berücksichtigung von Umgebungsfaktoren auf die Gesundheit des Menschen ist bei der Gesamtgestaltung des Krankenhauses besonders erwähnenswert. Einladende öffentliche Räume wie der „Marktplatz" locken die Patienten, die Besucher, das Krankenhauspersonal und die ehrenamtlichen Helfer mit Live-Klavierkonzerten. Es besteht ein Zugang zu den Heilgärten und dem Labyrinth, einer Drei-Jahreszeiten-Terrasse und einem Kamin zum Aufwärmen in den Wintermonaten. Private Aufenthaltsmöglichkeiten wie z. B. Patientenzimmer bieten einen schönen Ausblick, großzügige Räume, eine vielfältige Beleuchtungsvariation und eine Übernachtungsmöglichkeit für Angehörige, um ihre Lieben zu unterstützen und selber Ruhe zu finden.

Öffentlich bekannt gegebene Studienergebnisse wie das Hospital Consumer Assessment of Health Plan Survey (HCAHPS) und der Leapfrog Hospital Safety Grade verweisen auf die Qualität der einzigartigen Versorgung, welche dieses Krankenhaus bietet. Der WHC wurde in der HCAHPS-Umfrage „Hospital Compare" des Center for Medicare & Medicaid 2019 mit 4 Sternen ausgezeichnet und liegt damit unter den Top 30 % der Krankenhäuser in den gesamten USA. Von der Leapfrog Group (2019) wurde es mit „A" bewertet.

Die Daten von HCAHPS spiegeln die Wahrnehmung der Patienten nach einem Krankenhausaufenthalt wider, einschließlich der Kommunikation mit Ärzten und Pflegefachkräften über medizinische Belange, Reaktionsfähigkeit des Krankenhauspersonals, Schmerzmanagement, Qualität des Entlassungsprozesses, Sauberkeit und Geräuscharmut des Krankenhauses. Die Leapfrog-Daten ermittelten allgemeine Sicherheitsmaßnahmen, wie die Anzahl der Infektionen, Komplikationen bei Operationen, Handlungsstrategien zur Fehlervermeidung, Sicherheitsdefizite und besonderes Engagement von Ärzten, Pflegepersonal und weiteren Mitarbeitenden. Diese Qualitäten stehen im Einklang mit den folgenden Konzepten des Optimal Healing Environment (OHE) und Holistic Nursing (HN).

2.5.2 Optimal Healing Environment (OHE)

Der Woodwinds Health Campus arbeitete bereits erfolgreich mit den Konzepten einer optimalen Heilungsumgebung (OHE), bevor das Samueli-Institut hierzu veröffentlichte. Die Bemühungen des Klinikums zur nahtlosen Integration der allumfassenden Heilungsumgebung wurden so angewendet, wie sie später von Jonas und Chez (2004) beschrieben wurden. Die wegweisende Arbeit von Jonas und Chez bietet einen umfassenden Überblick über die Faktoren, die das Zusammenwirken des inneren Umfeldes der Personen (Entwicklung von Heilung und Intention, Erleben persönlicher Ganzheit und Kultivierung von Heilungsbeziehungen) mit den äußeren Umgebungsfaktoren (Anwendung kollaborativen Medizin, kreieren einer heilenden Organisationen und Schaffen von heilsamen Räumen). Die Brücke zwischen den beiden Bereichen der inneren und äußeren Umgebung wird durch die Ausübung eines gesunden Lebensstils dargestellt, der sowohl als innerer als auch als äußerer Prozess angesehen wird.

Optimale Heilungsumgebung (OHE) ist als System definiert, welches das Individuum mit Elementen umgibt, die den angeborenen Heilungsprozess begünstigen (Samueli-Institut 2016). Diese Elemente beinhalten heilende persönliche Absichten, persönliche Ganzheit, heilende Beziehungen, heilende Organisationen, gesunde Lebensweise, integrative Versorgung, heilendes Umfeld und ökologische Nachhaltigkeit. Die OHEs unterstützen die Heilung und das Erreichen der Ganzheit, was den einzigartigen Fokus auf die Selbstfürsorge, die bewusste Entwicklung der Intuition und die Konzentration auf die inneren Bewusstseinszustände beinhaltet, indem die Aspekte von Heilung, Liebe und Mitgefühl im Mittelpunkt stehen. Die Integration und Eingliederung der Prinzipien der OHE umfassen den Ausgleich von finanziellen Werten, patientenzentrierter Führung, gemeindeorientiertes Engagement und die Verbindung von Geist und Körper innerhalb verschiedener Modelle der integrierten Versorgung (Jonas und Chez 2004).

Woodwinds Health Campus nahm die einzigartige Gelegenheit wahr, eine heilende Umgebung von Grund auf zu schaffen, und wählte hierfür einen multidisziplinären Ansatz basierend auf den Prinzipien und Säulen dieses Modells (Lincoln 2000). Die übergeordnete Klinikkultur erfasste und konzentrierte sich auf folgende 6 Ps des Healing Healthcare Model:

- Menschen („people"),
- Philosophie („philosophy"),
- Ort („place"),
- Prozess („process"),
- Richtlinien („policies") und
- Praxis („practice").

Das Design war allumfassend und ganzheitlich. Die Innenräume des Krankenhauses sind gewölbt, um ein geradliniges, institutionelles Gefühl zu vermeiden. Jedes Patientenzimmer ist privat und groß genug, um Bezugspersonen aufzunehmen und den pflegerischen Bedürfnissen gerecht zu werden. Alle Zimmer haben einen

Blick auf einen großen, von der Natur gestalteten Außenbereich. Die Heilkraft der Natur spiegelt sich in den großzügigen Freiflächen wider, z. B. einem Heilgarten und einem großen Labyrinth, das auch vom Krankenhaus aus sichtbar ist. Zwei Pavillons stehen zur Erholung sowohl für die Patienten als auch für die Mitarbeiter zur Verfügung. Der überwiegende Teil der umfangreichen Kunstwerke ist von der Natur inspiriert. Darüber hinaus ist die Kapelle mit Gestaltungselementen von Erde, Wind, Feuer und Wasser geschmückt, um den Wunsch nach einer spirituell ganzheitlichen Umgebung zu verkörpern. Der Stammesälteste der Ojibwa begleitete außerdem die Segnung des Heilungsraums und der Heilgärten. Die bekannten Elemente werden auch auf dem gesamten Campus hervorgehoben; einige Abteilungen verfügen über Aquarien, um das Wasser des Landes zu beschwören, und weiters verfügen die meisten Aufenthaltsbereiche über mehrere Kamine, welche Wärme und Licht verbreiten. Das Gesamtdesign vermittelt das Flair einer legendären Northwood-Hütte von Minnesota (Abb. 2.11).

2.5.3 Holistische Pflege (HN)

Das Konzept der holistischen (ganzheitlichen) Pflege ist synergistisch auf das Konzept der optimalen Heilungsumgebung ausgerichtet. Holistische Pflegemodelle (HNM) entwickeln sich rapide zu hervorragenden Modellen, die in der Pflegeausbildung und -praxis Anwendung finden. Pflegetheorien und -philosophien verstärken die holistischen Pflegemodelle und werden außerdem durch den integrierten Einsatz von Heilkunsttherapien (HAT) wie z. B. ätherischen Ölen, geführten Imaginationen, heilender Musik und energiebasierter Heilung (Healing Touch, Reiki und Therapeutische Berührung) gefördert. Heilkunsttherapien unterstützen empathisch die Pflege sowohl für die Pflegefachkräfte als auch für die Patienten. Außerdem erweitern sie damit die therapeutischen Vorgehensweisen, welche das Pflegepersonal im Rahmen ihrer ganzheitlichen Versorgung anbieten kann.

Das holistische Pflegemodell anerkennt und wertschätzt, dass jede Schicht im Krankenhaus die Herausforderung mit sich bringt, eine mitfühlende, ganzheitliche Pflege bereitzustellen. Der Woodwinds Health Campus erlebt, wie alle hochfrequentierten Einrichtungen der Akutpflege, einen zunehmenden Schweregrad der Fälle, einen schnellen Patientendurchlauf und herausfordernde klinische Umstände. Das HNM ermutigt das Pflegepersonal, über den Zugang an heilender Präsenz und Bewusstheit heilende Momente zu vermitteln. Die Absicht ist es, für Andere eine Hilfe zu sein, einschließlich der Kollegen, und diese heilsamen Momente gemeinsam zu würdigen.

2.5.4 Der Prozess: Woodwinds Health Campus Healing Healthcare Model

Die Gründungsvision von Woodwinds Healing Healthcare Model (HHM) beinhaltete, eine innovative, einzigartige und bevorzugte Quelle für Gesundheit für die Menschen in der regionalen Gemeinde zu sein. Die Intention des HHM beinhaltete, die Gesundheit und Heilung von Körper, Geist und Seele durch Beziehungen, Entscheidungen und Lernen zu fördern. Die Grundwerte und Leitprinzipien von Woodwinds Health Campus beschreiben eine Organisation, die sich zu einem integrativen, innovativen, kooperativen, ansprechenden und empathischen Dienst für die Gemeinde verpflichtet hat (Lincoln und Johnson 2009). Dies wurde in den Zentralwerten und Standards des Unternehmensleitbildes des Klinikums dargestellt, welches die Integration der holistischen Pflege in die Praxis grundlegend unterstützte. Sowohl die Organisationsphilosophie der dienenden Führung (Servant Leadership) als auch der Einsatz des Holistic Nursing Model galt damals als Innovationen im Gesundheitswesen. Die Umsetzung der Vision des HHM in die Praxis erforderte jahrelanges Engagement und Führungsstärke.

Schritt 1 – Identifizierung des Problems
Der Bereich der integrativen Heilmethoden am Krankenhaus ist ein Servicebereich, welcher im Budgetprozess als eine wertvolle Ressource für

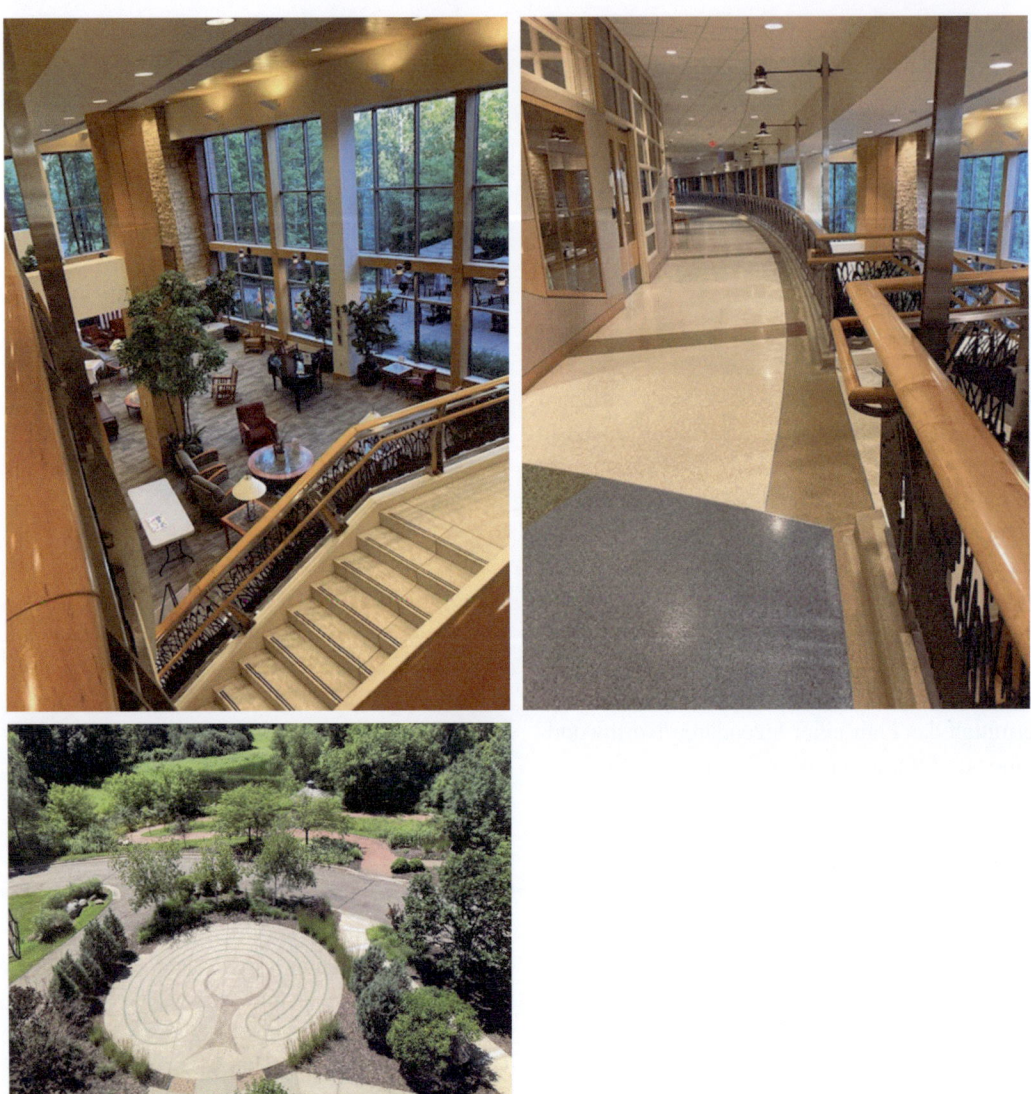

Abb. 2.11 a–c Woodwinds Health Campus: Optimal Environment (optimale Heilungsumgebung; OHE) mit **a** Eingangsbereich, **b** Klinikflur, **c** Heilgarten

das Pflegeleitbild eingegliedert und außerdem Teil des Betriebsbudgets ohne gemeinnützige Unterstützung ist. Die Abteilung wird von einer klinischen Führungskraft geleitet, welche sich für Basisinitiativen einsetzt und die Ausbildung, Praxis, klinische Forschung und Evaluation des klinischen Outcome dieser Leistungen leitet.

Während einer Zeit des Pflegepersonalmangels in Minnesota versuchte die landesweite Minnesota Organization for Leaders in Nursing (MOLN), Gründe für Arbeitszufriedenheit und Festanstellung zu identifizieren, um die bestehende Belegschaft zu halten. Während ihrer Forschung ermittelte MOLN, dass das Arbeitsumfeld in Akutkrankenhäusern ein starker Einflussfaktor für Personalmangel in Schlüsselbereichen im Bundesstaat Minnesota ist. Als Reaktion auf diese neuen Erkenntnisse wählte MOLN 6 Krankenhäuser in Minnesota aus, um an der Entwicklung und Umsetzung von Projekten mitzuwirken. Diese sollten zur Verbesserung der Arbeitsumgebung im Akutbereich und damit der

Arbeitszufriedenheit beitragen. Der Woodwinds Health Campus wurde als kleineres Kommunalkrankenhaus im Großraum Minneapolis und St. Paul in Minnesota ausgewählt.

Unter der Leitung der MOLN trafen sich alle Vertreter der 6 ausgewählten Krankenhäuser. Die Projekte hatten ein breites Spektrum und vielfältige Themen aufzuweisen. Die an der Projektgestaltung am Woodwinds Health Campus beteiligten Stationsleitungen vertagten die Bekanntgebung ihres Fokus für die Projekte und fragten stattdessen das gesamte Pflegepersonal nach dessen Meinung für die geeignetste Projektidee. Obwohl vielfältige Ideen entstanden sind, wurde die Implementierung eines holistischen Pflegemodells zur Verbesserung des Arbeitsumfelds als wichtigste Veränderung identifiziert. Nach der Abstimmung zum Projekt wurde ein Holistischer Praxisrat (HPC) gegründet, welcher die Projektverantwortung übernahm. Der Rat hat Vertreter aus jeder Abteilung der Pflege. Gemeinsam arbeiten sie an der Etablierung von gesetzten Zielen, Identifizierung von Problemen und Entwicklung von Strategien zur Unterstützung von Bildungs-, Praxis- und evidenzbasierten Prozessen, um das holistische Pflegemodell zu integrieren.

▶ Das übergeordnete Ziel des HPC beinhaltete, sich gut um das eigene Selbst und die Seele zu kümmern und eine beständige Heilungsumgebung für Patienten, Familien, Praktizierende, Mitarbeiter und Gemeinschaft zu unterstützen (Lincoln 2003).

Die Leitung des HPC wurde von der Direktorin des integrativen Heilverfahrens und einem Mitarbeiter übernommen. Die Mitgliedschaft im Rat setzte sich zusammen aus jeweils einer Pflegefachkraft pro Station, Pflegeleitung, Mitarbeiter der Patientenversorgung und Vertretern anderer Disziplinen und Abteilungen. Der Rat war verantwortlich für die Förderung des ganzheitlichen professionellen Pflegemodells mit besonderem Fokus auf Bildung, Praxis, klinische Evaluierung und Forschung. Der Gesundheitspflegerat arbeitete eng zusammen, um ganzheitliche pflegerische Bildungs- und Praxiskompetenzen, Verfahren im Zusammenhang mit ausgewählten Heilkunsttherapien (HAT), Bildungsprogramme wie jährliche Ausbildungs- und Kompetenzprüfung, die jährliche WHC Healing Healthcare Conference und größere Initiativen wie die Gruppe zur Herstellung von Gebetsschals und die Gebetspausen-Initiative zu implementieren.

Die Gebetsschal-Gruppe wurde von einem Leiter des Holistischen Praxisrats in Partnerschaft mit dem Direktor für Spiritual Care geleitet und bestand sowohl aus ehrenamtlichen Mitarbeiterinnen als auch aus freiwilligen Gemeindemitgliedern, die Gebetsschals fertigten. Die Mitglieder der Gebetschal-Gruppe trafen sich einen Abend im Monat, um zusammen zu stricken oder zu häkeln. Die entstandenen Schals wurden dem Krankenhaus als spirituelle Aufmerksamkeit für Patienten, Familien und Mitarbeiter, welche lebenslimitierende Diagnosen und unerwartete Verluste oder andere schwierige Zeiten zu durchlaufen hatten, gespendet. Die Präsente können von jedem Mitarbeiter des Versorgungsteam überreicht werden und werden von den Patienten sehr gern angenommen.

Die Initiative Gebetspause begleitet Patienten, Mitarbeiter oder Familienmitglieder, welche spirituelle Unterstützung bei dem Heilungsprozess eines anderen benötigen. Um den Geist der Heilung zum Bewusstsein des Einzelnen zu rufen, ist ein paar Sekunden heilende Flötenmusik über die Lautsprecher zu hören. Das gibt allen die Gelegenheit, ein kleines Gebet oder einen guten Gedanken auszusenden an denjenigen, der darum gebeten hat. Diese Praktik ist sowohl für Patienten als auch für Mitarbeiter gedacht, welche einer großen Herausforderung entgegensehen. Außerdem wird, wie bei vielen Organisationen üblich, einige Momente lang ein Wiegenlied über Lautsprecher gespielt, um die Geburt eines Kindes in der Gemeinde zu verkünden.

Schritt 2 – Entwicklung des Holistischen Pflegemodells (HNM)

Die Philosophie, die Grundüberzeugungen und die Standards für die HNM am Woodwinds Health Campus wurden sehr durch die American Holistic Nursing Association (AHNA) und deren Standards für die Praxis geprägt (ANA 2013).

Der Pflegebereich von Woodwinds nahm sich des HNM an, um die patientenorientierte Versorgung in allen Pflegeabteilungen zu steuern. Es wurde bewusst als eine fließende Einheit geschaffen, welche sich im Laufe der Zeit mit den Veränderungen des Krankenhauses und der Menschen dort weiterentwickelte. Nach einem Jahrzehnt der Anwendung wurden die grundlegenden Aspekte der holistischen Pflegepraxis, -ausbildung und -forschung über das HNM vertieft und durch Konzepte von Watsons Pflegetheorie (2008) und Koerners Heilender Präsenz (2011) ergänzt. Die Konzepte von Watson und Koerner verbinden ein sensibles Gleichgewicht zwischen Kunst und Wissenschaft, intuitive und analytische Fähigkeiten und die Nutzung der Heilkräfte von Körper, Geist und Seele. Das holistische Pflegemodell rief die Pflegenden gezielt dazu auf, sich persönlich und beruflich für die Prinzipien der ganzheitlichen Pflege zu engagieren, mit besonderem Augenmerk auf Selbstpflege und heilende Präsenz.

Schritt 3 – Unterstützung für das Holistic Nursing Model

Die Pflegeabteilung entschied sich für ein HNM mit der integrierten Nutzung von Heilkunsttherapien zur Ergänzung ihrer Praxis. Das Team wählte die folgenden HAT-Interventionen für den Einsatz in der Praxis aus: energiebasierte Heilung (Healing Touch, später Reiki und Therapeutische Berührung), ätherische Öle, heilende Musik, Akupressur, Massage und geführte Imaginationen. Um den Einsatz dieser Methoden im Akutkrankenhaus zu bewerten, erfolgte eine umfassende Literaturrecherche. Aussagekräftige Literatur wurde katalogisiert, was zur Errichtung einer HAT-Info-Datenbank führte. Dies ermöglichte einen schnellen Zugang zur Literatur nach Patiententyp, dem klinischen Erscheinungsbild, Modalität oder ganzheitlicher Pflegekategorie. Die Datenbank wurde zu einem umfassenden Repertoire an relevanter Literatur und damit zu einer guten Ergänzung bei einer aktuellen Literaturrecherche.

Innerhalb des ersten Einsatzjahres wurde auch ein Freiwilligenprogramm für die Heilkunsttherapien (HATV) eingeführt, um die Palette ausgewählter HAT optimal zu leiten, damit die Begleitung von den Pflegekräften verbessert wird (Lincoln et al. 2014). Die Betreuung der freiwilligen Teilnehmer beinhaltete ein Angebot aus Healing Touch, Reiki, Massage, geführten Imaginationen, Verwendung von ätherischen Ölen und heilender Musik. Integrative Heilmethoden wurden von speziell zertifizierten oder lizenzierten Fachleuten wie Certified Music Practitioners (CMP), Certified Massage Therapy (CMT) oder Akupunktur (LAC) ebenfalls intensiv und konsequent angeboten. In allen stationären Bereichen von der chirurgischen Station bis zur Entbindungsstation sowie in ambulanten Abteilungen wie der Notaufnahme und der Onkologie wird Akupunktur offeriert. Bei den meisten Patienten werden ätherische Öle, heilende Musik oder geführte Imaginationen eingesetzt. Etwa 25–35 % der Patienten erhalten energiebasierte Heil- oder Akupunkturbehandlungen während ihres Krankenhausaufenthaltes.

Schritt 4 – Aufbau von Partnerschaften

Der Aufbau wichtiger Partnerschaften mit Ärzten, Pflegeleitungen und Gemeindemitgliedern war notwendig, um die Integration des holistischen Pflegemodells zu unterstützen. Die fortschrittlichen und erfahrenen Mediziner haben erkannt, dass das holistische Pflegemodell ein professionelles Gebiet der Pflege ist. Dennoch besteht die Notwendigkeit der engen Kooperation mit Schlüsselpersonen des medizinischen Personals, um deren Bewusstsein zu schärfen und sie gut zu informieren. Ziel ist es, eine Verbesserung der Wahrnehmung des Patienten in seiner Ganzheit zu erreichen. Eine ärztliche Anordnung ist für die Verwendung von Heilkunsttherapien nicht erforderlich, da diese eine Komponente des Healing Nursing Models sind und von der Pflege verantwortet werden: Diagnose und Anordnung für die Heilkunsttherapie erfolgt durch das Pflegepersonal. Ein weiteres wichtiges Bindeglied sind die Pflegeleitungen innerhalb der einzelnen Stationen, weil deren Unterstützung entscheidend für den gewünschten Erfolg ist.

Schritt 5 – Zielgerichtete Kommunikation

Zu Beginn des Projekts ergab sich für die Mitglieder des Holistischen Praxisrates und die

Pflegeleitungen die schwierige Aufgabe, die Mitarbeiter über den Prozess dauerhaft auf dem aktuellsten Stand zu halten. Daraufhin wurden mehrere Kommunikationswege geschaffen. Als erstes wurde eine Box mit Hilfsmitteln bereitgestellt, in der die Mitarbeiter wichtige Informationsmaterialen wie Praxisstandards, Broschüren zur Patientenedukation und Broschüren zu speziellen ganzheitlichen Kursen finden. Der zweite Weg war ein Newsletter speziell zum holistischen Modell. Beide Aspekte wurden mittlerweile online im Intranet veröffentlicht und sind während oder außerhalb der Arbeitszeiten über den individuellen Internetzugang leicht abrufbar. Ursprünglich wurde das Material zu den Mitarbeitern nach Hause geschickt, aber mittlerweile sind die Informationen auch digital im Intranet zu finden.

Neben diesen Kommunikationsmöglichkeiten mit dem Personal waren auch Wege für die Kommunikation mit den Gemeindemitgliedern notwendig. Es wurde ein Gemeindekurs „Unterstützen Sie Ihren Heilungsprozess" entwickelt, welcher über viele Jahre gut besucht war.

Schritt 6 – Sicherung der Bildung
Die Identifizierung des Ausbildungsbedarfs des Personals zur Entwicklung eines Curriculums war ein leitender Schritt im Prozess. Die hausinterne Umfrage des Pflegepersonals am Woodwinds Health Campus diente als hilfreiche Quelle für die Erfassung des Bildungsbedarfs der Mitarbeiter. Aus diesen Ergebnissen entwickelte der Holistische Praxisrat ein entsprechendes zweitägiges Seminar zum holistischen Modell. Die Inhalte, welche auf das Pflegepersonal zugeschnitten waren, standen außerdem auch anderen interdisziplinären Professionen zur Verfügung. Klinische Kompetenzen wurden im Zusammenhang mit der sicheren Anwendung von komplementären Heilmethoden identifiziert und als Teil der allgemeinen klinischen Ausrichtung sowie der stationsspezifischen Orientierung nahtlos eingegliedert. Verbindliche Online-Module waren ein Pflichtbestandteil der jährlichen Mitarbeiterschulungen, um aktuelles Wissen und die sichere Anwendung des Modells und der integrativen Heilverfahren zu garantieren.

Schritt 7 – Einführung von Protokollen und Abläufen
Zur Unterstützung dieses wichtigen Prozesses war es notwendig, Protokolle, Abläufe und Dokumentationsstandards in die Praxis einzuführen. Der Standard „jeder Patient in jeder Schicht" bildete eine einfache Grundlage an die Anforderungen an das Pflegepersonal. Zu Beginn wurde beschlossen, die gezielte Verwendung von Heilkunsttherapien als einen Pflegestandard im Sinne des holistischen Pflegemodells zu betrachten, wobei keine besonderen Erfordernisse benötigten wurden. Schließlich haben nur die Anwendungen von ätherischen Ölen und Akupressur einen bestimmten Verfahrensablauf. Die weiteren Möglichkeiten werden wie jede andere Pflegemaßnahme praktiziert und dokumentiert. Anfangs erfolgte die gesamte Dokumentation schriftlich in Papierform. Im Verlauf wurde die Dokumentation der klinischen Anwendung von integrativen Heilverfahren zum integrierten Bestandteil der elektronischen Patientenakte.

Schritt 8 – Evaluation
In Anbetracht der einzigartigen Gelegenheit, zur Weiterentwicklung der Pflegepraxis beizutragen und die Versorgung für zukünftige Patienten zu verbessern, wurde die Einrichtung eines vom Institutional Review Board (IRB) unterstützten HAT-Registers zur Priorität. Damit das Unternehmen die klinische Verwendung der erhaltenen Heilkunsttherapien retroperspektiv analysieren konnte, wurden alle Patienten bei der Aufnahme in die Akutversorgung um ihr Einverständnis zur Erfassung gebeten. Dieses Register diente viele Jahre als umfangreiches Datenarchiv und ermöglichte die Analyse der klinischen Forschung im Zusammenhang mit der Verwendung von HAT. Aktuell befinden sich über 20.000 Studienteilnehmer im HAT-Register, jedoch ist dieses Register derzeit nicht mehr aktiv. Die Datenspeicherung und -abfrage ist inzwischen über die elektronische Patientenakte möglich.

Im Allgemeinen werden die ausgewählten integrativen Heilmethoden am häufigsten verwendet, um Entspannung und Wohlbefinden zu fördern sowie Übelkeit, Erbrechen, Angst, Schmerzen und Harnverhalt zu reduzieren. Zwei bemerkenswerte

Studien haben die Wirksamkeit des holistischen Pflegemodells und HAT zusammenfassend dargestellt. Die erste Studie von Lincoln et al. (2014) nutzte retrospektive Daten aus dem HAT-Register, wobei die gleichzeitige Verwendung von den zwei Therapieformen Heilende Harfe (HH) und Healing Touch (HT) als Möglichkeit zur Verringerung von Schmerz, Angst und Übelkeit beim postoperativen Patienten aufgezeigt wurde. Im Vergleich zur alleinigen Anwendung von HT oder HH zeigten die Ergebnisse zur Wirksamkeit der gemeinsamen Anwendung von Healing Touch und Heilender Harfe eine signifikante Reduzierung der Schmerzen, die zuvor mit stark angegeben waren und nun auf mäßig sanken. Ebenfalls konnte der Einsatz beider Verfahren eine Reduzierung der Angstzustände beitragen.

Die zweite Studie untersuchte die Patientenwahrnehmung bezüglich der Versorgung am Woodwinds Health Campus (Nowak und Lincoln 2014). Mithilfe des Fragebogens Caring Factor Survey (Nelson et al. 2011) und der narrativen Untersuchung beschrieben die Patienten das Pflegeverhalten, welches in folgende 4 Themenbereiche unterteilt wurde:

- die Einstellung und das Verhalten der Pflegenden,
- die ergriffenen Maßnahmen des Pflegepersonals, um dem Patienten ein Gefühl von guter Betreuung zu vermitteln,
- die Spiritualität der Patienten zu berücksichtigen und
- die Pflege in einem optimalen Heilungsumfeld zu erhalten.

Die qualitativen Ergebnisse umfassten 4 übergeordnete Themen. Die Themen beinhalteten:

- Einstellungen und Eigenschaften von Pflegekräften: „Sie hören mir zu und reagieren …";
- Handlungen: „Die Pflegenden fragen oft: Gibt es noch etwas, was ich für Sie tun kann?", "… eine sanfte Berührung am Arm, nachdem ich geholfen habe, in Position gehoben zu werden oder so etwas, das sind die Dinge, welche ich immer sehe und immer schätze …";
- Respektieren der Spiritualität: „Jeder, der mich kennt, weiß, dass mein Glaube mich stark unterstützt hat, und deshalb fühle ich mich geehrt, gut betreut";
- und Umgebung, die drei Unterthemen hatte:
  - Personal: „Sie alle schienen vernetzt zu sein und zusammenzuarbeiten";
  - Räumlichkeiten: „Das ist das beste Krankenhaus, in dem ich je war";
  - Heilkunsttherapien (HAT): „Es (heilende Berührung) gab mir das Gefühl, etwas Besonderes zu sein; ich war nur erstaunt, dass die Pflegefachkraft hereinkam und es mir anbot, sie sah es als etwas an, von dem ich profitieren könnte … Ich denke, die Pflege hier sieht oder spürt, was eine Person bewegt – das ist schön …".

Die Ergebnisse dieser Studie betonen die Bedeutung von Beziehungen und Präsenz zwischen Pflegenden und Patienten.

Mittlerweile gilt die Verwendung von HATs als fester Pflegestandard. Jede Pflegefachkraft muss pro Schicht jedem Patienten mindestens zwei alternative Heilmethoden anbieten. Während in der elektronischen Patientenakte inzwischen zahlreiche Daten zur Verfügung stehen, die eine Evaluation der Verwendung von HATs mit verbundenem Patienten-Outcome erlauben, stellt die derzeitige Begrenzung nur die Audits zur Verfügung und nicht die damit verbundenen Patientenergebnisse dar.

2.5.5 Das Personal

Fundamental für den Erfolg des Healing Healthcare Model (HHM) am Woodwinds Health Campus zeigten sich Prozesse, welche die Verantwortung sowohl der Pflegefachkräfte als auch des Pflegemanagements unterstützten, um eine nahtlose Integration der Philosophie des holistischen Pflegemodells in die Praxis zu ermöglichen. Diese Verantwortung beginnt bereits beim Einstellungsprozess von neuem Personal. Die Erwartungen, dass die Kultur integrativer Heilmethoden angenommen wird, ist bereits in jeder Stellenausschreibung für jeglichen Pflegebereich integriert. Eine „ganzheitliche professionelle Pflegeeinstellung" festigt die Erwartungshaltung, welche sich positiv auf die Begeisterung für das holistische Pflegemodell auswirkt, einschließlich der Selbstfürsorge sowie klinische Spitzenleistung im Pflegebereich. Während das Pflegepersonal die Einarbeitungszeit durchläuft, wird es anhand seiner allopathischen Pflegekompetenzen sowie seiner Leistungsfähigkeit und Grundkenntnisse in Bezug auf das holistische Pflegemodell bewertet. Bereichsspezifische Ausbilder und klinikinterne Mentoren waren wichtige Schlüsselrollen, um die Weiterentwicklung des holistischen Pflegemodells für alle neuen und bestehenden Mitarbeiter zu ermöglichen.

Für neue Mitarbeiter wurde ein Verfahren entwickelt, welches ein Treffen mit der Stationsleitung nach 1 Monat, 3 Monaten und 9 Monaten und dann jährlich vorsieht. Bei diesem jährlichen Treffen erfolgt eine Prüfung der Kompetenzen zum holistischen Pflegemodell durch die Stationsleitung, und die Pflegenden durchlaufen eine ganzheitliche Reflexion zur Resilienz. Eine erfolgreiche Reflexion erfordert, dass sich die Pflegenden mindestens ein holistisches persönliches und berufliches Ziel setzen, welches sie erreichen wollen. Beispielsweise können Pflegende als Ziel angeben, dass sie an einem Healing Touch-Kurs teilnehmen möchten, um erlerntes Wissen zukünftig bei Patienten anzuwenden (beruflich) und als weiteres Ziel, täglich zu meditieren (persönlich). Im Sinne einer ermutigenden Vertrautheit mit Aspekten der Pflegeforschung und der persönlichen Reflexion werden die Pflegenden außerdem gebeten, eine kurze reflektierte Zusammenfassung einer ganzheitlichen Patientenbegegnung vorzustellen. So wird ermöglicht, dass im beruflichen Alltag leichter Momente von Präsenz in der Begegnung wahrgenommen werden und ein besseres Verständnis für Interventionen entsteht, welche heilsame Präsenz ermöglichen.

2.5.6 Interdisziplinäre Entwicklung und Anpassung

Das holistische Pflegemodell (HNM) hat die Kultur am Woodwinds Health Campus grundlegend beeinflusst. Selbst Bereiche ohne pflegerischen Schwerpunkt bieten ihren Patienten Heilkunsttherapien an. Insbesondere gehören dazu heilende Musik, geführte Imaginationen und in vielen Fällen ätherische Öle zur Verringerung von Schmerzen, Stress oder Übelkeit. Die Radiologie war die erste Abteilung, welche um eine Schulung zur sicheren Anwendung dieser Therapien gebeten hat, um die Patientenzufriedenheit zu verbessern. Beispielsweise werden die Frauen bei der Vorbereitung auf eine Brustkrebsvorsorgeuntersuchung, z. B. einer Mammographie gebeten, Rückstände von Deodorants zu entfernen, bevor sie das Patientenhemd anziehen. Anstatt den Frauen ein kaltes Desinfektionstuch für die Reinigung anzubieten, bekommen sie vom Personal einen warmen feuchten Waschlappen mit Lavendelöl (Oshibori) gereicht. Dieser hilft nicht nur bei der Entfernung von Deorückständen, sondern ermöglicht durch das ätherische Lavendelöl außerdem, Ängste zu reduzieren, welche oft bei medizinischen Untersuchungen auftreten.

2.5.7 Das Healing Healthcare Model aktuell

In den letzten 6 Jahren haben der Woodwinds Health Campus und das gesamte Healtheast-Gesundheitssystem erhebliche Veränderungen in der Führung und der Struktur erfahren. Im Jahr 2012 versuchte der neue Präsident von Healtheast, die unterschiedlichen Strukturen der Krankenhäuser in ein großes Versorgungsmodell zu integrieren. Das Versorgungsmodell sollte auch in Fairview eingeführt werden, welches ein größeres, finanziell abgesichertes Krankenhaus in den Twin Cities ist. Die Führung der integrativen Heilmethoden stellte sicher, dass das benötigte Engagement und die Energie ausreichen, um bei vorgenommenen Veränderungen auf Systemebene das holistische Pflegemodell aufrechtzuerhalten. Pflegeexperten der ganzheitlichen Versorgung wurden an jedem der drei Healtheast Kliniken als Mentoren eingesetzt, welche durch angepasste Ausbildung und personelle Selbstfürsorge aktiv mit dem Pflegepersonal arbeiten und nicht einfach nur passiv die Richtlinien festlegten.

Innerhalb der ersten 3 Jahre schulte das Team der integrativen Heilverfahren über 2000 Pflegende und konnte somit deutliche Verbesserungen in den Auditergebnissen erzielen, welche im Laufe der Zeit beständig blieben. Differenzierte offizielle als auch informelle Untersuchung zeigten eine Verbesserung des Engagements der Pflegenden und verbesserte Ergebnisse bezüglich der Einhaltung des Versorgungsstandards (T. Verner, persönliche Kommunikation, 12. Juni 2019).

Im Jahr 2017 erfolgte die Fusion von Healtheast und Fairview zu einem System, welches einen neuen Weg zur Etablierung eines holistischen Pflegemodells schaffte und beide Organisationen als Ganzes repräsentiert. Im Laufe der letzten zwei Jahre hat sich dabei jeder Bereich der beiden Institutionen langsam zusammengeschlossen. Die Pflegebereiche unterscheiden sich weiterhin an beiden Standorten mit altbekannten Protokollen und Verfahren, mit denen die Pflegenden untereinander kommunizieren. Die Pflege- und Hilfskräfte am Woodwinds Health Campus arbeiten weiterhin mit dem holistischen Pflegemodell erfolgreich in der Praxis, wie die zuvor genannten Auszeichnungen und Ehrungen zeigen.

Als der Pflegesektor kurz vor seiner eigenen Fusion stand, wurde das holistische Pflegemodell als solches abgeschafft, aber die Kernaspekte blieben erhalten, und es entstand das neu überarbeitete Pflegekonzept Professional Practice Model (PPM; Abb. 2.12).

Das PPM besteht aus drei Elementen, welche ein Ganzes bilden. Dazu gehört ein Bezugsrahmen für die gesamte Pflegepraxis, „joy" (Freude, Begeisterung) innerhalb der Organisation und des Versorgungsbereichs. Das erste Element ist Potters BASE der Pflegetheorie (Eisler und Potter 2014), welche als Rahmen für die Pflegepraxis dient. BASE repräsentiert vier Bereiche, welche einzigartig für die Pflege sind:

- Präsenz (B – „being present"),
- aktive Pflege („A – „active caring"),
- Geschichten, die heilen und integrieren (S – „stories/narratives") und
- wissenschaftliche Erkenntnisse („E – „evidence from science").

Das zweite Element repräsentiert die Stimme der Pflegenden innerhalb des Unternehmens. Dieser Aspekt bezieht sich auf das Wissen, wie man Freude („joy") am Arbeitsplatz schaffen kann. Erfahrungsgemäß, indem die Pflegenden Feedback von sämtlichen Bereichen aus dem gesamten Unternehmen durch gezielte Kommunikation erhalten. Weitere Komponenten, welche für die Unterstützung von „joy" am Arbeitsplatz identifiziert wurden, sind Qualität und Professionalität von Konzepten zur Teamarbeit, Kommunikation sowie Pflegequalität.

Das dritte und letzte Element ist das integrative Pflegemodell. Dieses Pflegemodell verdeutlicht, wie die ganzheitliche Versorgung einer Person innerhalb des Gesamtsystems ausgerichtet wird.

Die zentralen Werte und Standards des Fairview-Systems unterstützen und erhalten die Praxis der holistischen Pflege, einschließlich der Schwerpunkte Würde, Integrität, Serviceorientierung, Mitgefühl und Innovation (Fairview 2019b). Dennoch steht die Arbeit zur Schulung und Einführung des neuen Modells erst am Anfang. Mit der Integration von 12 Krankenhäusern, 56 Kliniken und einer Reihe von Langzeitpflegeeinrichtungen geht die Unternehmensleitung von einem mehrjährigen Prozess aus. Die praktische Erfahrung aus der Entwicklung, Umsetzung und Evaluation des ehemaligen holistischen Pflegemodells dient als Beispiel für den Prozess zur Umsetzung des neuen Pflegepraxismodells (NPPM). Hierbei besteht ein ausgeprägter Fokus auf Präsenz als Kernattribut für die Transformation der Gesundheitsversorgung. Dabei gilt es den Prozess miteinander zu gestalten statt füreinander, um alle Mitarbeiter zu erreichen.

2.5.8 Was wir aus diesem Projekt gelernt haben

Die Welt entwickelt sich kontinuierlich weiter und verändert sich in einem zuvor noch nie da gewesenen Tempo und beschränkt sich dabei nicht zur auf technologische und wirtschaftliche Einflüsse. Wie in allen Unternehmen mit einem massiven strukturellen und kulturellen Wandel

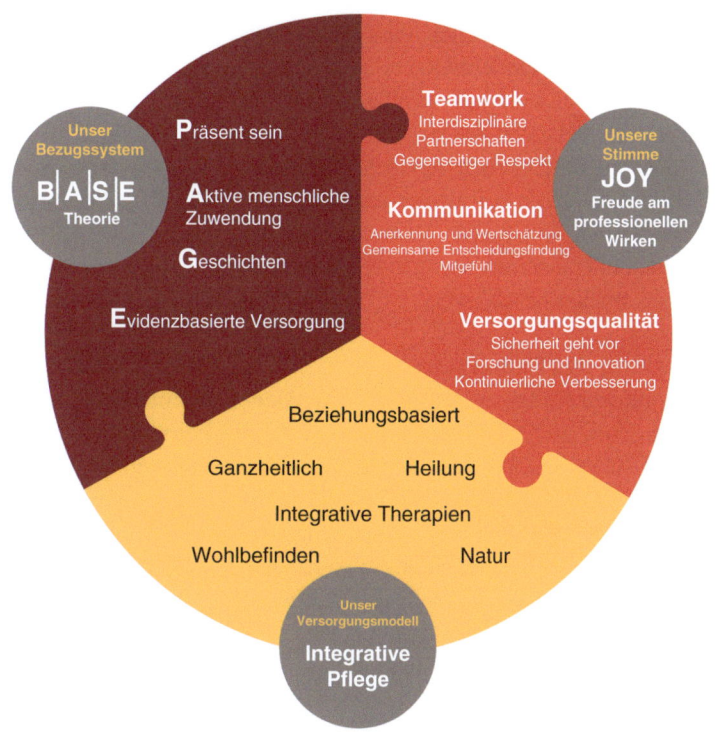

Abb. 2.12 Das Pflegekonzept Nursing Professional Practice Model (NPPM)

unterliegen auch unsere Arbeits-, Denk- und Handlungsgewohnheiten einer Überprüfung und Überarbeitung. Diese Herausforderungen können sich stressig und unangenehm anfühlen und außerdem können sie die Sehnsucht nach den „alten Wegen" hervorrufen. Aber wenn wir genau hinsehen und weiterdenken, stellen wir fest, dass dieses Infragestellen eine Tür geöffnet hat, um vieles einst Selbstverständliches zu überdenken. Wie Eisler und Potter (2014) aufzeigen, ist dieses Hinterfragen Teil einer viel größeren Veränderungsbewegung: Die globale Partnerschaftsbewegung hin zu demokratischeren und egalitären Beziehungen sowohl im privaten als auch im öffentlichen Bereich und die Möglichkeiten, die sich hieraus für unsere Gesundheits- und Bildungssysteme ableiten, sind grenzenlos.

Ein solcher Wandel ist voller Chaos und Widersprüche; der Newton'sche Ansatz der Organisationsgestaltung ist nicht mehr tragfähig. Wir müssen die reduktionistische Perspektive (A plus B führt zum gleichen Ergebnis oder zu C) hinter uns lassen, um die sich schnell verändernde Welt um uns herum zu verstehen und fließend darauf zu reagieren. Stattdessen müssen wir verstehen, dass die Komplexität für das Erreichen jedes gewünschten Ergebnisses viel größer ist. Jedes einzelne Individuum und jede Komponente, welche uns umgibt, beeinflussen wiederum, wie wir das Leben erfahren, wahrnehmen und manifestieren.

▶ Veränderung muss daher als ein Prozess und nicht als ein singuläres Ereignis betrachtet werden.

Organisatorische Veränderungen erfolgen nicht unverzüglich, weil jemand ein gewünschtes Ergebnis vorhersagt. Glücklicherweise oder unglücklicherweise ändern sich Menschen nicht nur, weil sie gesagt bekommen, dass sie dies tun sollen. Wenn wir Veränderungen erleben, entfernen wir uns von unseren individuellen Lebenserfahrungen und gelangen erst nach einer Zeit des Übergangs zu einer neuen Art des Verhaltens und Handelns. Dieser Transformationsprozess wird ausführlich von Renate Tewes im Kapitel Erfolgsfaktor Transitionsmanagement (Abschn. 7.7) dieses Buches beschrieben.

Erweiterung des Bewusstseins

Die integrativen Heilmethoden sind in der Akutversorgung sowohl in der Medizin als auch in der Pflege angekommen. Die Konzepte der integrativen Heilverfahren sind mittlerweile fester Bestandteil in den Curricula von medizinischen Einrichtungen und zeigen sich auf allen Ebenen der Pflegeausbildung, einschließlich der Promotion (Doctor of Nursing). Außerdem ziehen jetzt weitere professionelle internationale Organisationen nach.

Die zentrale Absicht des Pflegeberufs ist es, alle Menschen durch den Ausbau einer kompetenten, beziehungsorientierten Pflege ganzheitlich zu betreuen. In den letzten Jahrzehnten hat sich das Wesen der Gesundheitsversorgung verändert, insbesondere hinsichtlich der Abhängigkeit von der Technologie und eines zunehmenden Schweregrades der Patientenfälle im Akutbereich. Dies wirkt sich auch auf das Selbstbild der Pflegenden aus, die sich bisher eher mit ihrer beruflichen Identität („being a nurse") als mit den zu verrichtenden Aufgaben („doing nursing tasks") identifizierten. Akademische Pflegeprogramme bereiten die Studierenden auf reflektiertes Hinterfragen im Klinikalltag vor, wobei sich stark auf empirisches Wissen berufen wird. Individuen, Familien und Gemeinschaften verlangen außerdem, dass die Gesundheitsversorgung nicht nur ihre körperlichen Bedürfnisse befriedigt. Deshalb muss sich die Pflege wieder auf das Sein und das Wesentliche konzentrieren. Von den 966 Pflegeprogrammen für Abiturienten in den USA unterstützt die American Holistic Nursing Credentialing Corporation (AHNCC) bisher nur 14 (AHNCC 2019). Die rasante Entwicklung des Gesundheitswesens erfordert, dass die Hochschulen diesem Beispiel folgen. Es besteht die Notwendigkeit, schnellstmöglich mit innovativen Curricula zu reagieren, um die Pflegenden von morgen auf eine unbekannte Zukunft vorzubereiten.

2.5.9 Was andere von uns lernen können

Die Entwicklung des holistischen Pflegemodells am Woodwinds Health Campus ist ein Beispiel dafür, wie Organisationen und Unternehmen beginnen können, die Integration von komplementären Heilmethoden in der Akutversorgung anzugehen. Um den Erfolg verbessern zu können, gehört die Sicherung des Settings sowie die synergetische Ausrichtung von Menschen und Prozessen zu den wichtigsten Erkenntnissen.

Die Schaffung einer Kultur des Daseins für den Patient sowie für den Pflegenden selbst ist zu Beginn zwingend erforderlich. Ohne die Absicht, Fürsorge zu zeigen, besteht eine Begrenzung der potenziellen Wirkung, egal wie viele Mittel oder Möglichkeiten dem Träger zur Verfügung gestellt werden. Sobald der kulturelle Wandel stattgefunden hat, kann der Prozess langsam begonnen werden. Die Gestaltung sollte aktiv mit den Pflegenden geschehen und nicht passiv erfolgen. Jede Organisation hat dabei ihre eigenen Stärken und Schwächen. Eine nahtlose Integration von integrativen Heilmethoden wird erreicht, wenn zuvor das Wissen zur Maximierung von Stärken und Minimierung von Schwächen vorhanden ist.

Zusammenfassend haben angehende und bestehende Führungskräfte, klinische Ausbilder und Entwicklungsmitarbeiter in Gesundheitsorganisationen die Möglichkeit, die Erfahrung in Bezug auf das Geben und Empfangen von Pflege mithilfe eines holistischen Gesundheitsmodells zu ändern. Ein entscheidender erster Schritt ist die Beurteilung der Bedürfnisse und Wünsche von Leistungsempfängern und -erbringern. Wie mit darauf folgenden Veränderungen umzugehen ist, wird bei jedem Unternehmen individuell sein. Als ein erfolgreiches Beispiel können die vorher aufgezeigten Erfahrungen am Woodwinds Health Campus dienen.

Literatur

Literatur zu Abschn. 2.1

Baldwin C, Linnea A (2010) The circle way: a leader in every chair. Berrett-Koehler Publishing, Inc., San Francisco

Black PE, Plowright D (2010) A multi-dimensional model of reflective learning for professional development Reflective Practice 11(2):245–258

Creative Health Care Management (2010) Transforming hospital culture with Relationship-Based Care™: Crittenton Hospital Medical Center brings intentional relationships to patient care and ancillary and support services. https://chcm.com/wp-contentuploads/2013/04/Transforming-Hospital-Culture-with-RBC.pdf. Zugegriffen am 26.06.2021

Creative Health Care Management (2017) A quick guide to relationship-based care. Author, Minneapolis

Creative Health Care Management (Producer) (2019) Creative health care insight platform demonstration. [Webinar recording] https://chcm.com/events/platformdemo/. Zugegriffen am 26.06.2021

Dowling MA (2009) Engaging the front line to improve patient care. Presentation at meeting of VHA, Inc., New York

Felgen J (2007) I2E2: leading lasting change. Creative Health Care Management, Minneapolis

HSE, Stroke Model of Care (2012) https://www.hse.ie/eng/services/publications/clinical-strategy-and-programmes/stroke-model-of-care.pdf. Zugegriffen am 26.06.2021

Institute for Healthcare Improvement (producer), Manchanda R (presenter) (2016) WIHI: moving upstream to address he quadruple aim [Audio podcast]. December 15. http://www.ihi.org/resources/Pages/Audioand-Video/WIHI-Moving-Upstream-to-Address-the-Quadruple-Aim.aspx. Zugegriffen am 26.06.2021

Koloroutis M (Hrsg) (2004) Relationship-Based Care™: a model for transforming practice. Creative Health Care Management, Minneapolis

Koloroutis M (2007) Reigniting the spirit of caring: inspiring through connection. In: Koloroutis M, Felgen J, Person C, Wessel S (Hrsg) Relationship-based care field guide: visions strategies tools and exemplars for transforming practice. Creative Health Care Management, Minneapolis, S 5240526

Koloroutis M, Abelson D (Hrsg) (2017) Advancing relationship-based cultures. Creative Health Care Management, Minneapolis

Koloroutis M, Trout M (2012) See me as a person: creating therapeutic relationships with patients and their families. Creative Health Care Management, Minneapolis

Koloroutis M, Felgen J, Person C, Wessel S (Hrsg) (2007) Relationship-based care field guide: visions, strategies, tools and exemplars for transforming practice. Creative Health Care Management, Minneapolis

Manthey M (2002) The practice of primary nursing, 2. Aufl. Creative Health Care Management, Minneapolis

Nelson J, Watson J (2012) Measuring caring: international research on caritas as healing. Springer Publishing, New York

Peplau H (1995) Interpersonale Beziehungen in der Pflege: Ein konzeptueller Bezugsrahmen für eine psychodynamische Pflege. Recom, Basel/Eberswalde

Persky G, Felgen J, Nelson J (2012) Measuring caring in primary nursing. In: Nelson J, Watson J (Hrsg) Measuring caring: international research on caritas as healing. Springer, New York, S 65–86

Petry A, Wessel S, Perrizo C (2017) Evidence that relationship-based cultures improve outcomes. In: Koloroutis M, Abelson D (Hrsg) Advancing relationship-based cultures. Creative Health Care Management, Minneapolis, S 225–244

Senge PM (1990) The fifth discipline: the art and practice of the learning organization. Currency and Doubleday, New York

Swanson S (1993) Nursing as informed caring for the well-being of others. Image J Nurs Sch 25(4):352–357

Tippett J (2017) From striving to thriving: reflections of a mature Relationship-Based Care culture. Keynote speech presented at the International Relationship-Based Care Symposium in Minneapolis, Minnesota, June 2017

Watson J (2012) The human caring science. Jones & Bartlett, Sudbury

Wessel S (2012) Impact of unit practice councils on culture and outcomes. Creat Nurs 18(4):187–192. https://doi.org/10.1891/1078-4535.18.4.187

Literatur zu Abschn. 2.2

Alavi S, Gill C (2017) Leading change authentically: how authentic leaders influence follower responses to complex change. J Leadersh Org Stud 24(2):157–171

Aubry M, Richer M, Lavoietremblay M (2014) Governance performance in complex environment: the case of a major transformation in a university hospital. Int J Proj Manag 32:1333–1345

Baluch Allina M, Salge Torsten O, Piening Erik P (2013) „Untangling the relationships between HRM and hospital performance: the mediating role of attitudinal and behavioural HR outcomes. The International Journal of Human Resource Management. Vol 24. Issue

16: HRM in the healthcare sector. https://doi.org/10.1080/09585192.2013.775027

Batalden P, Davidoff F (2007) What is „quality improvement" and how can it transform healthcare? J Qual Safety Health Care 16:2–3

Beaty E, Bourner T, Frost P (1993) Action learning: reflections on becoming a set member. Manag Educ Dev 4(Part 4):350–367

Beaty E, Lawson J, Bourner T, O'Hara S (1997) Action earning comes of age – part 3: action learning for what? Educ Train 39(5):184–188

Bligh MC, Meindl JR (2004) The cultural ecology of leadership: an analysis of popular leadership books. In: Messick DM, Kramer RM (Hrsg) The psychology of leadership: new perspectives and research. LEA Press, Athens, S 11–52

Bourner T, Frost P (1996) In their own words: the experience of action learning in higher education. Educ Train 38(8):22–31

Bourner T, Lawson J (2002) Action learning in brighton business school, LTSN BEST. Open University Press, Milton Keynes

Boxall P, Purcell J (2008) Strategy and human resource management, 2. Aufl. Palgrave MacMillan, New York

Cane J, O'Connor D, Michie S (2012) Validation of the Theoretical Domains Framework (TDF) for use in behavioural change and implementation research. Implement Sci 7(37):1–43

Central Statistics Office Report (2021) Ireland

Chemers M (1997) An integrative theory of leadership. Lawrence Erlbaum Associates, Publishers, Mahway

Chreim S, Williams BE, Coller KE (2012) Radical change in healthcare organization: mapping transition between templates, enabling factors, and implementation processes. J Health Organ Manag. England: Emerald 26(2):215–236

Damschroder LJ, Aron DC, Keith RE, Kirsh SR, Alexandeer JA, Lowery JC (2009) Fostering implementation of health services research findings into practice: a consolidated framework for advancing implementation science. Implement Sci 4(50):1–15

Dressler R, Collier V, Eppehimer M, Monegan B, Cunningham J, Talarek D, Alders V, Anderson S (2012) Transforming health care through a unit-based clinical leadership model. J Gen Intern Med 27:S571

Eisenhardt KM (1989) Building theories from case study research. Acad Manag Rev 14(4):532–550

Erikson M (2009) Authentic leadership: practical reflexivity, self-awareness, and self-authorship. Journal of Management Education. 33(6):747–771. https://doi.org/10.1177/1052562909339307

Evetovits T, Figueras J, Jowett M, Mladovsky P, Nolan A, Normand C, Thomson S (2012) In: Thomson S, Jowett M, Mladovsky P (Hrsg) Health system responses to financial pressures in Ireland: policy options in an international context. Department of Health, Dublin

Fealy G, McNamara M, Casey M, Geraghty R, Butler M, Halligan P, Johnson M (2011) Barriers to clinical leadership development: findings from a national survey. J Clin Nurs 20:2023–2032

Fixen DL, Naoom SF, Blase KA, Friedman RA, Wallace F (2005) Implementation research: a synthesis of the literature. University of South Florida, Tampa

Gardener W, Cogliser C, Davis, Dickens P (2011) Authentic leadership: a review of the literature and research agenda. Leadersh Q 22:1120–1145

Georgalis J, Samaratunge R, Kimberley N (2015) Change process characteristics and resistance to organizational change: the role of employee perceptions of justice. Aust J Manag 40(1):89–113

Goodwin N, Peck E, Freeman T, Posaner R (2004) Managing across diverse networks of care: lessons from other sectors. Report, National Co-ordinating Centre for NHS Service Delivery and Organisation, Birmingham

Guthrie B, Davies H, Greig G, Rushmer R, Walter I, Duguid A, Coyle J, Sutton M, Williams B, Farrar S, Connaghan J (2010) Delivering health care through managed clinical networks (MCNs): lessons from the North. Report, National Institute for Health Research Service Delivery and Organisation Programme, NHS

Hale H (2014) Fundamentals of action learning. Train J:30–36

Harvey G, Kitson A (2015) Implementing evidence-based practice in healthcare: a facilitation guide. Routledge, Abingdon

Health Service Executive – HSE (2015) Building a high quality health service for a healthier Ireland: health service executive corporate plan 2015–2017. HSE, Dublin

Health Service Executive – HSE (2017) National service plan 2017. Health Service Executive, Dublin

Health Service Executive – HSE (2019a) Clinical strategy and programmes division programmes overview. Health Service Exertive, Dublin

Health Service Executive – HSE (2019b) National service plan 2017. Health Service Executive, Dublin

Health Services Executive, Ireland (2018) Service plan. HSE, Dublin

Health Services Executive, Ireland (2021) Service plan. HSE, Dublin

Health Services Executive, Ireland (n.d.) List of national clinical programmes – Irelands Health Service. Health Service Executive – HSE. http://www.hse.ie/clinical-programmes. Zugegriffen am 26.06.2021

Honey P, Mumford A (1989) Manual of learning opportunities. Honey, Maidenhead

Hudson C, Gauvin S, Tabanfar R, Poffenroth J, Lee L, O'Riordan S (2017) Promotion of role clarification in the Health Care Team Challenge. J Interprof Care 31(3):401–403

Institute of Leadership (2015) Action learning: a guide for facilitators & participants. Royal College of Surgeons in Ireland, Dublin

Kash Bita, Spaulding Aaron, Johnson Christopher, Gamm Larry (2014) Success factors for strategic change initiatives: a qualitative study of healthcare administrators' perspectives. Journal of Healthcare Management. Jan-Feb 2014;59(1):65–81

Killgore W, Smith R, Olson E, Weber M, Rauch S, Nickerson L (2017) Emotional intelligence is associated with connectivity within and between resting state networks. Soc Cogn Affect Neurosci 12(10):1624–1636

Kolb D (1984) Experiential learning as the science of learning and development. Prentice-Hall, Englewood Cliffs

Kumar S (2014) Establishing linkages between emotional intelligence and transformational leadership. Ind Psychiatry J 23(1):1–3

Lawson J, Beaty E, Bourner T, O'Hara S (1997) Action earning comes of age – part 4: action learning where and when? Educ Train 39(6):225–229

Leal-Rodriguez A, Albort-Morant G (2019) Promoting innovative experiential learning practices to improve academic performance: empirical evidence from a Spanish Business School. J Innov Knowl 4(2):97–103

Mazmanian DA, Sabatier PA (1983) Implementation and public policy. Scott, Foresman, Glenview

McAuliffe Eukusg, De Brún Aiufe, Ward Marue, O'Shea Marue, Cunningham Una, O'Donovan R, McGinley S, Fitzsimons J, Corrigan S, McDonald N (2017) Collective leadership and safety cultures (Co-Lead): protocol for a mixed-methods pilot evaluation of the impact of a co-designed collective leadership intervention on team performance and safety culture in a hospital group in Ireland. Br Med J Open Nov 3;7(11):e017569. https://doi.org/10.1136/bmjopen-2017-017569

McCormack B, McCance T (Hrsg) (2017) Person-centred practice in nursing and health care: theory and practice, 2. Aufl. Wiley Blackwell, Oxford, UK

McCray J, Palmer A, Chmiel C (2016) Building resilience in health and social care teams. Pers Rev 45(6):1132–1155

O'Brien T (2011) Reforming the Irish Health System. Director General Health Services Executive, slide presentation at Conference Trinity College Dublin (slide 9). Trinity College, Dublin. http://www.medicine.tcd.ie. Zugegriffen am 07.03.2016

O'Hara S, Beaty E, Lawson J, Bourner T (1997) Action earning comes of age – part 2: action learning for whom? Educ Train 39(3):91–95

OHM (2002) Action learning the OHM guide for users and potential users. Management, Dublin

Revans R (1978) The ABC of action learning. Lemos & Crane, London

Rycroft-Malone J (2004) The PARIHS framework – a framework for guiding the implementation of evidence based practice. J Nurs Care Qual 19(4):297–304

Schaufeli B, Bakker B (2004) Werk en welbevinden: naar een positieve benadering in de Arbeids- en Gezondheidspsychologie [Work and well-being: towards a positive approach in occupational health psychology]. Gedrag & Organisatie 14:229–253

Shannon M (2018) Thoughts on leadership. Unpublished manuscript

Shaw G (2016) National clinical programmes in the Republic of Ireland: a qualitative study of acute hospitals. Doctorate of Governance, University College Dublin

Smith C (2001) Action learning and reflective practice in project environments that are related to leadership development. Manag Learn 32(1):31–48

Stewart G, Coutright S, Manz C (2011a) Self-leadership: a multiple review. J Manag 37(1):185–222

Stewart GJ, Dwyer JM, Goulston KJ (2011b) The greater metropolitan clinical taskforce: an Australian model for clinician governance. MJA 184:597

Thompson N, Pascal J (2012) Developing critically reflective practice. Reflective Pract 13(2):311–325

Van der Zijpp T, Niessen T, Eldh A, Hawkes C, McMullan C, Mockford C, Wallin L, McCormack B, Rycroft-Malone J, Seers K (2016) A bridge over turbulent waters: illustrating the interaction between managerial leaders and facilitators when implementing research evidence. Worldviews Evid-Based Nurs 13(1):25–31

Wall D, Wood J (2005) The romance of human resource management and business performance and the case for big science. Hum Relat 58:1–34

Wandersman A, Duffy J, Flaspohler P, Noonan R, Lubell K, Stillmann L, Blackman M, Dunville R, Saul J (2008) Bridging the gap between prevention research and practice: the interactive systems framework for dissemination and implementation. Am J Community Psychol 41:171–181

Weinstein K (2012) Action learning, a practical guide, 2. Aufl. Gower Publishing, Farnham

Webseiten zu Abschn. 2.2

https://www.hse.ie/eng/about/who/cspd/ncps/
www.hse/nationalclinicalprogrammes.ie. Zugegriffen am 26.06.2021

Literatur zu Abschn. 2.3

Bamberger G (2015) Lösungsorientierte Beratung, Praxishandbuch, 5. Aufl. Beltz, Weinheim

Königswieser R, Hillebrand M (2015) Einführung in die systemische Organisationsberatung, 8. Aufl. Carl-Auer, Heidelberg

Luhmann N (2000) Organisation und Entscheidung. Westdeutscher, Wiesbaden

Reineck U, Anderl M (2015) Mythos Change. Verändern verändern. Beltz, Weinheim/Basel

Schuldt Christian. (2003) Systemtheorie. Hamburg: Europäische Verlagsanstalt

Schwing R, Fryszer A (2015) Systemisches Handwerk, Werkzeug für die Praxis, 7. Aufl. Vandenhoek & Ruprecht, Göttingen

de Shazer S (1989) Wege der erfolgreichen Kurzzeittherapie. Stuttgart: Klett Cotta

StIF (2018) Zettelkasten. Stuttgarter Institut für Systemische Therapie, Beratung, Supervision und Systemisches Coaching, Stuttgart

Weiterführende Literatur zu Abschn. 2.3

Boos F, Mitterer G (2014) Einführung in das systemische Management. Carl-Auer, Heidelberg

Frauenknecht X, Winkler M (2016) Ihr da oben! Aufwärtsbeurteilung als Beitrag zur Veränderung der Führungskultur in Gesundheitsunternehmen. KU Gesundheitsmanagement 8:43–49

Garbsch M (2012) Systemische Führungsentwicklung. Verknüpfung von Führungskräfte- und Organisationentwicklung am Beispiel eines Krankenhauses. Carl-Auer, Heidelberg

Heinze R (2004) Keine Angst vor Veränderungen. Change-Prozesse erfolgreich bewältigen. Carl-Auer, Heidelberg

Janas J (2015) Zum Scheitern verurteilt? KU Gesundheitsmanagement 9:68–70

König E, Volmer G (2012) Handbuch Systemisches Coaching für Coaches und Führungskräfte, Berater und Trainer, 2. Aufl. Beltz, Weinheim

Luhmann N (1973) Vertrauen. Ein Mechanismus der Reduktion sozialer Komplexität. Enke, Stuttgart

Literatur zu Abschn. 2.4

Department of Health (2018) Employment in the public health service. https://health.gov.ie/publications-research/statistics/statistics-by-topic/employment-in-the-public-health-service/. Zugegriffen am 12.06.2019

Dewing J (2008) Being and becoming active learners and creating active learning workplaces; the value of active learning. In: McCormack B, Manley K, Wilson V (Hrsg) International Practice Development in Nursing and Healthcare. Blackwell Publishing Limited, Oxford

Health Service Executive – HSE (2015a) Building a high quality service for a healthier Ireland – Health service executive corporate plan 2015–2017. https://www.hse.ie/eng/services/publications/corporate/corporateplan15–17.pdf. Zugegriffen am 15.06.2019

Health Service Executive – HSE (2015b) Employee engagement survey. https://www.hse.ie/eng/services/list/3/acutehospitals/natpatientexperiencesurveyprogramme/. Zugegriffen am 13.06.2019

Health Service Executive – HSE (2016) Framework for improving quality. https://www.hse.ie/eng/about/who/qid/framework-for-quality-improvement/framework-for-improving-quality-2016.pdf. Zugegriffen am 12.06.2019

Health Service Executive – HSE (2017a) Listening, responding and improving. The HSE response to the findings of the National Patient Experience Survey 2017. https://www.patientexperience.ie/app/uploads/2017/12/HSE_QualityImprovement-Plan_2017.pdf. Zugegriffen am 12.06.2019

Health Service Executive – HSE (2017b) National patient experience survey. https://www.hse.ie/eng/services/list/3/acutehospitals/natpatientexperiencesurveyprogramme/. Zugegriffen am 12.06.2019

Health Service Executive – HSE (2017c) Values in action. https://www.hse.ie/eng/services/publications/corporate/corporateplan15–17.pdf. Zugegriffen am 19.06.2019

Health Service Executive – HSE (2018a) National programme to enable cultures of person-centredness. Developed as part of a number of resource for the programme. Further information on this programme visit https://www.hse.ie/eng/about/who/qid/. Zugegriffen am 26.06.2021

Health Service Executive – HSE (2018b) People's needs defining change. Health services change guide. https://www.hse.ie/eng/staff/resources/changeguide/resources/change-guide.pdf. Zugegriffen am 12.06.2019

Irish Hospice Foundation (2013) National practice development programme: end of life care in major acute hospitals in Ireland. IHF, Dublin

Manley K (2004) Workplace culture: is your workplace effective? How would you know? Nurs Crit Care 9(1):1–3

Manley K, O'Keefe H, Jackson C, Pearce J, Smith S (2013) A shared purpose framework to deliver person-centred, safe and effective care: organisational transformation using practice development methodology. https://www.fons.org/Resources/Documents/Journal/Vol4No1/IPDJ_0401_02.pdf. Zugegriffen am 19.06.2019

McCormack B, Garbett R (2003) The characteristics, qualities and skills of practice developers. J Clin Nurs 12(3):317–325

McCormack B, McCance T (2010) Person-centred nursing: theory and practice. Wiley-Blackwell, Oxford

McCormack B, Dewing J, Breslin L, Coyne-Nevin A, Kennedy K, Manning M, Peelo-Kilroe L, Tobin C, Slater P (2010) Developing person-centred practice: nursing outcomes arising from changes to the care environment in residential settings for older people. Int J Older People Nursing 5(2):93–107

Plsek P (2001) The challenge of complexity in health care. Br Med J 323:625

Schein EH (2004) Organizational culture and leadership, 3. Aufl. Jossey-Bass, San Francisco

Shannon M, McCormack B (2014) Practice Development – ein Konzept zur Entwicklung der beruflichen Pflegepraxis in Irland. In: Tewes, Stockinger (Hrsg) Personalentwicklung in Pflege- und Gesundheitseinrichtungen. Springer, Berlin, S 165–178

Literatur zu Abschn. 2.5

American Holistic Nurses Credentialing Corporation (2019) Current endorsed nursing programs. https://www.ahncc.org/school-endorsement-program/current-endorsed-nursing-programs/. Zugegriffen am 26.06.2021

American Nurses Association (2013) American holistic nursing association – holistic nursing: scope and standards of practice. American Nurses Association, Silver Spring

Eisler R, Potter T (2014) Transforming interprofessional partnerships: a new framework for nursing and partnership-based health care. Sigma Theta Tau International Honor Society of Nursing, Indianapolis

Fairview (2019a) Woodwinds health campus. https://www.fairview.org/locations/woodwinds-health-campus. Zugegriffen am 26.06.2021

Fairview (2019b) Mission, vision, values. https://www.fairview.org/about/who-we-are/mission-vision-values. Zugegriffen am 26.06.2021

Gannota RJ, Zoller J, Brantley J, White A (2009) Perceptions of medical directors and hospital executives regarding the value of inpatient integrative medicine programs. Wake County Med Soc J 1:1–7

Jonas W, Chez R (2004) Toward optimal healing environments in health care. J Altern Complement Med 10:1–6

Lincoln V (2000) Nontraditional healthcare: emerging into integrative healthcare. In: Condon M (Hrsg) Women's health: an integrated approach to wellness and illness. Prentice-Hall Health, Upper Saddle River, S 182–194

Lincoln V (2003) Creating an integrated hospital: Woodwinds Health Campus. Integr Nurs 2(1):12–13

Lincoln V, Johnson M (2009) Staff nurse perceptions of a healing environment. Holist Nurs Pract 23(3):183–190

Lincoln V, Nowak E, Briggs T, Wax G (2014) Impact of healing touch with healing harp on inpatient acute care pain: a retrospective analysis. Holist Nurs Pract 28(3):164–170

Mann D, Gaylord S, Norton SK (2004) The convergence of complementary, alternative and conventional health care: educational resources for health professionals. University of North Carolina at Chapel Hill, Program on Integrative Medicine

Nahin R, Barnes P, Stussman B, Bloom B (2009) Costs of complementary and alternative medicine (CAM) and frequency of visits to CAM practitioners: United States, 2007. National health statistics reports (18). https://nccih.nih.gov/sites/nccam.nih.gov/files/nhsrn18.pdf. Zugegriffen am 26.06.2021

Nelson J, DiNapoli P, Turkel M (2011) Concepts of caring as construct of caritas. In: Nelson J, Watson J (Hrsg) Measuring caring: a compilation of international research on Caritas as Healing intervention. Springer Publishing Company, New York

Nowak, Lincoln (2014) The patient perception of caring: preliminary findings. Perceptions of healing. https://www.healingbeyondborders.org/images/Newsletter/2014–2ndQuarterNewsletter.pdf. Zugegriffen am 26.06.2021

Samueli Institute (2016) Optimal healing environments. http://www.samueliinstitute.org/research-areas/optimal-healing-environments/ohe-framework.html. Zugegriffen am 26.06.2021

The Leapfrog Group (2019) Hospital safety grade: Woodwinds Health Campus. https://www.hospitalsafetygrade.org/h/woodwinds-health-campus?findBy=zip&zip_code=55125&radius=50&rPos=316&rSort=distance. Zugegriffen am 26.06.2021

Verner T (2019) Personal communication, June 12

Watson J (2008) The philosophy and science of caring. University Press of Colorado, Denver

Mutig sein – Emotionale Intelligenz zahlt sich aus

3

Eckart von Hirschhausen, Ludwig Thiry, Vera Lux, Mary Jo Kreitzer, Sue Smith, Gavin John Andrews, Sebahat Gözüm, John Nelson und Harald Schickedanz

Inhaltsverzeichnis

3.1	Kleine Geschichte des gesunden Lachens im Gesundheitswesen	112
3.2	empCARE – Ein empathiebasiertes Entlastungstraining für Pflegende	118
3.2.1	Was ist empCARE?	118
3.2.2	Wie hängen empathisches Arbeiten und die Gesundheit von Pflegenden zusammen?	122
3.2.3	Wie kann Interaktionsarbeit gesundheitsförderlich gestaltet werden?	123
3.2.4	Der empathische Kurzschluss als Mittel kurzfristiger Emotionsregulation	124
3.2.5	Welche Mechanismen sind bei empCARE wirksam?	125
3.2.6	Die zentrale Bedeutung von Bedürfnissen	125
3.2.7	Die Wirkrichtungen des Trainings	127
3.2.8	Wie wirkt empCARE auf die Interaktion mit Patienten und Patientinnen?	127
3.2.9	Wie wirkt empCARE auf das innere Erleben der Pflegenden?	128
3.2.10	Entlastungswirkung durch Selbstwahrnehmung	129
3.2.11	Welche Wirkungen von empCARE lassen sich nachweisen?	129
3.2.12	Fazit und Ausblick	130

E. von Hirschhausen (✉)
Stiftung Humor hilft heilen, Bonn, Deutschland
e-mail: m.bley@humorhilftheilen.de

L. Thiry
Uniklinik Köln, Köln, Deutschland
e-mail: ludwig.thiry@uk-koeln.de

V. Lux
Geschäftsführung Pflege, Medizinische Hochschule Hannover (MHH), Hannover, Deutschland
e-mail: Lux.Vera@MH-Hannover.de

M. J. Kreitzer
Direktorin des Earl E Bakken Center of Spirituality and Healing, University of Minnesota, Minneapolis, USA
e-mail: kreit003@umn.edu

S. Smith
Gründerin und Geschäftsführerin von Choice Dynamic International, Pontefract, UK
e-mail: drsue@choice-dynamic-int.com

G. J. Andrews
Direktor des HeartMath Centers, Surbiton, UK
e-mail: gandrews@heartmath.co.uk

S. Gözüm
Hemşirelik Fakültesi, Akdeniz Üniversitesi, Antalya, Türkei
e-mail: sgozumakdeniz@edu.tr

J. Nelson
Direktor von Healthcare Environment, New Brighton, USA
e-mail: jn@hcenvironment.com

H. Schickedanz
Klinik Hüttenbühl, Bad Dürrheim, Deutschland
e-mail: Dr.Med.Harald.Schickedanz@drv-bund.de

© Springer-Verlag GmbH Deutschland, ein Teil von Springer Nature 2021
R. Tewes, U. C. Matzke (Hrsg.), *Innovative Personalentwicklung im In- und Ausland*,
https://doi.org/10.1007/978-3-662-62977-2_3

3.3	**Wohlbefinden am Arbeitsplatz: eine Investition, die sich auszahlt**	132
3.3.1	Pflege in den Vereinigten Staaten	132
3.3.2	Wohlbefinden der Beschäftigten im Gesundheitswesen	133
3.3.3	Warum Wohlbefinden?	134
3.3.4	Das Führungskräfteprogramm für Wohlbefinden – eine innovative Personalentwicklungsinitiative	137
3.3.5	Zusammenfassung und Checkliste	141
3.4	**Stress war gestern! Revitalisierung durch HearthMath-Interventionen**	141
3.4.1	Pflege im National Health Service (NHS) – vor Herausforderungen gestellt	141
3.4.2	Personalentwicklung: Revitalisierung von Personal und Patienten	143
3.4.3	Das Care-Projekt zur Revitalisierung	145
3.4.4	Fazit	147
3.4.5	Ausblick	148
3.5	**Caring messen und den Pflegealltag ändern**	150
3.5.1	Ziel	152
3.5.2	Einführung	152
3.5.3	Anpassung der Gesundheitsumgebungsstudie (HES) ins Türkische	153
3.5.4	Die Anwendung der HES-TR im Krankenhaus und Evaluation der Ergebnisse (2017)	154
3.5.5	Training zur Verbesserung der Gesundheitsumgebung	154
3.5.6	Wiederholung des HES-TR (2019) und Vergleich mit den Ergebnissen aus dem Jahr 2017	157
3.5.7	Was andere aus diesem Projekt lernen können	159
3.6	**Gewaltfreiheit in Institutionen des Gesundheitswesens – Utopie oder Notwendigkeit für Patienten und Mitarbeiter?**	160
3.6.1	Gewaltpotential im Kontext besonderer Bedingungen in Institutionen des Gesundheits- und Sozialwesens	161
3.6.2	Heilungs- und Entwicklungsförderung als Kernaufgabe des Gesundheits- und Sozialwesens	163
3.6.3	Strategien zur Vermeidung von grenzverletzendem und übergriffigem Verhalten	164
3.6.4	Fazit und Lernerfahrungen	167
Literatur		167

3.1 Kleine Geschichte des gesunden Lachens im Gesundheitswesen

Eckart von Hirschhausen

> Ein Clown wirkt wie Aspirin, nur doppelt so schnell.
> Groucho Marx

Stellen Sie sich vor, Sie werden auf einer Party jemandem vorgestellt als Humortrainer. Was werden die ersten Fragen sein? „Kann man davon leben?" „Haben Sie was Richtiges gelernt?" Oder: „Jetzt mal im Ernst, was machen Sie wirklich?"

Ich träume davon, dass es in einer Generation gelingen wird, die Humorforschung in eine anerkannte Wissenschaft überführt zu haben, mit mehreren Lehrstühlen in Deutschland, als Inhalt in allen pflegerischen, medizinischen und therapeutischen Berufen, und mit Partys, wo man sich eher schämt, wenn man Jurist, Verwaltungsdirektor oder Steuerberater ist.

Ich freue mich, für dieses Buch einen kleinen Überblick darüber zu geben, in welchem Zusammenhang mein Engagement für Humor in der

Pflege steht. Dazu gab es zahlreiche Vordenker, die ich kurz erwähnen möchte. Keine Angst, ich fange nicht bei Aristoteles an – obwohl der sich schon sehr für die Kraft der Komik interessiert hat. Viele große Geister von Immanuel Kant, Arthur Schopenhauer und Sigmund Freud haben sich intensiv damit beschäftigt, was diese Urkraft des Lachens auslöst und welche Funktion sie hat.

Einer der Pioniere der Humortherapie war der Österreicher Viktor Emil Frankl. Wegen seiner jüdischen Herkunft kam er 1942 ins KZ. Er überlebte. Aufgrund seiner Erfahrungen und Beobachtungen begründete er die „Logotherapie", die viel Wert darauf legt, sich mit dem Sinn (griech. logos) im Leben und Leiden zu beschäftigen. Denn seine zentrale Erkenntnis war, dass Menschen selbst unter den widrigsten Umständen in der Lage waren, der Situation einen „Sinn" abzutrotzen. Frankl verabredete mit anderen Häftlingen, sich jeden Tag einen Witz zu erzählen, und sagte im Nachhinein, dass die gezielte Beschäftigung mit Humor ihn davor gerettet habe, aufzugeben und zu zerbrechen. Auf seinen Gedanken bauten dann weitere Revolutionäre der Psychotherapie wie Paul Watzlawick auf, dessen „Anleitung zum Unglücklichsein" sich immer wieder zu lesen lohnt. Frankl ist in Deutschland viel zu wenig bekannt, dabei ist er für mich einer der bedeutendsten Psychologen und der Begründer von all dem, was heute unter „Resilienz" verhandelt wird.

Auf die Idee, sie systematischer im Krankenhaus zu nutzen, kam aber bis vor rund 30 Jahren niemand. Und dann kamen gleich drei Ideen in den USA zusammen: Norman Cousin, Patch Adams und Michael Christensen. Es war bezeichnenderweise ein Patient, der etwas an sich selbst beobachtete und ins Rollen brachte. Der amerikanische Journalist Norman Cousins litt unter einer rheumatischen Erkrankung der Wirbelsäule, die stationär behandelt wurde. Von ihm stammt die wichtige Beobachtung: „Ein Krankenhaus ist kein guter Ort für kranke Menschen." Er buchte sich gegenüber von der Klinik ein Hotelzimmer, lud abends, wenn die Therapien vorbei waren, dorthin Freunde ein und schaute seine liebsten komischen Videos von den Marx-Brothers. Dabei bemerkte er, dass er nach dem gemeinsamen Lachen weniger Schmerzmittel brauchte. Das teilte er seinen Ärzten mit, seine Biografie „Der Arzt in uns selbst" wurde zum Bestseller und zum Startschuss für die amerikanische Lachbewegung.

Vielleicht kennen Sie den Film „Patch Adams", in dem Robin Williams den anarchischen Medizinstudenten spielt, der versucht, mit den Patienten Quatsch zu machen und dafür hochkant aus der Ausbildung rausfliegt. Der echte Patch Adams ist eher ein Aktivist als ein Clown und bis heute weltweit unterwegs, ob in Flüchtlingslagern, mit Straßentheater und Vorträgen. Neben der Clownerie im Krankenhaus hat eine andere Bewegung parallel stattgefunden, das Lachyoga. Auch wenn es einzelne Menschen gibt, die beides miteinander verbinden, ist das eine separate „Szene". Dr. Madan Kataria, ein indischer Arzt, propagiert das Lachen ohne Grund. In seinen „Lachclubs" mischt er Yogatechniken mit bewussten rhythmischen Klatschen und Ausatmen auf „Ha-Ha-Ho-Ho".

Der erste echte Klinikclown war aber Michael Christensen vom New Yorker Big Apple Circus, der als „Dr. Stubs" in einem weißen Kittel und einem Gummihuhn die ersten „Clownsvisiten" für Kinder startete. Eine seiner Mitarbeiterinnen, die Schauspielerin und Pantomimin Laura Fernandez, brachte diese Idee vor gut 20 Jahren nach Deutschland und startete mehrere regionale Gruppen und Vereine. Inzwischen ist sie die künstlerische Leiterin meiner bundesweiten Stiftung HUMOR HILFT HEILEN.

Parallel dazu entwickelte der amerikanische Sozialarbeiter Frank Farelly mit der deutschen Psychologin Eleonore Höfner die „Provokative Therapie" und setzte den Humor in den Mittelpunkt der therapeutischen Arbeit, um damit Patienten und Klienten zu helfen. Vor einigen Jahren begann ein Medizinstudent in Leipzig das Projekt „Arzt mit Humor". Gemeinsam mit HUMOR HILFT HEILEN und dem Deutschen Institut für Humor werden Medizinstudenten in Humortrainings auf die besondere Arzt-Patienten-Kommunikation sensibilisiert. 2017 erreichten wir einen Meilenstein: An der Uniklinik Münster haben wir das Humortraining nun fest in das Curriculum für alle Studenten integriert. Im Rahmen der Allgemeinmedizin geht es jetzt 3 Stunden um „Wertschätzende und motivierende Kommunikation – Humor als Ressource im Arzt-Patienten-Gespräch". Ob sie wollen oder nicht. Am Humor kommt bald keiner mehr vorbei. Nicht als Schwarzbrot – sondern als der Belag, der die Botschaften und den authentischen Draht zum Patienten erst ermöglicht.

Von mehreren Seiten und vielen fleißigen Mitstreitern wird Humor inzwischen als therapeutische und medizinische Heilkraft und als Handwerk unter die Lupe genommen.

Die Humorarbeit wird oft mit Clowns im Krankenhaus gleichgesetzt. Das war zwar historisch der Beginn, aber es ist nur ein Teil des Potenzials. Inzwischen gibt es neben den Klinikclowns viele Humortrainer, gut ausgebildete Humortherapeuten und Profis, was den helfenden Einsatz von Humor angeht.

Und in der Pflege? „Pflegezeit ist Lebenszeit!" Und das sollte für beide Seiten gelten, für Patienten und Pflegende. Aber wer hat noch Zeit? Wenn Zeit Geld ist, und gespart wird, wird am grausamsten an der Zuwendung gespart, denn das fällt erst einmal nicht so auf. Ich habe selbst noch an der Universitätsklinik der FU in Berlin gearbeitet, die heute zur Charité gehört. Es ist das größte Klinikum Europas. Was die wenigsten noch wissen: das Wort Charité kommt nicht von Shareholder Value. Charité kommt von Caritas, der Nächstenliebe. Sich um kranke Menschen zu kümmern, war ursprünglich im christlichen Abendland ein Akt der Barmherzigkeit. Ein Patient ist kein Kunde, sondern ein leidender Mensch. Und die wichtigste Frage sollte auch nicht sein, wie mache ich mit dem 20 % Rendite, sondern: Was kann dem helfen? Deshalb glaube ich auch, dass es keinem Zufall, sondern einer inneren Logik entspricht, wenn die Gegenbewegungen zur kommerzialisierten Medizin etwa zeitgleich entstanden sind.

Sowohl die Humor- als auch die Hospizarbeit wollen das Humane in der Humanmedizin stärken. Ein Krankenhaus ist ein Ort der Heilung, des Schicksals, und des Sterbens. Überraschenderweise wird auch auf Palliativstationen und in Hospizen viel gelacht. HUMOR HILFT HEILEN finanziert aktuell ein Forschungsprojekt in der Palliativmedizin der Uni Bonn und eine regelmäßige Clownsvisite auf der Palliativstation in Jena, frei nach dem Motto von Georg Bernhard Shaw: „Das Leben hört nicht auf komisch zu sein, wenn wir sterben. So wenig wie es aufhört ernst zu sein, wenn wir lachen."

Ein großer Trend in Medizin, Therapie und Gesellschaft ist Meditation und Achtsamkeit. Und auch hier gibt es meines Erachtens eine große Querverbindung zum Humor. Im Lachen können Widersprüche bestehen bleiben, ohne dass sie aufgelöst zu werden brauchen. Unser Verstand will die Welt sortieren, die ist aber viel zu komplex um sich in gut/böse, rechts/links, richtig/falsch einteilen zu lassen. Es gibt drei Zustände der Seele, wo Widersprüche existieren dürfen: der Traum, die Psychose und der Humor. An der Nicht-Begreifbarkeit des Lebens kann man verrückt werden, man kann daran verzweifeln oder man kann darüber lachen. Lachen ist die gesündeste Art und überhaupt nicht oberflächlich. Ein großes deutsches Missverständnis. Im Lachen akzeptiert man die Doppelbödigkeit des Seins. Schopenhauer sagte, jedes Lachen ist eine kleine Erleuchtung. Eine heitere Gelassenheit ist auch die Grundhaltung des Meditierenden, weil er versucht, seine subjektive Perspektive um eine übergeordnete Warte zu ergänzen, auf gut deutsch: Man schaut sich selber beim Denken zu, und dabei muss man dann nicht jeden Gedanken, den das Hirn so vor sich hin quatscht, auf die Goldwaage legen. Und wenn es einem gelingt, sich auch im Alltag einmal selbst über die Schulter zu schauen und nicht alles ernst zu nehmen, dann wird es leichter für einen selbst und andere. Die Schwerkraft des Lebens wird überwunden in dem Moment, wo man sich selbst auf den Arm nehmen kann *und* in den Arm.

Warum zahlt das alles nicht die Kasse? Gute Frage. Bevor etwas in die Regelleistung übernommen wird, braucht es gute Studien, die Nutzen und Wirksamkeit belegen. Aber wer soll die bezahlen? Meistens wird nur geforscht, wenn es etwas zu verdienen gibt. Solange Lachen aber nicht in Pillenform gepresst werden kann, sind die großen Forschungsgelder schwer aufzutreiben.

HUMOR HILFT HEILEN hat deshalb die größte Studie zu Humor in der Pflege selbst finanziert und begleitet. Über 2500 Mitarbeiter des evangelischen Johanniswerkes in Bielefeld erhielten

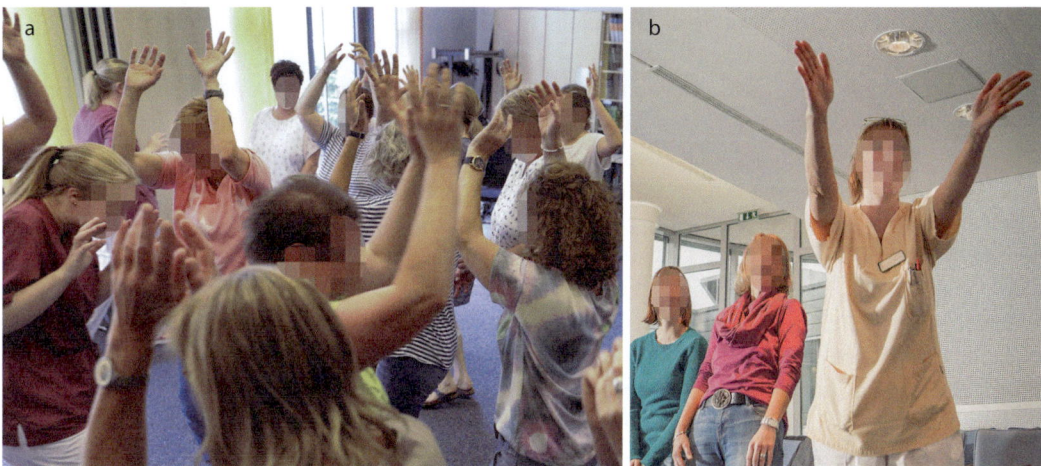

Abb. 3.1 a, b Humorworkshop

zwei Workshops von jeweils 3 Stunden (Abb. 3.1). In Teams von jeweils 15 Teilnehmern wurde geübt, gespielt und reflektiert: Wie gehe ich in Kontakt mit jemandem, was nehme ich alles wahr, was unterscheidet wertschätzenden von ironischem Humor, wie kann ich mit peinlichen Situationen leichter umgehen und wie sorge ich als Pflegekraft so gut für mich, dass ein Lächeln nicht „aufgesetzt" werden muss, sondern aus mir heraus strahlt?

Durch die unabhängige wissenschaftliche Begleitung durch die Universität Zürich konnte belegt werden: Die Schulungen wurden extrem positiv bewertet, die Stimmung stieg, die schlechte Laune sank, und die allermeisten wünschten sich solche Schulungen viel öfter, damit der Effekt im Alltag noch mehr verankert wird. Die Pflegenden sagten Dinge wie: „Durch die Humorschulung habe ich gelernt, wie ich besser mit anderen Menschen in Kontakt treten kann." „Die Schulung hat das Gruppengefühl positiv verändert, und ich habe gelernt, meine Teamkollegen von einer anderen Seite zu sehen." „Die Schulung hat mir geholfen, eine spielerische Einstellung im Beruf aufzubauen und achtsamer mit mir umzugehen."

Die Effekte wurden verbessert, wenn parallel ein Glückstagebuch geführt wurde, also jeden Tag drei schöne Momente schriftlich festgehalten wurden. Und auch für die Übergabe gab es ein schönes Ritual. Ein kleiner Stoffpinguin wurde im Stationszimmer deponiert, der „gefüttert" werden muss mit positiven Patientengeschichten.

Denn oft gehen im Übergabestress die schönen Rückmeldungen unter, weil es vor allem um alles geht, was dringlich ist, schieflief oder noch zu erledigen ist. Der Pinguin erinnert daran, wie wohl man sich fühlt, wenn man in seinem Element ist. Und bevor eine Übergabe beendet wird, muss es einen kleinen Happen eines erfreulichen Erlebnisses geben. Im Krankenhaus spielen für die Atmosphäre auf Station untereinander und für die Beziehung zu kleinen und großen Patienten Humor und Spontaneität eine große Rolle. Viel davon lässt sich lernen und üben. Es geht nicht darum, sich zu verstellen oder sich lächerlich oder zum Clown zu machen – im Gegenteil. Die Wahrheit und die Situation sind oft viel komischer, wenn man sich traut damit umzugehen.

▶ Humor heißt nicht, sich und den anderen nicht ernst zu nehmen. Sondern den Stress, der natürlichermaßen dort herrscht, wo Menschen unter bedrohlichen Umständen zusammenkommen, erträglich zu machen.

Nur wenige Professionen stellen derart hohe Anforderungen an die Fähigkeit zur Stressbewältigung und psychische Widerstandskraft wie die Pflegeberufe. Bereits unter den jüngeren ausgebildeten Pflegekräften in Kliniken denken rund 20 % darüber nach, den Beruf zu wechseln. Die Auseinandersetzung mit den Themen Tod und Sterben, Leid und Trauer, aber auch die Auseinandersetzung mit aggressiven und unfreundlichen Patienten sowie die wachsende Arbeitsdichte führen dazu, dass viele Pflegende ihrem Beruf am liebsten den Rücken kehren würden.

Bereits in der Ausbildung sind diese physischen und psychischen Belastungen für die Pflegeschüler enorm. Genau für diese Gruppe wurde von der Stiftung HUMOR HILFT HEILEN ein Curriculum auf der Basis der oben beschriebenen Workshops entwickelt.

In halbjährlichen stattfindenden 4-stündigen Workshops lernen die Pflegeschüler über die 3 Ausbildungsjahre, wie sie belastende Dinge loslassen, wie sie gut für sich sorgen können, was Stress reduziert, sodass es ihnen möglich ist, langfristig auch für andere zu sorgen. Eingebunden sind diese regelmäßigen Workshoptage in Praxisaufgaben, welche die Schüler langfristig über eine App erhalten sollen, sowie eine Schulung des Lehrpersonals.

Die Auszubildenden sollen lernen, wie sie die Freude am Pflegen gut pflegen – und damit ihre psychische Widerstandskraft stärken können.

Dieses Curriculum ist inzwischen an mehreren Schulen etabliert und so auch Teil der Pflegeausbildung der Zentralschule für Gesundheitsberufe der Alexianer in Münster geworden.

Zusammen mit Gerrit Krause, dem Leiter des Referats Pflege- und Prozessmanagement bei den Alexianern, sowie Corinna Peifer von der Ruhr-Universität Bochum ist ein Kontrollgruppen-Experiment entstanden, mit dem die Wirkung seit April 2019 auch evaluiert wird. So wird gemessen, ob mit dem Konzept Motivation, Arbeitszufriedenheit und Stressmanagement der Auszubildenden verbessert werden kann, und das wird im im Verlauf der 3-jährigen Ausbildung sowie in den ersten 2 Jahren danach im Berufsleben nochmals gemessen, weil es uns wichtig ist zu wissen, ob das Curriculum auch nachhaltig wirksam ist.

Aus evolutionsbiologischer Sicht ist es sinnvoll, in Stress zu geraten. Der Säbelzahntiger hinter unseren Urahnen stellte schließlich eine echte Gefahr dar. Vorübergehend verengt sich das Blickfeld, die Muskeln verkrampfen sich, und die Gedanken sind nicht mehr frei. Wir sind auf die Situation fixiert. Viel leichter, als die Situation zu ändern, ist es aber, unsere Beurteilung der Situation zu ändern. Wir sollten uns fragen, ob es wirklich ein Säbelzahntiger ist, der da hinter uns her ist. Denn die sind ja bekanntlich ausgestorben, und entsprechend ist der Stress meist größer als nötig. Hilft es mir, wenn ich mich aufrege? Was wäre an der Situation komisch, wenn ich nicht selbst beteiligt wäre? Wie werde ich die Situation in einem Jahr beurteilen? Wenn ich in einem Jahr darüber lache – warum nicht jetzt gleich? Bevor Sie sich das also das nächste Mal sagen „Ich ärgere mich", fragen Sie sich: „Wer ärgert wen?". Oder: „Ich könnte mich aufregen." Genau, Sie könnten es aber auch bleiben lassen. Ärger, den man nicht gehabt hat, hat man nicht gehabt.

„Humor ist Tragik plus Zeit". Humor ist überhaupt nichts Oberflächliches, sondern das tiefe Einverständnis in die Absurdität unserer Existenz. Wir kommen aus Staub, wir werden zu Staub, deshalb meinen die meisten Menschen, es müsste dann doch im Leben darum gehen, viel Staub aufzuwirbeln. Und alle Religionen und weisen Menschen der Welt sind sich in dem Punkte einig – darum geht es nicht. Wir können an den Widersprüchen der Welt verzweifeln, oder wir können darüber lachen. In den letzten Jahren findet ein Umdenken in der Psychologie statt, von den Defiziten und Diagnosen hin zu den Ressourcen und Resilienzfaktoren. Was schützt uns vor Burn-out und Depression? Was gibt uns Kraft, wo tanken wir auf, wofür stehen wir morgens überhaupt auf?

Je länger ich die Humorarbeit unterstütze, desto wichtiger werden mir die Pflegekräfte. Ausgerechnet die idealistischen und hoch motivierten brennen am schnellsten aus, wenn ihre Ansprüche und die Realität aufeinanderprallen. Und die flexiblen und mehrfach Begabten wechseln das Terrain, weil sie keine Aufstiegs- und Entwicklungschancen sehen. Wenn die Lokführer oder die Piloten streiken, kommt man ein paar Tage nicht von A nach B. Aber wenn die Pflege streikt, kommt keiner mehr vom Bett aufs Klo. Und nach 12 Stunden ist jedem klar, was schlimmer ist.

Alle reden von „personalisierter Medizin", sparen aber gleichzeitig am Personal. Was mich an der Humorbewegung nervt, ist ihr Hang zur

Selbstüberschätzung. Wenn es ein Allheilmittel gäbe, wäre ja alles heil. Ist es aber nicht. Oft wird in den Humorseminaren und Vorträgen zu wenig über die Rahmenbedingungen der Pflege reflektiert. Konkret erlebten wir das in einer Reha-Einrichtung, wo die Stimmung so schlecht war, dass die Mitarbeiter allem, was „von oben" kam, grundsätzlich misstrauten. Das führte dazu, dass der Humorworkshop nicht als Auszeit aus dem Alltag und Wertschätzung erlebt wurde, sondern zynisch kommentiert wurde mit: „Erst quetschen sie uns aus, und jetzt sollen wir auch noch dazu lächeln."

Deshalb warne ich davor, mit Vorträgen oder „Motivationsveranstaltungen" etwas kitten zu wollen, bevor man sich darüber unterhalten hat, woran Menschen vorher zerbrochen sind. Was kann ein Vortrag/Seminar dann leisten? Themen bewusst machen, Ressourcen ausbuddeln und ein Umdenken anstoßen und bei den Führungskräften ein Commitment einfordern, etwas zu ändern, auf den verschiedenen Ebenen.

Lärm, Neonlicht, Zeitdruck und schlechtes Essen – man muss schon ziemlich gesund sein, um im Krankenhaus zu überleben, sowohl als Patient als auch als Mitarbeiter. Doch es geht auch anders: Unter dem Stichwort „heilende Architektur" werden bei der Konzeption vieler Krankenhäuser schon heute „gesündere" Grundsätze berücksichtigt. Freundliche Farben, wärmeres Licht und Badezimmer, die als solche auch zu erkennen sind. Ich wäre glücklich, wenn es in jedem Krankenhaus eine kleine Keller-Disco gäbe, in der sich alle Mitarbeiter nach dem Dienst fünf Minuten lang bei lauter Musik den ganzen Stress aus dem Leib tanzen, die Dienstkleidung ablegen, ihre berufliche Rolle bewusst verlassen könnten und den Stress so nicht mit nach Hause nähmen.

Je länger ich Gesundheitspolitik beobachte, desto misstrauischer bin ich, wenn ich höre, „der Markt" regele alles. Sicherheitsgurte haben Tausende von Menschenleben gerettet, aber sie haben sich nicht von allein durchgesetzt, sondern erst, als eine Vorschrift erlassen wurde, die unsere „Freiheit" hinter dem Steuer einschränkt. Genauso sinnvoll wäre es, feste Mindestbesetzung für Stationen gesetzlich festzulegen. Im Gesundheitswesen arbeiten mehr Menschen als in der Automobilindustrie – und zynisch könnte man die Automobilindustrie als einen Zulieferer bezeichnen. Wir haben eines der besten und teuersten Gesundheitssysteme der Welt, aber in den letzten Jahren hat sich daraus eine Industrie entwickelt, die versprach, immer effizienter und ökonomischer zu handeln, sich aber von den Bedürfnissen der Patienten abkoppelte: Es wird geröntgt und nicht geredet, es wird operiert statt abgewartet, es werden teure Medikamente entwickelt, statt dafür zu sorgen, dass Prävention in den Lebenswelten Krankheiten verhindert.

Die Ärzte in den Krankenhäusern sind frustriert, weil sie mehr oder minder direkt angehalten sind, Umsatz zu machen. Die Patienten fühlen sich verloren, weil sie immer schneller durch die Maschine geschleust werden. Und die Pflegekräfte und Menschen in anderen therapeutischen Berufen gehen auf dem Zahnfleisch, weil man an ihnen am einfachsten sparen kann. Zuerst geht die Motivation flöten, dann verlassen alle, die eine andere Option haben, fluchtartig das System. Deutsche Ärzte und Pflegekräfte wandern in die Schweiz und nach Skandinavien ab, weil sie hier für sich keine Perspektive sehen. Dafür werben wir mühsam wieder Personal in Osteuropa, Spanien und Griechenland an, die sich hier schwertun. Ein absurder Kreislauf, der dazu führt, dass bald keiner mehr da ist, der Deutsch als Muttersprache spricht, obwohl sich doch alle einig sind, wie wichtig Zuhören, Sprechen und Kommunikation im Team für eine erfolgreiche Behandlung sind.

Es braucht Wissen und Motivation, Teamentwicklung und Führungskultur. Das geht aber nicht, wenn jeden Tag neue Leute einspringen, weil Stellen chronisch unterbesetzt sind. Viele, die in diesem Beruf ihre Berufung gesehen haben, sind frustriert, weil die Realität nichts mit dem zu tun hat, wofür sie einmal angetreten sind. Im Gegensatz zur Ärzteschaft hat die Pflege zu wenig Standesvertreter und politisches Gewicht.

▶ Deshalb finde ich es richtig, eine Bundespflegekammer zu etablieren, die Ausbildung zu akademisieren und aufzuwerten und öffentlich mehr Druck zu machen, sich dieses großen Zukunftsthemas anzunehmen, denn früher oder später sind wir alle davon abhängig, dass sich jemand um unsere Eltern, unsere Kinder oder um uns selbst kümmert.

Am Anfang des „Hospitals" stand die Gastfreundschaft, die Idee, dass ein Mensch, der leidet, Hilfe bekommt, und zwar unabhängig von seinem Einkommen und seiner Nützlichkeit für die Gesellschaft. Ein Patient ist kein „Kunde". Die erste Frage sollte auch heute noch lauten: Wie kann ich helfen?" Und nicht: „Wie mache ich mit deinem Leid 20 % Gewinn?" Was wurde aus Zuwendung, Mitgefühl und Solidarität in einer Zeit von „Patientengut", „Basisfallwert", „mittlerer Grenzverweildauer" und „Kodierverantwortlichen"? Und warum ist „Humorlosigkeit" keine Diagnose?

▶ Ich hoffe, Sie konnten ihren Blick erweitern, dass Humor mehr ist, als ein Lächeln aufzusetzen. Viel mehr. Möge die Kraft der heiteren Gelassenheit immer mit Ihnen sein.

Und ein letzter Gedanke zu den letzten Dingen. Humanmedizin heißt auch, dass jeder Mensch ein Recht darauf hat, nicht perfekt zu sein, nicht zu funktionieren, Hilfe zu brauchen. Die Menschen leiden manchmal mehr an den zu großen Erwartungen an das Leben als am Leben selbst. Es kann entlasten, wenn wir anerkennen, dass man eben nicht alles in der Hand hat. Und dass der Tod keine Beleidigung der medizinischen Kunst darstellt, sondern dass ein würdiges Sterben zum Leben und zur Medizin dazugehört.

Mein Lieblingscartoon dazu stammt von den Peanuts. Charly Brown ist deprimiert und sagt: „Eines Tages werden wir alle sterben." Und Snoopy kontert: „Stimmt – aber an allen anderen Tagen nicht!"

▶ Hier finden Interessierte auch Informationen und Fördermöglichkeiten für Workshops in ihrer Einrichtung: www.humor-hilftheilen.de (s.a. Abb. 3.2).

3.2 empCARE – Ein empathiebasiertes Entlastungstraining für Pflegende

Ludwig Thiry und Vera Lux

3.2.1 Was ist empCARE?

„Dass ich selbst Gefühle und Bedürfnisse haben darf", sagt eine Teilnehmerin auf die Frage, welche wichtige Erkenntnis sie im empCARE-Training gewonnen hat. Diese Aussage zeigt beispielhaft, dass es für Pflegende nicht selbstverständlich ist, in emotional herausfordernden Situationen mit ihren eigenen Gefühlen und Bedürfnissen in Kontakt zu sein. Der Verlust des Kontakts zu sich selbst ist eine der Quellen für Erschöpfung und den Verlust der Berufsmotivation. empCARE reduziert das Belastungserleben von Pflegenden, weil sie lernen, ihre Gefühle und Bedürfnisse wahrzunehmen und in die pflegerische Arbeit zu integrieren. Damit zielt das Training auf die berufliche Motivation und erweckt (wieder) die Freude an dem schönsten Aspekt der Pflegeberufe: der Begegnung von Menschen.

▶ empCARE ist die Kurzversion von „Pflege für Pflegende: Entwicklung und Verankerung eines empathiebasierten Entlastungskonzepts in der Care-Arbeit".

empCARE wurde als Forschungsprojekt von November 2015 bis April 2019 vom Bundesministerium für Bildung und Forschung innerhalb des Programms „Präventive Maßnahmen für die sichere und gesunde Arbeit von morgen" gefördert. Die wissenschaftliche Koordination und Leitung lagen bei Prof. Marcus Roth vom Institut für Psychologie der Universität Duisburg-Essen. Als Verbundpartner nahmen die Unikliniken Köln und Bonn sowie der Intensivpflegedienst Aaron aus Köln teil. Das Projekt bestand aus der Entwicklung einer Trainingsmaßnahme, ihrer Durchführung und der wissenschaftlichen Evaluation ihrer Wirkungen. Fast 300 Beschäf-

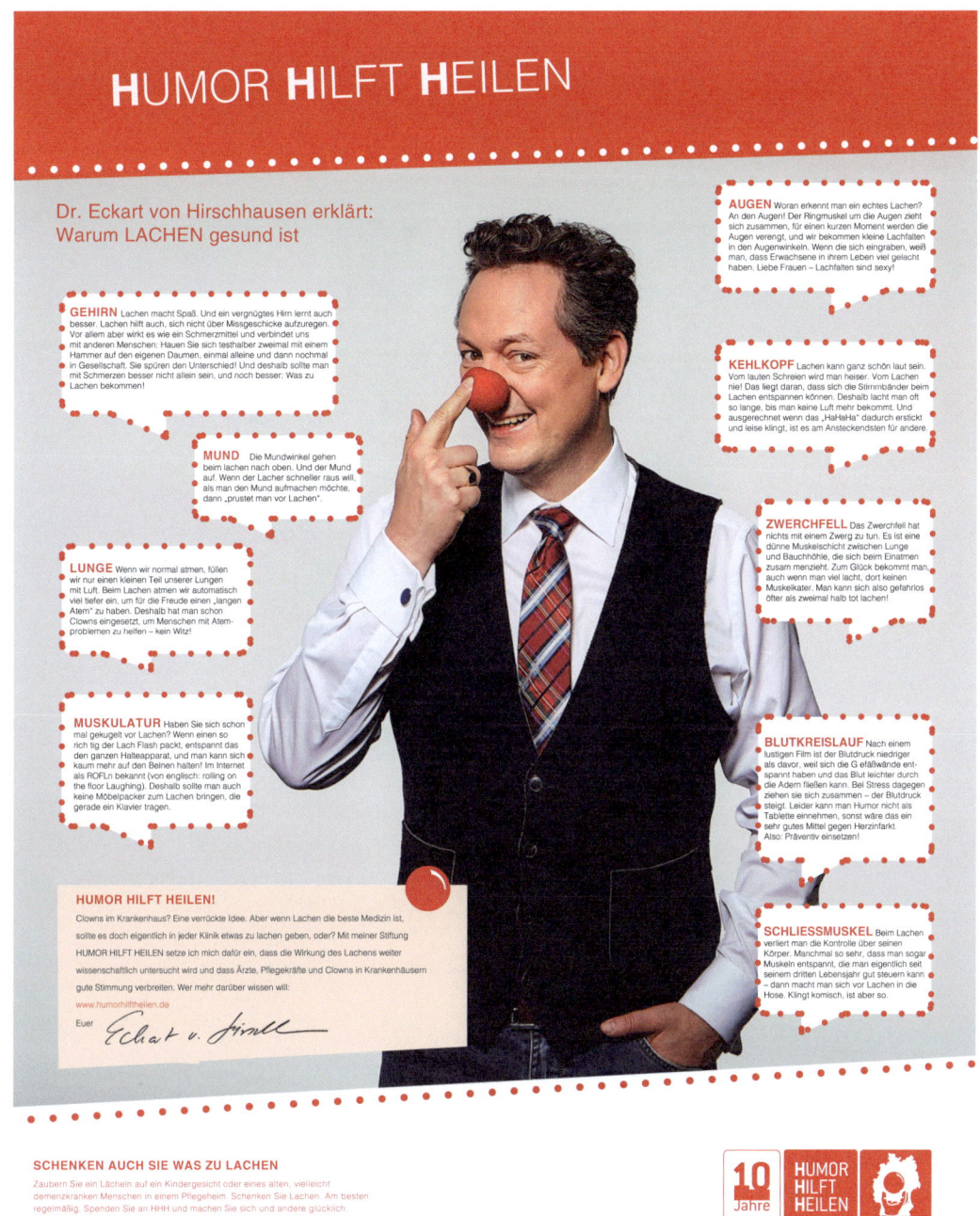

Abb. 3.2 Poster: Humor hilft heilen ©

tigte der Verbundpartner nahmen an den Trainings und der begleitenden Studie teil. Alle drei stehen vor der typischen Herausforderung, Personal zu akquirieren und zu binden, hatten innerhalb des Projekts jedoch unterschiedliche Aufgaben.

An der Uniklinik Köln wurden die Trainings als offene Seminare für Pflegende der stationären

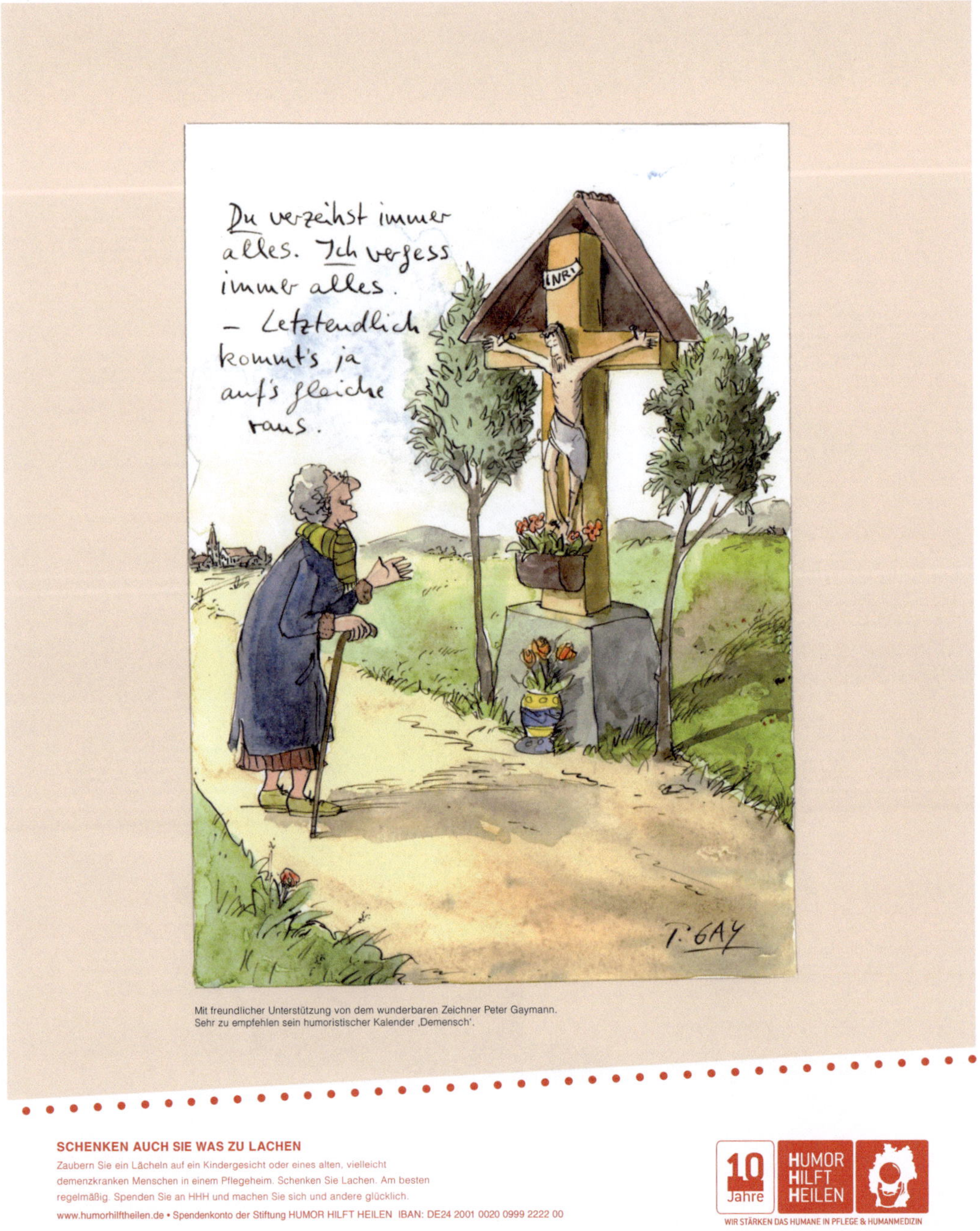

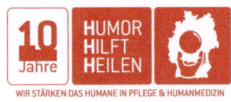

Abb. 3.2 (Fortsetzung)

3 Mutig sein – Emotionale Intelligenz zahlt sich aus

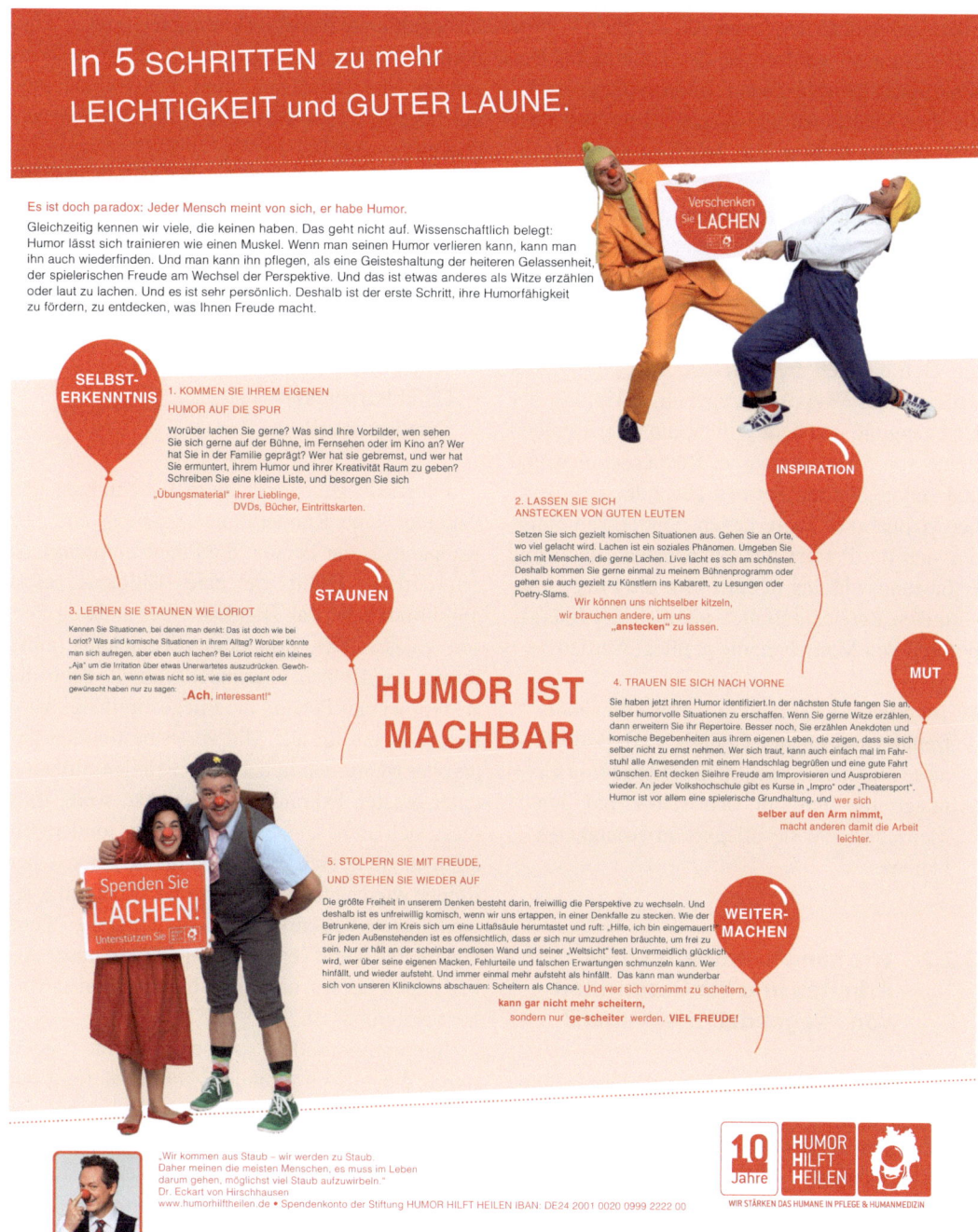

Abb. 3.2 (Fortsetzung)

Krankenpflege angeboten. Die beteiligten Stationen entsandten zum Teil größere Gruppen, zum Teil einzelne Personen. In der Uniklinik Bonn wurde erprobt, inwiefern das Konzept durch Mentoren in die Abteilungen getragen werden kann. Dort wurden von den teilnehmenden Stationen je zwei Personen geschult, die den Auftrag hatten, zusätzlich ein Verbreitungskonzept für ihr Pflegeteam zu entwickeln. Die Teilnehmerinnen und Teilnehmer von Aaron Intensivpflege nahmen an den Standardtrainings teil. Hier sollte evaluiert werden, wie das Training bei Beschäftigten der ambulanten Intensivpflege wirkt, die ihre Kundinnen und Kunden zum Teil über Jahre bis zu 12 Stunden täglich in ihrer häuslichen Umgebung betreuen (Kocks 2020).

Für die Unikliniken Köln und Bonn und den Pflegedienst Aaron war es eine große Kraftanstrengung, die große Zahl der Pflegenden im Planungszeitraum von 6 Monaten für insgesamt 25 Trainings, Coachingsitzungen und nicht zuletzt die Befragungen freizustellen. Die Motivation dafür, dieses Wagnis einzugehen, entsprang der Überzeugung und dem Willen, die ausgetretenen Pfade von Stressseminaren, Rückenschulen und anderen etablierten Formen gesundheitsfördernder Maßnahmen zu verlassen. Stattdessen einigten sich die Partner auf ein Konzept, das seine Entlastungswirkung in einem für die Pflege konstitutiven Bereich entfaltet, nämlich der Interaktion mit den Menschen, die gepflegt werden.

▶ Im empCARE-Training lernen Pflegende, fremde und eigene Gefühle und Bedürfnisse wahrzunehmen, in die Interaktion zu integrieren und mit sich selbst und den Menschen, die sie pflegen, in Kontakt zu bleiben.

3.2.2 Wie hängen empathisches Arbeiten und die Gesundheit von Pflegenden zusammen?

Wie kommt es dazu, dass Pflegende ihre Gefühle und Bedürfnisse vernachlässigen? Auf diese Frage gibt es Antworten aus der Arbeitssoziologie. F.W. Nerdinger erklärt, dass es zur Rollenerwartung an Pflegende gehört, dass sie Patientinnen und Patienten dazu bringen, Maßnahmen zuzulassen, die ein Mensch normalerweise verweigert, weil sie mit Schmerzen, Scham oder anderen unangenehmen Folgen verbunden sind. Um die Mitarbeit von Patientinnen und Patienten zu erreichen, zeigen Pflegende nach außen andere Gefühle als die, die sie in ihrem Inneren spüren, sei es, dass sie sich selbst schämen, ekeln, erschrocken oder schlicht aus anderen Gründen im Stress sind. Nerdinger bezeichnet dieses Phänomen unter Bezugnahme auf A. Hochschild als „emotionale Dissonanz" und sieht darin einen der Hauptbelastungsfaktoren für Pflegeberufe (Nerdinger 2003).

Eine Erweiterung dieses Erklärungsmodells bieten Böhle, Stöger und Weihrich, die die Interaktionsarbeit in Dienstleistungsberufen intensiv beforscht haben (Böhle et al. 2015). Sie beschreiben 4 Faktoren der Interaktionsarbeit (s. Abb. 3.3):
- Kooperationsarbeit,
- subjektivierendes Arbeitshandeln,
- Gefühlsarbeit und
- Emotionsarbeit.

Pflegende gehen mit ihren Patientinnen und Patienten eine Kooperationsbeziehung ein. Die Kooperation der Person, die Pflege empfängt, ist erforderlich, damit sie eine Tätigkeit selbst durchführt oder das Handeln einer anderen Person zulässt. Die Kooperationsbeziehung muss immer wieder neu begründet werden, denn die Reaktion einer Person, die Pflege empfängt, lässt sich nicht ein für alle Mal vorausbestimmen. Jeder, der Menschen in der existenziellen Situation einer ernsten Erkrankung erlebt hat, weiß, dass diese sich nicht konsistent verhalten, sondern oft ambivalent agieren. Pflegende müssen sich daher immer wieder neu einstellen und situativ die jeweilig beste Reaktionsmöglichkeit finden. Pflege entspricht damit einem subjektivierenden Arbeitshandeln, das nicht durch Algorithmen vorherbestimmbar ist.

Subjektivierendes Arbeitshandeln gerät durch die fortschreitende Ökonomisierung der Pflege zusehends unter Druck. Versuche, für pflegerische Arbeit ökonomische Messkriterien zu entwickeln, und die Digitalisierung in der Pflege verlangen die Definition standardisierter Arbeitseinheiten, die den kreativen Erfordernissen einer subjektivierenden Arbeitsweise widersprechen (Jungtäubl et al. 2018). Der wirtschaftliche Druck, der durch politische Entscheidungen auf Krankenhäuser und auf Anbieter von ambulanter und stationärer Pflege ausgeübt wird, soll die Qualität der Ergebnisse nicht verschlechtern. Deshalb werden die ökonomischen von Qualitätssicherungsanforderun-

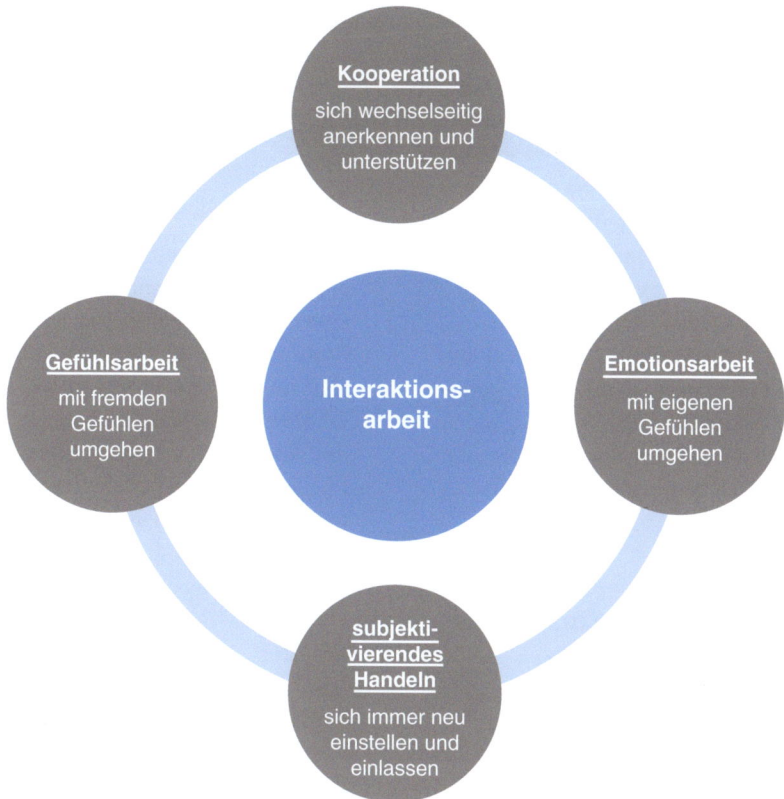

Abb. 3.3 Interaktionsarbeit nach Böhle, Stöger, Weihrich (eigene Darstellung)

gen flankiert, die zu einer weiteren Standardisierung von pflegerischen Tätigkeiten führen. Die Qualitätsentwicklung birgt einerseits die Chance, dass sich die evidenzbasiert beste Möglichkeit der Versorgung durchsetzt, andererseits aber auch die Gefahr, dass die Besonderheiten des jeweiligen Falls außer Acht gelassen werden. All das sind Ursachen dafür, dass sich Pflegende immer stärkeren Formalisierungen gegenübersehen, die den Spielraum für subjektivierendes Handeln einengen (Thiry and Weihrich 2019).

Durch diese Entwicklungen geraten die zwei weiteren Komponenten der Interaktionsarbeit, Gefühlsarbeit und Emotionsarbeit, ins Hintertreffen. Kooperationsarbeit und subjektivierendes Handeln hängen von der Gefühlsarbeit ab. Dabei müssen Pflegende die Emotionen der Person, die sie pflegen, richtig erkennen, respektieren und auf sie eingehen (Böhle et al. 2015). Gefühlsarbeit wiederum ist davon abhängig, dass die Pflegenden ihre eigenen Emotionen regulieren können, was in dem Modell von Böhle, Stöger und Weihrich als Emotionsarbeit bezeichnet wird (Böhle et al. 2015). Kann Emotionsarbeit nicht ausreichend geleistet werden, führt dies zu psychischen Belastungen, Belastungssymptomen, zur Reduktion der Berufsmotivation und bei vielen zu einer Abwanderung aus dem Beruf.

3.2.3 Wie kann Interaktionsarbeit gesundheitsförderlich gestaltet werden?

Auf der politischen Ebene und innerhalb der Organisationen sind strukturelle Maßnahmen erforderlich, die ausreichenden Raum für gelingende Interaktionsarbeit geben. Auf der Ebene der Teams und innerhalb der Abteilungen brauchen Pflegende eine Kultur, die es zulässt, dass die einzelne Person umfassende Interaktionsarbeit leisten kann. Eine der Erkenntnisse des empCARE-Projekts ist sicherlich, wie abhängig die Beziehungsgestaltung zwischen Pflegenden und den gepflegten Menschen von der Teamkultur ist. Und schließlich braucht die einzelne Pflegeperson auf der interpersonellen Ebene der Beziehung zu den Patientinnen und Patienten konkrete Instrumente, mit der sie die Interaktionsarbeit verbessern kann. Genau hier setzt empCARE an.

▶ Im Zentrum steht die Frage, wie Emotionsarbeit und Gefühlsarbeit auf Dauer gelingen können, ohne dass sich die Pflegenden entweder emotional verausgaben oder sich von den Menschen, die sie pflegen, distanzieren und abwenden.

3.2.4 Der empathische Kurzschluss als Mittel kurzfristiger Emotionsregulation

Im Alltag nutzen viele Pflegende für die Emotions- und Gefühlsarbeit einen Mechanismus, für den der Empathieforscher Tobias Altmann die Bezeichnung „empathischer Kurzschluss" (Altmann 2015) gefunden hat. Beim empathischen Kurzschluss folgt der Wahrnehmung eines Geschehens unmittelbar und ohne weitere Reflexion die Deutung (was ist hier wohl los?), das emotionale Mitschwingen (wie fühlt sich die andere Person wohl?) und darauf eine Reaktion (was ist jetzt am besten?) (s. Abb. 3.4).

Der empathische Kurzschluss ist ein Instrument, mit dem Pflegende die eigenen Gefühle in einer herausfordernden Situation schnell regulieren können. Die reflektierte Emotions- und Gefühlsarbeit wird dabei durch scheinbar empathische Reaktionen wie Beschwichtigungen, schnelle Lösungen oder Belehrungen unzureichend ersetzt. Emotions- und Gefühlsarbeit bleiben ineffektiv (Altmann and Roth 2014; Schönefeld 2019). Hierzu ein Beispiel:

> **Beispiel**
>
> Eine Pflegerin betritt das Zimmer eines Patienten mit einem neu gelegten Ileostoma, von dem sich der Stuhlbeutel abgelöst hat. Der Stuhl hat sich ins Bett ergossen. Der Patient sitzt im Bett und weint, gestikuliert mit hoch erhobenen Händen und versucht, nur ja nicht mit dem Stuhl in Berührung zu kommen. Die Pflegerin sagt: „Ist doch nicht so schlimm. Ich mache das schnell wieder sauber." Nachdem sie gegangen ist, denkt der Patient: „Wie ekelig, wie soll das bloß erst werden, wenn ich zu Hause bin?", und die Pflegerin: „Was für einen Job mach' ich hier eigentlich? Ach komm' – weiter, das gehört eben dazu. Was wollte ich noch als Nächstes tun?" ◀

Diese kurze Sequenz zeigt die Funktionsweise empathischer Kurzschlüsse. Die Pflegerin kommt in das Zimmer, deutet das Verhalten des Patienten als unruhig und hektisch, antwortet mit einer Beschwichtigung und hat schnell eine Lösung parat. Eine weitere Reflexion der Situation erfolgt nicht. Beide sind danach unzufrieden. Der empathische Kurzschluss ermöglicht es der Pflegerin, der Situation zu entkommen, ohne als offensichtlich unhöflich, unfreundlich oder eben unempathisch zu erscheinen. Sie muss schließlich anderswo zügig weitermachen. Eine wirkliche Auseinandersetzung mit den Gefühlen des Patienten oder dem Thema, das ihn gerade beschäftigt, findet jedoch ebenso wenig statt, wie die Vergegenwärtigung und Bearbeitung der eigenen

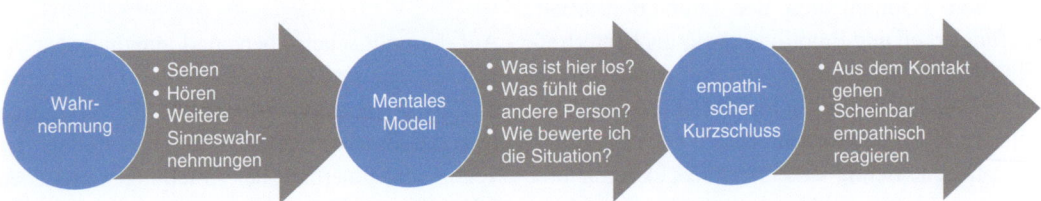

Abb. 3.4 Empathischer Kurzschluss nach Altmann (eigene Darstellung)

Gefühle. Um in der konkreten Situation arbeitsfähig zu bleiben, schiebt sie die eigenen und fremden Gefühle beiseite. Es liegt auf der Hand, dass diese trotzdem weiterwirken.

Patienten und Patientinnen im Krankenhaus, Bewohnerinnen und Bewohner in einem Altenheim oder Kunden und Kundinnen eines ambulanten Pflegedienstes brauchen Unterstützung, ihre eigenen Gefühle besser kennenzulernen, zu einem produktiven Umgang mit Trauer, Verzweiflung, Angst oder Scham zu finden und mit einer Erkrankung oder der Gebrechlichkeit durch ihr Alter besser zurecht zu kommen. Wenn diese Unterstützung fehlt, können regelrechte Teufelskreise entstehen. Der Mensch, der die Pflege erhält, fühlt sich nicht gesehen und gehört, kann sich mit seiner Erkrankung, seiner Abhängigkeit, seiner Gebrechlichkeit nicht konstruktiv auseinandersetzen. Es muss nicht überraschen, dass er Verhaltensweisen zeigt, die von der Umgebung als regrediert interpretiert werden. Diese Menschen rufen das Pflegepersonal häufiger, sind schneller verwirrt, haben eher Übelkeit, sind eher unzufrieden oder gar aggressiv. Sie zeigen vielfältige Erscheinungsformen, die Hildegard Peplau schon vor langer Zeit als „unerklärliches Unwohlsein" (Peplau 1995) beschrieben hat. Da es in diesem Aufsatz in erster Linie um die Pflegenden geht, verfolgen wir diese Gedanken zunächst nicht weiter und betrachten, welche Wirkungen empathisch kurzschlüssiges Agieren auf lange Sicht auf Pflegende hat.

Tobias Altmann hat die langfristigen Folgen in einer Diskussion innerhalb der empCARE-Projektgruppe einmal mit dem Umlagern eines Patienten vom Bett auf eine Transportliege verglichen. Weil es schnell gehen soll, „packen alle mal eben an" und bewerkstelligen die Umlagerung, ohne sich rückenschonend zu bewegen. Keiner der Beteiligten wird sogleich Rückenschmerzen haben oder einen dauerhaften Rückenschaden. Diese treten erst auf, nachdem Pflegende jahrelang so agiert haben. Ähnlich ist es, wenn Pflegende über lange Zeit und fast ausschließlich empathische Kurzschlüsse verwenden, also ineffektive Emotionsarbeit leisten. Es setzt ein schleichender Prozess ein, bei dem die Berufsmotivation nach und nach abnimmt und emotionale Herausforderungen immer schwerer bewältigt werden können. Irgendwann treten dann auch psychische und physische Symptome auf (Altmann and Roth 2014).

Bei manchen wirken empathische Kurzschlüsse irgendwann nicht mehr, um die eigenen Gefühle zumindest kurzfristig zu regulieren. Die Übergänge zu nicht-empathischen, abwertenden, ja aggressiven Reaktionen sind dann fließend. Es kann zur Entwertung der Menschen kommen, denen man eigentlich nah sein wollte, die man pflegen wollte. Erschreckende O-Töne von Pflegenden lauten dann: „Manche Angehörige sind einfach auch dumm …", oder „Ich brauche so ein Training nicht. Ich bin solange dabei, ich bin abgehärtet."

3.2.5 Welche Mechanismen sind bei empCARE wirksam?

empCARE wirkt solchen Verhärtungen entgegen, die unweigerlich Einfluss auf die Qualität der Interaktionen mit Patientinnen und Patienten, aber auch auf die Gesundheit der Pflegenden haben. Die Teilnehmerinnen und Teilnehmer an den Trainings können erlernen, wie sie empathisch kurzschlüssiges Verhalten durch reflektiert empathisches Verhalten ersetzen können. Bei dieser Reflexion wird eine Kausalkette aus unbefriedigtem Bedürfnis, dadurch ausgelöster negativer Emotion und daraus folgendem Verhalten bearbeitet (Abb. 3.5), die Marshall Rosenberg im Rahmen der gewaltfreien Kommunikation (Rosenberg 2016) beschrieben hat und die genauerer Betrachtung bedarf.

3.2.6 Die zentrale Bedeutung von Bedürfnissen

Bedürfnisse bleiben oft unbewusst hinter einem wahrnehmbaren Verhalten und einem mitfühlbaren Gefühl verborgen (Rosenberg 2016). Bedürfnisse sind Grundmotive wie Nahrung, Zuwendung, Schutz, Sicherheit oder Autonomie. Sie können nicht negiert oder in Frage gestellt werden. So kann von einem Patienten erwartet werden, dass er vor einer Operation nicht isst (Ver-

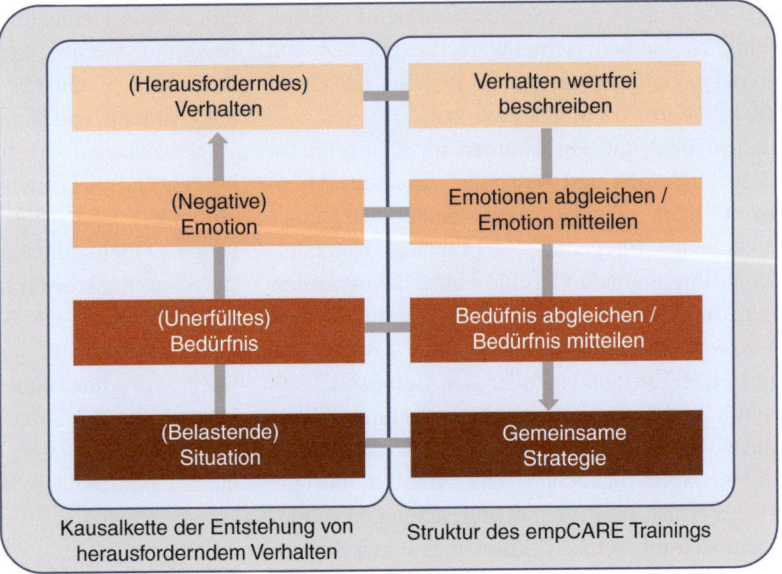

Abb. 3.5 Ableitung der Trainingsstruktur aus dem Erleben der Interaktionspartner (eigene Darstellung)

haltensebene), nicht aber, dass er keinen Hunger haben soll (Bedürfnisebene). Der Erfolg einer Interaktion hängt wesentlich davon ab, ob die Bedürfnisse richtig identifiziert wurden. Störungen in einer interpersonalen Beziehung entstehen auf der Ebene des Verhaltens und nicht auf der Ebene der Bedürfnisse. Gegenseitige Vorwürfe zwischen Patienten und Pflegenden beziehen sich auf Verhalten: „Das Pflegepersonal ist immer so kurz angebunden.", oder umgekehrt „Ich habe es ihm schon so oft erklärt, aber der Patient macht einfach nicht mit."

Gleichzeitig gilt, dass ein Bedürfnis nicht nur durch eine einzige Verhaltensweise befriedigt werden kann. Gerade das Beharren auf nur einer Verhaltensoption führt zum Konflikt mit anderen oder auch mit sich selbst (Rosenberg 2016). In einer Partnerschaft können beide Personen ein starkes Bedürfnis nach Gemeinsamkeit haben und sich doch auf der Verhaltensebene darüber streiten, ob dies durch einen gemeinsamen Fernsehabend oder den Besuch einer Sportveranstaltung befriedigt werden soll. Es gibt fast immer weitere Optionen der Bedürfnisbefriedigung. Das Bedürfnis nach Gemeinsamkeit kann auch durch die gemeinsame Tasse Kaffee, einen Kinobesuch oder eine gemeinsame Reise befriedigt werden. Hierdurch entstehen Verhandlungsspielräume auf der Verhaltensebene.

Besonders problematisch wird es, wenn Verhalten und Bedürfnis verwechselt werden. Wenn es heißt „Ich brauche jetzt erst mal einen Kaffee", drückt das nicht ein Bedürfnis aus, es kann vielmehr um verschiedene Bedürfnisse gehen: Entspannung, Gemeinschaft, Anregung.

Betrachten wir diese Zusammenhänge an unserem Fallbeispiel:

> **Beispiel**
>
> Die Pflegerin hat mit einem empathischen Kurzschluss die Situation emotional entschärft und das bestehende Problem ansonsten rein instrumentell gelöst. Sie hat einen neuen Stomabeutel angebracht und das Bett neu bezogen. Der Patient bleibt mit seinem Ekel und seiner Unsicherheit allein. Diese wirken weiter und veranlassen ihn dazu, häufig nach dem Pflegepersonal zu rufen. Sie sollen immer wieder das Stoma kontrollieren, damit sich eine solche Situation nicht wiederholt. Die Pflegenden erklären dann, dass es sich um einen Ausnahmefall gehandelt habe und der Patient sich für zu Hause keine Sorgen machen soll. Er meldet sich dennoch immer häufiger, und die Beziehung zu den Pflegenden verschlechtert sich dadurch zusehends. Irgendwann sagt ein Pfleger in der Übergabe: „Der

geht mir wirklich auf die Nerven mit seinem ständigen Geklingel wegen nix." ◄

Das Beispiel ist eine typische Situation, wie sie die Teilnehmerinnen und Teilnehmer häufig in die empCARE-Trainings einbringen. Fast alle haben schon einmal erlebt, dass die Beziehung zu einem Patienten oder einer Patientin sich schrittweise verschlechtert. Das geht soweit, dass die Mitglieder des Pflegeteams den Kontakt möglichst meiden. „Kannst Du jetzt bitte mal gehen, ich halte das mit dem nicht mehr aus" heißt es dann.

Die Verschlechterung der Beziehung findet statt, weil weder die Gefühle und Bedürfnisse des Patienten noch die der Pflegenden herausgearbeitet und ausgesprochen worden sind. Dann hätte die Möglichkeit bestanden, gemeinsam darüber nachzudenken, durch welche alternativen Verhaltensweisen die jeweiligen Bedürfnisse vielleicht hätten befriedigt werden können.

Gehen wir einmal davon aus, dass bei dem Patienten das Bedürfnis nach Sicherheit besonders aktiv gewesen ist. Wäre dies erkannt und ausgesprochen worden, hätte ein Dialog darüber stattfinden können, wie das Sicherheitsbedürfnis außer durch häufiges Melden noch befriedigt werden könnte.

3.2.7 Die Wirkrichtungen des Trainings

Das empCARE-Training ist so strukturiert, dass sich die Teilnehmerinnen und Teilnehmer umgekehrt zur beschriebenen Kausalkette vom wahrnehmbaren, äußeren Verhalten über die Klärung der Emotionen zu den letztlich entscheidenden Bedürfnissen vorarbeiten (Abb. 3.5).

Dabei können sie Erfahrungen in zwei Wirkrichtungen machen: die externe Wirkung auf ihre Beziehung zu den Patientinnen und Patienten und die interne Wirkung auf die Selbstwahrnehmung und das innere Erleben der pflegerischen Interaktionen. Zum besseren Verständnis werden die beiden Wirkungsrichtungen hier getrennt dargestellt, im didaktischen Design findet diese Trennung so nicht statt. Viele der Übungen zielen gleichzeitig auf die Fremd- und Selbstwahrnehmung (Thiry 2020; Thiry et al. 2020a).

3.2.8 Wie wirkt empCARE auf die Interaktion mit Patienten und Patientinnen?

Betrachten wir zunächst, wie ein besseres Verständnis für Patienten oder Patientinnen in emotional angespannten Situationen entsteht. Die Pflegenden lernen in mehreren Schritten, ein Verhalten, das sie herausfordert, als Ausdruck eines nicht unmittelbar sichtbaren, vielleicht nicht einmal bewussten Bedürfnisses auf der Patientenseite zu verstehen, mit dem Patienten darüber ins Gespräch zu kommen und gemeinsam nach konstruktiven Lösungen zu suchen.

- Zuerst üben sie, ein Geschehen wertfrei wiederzugeben. Es ist nicht leicht, nur die Oberfläche eines Vorgangs zu beschreiben, ohne diesen in irgendeiner Weise emotional zu interpretieren oder gar moralisch zu bewerten. Der Unterschied zwischen den Formulierungen „Er hat dreimal in der letzten Stunde geklingelt" und „Der klingelt andauernd" macht deutlich, was gemeint ist.
- Im zweiten Schritt gleichen die Pflegenden mit dem Gegenüber ab, ob sie dessen Gefühle richtig erkannt haben. Steht bei dem Patienten im Beispiel eigentlich der Ekel oder die Unsicherheit oder Angst im Vordergrund? In einer emotional herausfordernden Interaktion ist es von hoher Bedeutung, dass Patientinnen und Patienten erleben, dass an ihren Gefühlen nichts falsch ist und vonseiten der Pflegenden ein ehrliches Interesse besteht, etwas darüber zu erfahren. Die Teilnehmerinnen und Teilnehmer üben, genau hinzuhören und hinzusehen, zu erkennen, welche Gefühle der Ge-

sprächspartner zeigt. Dies ist die Voraussetzung für den nächsten Schritt.
- Das Erkennen und Benennen eines Gefühls ermöglicht, dessen unmittelbare, unreflektierte Verhaltenswirksamkeit zu verringern und bewusste Elemente der Verhaltenssteuerung in Kraft zu setzen. Im empCARE-Training erfolgt dies durch die Reflexion darüber, welches unbefriedigte Bedürfnis die starken Gefühle eines Patienten ausgelöst hat. Die Kunst ist es, das Gegenüber nicht von irgendwelchen eigenen Interpretationen überzeugen zu wollen. Der Patient, im Training durch einen anderen Teilnehmer repräsentiert, erhält vielmehr nur so viel Unterstützung, dass er selbst herausfinden kann, welches unbefriedigte Bedürfnis in der konkreten Situation aktiv ist. Die Übungen leiten hier eher zum aktiven Schweigen als zum aktiven Zuhören klassischer Prägung an. Der Verzicht auf eigene Interpretationen, das Zeitgeben zum Nachdenken, ist für viele Pflegende, die sich als wissende Experten verstehen, äußerst schwierig.
- Das Geschehenlassen und Abwarten ist dann auch im letzten Schritt eine Herausforderung. Denn nun geht es darum, welche produktiven Verhaltensweisen dem Patienten dazu verhelfen könnten, seine Bedürfnisse zu befriedigen, und zwar auf eine andere Weise als durch das Verhalten, das die Umgebung bisher als herausfordernd bewertet hat. Ist dem Patienten erst einmal klar, worum es ihm geht, was ihm wirklich wichtig ist, wird er Alternativen zu dem bisherigen Verhalten entwickeln können.

3.2.9 Wie wirkt empCARE auf das innere Erleben der Pflegenden?

Die verbesserte Interaktion mit Patientinnen und Patienten ist schon an sich ein Gewinn für die Pflegenden. Die Wirkung von empCARE geht aber darüber hinaus. „Nur wenn ich mir über meine Gefühle und Bedürfnisse bewusst werde, kann ich angemessene Strategien entwickeln und Gefühl und Bedürfnisse meines Gegenübers erfragen" und „Für mich war wichtig, dass wir gelernt haben, dass auch unsere Bedürfnisse wichtig sind", so lauten Aussagen aus der formativen Evaluation der Trainings. Allein die Tatsache, eigene Gefühle und Bedürfnisse überhaupt wahrnehmen zu dürfen, sie ernst nehmen zu dürfen, war für manche Teilnehmerinnen und Teilnehmer eine neue entlastende Erfahrung.

Im Training erfolgt diese Erfahrung in mehreren Schritten (Thiry et al. 2020a; Thiry et al. 2020b).

- In einer Partnerübung berichten die Pflegenden von einer Situation, die für sie emotional herausfordernd war. Der Partner hat die Aufgabe, die emotionalen Anteile des Berichts in den verbalen und nonverbalen Äußerungen zu erkennen. Der Dialog setzt sich solange fort, bis die Gefühle genau benannt sind. Ohne die Inhalte der Gespräche zu hören, ist dieser Moment für die Trainingsleitung oft an einer veränderten Körperhaltung oder einer veränderten Mimik zu erkennen. Die erzählende Person richtet sich plötzlich etwas auf, lehnt sich nach hinten, die Augen werden geweitet, ein Lächeln kommt ins Gesicht. Obwohl es in der Regel um starke negative Gefühle geht, wird schon im Training erlebbar, welch entlastende Wirkung es hat, sich selbst über ein Gefühl klar zu werden und es mit einem Gegenüber zu teilen.
- In einem weiteren Schritt stehen die eigenen Bedürfnisse im Mittelpunkt. Die Teilnehmerinnen und Teilnehmer machen Erfahrungen zur zentralen Bedeutung von Bedürfnissen für das eigene Erleben und Handeln. Sie erle-

ben in Übungen, wie durch deren mangelnde Befriedigung negative Gefühle entstehen, und klären, welche eigenen Bedürfnisse in konkreten pflegerischen Situationen tangiert waren, in denen sie ein negatives Gefühl gespürt haben.
- Und schließlich reflektieren die Teilnehmerinnen und Teilnehmer, durch welches Verhalten sie ihre Bedürfnisse befriedigen und welche Alternativen es dazu geben könnte. Hierbei spielen auch Werte und Konventionen innerhalb ihres Arbeitsteams eine Rolle. Mit welchem Selbstverständnis arbeitet das Team, welche Anforderungen werden an die Teammitglieder gestellt, wie beeinflusst das deren Arbeitsweise, und wird reflektiert empathisches Arbeiten vom Team mitgetragen?
- Am Ende steht dann wieder ein Aushandlungsprozess mit dem Gegenüber, wie man zusammen vorgehen kann, damit beide Seiten zufriedengestellt werden.

3.2.10 Entlastungswirkung durch Selbstwahrnehmung

Die entlastende Wirkung von empCARE wird zum einen durch die verbesserten Interaktionen mit Patientinnen und Patienten erreicht. Die Pflegenden sind in der Lage, auch in schwierigen Situationen die Beziehung aufrechtzuerhalten und auf eine Distanzierung durch empathische Kurzschlüsse zu verzichten. Es liegt nahe, dass dadurch die berufliche Motivation gestützt wird. Der reflektiert empathische Umgang mit den Patientinnen und Patienten wird ergänzt durch die Empathie sich selbst gegenüber, die Selbstempathie. empCARE ermöglicht es Pflegenden, ihre eigenen Gefühle, auch negative, wahrzunehmen, ohne sie moralisch zu bewerten. Sie lernen, die eigenen Gefühle als Ausdruck eines dahinterstehenden Bedürfnisses zu verstehen und sich dies klarzumachen. Dies ermöglicht es im Kontakt zu Patientinnen und Patienten, übrigens auch zu Kolleginnen und Kollegen, alternative Verhaltensweisen zu finden, die das jeweilige Bedürfnis in einer konstruktiven Weise befriedigen, und gleichzeitig den Kontakt zu Anderen aufrechtzuerhalten.

Die Entlastungswirkung durch Selbstwahrnehmung, wie sie bei empCARE eintritt, ist auch durch andere Methoden und ihre Beforschung belegt. So hat Angelika C. Wagner eine Methode der mentalen Selbstregulation und Introvision entwickelt, bei der das „Konstatierend Aufmerksame Wahrnehmen" eine wichtige Rolle spielt. Hierbei werden Körperempfindungen, Gedanken und Gefühle aufmerksam, aber eben nur konstatierend und nicht bewertend wahrgenommen. Dies führt ähnlich wie bei empCARE zu einer Abkopplung von mentalen Modellen (Wagner spricht von Introferenzen), die zu einem unreflektierten und unmittelbaren Handeln führen (Wagner 2011).

Ähnliche Wirkmechanismen beschreiben Boris Bornemann und Tania Singer (Bornemann und Singer 2013). Im Rahmen des Projekts ReSource untersuchten sie, auf welche Hirnregionen sich mitfühlendes Handeln auswirkt. Die im ReSource-Modell vorgenommene semantische Unterscheidung zwischen Empathie und Mitgefühl kann hier aus Platzgründen nicht erläutert werden. Ähnlich wie bei empCARE geht es bei der ReSource-Methode unter anderem darum, mit den eigenen und fremden Gefühlen und Gedanken in Kontakt zu bleiben, sich durch eine Defusionierung von automatisch ablaufenden Denk- und Verhaltensprogrammen zu lösen und so eine größere Flexibilität in Bezug auf Verhalten, Gedanken und affektive Reaktionen zu erzielen.

3.2.11 Welche Wirkungen von empCARE lassen sich nachweisen?

Das empCARE-Projekt bestand aus der Entwicklung und Durchführung der Trainings und einer umfangreichen Evaluation und dauerte insgesamt 3 Jahre. Der lange Projektzeitraum ermöglichte die Durchführung einer Längsschnittstudie, durch die die Wirkungen des Trainings unter Einschluss einer Kontrollgruppe ohne Training evaluiert wurden. Das Evaluationskonzept enthielt eine summative wie eine formative Befragung in anonymisierter Form per Fragebogenverfahren (Schönefeld and Deckers 2020).

Der summative Teil der Evaluation wurde mittels standardisierter Fragebögen durchgeführt, die verschiedene Merkmale wie empathische Kompetenz, Arbeitszufriedenheit, Belastungserleben oder psychische Befindlichkeit messen. Vor dem Training wurden Baseline-Daten erhoben und die Befragungen im Abstand von 4 Monaten in 3 Follow-up-Messungen wiederholt. So lassen sich Aussagen über die Nachhaltigkeit der Veränderungen bei den Teilnehmerinnen und Teilnehmern treffen. Die Selbsteinschätzung der Studienteilnehmer wird durch Befragungen von Kolleginnen und Kollegen zur Teamkultur, von Patienten und Patientinnen zum Arbeitsklima und zum empathischen Verhalten der Pflegenden insgesamt sowie durch eine anonymisierte Fremdeinschätzung durch Personen aus dem persönlichen Umfeld der Teilnehmerinnen und Teilnehmer vervollständigt. Die umfangreichen Ergebnisse werden in einer eigenen Veröffentlichung umfassend dargestellt (Deckers et al. 2020). An dieser Stelle werden erste Ergebnisse zusammengefasst, die auf der Abschlusstagung des Projekts im Oktober 2018 vorgestellt werden konnten.

Die summative Erhebung zeigte eine stetige Zunahme der empathischen Kompetenz im Sinn des hier vorgestellten Modells reflektierter Empathie über den Messzeitraum von 12 Monaten hinweg. Daraus lässt sich schließen, dass sich die Teilnehmerinnen und Teilnehmer die im Training erlernten Instrumente zu eigen machten und stetige Fortschritte erzielten. Dies geht insbesondere in den ersten Monaten nach dem Training mit einer Abnahme von Burn-out-Symptomen, Körpersymptomen und Depressivität einher. Diese Wirkung bleibt in den Folgemonaten stabil oder schwächst sich dann leicht ab. Das lässt vermuten, dass die Verstetigung des Konzepts sinnvoll ist. Das bestätigen auch die Äußerungen der Teilnehmerinnen und Teilnehmer bei der formativen Evaluation. Diese erfolgte unmittelbar nach Ende des Trainings. Die Teilnehmerinnen und Teilnehmer bewerteten darin das Training an sich, seine Inhalte sowie die didaktische Umsetzung und gaben eine Einschätzung über die Praxisrelevanz sowie die Umsetzbarkeit ab. Bei einigen skeptischen Äußerungen („schwierig, da man häufig nicht so viel Zeit hat") überwiegt die Einschätzung, dass das Konzept für die Praxis relevant und anwendbar ist („Durch die praktischen Übungen kann ich viel mit in den Arbeitsalltag nehmen"). Die Umsetzbarkeit wird vielfach an Bedingungen geknüpft, wie weitere Übungsmöglichkeiten oder Unterstützung im pflegerischen Team („Weitere Begleitung im Alltag der Pflege" oder „Gut! Mit Mut und Rückendeckung der Kolleginnen und Kollegen") (Deckers et al. 2020; Thiry et al. 2020b).

3.2.12 Fazit und Ausblick

empCARE wirkt positiv auf die individuelle Gesundheitsförderung. Es hat aber darüber hinausreichende Wirkungen und veranlasst zu weitergehenden Überlegungen. Im Projektverlauf wurde immer deutlicher, dass empCARE zur Reflexion der Kultur in pflegerischen Teams oder in Organisationen insgesamt anregt.

„Bei uns würde der jetzt aber mal 'ne Ansage kriegen", so die wörtliche Aussage einer Teilnehmerin, als es im Training um einen Patienten geht, der in einer für ihn schwierigen Situation ein für die Pflegenden herausforderndes Verhalten zeigt. Eine Kollegin derselben Station sitzt daneben und nickt eifrig. Hier zeigen sich Bewertungen und Wertvorstellungen nicht nur von zwei Individuen, sondern eines ganzen Teams. Zur Rolle „Patient" gehört es in diesem Wertesystem, sich anzustrengen, mitzumachen und nicht zu viele Ansprüche zu stellen. Pflegende können und sollen vielleicht sogar Patienten „eine Ansage machen". Ihnen steht es zu, Patientenverhalten zu bewerten und zu beeinflussen.

empCARE stellt solche normativen Vorstellungen in Frage. In einem Team veränderte dies den Blick auf Patientinnen und Patienten. Im Coaching berichtet eine Pflegerin: „Wir sprechen noch nicht unbedingt anders mit den Patienten, aber anders über sie." Hieran zeigt sich, dass individuelle Interaktionsarbeit immer systemisch betrachtet werden muss. Sie hängt nicht nur von der individuellen Bereitschaft ab. Dem Faktor Teamkultur kommt nach den Erfahrungen im Projekt bestimmende Bedeutung zu. Die Teamkultur scheint gar bestimmender als der Faktor Zeit, die ja nie in ausreichendem Maße zur Verfügung steht. Die Frage, inwieweit Interaktionsarbeit nicht nur durch Zeitmangel, sondern auch durch bestehende Team- und Organisationskulturen limitiert wird, wäre ein Anlass für weitere Forschungen.

Natürlich braucht intensive Interaktionsarbeit, und ein intensives Gespräch Zeit. Beides wird bei Erhebungen von Pflegeintensitäten und vor allem pflegerischer Arbeitszeitbemessung unzureichend berücksichtigt. Ohne ernsthafte Schritte in diese Richtung wird die Leistung Pflegender für die Versorgung von kranken und durch Alter gebrechlichen Menschen nicht ausreichend abgebildet (Thiry and Weihrich 2019). Auf der anderen Seite wird Interaktionsarbeit immer auch während instrumenteller Verrichtungen wie der Körperpflege oder dem Verbandswechsel geleistet. Und nicht zuletzt muss die Zeit, die aufgewendet wird, um einen Patienten mit herausforderndem Verhalten immer und immer wieder mit empathischen Kurzschlüssen in der Kooperation zu halten, mit der Zeit für ein intensives Gespräch, das die Situation nachhaltig entschärft, „verrechnet" werden.

Organisationen, die mit empCARE arbeiten wollen, profitieren stärker, wenn sie die Trainings in einen Rahmen der Weiterentwicklung von Team- und Unternehmenskulturen oder in Präventionsprogramme einbetten. Da es sich bei empCARE um ein wissenschaftlich evaluiertes Programm handelt, ist eine Refinanzierung nach § 20 SGB V grundsätzlich möglich und sollte im Einzelfall geprüft werden. Dies ist insbesondere dann erfolgversprechend, wenn im Rahmen einer nach § 5 Arbeitsschutzgesetz erfolgten Gefährdungsbeurteilung Abteilungen identifiziert werden, in denen die psychische Belastung besonders hoch ist.

Innerhalb der Organisation sollte das Programm gezielt bekannt gemacht und vermarktet werden. Um eine hohe Beteiligungsquote in den Abteilungen zu erreichen und zu halten, ist von maßgeblicher Bedeutung, die mittlere Führungsebene für den Ansatz zu gewinnen. Ein eigenes Seminarangebot für Stations- oder Bereichsleitungen, das am Beginn eines empCARE-Projekts durchgeführt wird, ermöglicht es, Bedenken aus diesem Kreis zu zerstreuen und die Führungskräfte für eine andauernde Unterstützung des Projekts zu gewinnen. Eine zentrale Projektkoordination, die in einem Bildungszentrum oder einer Stabstelle der Pflegedirektion angesiedelt sein kann, stellt die Koordination und Nachhaltigkeit des Projekts sicher. Hierzu gehören auch Möglichkeiten zur verstetigten Praxisreflexion. Das empCARE-Konzept eignet sich ausgezeichnet für Fallbesprechungen, die regelmäßig oder im Bedarfsfall durchgeführt werden können. Bei der Auswahl der Trainingsleitung sollte deshalb darauf geachtet werden, dass sie Erfahrungen im Bereich kollegialer Beratung hat.

empCARE stärkt die Handlungsfähigkeit und Eigenwirksamkeit von Beschäftigen und damit die individuellen Ressourcen. Positive Auswirkungen sind auch bei Kommunikation mit Patienten und Patientinnen, Angehörigen und Kollegen und Kolleginnen zu beobachten. Das Pflegemanagement hat bei der Gestaltung der notwendigen Rahmenbedingungen eine entscheidende Rolle, sei es bei der Sicherstellung der finanziellen und personellen Ressourcen und der Priorisierung in schwierigen Engpasssituationen oder bei Konflikten (Lux et al. 2020).

Die Ergebnisse der Evaluation ermutigen die Verbundpartner, empCARE zu verstetigen und weiter zu entwickeln. Die Seminare werden an den Unikliniken in Köln und Bonn auch für Beschäftigte anderer Einrichtungen angeboten, interessierte Trainerinnen und Trainer können an Spezialseminaren teilnehmen und werden von der Veröffentlichung des Konzepts und seiner Evaluation in einem eigenen Buch profitieren. Weiterentwicklungen des Konzepts wird es für Team- und Stationsleitungen geben, die ihre Mitarbeiterinnen und Mitarbeiter empathisch führen und dabei selbst gesund bleiben wollen. Das Gleiche gilt für Praxisanleiterinnen, -anleiter und ihre Schülerinnen und Schüler. Auch die Ausweitung auf andere Berufsgruppen mit Patientenkontakt ist wünschenswert. empCARE steht nach Ende des Projektzeitraums anderen Unternehmen der Gesundheitswirtschaft zur Verfügung, die nach Möglichkeiten suchen, die Berufsmotivation und Gesundheit ihrer Beschäftigten zu erhalten und zu steigern.

3.3 Wohlbefinden am Arbeitsplatz: eine Investition, die sich auszahlt

Mary Jo Kreitzer

Übersetzung aus dem Englischen durch Dr. Anna Martius.

3.3.1 Pflege in den Vereinigten Staaten

In den Vereinigten Staaten wie in so vielen Ländern der Welt sind Pflegefachkräfte die größte Berufsgruppe im Gesundheitswesen. Es wird geschätzt, dass über 3 Mio. Pflegefachkräfte in den unterschiedlichsten Bereichen angestellt sind, darunter Krankenhäuser, Kliniken, Public Health und kommunale Einrichtungen wie Schulen und Senioreneinrichtungen. Die Pflegefachkräfte sind auch als Führungskräfte, Pädagogen und Wissenschaftler beschäftigt und leiten häufig Gesundheitsinitiativen und Initiativen zum Wohlbefinden von Mitarbeitern innerhalb des Unternehmenssektors.

Im Gegensatz zu vielen anderen westlichen Ländern gibt es in den Vereinigten Staaten kein nationales Krankenversicherungssystem, das den Bürgern den Zugang zur Gesundheitsversorgung gewährleistet. Die Gesundheitsprogramme des Bundes beschränken sich auf Senioren (Medicare), Personen mit niedrigem Einkommen und Menschen mit Behinderungen (Medicaid) sowie Veteranen, die versorgungsberechtigt durch Einrichtungen sind, die von der Veteranenverwaltung betrieben werden. Während die USA beispiellose Fortschritte im Gesundheitswesen erzielte und über sehr moderne Einrichtungen und die modernste Technologie der Welt verfügt, bestehen erhebliche gesundheitliche Unterschiede, und die USA rangieren in Bezug auf Mortalität und Morbidität lediglich im Mittelfeld der industrialisierten Staaten. Das kürzlich verabschiedete Gesetz „Affordable Care Act", ermöglicht vielen US-Bürgern einen größeren Zugang zur Gesundheitsversorgung.

2008 startete die Robert Wood Johnson Foundation (RWJF) in Zusammenarbeit mit dem Institute of Medicine (IOM) eine zweijährige Initiative zur Zukunft der Pflege.

Der Anstoß für die Initiative war die Erkenntnis, dass der Pflegeberuf vor einigen Herausforderungen steht, um das Versprechen eines reformierten Gesundheitssystems zu erfüllen und die nationalen Gesundheitsbedürfnisse zu befriedigen. Das Ziel der Initiative war es, einen Bericht (Institute of Medicine 2010) zu erstellen, der Empfehlungen für einen handlungsorientierten Plan für die Zukunft der Pflege enthält und der Veränderungen der öffentlichen und staatlichen Politik auf nationaler, bundesstaatlicher und lokaler Ebene einbezieht.

Während der Arbeit am Bericht zur Zukunft der Pflege entwickelte der zuständige Ausschuss eine Vision für ein transformiertes Gesundheitswesen. Das zukünftige System wurde wie folgt beschrieben: „Ein zukünftiges System ermöglicht den verschiedenen Bevölkerungsgruppen in den USA den Zugang zu einer qualitativ hochwertigen Versorgung, fördert vorsätzlich das Wohlbefinden und die Krankheitsprävention, verbessert zuverlässig Gesundheitsmaßnahmen und bietet eine einfühlsame Pflege über die gesamte Lebensdauer hinweg." In dieser Zukunftsvision sind Grundversorgung und Prävention zentrale Treiber des Gesundheitssystems. „Interprofessionelle Zusammenarbeit und Koordination sind die Norm. Die Bezahlung von Gesundheitspflegeleistungen honoriert den Wert und nicht die Menge an Leistungen, und eine qualitativ hochwertige Gesundheitsversorgung wird zu einem Preis angeboten, der sowohl für den Einzelnen als auch für die Gesellschaft erschwinglich ist. Die

Wachstumsrate der Gesundheitsausgaben verlangsamt sich. In all diesen Bereichen zeigt das Gesundheitssystem immer wieder, dass es durch die Bereitstellung einer wirklich patientenorientierten Pflege auf die individuellen Bedürfnisse und Wünsche des Einzelnen eingeht."

Die Empfehlungen des Berichts konzentrierten sich auf 4 Themen:
- Pflegefachkräfte sollten im vollen Umfang das, was sie in ihrer Ausbildung gelernt haben, auch praktizieren.
- Pflegefachkräfte sollten durch ein verbessertes Bildungssystem, das eine nahtlose akademische Entwicklung fördert, ein höheres Bildungs- und Ausbildungsniveau erreichen.
- Pflegefachkräfte sollten bei der Neugestaltung des Gesundheitswesens in den Vereinigten Staaten vollwertige Partner von Ärzten und anderen Angehörigen der Gesundheitsberufe sein.
- Effektive Personalplanung und Politikgestaltung erfordern eine bessere Datenerfassung und eine verbesserte Informationsinfrastruktur.

3.3.2 Wohlbefinden der Beschäftigten im Gesundheitswesen

Das Erreichen der ambitionierten Vision wie oben beschrieben erfordert stabiles Gesundheitspersonal. Stress und Burn-out bei Gesundheitsdienstleistern sind zu einem großen Gesundheitsproblem geworden, das sich nicht nur auf die Personalhochrechnungen auswirkt, sondern auch auf die Kosten und die Qualität der Patientenversorgung sowie auf das Leben der Gesundheitsdienstleister und ihrer Familien. Burn-out, gekennzeichnet durch den Verlust an der Begeisterungsfähigkeit für die Arbeit, Gefühlen von Zynismus und ein Minderwertigkeitsgefühl gegenüber persönlicher Leistung (Maslach und Jackson 1981), ist mit Frühverrentung, Alkoholkonsum und Selbstmordgedanken verbunden (Shanafelt et al. 2012; Friedberg et al. 2014). Eine Umfrage von 2014 (Kane und Peckman 2014) ergab, dass 68 % der Hausärzte und 73 % der Internisten, würden sie ihre Karriere neu beginnen, nicht mehr dasselbe Fachgebiet wählen würden.

Vielfältige Forschungsarbeiten haben die Schwere von Burn-out und seine Auswirkungen auf die Gesundheitsberufe dokumentiert (McHugh et al. 2011; Shanafelt et al. 2012; Shanafelt et al., 2015; Udod und Care 2013; Salyers et al. 2015). Es gibt Hinweise darauf, dass Burn-out sich bei US-Medizinern verschärft. In einer Studie, die von Forschern der Mayo Clinic in Zusammenarbeit mit der American Medical Association durchgeführt wurde, wurden Daten von 2014 mit Messgrößen verglichen, die im Jahr 2011 erhoben wurden. Dabei hat man festgestellt, dass mehr als die Hälfte der US-Mediziner ein berufliches Burn-out erleben (Shanafelt et al. 2015) und das Burn-out zu schlechter Versorgung, Arztfluktuation und einer Verschlechterung der Gesamtqualität des Gesundheitssystems führt. In der Umfrage von 2011 erfüllten 45 % der Ärzte die Burn-out-Kriterien, wobei die höchsten Raten an den „Frontlinien" auftraten – Allgemeine Innere Medizin, Familienmedizin und Notfallmedizin. Im Jahr 2014 hatten 54 % der befragten Ärzte mindestens ein Burn-out-Symptom. Die Zufriedenheit mit der Work-Life Balance (der Vereinbarkeit zwischen Berufs- und Privatleben) hatte ebenfalls abgenommen. Obwohl die Burn-out-Rate in der Pflege nicht so hoch ist wie in der Medizin, ist sie immer noch erheblich. McHugh et al. (2011) stellten fest, dass 34 % der Pflegefachkräfte und 37 % der Pflegefachkräfte in Pflegeheimen ein Burn-out melden.

Da sich das Gesundheitswesen bemüht, auf die Bedürfnisse der Patienten, auf steuerliche Gegebenheiten und auf die Mitarbeiterprognosen zu reagieren, wurde das Konzept des *Dreifach-Ziels* („Triple Aim") (Berwick et al. 2008) eingeführt, um seine Leistung zu optimieren. Der Fokus des *Dreifach-Ziels* liegt auf der Verbesserung der Bevölkerungsgesundheit, auf der Verbesserung der Patientenerfahrung und auf der Kostensenkung. Bodenheimer und Sinsky (2014) haben vorgeschlagen, das *Dreifach-Ziel* auf ein *Vierfach-Ziel* auszudehnen, um das Wohlbefinden des Pflegeteams als Ziel hinzuzufügen.

▶ Das Wohlbefinden der Beschäftigten im Gesundheitswesen ist entscheidend für eine verbesserte Patientenversorgung und die Leistungsfähigkeit des Systems.

Der Rest dieses Abschnitts wird ein Wellness-Modell vorstellen und sich auf eine Personalentwicklungsinitiative fokussieren, die Führungskräften und Medizinern Wissen und Fähigkeiten an die Hand geben, um eine Kultur des Wohlbefindens zu erschaffen.

3.3.3 Warum Wohlbefinden?

Wohlbefinden ist kein besonders neues Konzept, aber vielleicht eine Idee, deren Zeit gekommen ist. 1946 definierte die Weltgesundheitsorganisation Gesundheit als einen Zustand des vollständigen körperlichen, geistigen und sozialen Wohlbefindens und nicht nur als Abwesenheit von Krankheit oder Gebrechen. Vor über 30 Jahren prägte Aaron Antonovsky (1987), Professor für Soziologie, den Begriff *Salutogenese*. Er beschreibt einen Versorgungsansatz, der sich auf Faktoren konzentriert, die die menschliche Gesundheit und das Wohlbefinden unterstützen und nicht auf Faktoren, die Krankheiten verursachen.

Auf persönlicher Ebene wird das Wohlbefinden gewiss von der Gesundheit beeinflusst, aber auch stark von vielen anderen Faktoren, die in Abb. 3.6 dargestellt sind, einschließlich unserer Sinnhaftigkeit und dem Sinn des Lebens, der Qualität unserer Beziehungen, der Vitalität der Gemeinschaft, in der wir leben, unserer Umwelt und unserer Wahrnehmung von Sicherheit und Geborgenheit. Wenn einer dieser Faktoren beeinträchtigt wird, wird unser allgemeines Wohlbefinden beeinträchtigt.

▶ Unsere Rolle als Pflegefachkräfte und Führungskräfte besteht darin, die *Kapazität* und das *Potenzial* der Menschen in jedem Bereich des Wohlbefindens zu steigern. Dies erfordert eine ganze Person, ganze Systeme, eine integrative Perspektive.

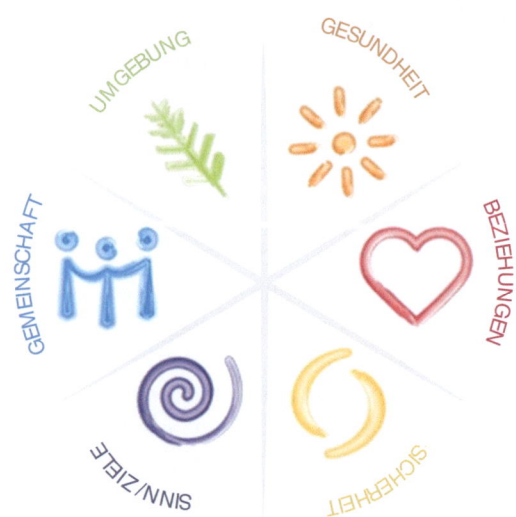

Abb. 3.6 Modell des Wohlbefindens nach Kreitzer (2012)

Gesundheit

Gesundheit umfasst mehr als körperliche Gesundheit. Ein Ansatz, bei der die Person ganzheitlich betrachtet wird, erfordert, dass wir die Untrennbarkeit von Körper, Geist und Seele berücksichtigen und gleichermaßen auf emotionale, soziale und spirituelle Gesundheit sowie auf körperliche Gesundheit achten. Obwohl die Gesundheit durch genetische und soziale Faktoren beeinflusst wird, wie z. B. die Umstände, unter denen Menschen geboren werden, aufwachsen, leben, arbeiten und altern und viele Organisationen zur Behandlung von Krankheiten eingerichtet wurden, bleiben die größten Einflussfaktoren auf die Gesundheit ein ungesunder Lebensstil und damit verbundene Fehlentscheidungen. Es wird geschätzt, dass 90 % der Gesundheit von Menschen (Clymer et al. 2012) nichts mit Krankenhäusern, Gesundheitsdienstleistern und Medikamenten an sich zu tun haben. Viel stärker wird unser Gesundheitszustand von der Nahrung beeinflusst, die wir zu uns nehmen, davon, wie viel Sport wir treiben, wie wir mit unserem Stress umgehen und wie viel wir schlafen sowie von unseren sozialen, ökologischen und genetischen Einflüssen. Soziale Einflussfaktoren auf die Gesundheit werden von einem breiten Spektrum wirtschaftlicher und politischer Kräfte sowie von der Sozialpolitik geprägt, die außerhalb der Kontrolle des Einzelnen liegen. Die Wahl unseres Lebensstils jedoch unterliegt sehr wohl unserer Kontrolle.

Um persönliche und Systemkapazitäten und Potenziale aufzubauen, ist es wichtig, den Mitarbeitern zu vermitteln, dass – in vielerlei Hinsicht – die „Gesundheit in ihren Händen liegt". Wie gesund Menschen sind, hat buchstäblich viel mehr mit der Wahl des Lebensstils und mit Entscheidungen zu tun, die sie jeden Tag treffen, als mit allem, was ein Gesundheitssystem bieten könnte.

▶ Ein Beispiel für eine solide Ressource, um Menschen beizubringen, wie sie ihre Gesundheit selbst in die Hand nehmen können, finden Sie unter: www.takingcharge.csh.umn.edu.

Wenn Menschen beginnen, Verantwortung für ihre eigene Gesundheit und ihr eigenes Wohlbefinden zu übernehmen, wirkt sich dies nicht nur auf ihr eigenes Leben, sondern auch auf die Organisationen aus, in denen sie arbeiten, und auf die Gemeinschaften, in denen sie leben. Unternehmen und Arbeitsstätten erkennen, dass die Gesundheit und das Wohlbefinden ihrer Mitarbeiter nicht nur die Kosten der Gesundheitsversorgung, sondern auch die Produktivität und Kreativität beeinflussen. Dies wirkt sich direkt auf das Geschäftsergebnis aus.

Zweck

Zweck und Sinn zu haben ist in jedem Alter und in jeder Lebensphase wichtig. Zweck leitet Lebensentscheidungen, beeinflusst das Verhalten, formt Ziele, bietet Orientierungssinn und schafft Sinn. In ihrem Buch *The Power of Meaning* stellt Emily Esfahani Smith (2017) fest, dass die Suche nach Sinn weder eine einsame philosophische Suche ist, noch etwas, das wir in uns selbst und für uns selbst erschaffen. Vielmehr, schreibt sie, liegt Sinn größtenteils in Anderen. Wenn wir uns auf Andere konzentrieren, schaffen wir ein Zugehörigkeitsgefühl für sie und für uns. Mit anderen Worten, Zweck und Sinn in unserem Leben zu finden erfordert, dass wir auf Andere zugehen, und durch unsere Entdeckung des Zwecks finden wir Sinn.

Zweck kann Phasen von „Flow" hervorrufen, einen optimalen Daseinszustand, in dem die kreativen und intellektuellen Grenzen eines Menschen zwar herausgefordert, aber nicht überschritten werden (Nakamura und Csikszentmihalyi 2009). Es gibt zahlreiche Hinweise darauf, dass der Zweck in direktem Zusammenhang mit Gesundheit und Glück steht. Ob wir Klarheit über unsere Sinnhaftigkeit haben und den Zweck in unserem Leben ausleben, wird unser Wohlbefinden maßgeblich beeinflussen. Zweck ist nicht nur mit einer besseren physischen und psychischen Gesundheit verbunden, sondern auch mit einem gesteigerten zivilen Engagement, sozialem Verhalten und besseren persönlichen Beziehungen sowie einer erhöhten Resilienz – der Fähigkeit, Herausforderungen im Leben zu bewältigen (Bronk et al. 2009; Diener et al. 2012).

Beeindruckend viel Forschung zum Thema Zweck kommt aus Japan, wo das Konzept des *Ikigai* oder des „Grund zum Sein" in der Kultur verbreitet ist. Diese Studien verbinden einen starken Zweck mit einem langen Leben und einem verringerten Risiko für Herz-Kreislauf-Erkrankungen (Tanno et al. 2009; Kim et al. 2012). Eine Studie aus dem Jahr 2014 (Hill) fand den gleichen Zusammenhang zwischen Zweck und Langlebigkeit. Ein höherer Lebenszweck prophezeite durchweg ein geringeres Sterblichkeitsrisiko über die gesamte Lebensspanne hinweg mit gleichem Vorteil für alle, also egal ob jüngere, mittlere und ältere Teilnehmer. Menschen mit Sinnhaftigkeit hatten ein um 15 % geringeres Sterberisiko verglichen mit Menschen, die angaben, ziellos zu sein.

Zweck ist auch auf Organisationsebene wichtig. Wenn eine Organisation sich über den eigenen Zweck wenig bewusst ist, hat das Auswirkungen auf den Arbeitsablauf, die Produktivität, das Engagement und die Moral der Mitarbeiter und letztlich auf das Wohl der Organisation, einschließlich des finanziellen Geschäftsergebnisses.

Beziehungen

Es wurde inzwischen gut dokumentiert, dass „Isolation tödlich ist". In der Tat sind Einsamkeit und Isolation Risikofaktoren für Krankheiten, deren Auswirkungen mit denen von Adipositas und Hypertonie vergleichbar sind (Holt-Lunstad et al. 2010). Leben ohne positive Beziehungen beinhaltet weniger Freude, Sinn und letztendlich weniger Wohlbefinden. Jüngste Forschungsergebnisse legen nahe: Einsamkeit prophezeit Depressionen und Müdigkeit bei Krebspatienten (Jaremka et al. 2012), Bluthochdruck (Hawkley et al. 2010) und ein um 50 % erhöhtes Mortalitätsrisiko (Holt-Lunstad et al. 2010). Ebenso stellen starke Beziehungen eine Unterstützung dar, können als Puffer gegen die negativen Auswirkungen von Stress wirken und dadurch zu einem längeren und gesünderen Leben führen. Untersuchungen an gesunden Gemeinschaften auf der ganzen Welt, *Blue Zones* genannt, gehen davon aus, dass die Bindung an einen Lebenspartner die Lebenserwartung um 3 Jahre verlängern kann (Buettner 2009).

Die Qualität und Art der Beziehungen ist auch auf Organisationsebene wichtig. Wenn zwischen Mitarbeitern oder zwischen Mitarbeitern und Führungskräften schlechte Beziehungen bestehen, können Effektivität und Effizienz beeinträchtigt werden. Auch für Organisationen ist es eine gefährliche Strategie, isoliert zu sein. Die Pflege von Schlüsselbeziehungen und der Aufbau starker Partnerschaften sind Schlüsselfaktoren, die das Wohlbefinden und den Erfolg von Organisationen begünstigen.

Gemeinschaft

Die Gemeinschaften, in denen wir leben und arbeiten, haben die Fähigkeit, uns zu „pflegen und zu erhalten" und wirken sich direkt auf unser Wohlbefinden aus. Wir verlassen uns auf die Infrastruktur und Ressourcen einer Gemeinschaft, ob politisch, wirtschaftlich, sozial oder technologisch. In einigen Gemeinschaften sind die Menschen nicht engagiert, und in anderen sind sie engagiert und manchmal auch befugt, selbst Maßnahmen zu ergreifen. Einige Arbeitsstätten fühlen sich und verhalten sich auch als Gemeinschaft, während andere sich als „Silos" fühlen und auftreten, in denen es wenig Verbundenheit gibt und die Menschen isoliert arbeiten.

Umwelt

Die Umwelt, in der wir leben, ist entscheidend für unsere Gesundheit und unser Wohlbefinden. Es ist wichtig sicherzustellen, dass unser Wohn- und Arbeitsumfeld gesund ist und wir keinen Gefahren wie verschmutzter Luft, verschmutztem Wasser oder Giftstoffen ausgesetzt sind. Wir müssen auch unsere globale Umwelt berücksichtigen und Maßnahmen ergreifen, um all unsere natürlichen Ressourcen vor Kontamination und Verknappung zu schützen. Ein Ansatz ist der *Natural Step Framework* („Natürlicher Schrittrahmen") aus Schweden, der von zahlreichen Unternehmen, Regierungsbehörden, gemeinnützigen Organisationen und Einzelpersonen auf der ganzen Welt genutzt wurde, um ökologisch verantwortlicher zu handeln (und Geld zu sparen). Basierend auf einer Reihe von Nachhaltigkeitsprinzipien konzentriert sich *Natural Step Framework* darauf, Symptome von Nicht-Nachhaltigkeit mit ihren Grundursachen zu verbinden und Maßnahmen zu ergreifen, die wissenschaftlich fundiert sind und die eine tiefgreifende und langfristige Transformation unterstützen. Innerhalb des Gesundheitswesens setzt sich die Koalition „Gesundheitswesen ohne Schaden" ähnliche Ziele und arbeitet daran, den Gesundheitssektor so zu verändern, dass er nicht länger eine Gefahrenquelle für Mensch und Umwelt darstellt.

Ein weiterer wichtiger Faktor für das Wohlbefinden in der Umwelt ist der Zugang zur Natur. Es gibt überzeugende Beweise dafür, dass die „Natur heilt". In der Natur zu sein oder auch nur Naturszenen zu betrachten reduziert Ärger, Angst und Stress und steigert die angenehmen Gefühle. Wenn Sie sich in der Natur aufhalten, fühlen Sie sich nicht nur emotional besser, es trägt auch zu Ihrem körperlichen Wohlbefinden bei: Blutdruck, Herzfrequenz und die Produktion von Stresshormonen sinken, Muskelverspannungen werden reduziert. Roger Ulrichs wegweisende Forschung auf diesem Gebiet wurde von Forschern auf der ganzen Welt unterstützt (Ulrich 1984; Largo-Wight et al. 2011). Selbst eine einfache Pflanze in einem Raum kann laut Untersuchungen in Krankenhäusern, Büros und Schulen einen erheblichen Einfluss auf Stress und Angst haben (Park und Mattson 2009; Bringslimark et al. 2008).

Einer der faszinierendsten aktuellen Forschungsbereiche ist der, der sich mit dem Einfluss der Natur auf das allgemeine Wohlbefinden befasst. In einer Studie gaben 95 % der Befragten an, dass sich ihre Stimmung nach einem Aufenthalt im Freien verbesserte und sich von depressiv oder ängstlich zu ruhiger und ausgeglichener wandelte (Mind Organization 2007). Andere Studien zeigen, dass ein Aufenthalt in der Natur oder das Betrachten von Naturszenen in Verbindung gebracht wird mit einer positiven Stimmung (Kim 2010) und psychischem Wohlbefinden, Sinnhaftigkeit und Vitalität (Cervinka et al. 2012). Darüber hinaus verbessert ein Aufenthalt in der Natur oder das Betrachten von Naturszenen unsere Fähigkeit, neue geistige Aufgaben zu übernehmen und aufmerksam zu sein (Berman et al. 2008; Bowler et al. 2010). Daher ist es wahrscheinlich, dass Unternehmen das Wohlbefinden und die Produktivität ihrer Mitarbeiter steigern, wenn sie ihnen Zugang zu Grünflächen gewähren oder Pflanzen und Naturszenen integrieren.

Schutz und Sicherheit
Sowohl in unserem Privat- als auch in unserem Arbeitsleben gilt: „Angst setzt außer Gefecht". Menschen können über eine ausgezeichnete körperliche Gesundheit verfügen und einen starken Lebenszweck haben, aber wenn sie in Angst leben, wird ihr Gefühl von Schutz und Sicherheit und allgemeinem Wohlbefinden untergraben. Angst verringert auch Freude und Kreativität und macht menschliches Gedeihen unmöglich.

Die profunde Kenntnis der Faktoren, die Wohlbefinden fördern und auch zerstören, und die Dringlichkeit, Stress und Burn-out der Beschäftigten im Gesundheitswesen zu adressieren, gaben den Impuls dafür, unser Führungskräfteprogramm für Wohlbefinden („Wellbeing Leadership Program") im Earl E. Bakken-Zentrum für Spiritualität und Heilung an der Universität von Minnesota zu starten.

3.3.4 Das Führungskräfteprogramm für Wohlbefinden – eine innovative Personalentwicklungsinitiative

Das durch das Bakken-Zentrum angebotene Führungskräfteprogramm für Wohlbefinden ist ein kreativer Programm-Mix, der einen 3-tägigen Retreat, selbstständiges Lernen und Online-Lernen umfasst. Das Programm fokussiert auf Übungen und Methoden, die einfach, konkret, kraftvoll und inspirierend sind und die sowohl im Privatbereich als auch für Führungskräfte geeignet sind. Das Programm basiert auf der Prämisse, dass Führungskräfte auf allen Ebenen der Organisation benötigt werden und dabei über Wissen, Fähigkeiten und Kapazitäten verfügen, Wohlbefinden zu fördern. Die Kompetenzen von Führungskräften im Bereich Wohlbefinden sind wie folgt definiert:

- Verstehen, wie wertvoll das eigene Wohlbefinden und das Wohlbefinden Anderer ist und welche Auswirkungen dies auf die Organisation hat.
- Entwickeln und Aufrechterhalten von Übungen zum Wohlbefinden und Führungsqualitäten angesichts von Komplexität und Herausforderungen.
- Erkennen von und Arbeiten mit Mustern auf der Ebene einer ganzheitlichen Person und eines ganzheitlichen Systems.
- Innovatives Denken fördern und Antworten aus verschiedenen Perspektiven zulassen.
- Ergreifen von Anpassungsmaßnahmen, die Personen, Teams, die Organisation und die größere Gemeinschaft verändern und zu nachhaltigen Gewohnheiten und Ergebnissen führen.
- Dynamisieren der positiven Veränderungen, indem das Wohlbefinden ansteckend gemacht wird!

Tag 1 der Retreat-Reihe konzentriert sich auf die Entwicklung eines persönlichen Plans für Gesundheit und Wohlbefinden. Die Teilnehmer führen vor dem Retreat eine Selbstbewertung mit dem Bewertungstool der Website *Taking Charge* *of Your Health and Wellbeing* (Verantwortung für Ihre Gesundheit und Ihr Wohlbefinden übernehmen) durch (s. www.takingcharge.csh.umn.edu). Themen, die auf dem Retreat behandelt werden, beinhalten die Faktoren von Wohlbefinden, Achtsamkeit und Selbstwahrnehmung sowie Verhaltensänderung.

Tag 2 der Retreat-Reihe konzentriert sich auf das Wohlbefinden der Organisation. Die Teilnehmer führen vor dem Retreat eine Bewertung der Organisation durch und beginnen, Stärken, Defizite, Herausforderungen und Chancen zu identifizieren. Ein Hauptaugenmerk liegt auf der Entwicklung von Strategien, die die Stärken der Organisation nutzen und mit denen Hindernisse überwunden werden können.

Der letzte **Tag 3** des Retreat fokussiert auf die Vertiefung der Methoden für die Führungskräfte. Die Teilnehmer werden in die Konzepte der Führung ganzheitlicher Systeme, sozialer Netzwerke, sozialer Veränderungen und sanften Handelns eingeführt.

▶ Die Retreat-Reihe stützt sich stark auf drei Inhaltsbereiche: Selbstwahrnehmung, Heilung ganzheitlicher Systeme sowie organisatorische Veränderung und Umwandlung.

Selbstwahrnehmung

Eine sehr wichtige Fähigkeit als Führungskraft ist es, sich der eigenen Gefühle, Emotionen und Intentionen bewusst zu sein und auch die Fähigkeit zur Selbstregulierung zu besitzen. Scharmer (2018) stellt fest, dass eine erfolgreiche Führung von der Qualität abhängig ist, in der die Führungskraft einer Situation Aufmerksamkeit und Intention widmet. Er beobachtet, dass zwei Führungskräfte, die unter den gleichen Umständen dasselbe tun, völlig unterschiedliche Ergebnisse erzielen können, je nachdem von welchem inneren Ort aus jeder handelt. Selbstwahrnehmung ermöglicht es einer Führungskraft, seine Emotionen und Reaktionen zu regulieren und Akzeptanz und Offenheit zu entwickeln. Wenn Führungskräfte eine gute Selbstwahrnehmung haben, haben sie ein tieferes Werte-Verständnis, was ihnen wiederum hilft, andere, die abweichende Werte und Ansichten haben, zu akzeptieren.

Achtsamkeit, oft definiert als Bewusstsein für den Augenblick, ist eine hervorragende Möglichkeit, sich die eigenen Gefühle, Gedanken, Emotionen und körperlichen Empfindungen zu erschließen. Eine Möglichkeit, Achtsamkeit zu kultivieren, besteht einfach darin, zu bemerken, was in Ihrem Körper vor sich geht. Fühlen Sie sich offen und entspannt oder schwer und angespannt? Wie ist Ihre Atmung? Oft können physische Hinweise dabei helfen, Sie in den Augenblick zu versetzen und die Emotionen und Gedanken zu erkennen, die Sie erleben. Wenn Sie sich Ihres eigenen emotionalen Zustands bewusster werden, können Sie einer anderen Person aufmerksamer zuhören und besser wahrnehmen, was um Sie herum vor sich geht. Aus Sicht einer Führungskraft ist dies unerlässlich. Wenn Sie achtsam geworden sind, sind Sie auch fähig, in einer Situation weniger gereizt zu sein und besser dazu in der Lage, selbst zu wählen, wie Sie reagieren wollen (Johns 2018).

Heilung ganzheitlicher Systeme

Die Heilung ganzheitlicher Systeme (Earl E. Bakken Center for Spirituality und Healing 2012) ist eine umfassende Art und Weise, die Welt zu betrachten. Es ist eine Möglichkeit, Probleme zu adressieren und die Gesundheit und das Wohlbefinden von Individuen, Organisationen, Gemeinschaften und der Umwelt zu pflegen, indem im Bewusstsein lebt und handelt, dass alle lebenden Systeme ganzheitlich und vernetzt sind. Es erfordert ein Verständnis zu verschiedenen, wichtigen Schlüsselkonzepten:

- Komplexitätslehre/Chaostheorie: Alle lebenden Systeme, von einzelnen Menschen und Gemeinschaften bis hin zum Ökosystem des Planeten sind komplexe Systeme, die sich ständig an veränderte Bedingungen von innen und außen anpassen und weiterentwickeln.
- Soziale Netzwerke: Soziale Netzwerke sind soziale Strukturen, die aus Personen oder Organisationen bestehen, die verbunden oder miteinander verknüpft sind. Die Bindungen

können sozial, wirtschaftlich oder organisatorisch sein.
- Sozialer Wandel: Sozialer Wandel ist ein Prozess, bei dem Werte, Einstellungen oder Institutionen der Gesellschaft verändert werden.
- Sanftes Handeln: Wie von David Peat (2008) formuliert, ist sanftes Handeln der Einsatz von Basismaßnahmen und kollektiver Intelligenz, um viele kleine, koordinierte Anstrengungen auf den Punkt mit der besten Hebelwirkung innerhalb eines gegebenen Systems zu konzentrieren. Es ist die strategische Umsetzung von höchst koordinierten Maßnahmen mit geringer Intensität.

▶ Die Heilung ganzheitlicher Systeme ist nicht nur ein Weg, um Probleme zu adressieren oder zu lösen, sondern auch ein Ansatz für die Kulturänderung innerhalb einer Organisation.

Führung ganzheitlicher Systeme

In seiner Beschreibung der Art von Führung, die jetzt in Organisationen benötigt wird, hält Kahane (2004) fest, dass Führung systemisch, partizipativ und aufstrebend sein muss.

- Systemisch – überall in der Organisation eingebettet.
- Partizipativ – Ideen, Energie, Talente und Fachwissen vieler Menschen werden einbezogen.
- Aufstrebend – In der Lage dazu zu sein, sich in einem Minenfeld von Unsicherheit flexibel zu bewegen und anzupassen.

Die Führung ganzheitlicher Systeme umfasst diesen Ansatz und ist eine Abweichung von der herkömmlichen Führung, wie in Tab. 3.1 dargestellt. Im Rahmen ganzheitlicher Systeme wird Führung als ein Verhalten betrachtet, was an jeder

Tab. 3.1 Konventionelle Führung und Führung ganzheitlicher Systeme. (Quelle: Earl E. Bakken-Zentrum für Spiritualität und Heilung https://www.csh.umn.edu/education/whole-systems-healing/whole-systems-leadership)

	Konventionelle Sicht der Führung	Führung ganzheitlicher Systeme
Führung ist …	eine Position oder Rolle der Autorität	eine Aktivität oder ein Verhalten, das überall in einem menschlichen System auftreten kann
Führung fließt …	in eine Richtung: von oben nach unten	in alle Richtungen
Führung wird ausgeübt …	von Personen mit besonderen Führungsmerkmalen	gemeinsam von Gruppen und/oder Einzelpersonen, die von der Gruppe informiert werden
Effektive Führung kommt vom …	genauen Vorhersagen eines vorhersehbaren Weges zu einem vorbestimmten Ergebnis	Erkennen und Beeinflussen von Mustern, die in menschlichen Systemen auf allen Ebenen vorhanden sind
Führung erfordert …	Gewissheit, klare Sicht und die Kraft der Überzeugung und Kontrolle	Bereitschaft, Unsicherheit anzunehmen, auf alle Stimmen zu hören und Anpassungsmaßnahmen zu ergreifen, oft in Zusammenarbeit mit Anderen
Führung schafft …	Harmonie und Stabilität	förderliche Bedingungen für Gruppen, die sich weiterentwickeln – was manchmal bedeutet, gewohnte Verhaltensmuster zu stören, damit Gruppen, Gemeinschaften oder Organisationen Bedingungen für eine bevorzugte Zukunft festlegen können
Der Zweck der Führung ist es, …	Probleme zu beheben und Möglichkeiten zu nutzen, um Ziele zu erreichen	Anpassungsfähigkeit, Lernen und Innovation ermöglichen, damit Gruppen Fortschritte bei den Themen erzielen, die ihnen wichtig sind – auch unter unvorhersehbaren und sich ändernden Bedingungen
Führung kann einen Unterschied machen durch …	eine große strategische Maßnahme zum Zweck der Problembehebung oder Zielerreichung	die Erkenntnis auftretender Muster in menschlichen Systemen und der Sinnerschaffung aus vielen kleinen Veränderungen heraus

Stelle der Organisation auftreten kann. Es ist nicht an eine Rolle oder eine Position mit Autorität gebunden. Während sich ein herkömmlicher Führungsansatz auf Kontrolle und Stabilität konzentriert, erkennt ein ganzheitlicher Systemansatz an, dass die Störung von Gewohnheitsmustern genau das sein kann, was erforderlich ist, um die Organisation voranzubringen. Ein herkömmlicher Führungsansatz lenkt vielleicht Zeit und Aufmerksamkeit auf Problembehebung und die Nutzung von Möglichkeiten zur Zielerreichung. Ebenfalls zielorientiert, würde sich ein ganzheitlicher Systemansatz aber auch darauf konzentrieren, sicherzustellen, dass die Organisation die Fähigkeit zu Anpassung, Lernen und Innovation aufbaut.

Führungskompetenzen für ganzheitliche Systeme
Führungskräfte, die Führung ganzheitlicher Systeme verkörpern, verfügen über Kenntnisse, Fähigkeiten und Einstellungen, mit denen sie angemessene und effektive Antworten auf komplexe Situationen generieren können. Die 6 Kernkompetenzen umfassen:

- **Aufmerksames Zuhören:** Gespräche haben die Kraft, unser Verständnis zu verändern und innovative Handlungsoptionen zu erzeugen. Eine Schlüsselkomponente für erfolgreiche Gespräche ist das aufmerksame Zuhören, d. h. Zuhören, um zu lernen und dabei vorübergehend urteilsfrei zu sein.
- **Systembewusstsein:** Führung ganzheitlicher Systeme versteht Gemeinschaften, Organisationen und Gruppen als adaptive, sich verändernde Systeme. Mit einem Systembewusstsein erhalten Sie eine umfassendere Perspektive der Situation, wodurch Ihre Handlungsoptionen erweitert und verfeinert werden.
- **Selbstwahrnehmung:** Die Entwicklung der Selbstwahrnehmung ist der notwendige Beginn, um geschickt Wege zu entwickeln, auf Situationen zu reagieren. Wenn Sie sich Ihrer Motivationen, Gefühle und Überzeugungen nicht bewusst sind, können Sie keine wirksamen Entscheidungen darüber treffen, wie Sie sich verhalten wollen.
- **Suche nach unterschiedlichen Perspektiven:** Ein ganzheitlicher Systemansatz gedeiht durch die respektvolle Einbeziehung aller Stimmen. Unter diesem Gesichtspunkt stellen widersprüchliche Meinungen kein Problem dar, sondern vielmehr potenzielle Ressourcen, die das Denken schärfen und zu innovativen Handlungsoptionen führen können.
- **Gewissheit beurlauben, Unsicherheit umarmen:** Durch die „Beurlaubung" der Gewissheit können Sie über Ihren gewohnten Horizont hinausblicken, um eine weitere und möglicherweise genauere Sicht auf das Geschehen zu erhalten. Es schafft auch Raum für unterschiedliche Ansichten, sodass neues oder anderes Wissen entstehen kann.
- **Adaptives Handeln:** Adaptives Handeln bedeutet, von allem zu lernen, was Sie tun. Es bedeutet, sich Zeit zu nehmen, um Muster zu erkennen und ihre Bedeutung zu reflektieren, bevor Sie zu einer Lösung kommen. Es gleicht einem integrativen Ansatz des aufmerksamen Zuhörens mit einer Tendenz zum Handeln.

Wandel und Transformation in Organisationen
Bei der Überlegung, wie kleine oder große Systemveränderungen vorangetrieben werden können, steigt das Interesse für die Anwendung der Prinzipien des „Design Thinking". „Design Thinking" als Methode wurde von Tim Brown und dem internationalen Unternehmen IDEO gut beschrieben. In dem Buch *Change by Design* (2009) diskutiert Brown die Bedeutung der in Abb. 3.7 hervorgehobenen drei Faktoren beim Voranbringen von Systemveränderungen.

Bei der Einleitung organisatorischer Veränderungen muss zunächst verstanden werden, was wünschenswert oder erforderlich ist. Die Bedürfnisse der Organisation zu verstehen, erfordert aufmerksames Zuhören und alle in diesem Abschnitt beschriebenen Fähigkeiten und Werkzeuge. Es erfordert die „Beurlaubung" von Gewissheit und Verurteilung, damit die Möglichkeiten erkannt werden können. Es erfordert die Arbeit mit Menschen mit unterschiedlichen Ansichten und Perspektiven, und es erfordert die

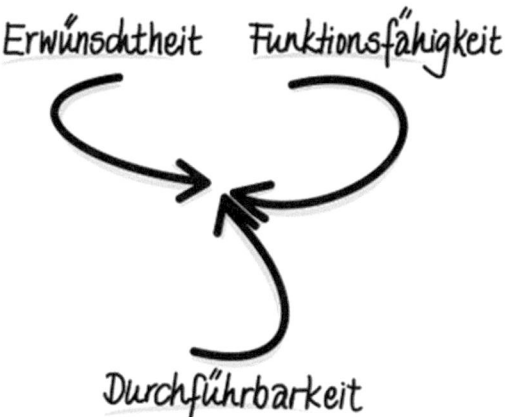

Abb. 3.7 Die Prinzipien des Design Thinking (Grafik von Dr. Anna Martius in Anlehnung an Brown)

Einbeziehung der Menschen in einen Prozess der gemeinsamen Schöpfung.

Damit Strategien angenommen werden und nachhaltig sind, ist es auch wichtig, zwei zusätzliche Faktoren zu berücksichtigen: Machbarkeit und Durchführbarkeit. Machbarkeit beinhaltet die Prüfung, ob Ressourcen und Infrastruktur zur Unterstützung der vorgeschlagenen Veränderung vorhanden sind. Dies kann sich sowohl auf das Humankapital als auch auf konkrete Hilfestellungen beziehen, wie Richtlinien und Unterstützung der Führungskraft. Die Durchführbarkeit bezieht sich auf Nachhaltigkeit und die Frage, ob ausreichende finanzielle Ressourcen vorhanden sind, um die Veränderung zu unterstützen.

3.3.5 Zusammenfassung und Checkliste

Wohlbefinden und menschliches Gedeihen zu fördern, ist ein globales Bedürfnis, das Kulturen und Grenzen überschreitet. Es ist eine soziale Veränderung, die ein Verständnis für den Wandel ganzheitlicher Systeme und deren Führung erfordert. Im Gesundheitswesen ist es dringend erforderlich, das persönliche und organisatorische Wohlbefinden zu adressieren, da Stress, Burn-out und ein vorzeitiges Ausscheiden aus Gesundheitsberufen zunehmen. Personalentwicklungsmaßnahmen wie das Führungskräfteprogramm für Wohlbefinden sind erforderlich, um Führungskräfte mit dem Wissen und den Fähigkeiten auszustatten, einen Kulturwandel herbeizuführen, der sich mit den Ursachen von Stress und Burn-out befasst.

Die folgende Checkliste beschreibt die nächsten Schritte.

- Berufen Sie ein Planungsteam oder ein leitendes Bündnis für den Prozess und die Planung der Wandlung des organisatorischen Wohlbefindens ein.
- Führen Sie eine Bewertung des organisatorischen Wohlbefindens durch und identifizieren Sie Stärken, Herausforderungen und Chancen.
- Erstellen Sie einen durchdachten, für die Organisation geeigneten „Wohlbefinden-Plan" mit messbaren Ergebnissen.
- Implementieren Sie den Plan und leiten Sie Maßnahmen ein, mit denen Sie früh Erfolge erzielen, und nutzen Sie Stärken und Chancen.
- Feiern Sie Lernen und Veränderung im organisatorischen Wohlbefinden!

3.4 Stress war gestern! Revitalisierung durch HearthMath-Interventionen

Sue Smith und Gavin Andrews

Übersetzung aus dem Englischen durch Lea Schädlich.

3.4.1 Pflege im National Health Service (NHS) – vor Herausforderungen gestellt

Der National Health Service (NHS) bildet die staatliche Gesundheitsversorgung von Großbritannien (England, Irland, Schottland und Wales). Über den Hausarzt, Krankenhäuser oder Notfallambulanzen wird die Bevölkerung versorgt. Finanziert wird der NHS durch Steuerabgaben, nationale Versicherungsbeiträge und Zuzahlungen der Patienten, z. B. für Rezepte oder zahnärztliche Behandlung. Der NHS setzt sich aus einem breiten Spektrum zugehöriger Berufsgruppen zusammen, darunter auch Gesundheitsprofessionen verschiedener Settings: Mediziner, Pflegefachkräfte, Gemeindepflegende, Hebammen, Diätassistenten, Ergotherapeuten, Physiotherapeuten, Podologen, Chiropraktizierende, Radiologen, Logopäden und viele andere. Das Royal College of Nursing publiziert jährlich Analysen zum aktuellen Stand des Arbeitsmarkts in der Pflege im *United Kingdom Labour Market Review* (Royal College of Nursing 2018). Der Bericht zeigt, dass laut dem Nursing and Midwifery Council (NMC) 693.618 Pflegende und Hebammen im September 2018 registriert waren; darunter 77,1 % in der Gesundheits- und Krankenpflege, 13 % als Fachpersonal in der Psychiatrie, 7,4 % in der Kindergesundheits- und Krankenpflege und 2,5 % in der Behindertenpflege. Ausgebildet wird traditionell an der Universität oder in einer neuen Ausbildung mit anschließendem Diplom. Registrierte Pflegende gehören einer gesetzlich regulierten Profession an, deren Befähigungsbedingungen vom Nursing and Midwifery Council NM (www.nmc.org.uk) vorgeschrieben werden.

Das Pflegeausbildungsgesetz erfordert einen Abschluss als Bachelor of Science in Nursing (BSc in Nursing), einen Theoriestundenanteil von 40–50 % sowie 50–60 % Praxisstundenanteil im stationären oder ambulanten Setting. Es bestehen Ausbildungsmöglichkeiten für einen BSc in Erwachsenen-, Kinder- oder Psychiatriepflege. Die Hebammenausbildung wird als akademischer Abschluss geführt, entweder durch einen anerkannten Studiengang oder eine anerkannte Ausbildung mit Diplom. Zusätzlich können nach der Registrierung aufbauende BSc-Studiengänge in Lernbehinderung, Public Health, Schulkrankenpflege, Gemeindepflege und häuslicher Gesundheitspflege absolviert werden. Eine weitere Möglichkeit der Registrierung besteht in der Aufwertung eines Bachelor-Abschlusses durch Anschluss einer Ausbildung mit Diplom. Der Bericht des Royal College of Nursing führt weiters auf, dass die Anzahl neuer Einträge in das NMC-Register durch die Anzahl abgehender Mitglieder übertroffen wird.

Die täglichen Herausforderungen der Pflegefachkräfte werden im *United Kingdom Labour Market Review (UKLMR)* (Royal College of Nursing 2018) dargestellt. Darunter fallen unter anderem:

- der sich verschärfende Personalmangel durch ein Ungleichgewicht in der Fluktuation,
- die hohe Rate an Ausbildungsabbrüchen,
- der demographische Wandel im Personal und
- die steigende Anzahl an Mitarbeitern in Teilzeit.

Die Anzahl von Berufsausstiegen, welche im Nursing and Midwifery Council Register (NMCR) verzeichnet wurde, ist im letzten Jahr zwar gefallen, bleibt jedoch 23,1 % höher als im Jahr 2013. Die Schulabbruchsrate in berufsvorbereitenden Kursen noch vor der Registrierung stellt eine weitere Herausforderung dar. Das Department of Health publizierte im März 2015 ein überarbeitetes Mandat über die Health Education England (DOH 2015) – die national führende Organisation für Bildung, Ausbildung und Personalentwicklung. Diese entwickelten Maßnahmen, um die Qualität der Ausbildung zu steigern und sowohl Studierende als auch Lehrende zu unterstützen. 2017 wurde das Projekt Reducing Pre-Registration Attrition and Improving Retention (RePAIR) gegründet mit der Zielsetzung, unnötig hohe Schulabbruchsraten zu vermeiden.

Berufsausstieg

Die Hauptursachen für einen Berufsausstieg nach der Registrierung sind demnach:

- finanzielle Schwierigkeiten,
- Schuldruck,
- Personalmangel,
- psychische Überforderung am Arbeitsplatz und
- Stress.

Eine gute Beziehung zum Mentor mit professioneller Pädagogik und Didaktik sowie eine begleitende Übernahme (Transitioning) nach der Ausbildung gelten laut dem Bericht als wesentliche Faktoren, um Studierende im Berufsfeld zu halten.

3.4.2 Personalentwicklung: Revitalisierung von Personal und Patienten

Der anhaltende Personalmangel und hohe Austritt Pflegestudierender aus der Pflege entwickelt sich zunehmend zu einer Herausforderung für die Leitungsebenen. Griffiths et al. (2017) äußerten in einer Studie die Bedenken, dass die unzureichende Personalbesetzung im NHS schwerwiegende Folgen sowohl für Patienten als auch für das Personal mit sich bringen wird, einhergehend mit schlechter Arbeitsmoral und ethischem Abstumpfen. Die Leitungsebene muss demnach die nötigen Mittel für den Aufbau widerstandsfähiger Teams zur Verfügung stellen.

Eine Möglichkeit dazu bietet HearthMath™. In dem beschriebenen Projekt wurden Trainer für den eintägigen Workshop Revitalising Care™ qualifiziert. Dabei wurde der Fokus auf paarweises gegenseitiges Coaching gelegt. Ziel des Workshops sind Stressreduktion, Resilienzaufbau, die Förderung von Teamarbeit und Empowerment, sowie Wertschätzung und Revitalisierung des Teams, um das Arbeitsumfeld zu verbessern. Die Notwendigkeit eines solchen Workshops wird durch das House of Commons Select Committee UK (Zweiter Bericht 2019 S. 17) in einem Bericht bestätigt. Demnach sollte mehr Wert auf den Erhalt des bestehenden Personals gelegt und Bemühungen hin zu einem wertschätzenden Arbeitsumfeld für Pflegende gezeigt werden.

2012 riefen das Schottische Regierungsbüro für Pflegedirektion, Patienten und Gesundheitsberufe (Scottish Government's Directorate for the Chief Nursing Officer, Patients, Public and Health Professions, CNOPPP) den Revitalising Care™ Workshop ins Leben (Revitalising Care TM, Workshop Buch 2011) und handelten damit als Vorreiter. Dabei wurden Trainer aus den 9 Gesundheitsbezirken Schottlands (Health Boards) dafür qualifiziert, diesen Workshop über 3 Jahre hinweg an Pflegefachpersonal weiterzugeben. Der Workshop war Teil eines größeren Projektes, um die Evidenz für die Notwendigkeit für ein verantwortungsbewusstes Arbeiten für sowohl Pflegende als auch Patienten zu schaffen. Die Unternehmensberatung Choice Dynamic International Private Limited Company wurde damit beauftragt, mit den Teilnehmern Workshops zu HearthMath™ durchzuführen.

Workshop Design

Durch den Workshop werden Wissen über Fürsorge und Hingabe, positive Psychologie, die Physiologie des Herzens, Resilienz und Sinn für Kohärenz vermittelt. Er bietet die Möglichkeit, neue Techniken zur Stressbewältigung zu erlernen und damit Alltagsdramen zu reduzieren. Das Ergebnis ist authentisches Mitgefühl und Hingabe zum Beruf.

Das Workshopdesign wurde vom Institute of HearthMath (IHM) entwickelt. Das IHM ist ein Zentrum für Non-Profit-Forschung und Bildung mit dem Hauptsitz in Kalifornien. Rollin McCraty leitete über 25 Jahre mehrere Studien zur Erforschung der Zusammenhänge zwischen Herz und Gehirn (Abb. 3.8). Der Fokus galt den physiologischen Mechanismen, mit denen Herz und Gehirn interagieren und inwieweit die Herzaktivität Wahrnehmung, Emotionen, Intuition und Gesundheit beeinflussen. In den frühen 1990ern wurde die Reichweite auf die Wirkung stressinduzierter Emotionen auf das autonome Nervensystem (ANS) sowie das Hormon- und Immunsystem eingegrenzt.

Auch zu Emotionen wie Wertschätzung, Hingabe und Fürsorge wurden Studien geführt, gestützt durch diagnostische Maßnahmen wie Elektroenzephalogramm (EEG) Hautleitwertniveau (SCL zur Erregungsdarstellung des autonomen Systems), Elektrokardiogramm (EKG), Blutdruckmessung und Hormonspiegel etc.

▶ Durchweg zeigte sich die Herzfrequenzvariabilität als der aussagekräftigste Indikator für einen angespannten Gefühlszustand und damit auch gegenwärtigen Stress und kognitiv anstrengende Prozesse (Abb. 3.8) (McCraty und Chidre 2010).

Viele Studien belegten den positiven Effekt von Stressreduktion auf die Gesundheit: Blutdrucksenkung (Alabdulgader 2012), Einfluss auf Diabetes (McCraty et al. 2000) und Einfluss auf

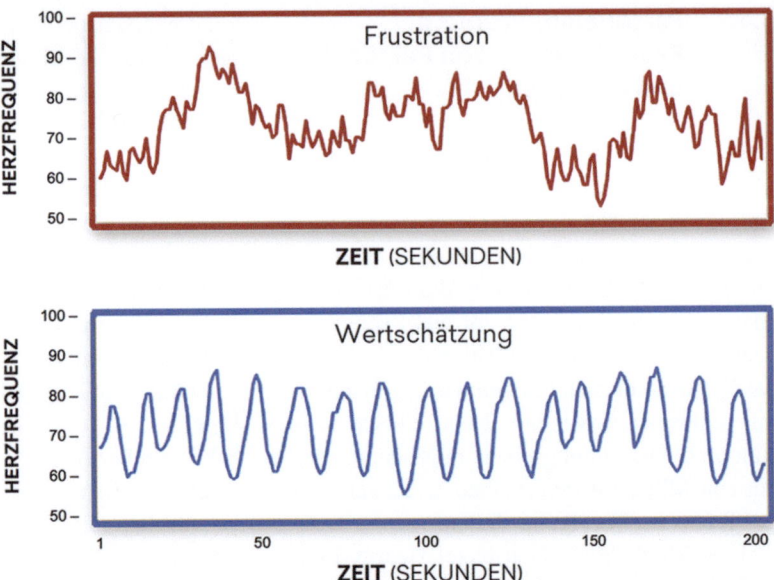

Abb. 3.8 a, b Änderungen der Herzfrequenz als Reaktion auf negative und positive Emotionen: **a** Die Hemmung der Aktivität des Großhirns führt zu Chaos. **b** Die Unterstützung der Aktivität des Großhirns führt zu Kohärenz.

Patienten mit Herzinsuffizienz (Luskin et al. 2002). Der Aufbau und Erhalt von Resilienz wirkt positiv auf die Fähigkeit hohe Arbeitslasten besser einschätzen zu können und sich schneller von diesen zu erholen.

Über 1400 biochemische Veränderungen werden bei einer wechselnden Gefühlslage in Bewegung gesetzt. Darunter auch die beiden Hormone Cortisol, als Stresshormon, und Dehydroepiandrosteron (DHEA), als Vitalitätshormon (auch als Glückshormon bezeichnet). Schwächende Emotionen triggern die Cortisolproduktion, während energetisierende Gefühlslagen DHEA steigern.

Zielsetzung des Workshops ist, einen kohärenten Herzrhythmus zu schaffen. Dies geschieht durch den Fokus auf aufbauende Emotionen wie Wertschätzung, Mut und Geduld. Gemessen wurden die Änderungen der Herzfrequenz mit dem Biofeedbackgerät emWave2™ (Abb. 3.9).

Das emWave™ erfasst die Herzfrequenz durch einen Pulssensor, der am Ohrläppchen angebracht wird, und übermittelt diese Informationen an einen Bildschirm, wo der Rhythmus grafisch dargestellt wird. Er kann auch über leicht nachvollziehbare Lichtsignale am tragbaren emWave2™ visualisiert werden. Cryer (2003) behauptet, dass ein angemessener emotionaler Umgang mit Stressoren weitaus einfacher ist, als Viele denken. Um diesen Umgang

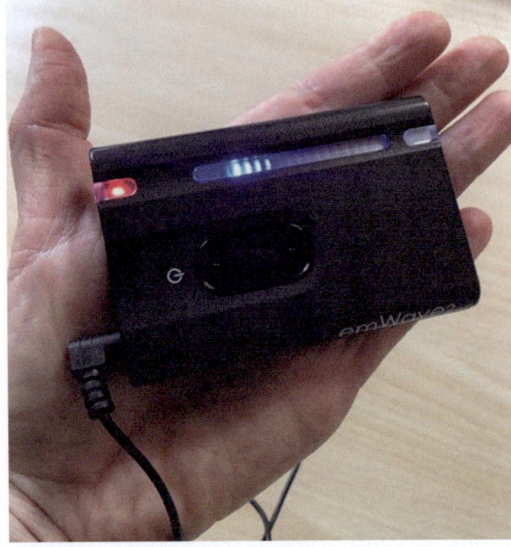

Abb. 3.9 Biofeedbackgerät emwave2 (der rote Punkt signalisiert Stress)

zu erleichtern, entwickelte das IHM verschiedene Techniken und Hilfsmittel, welche im Nachfolgenden dargestellt werden sollen.

> **Beispiel**
>
> Die Teilnehmer werden über die Funktion des Herzens und dessen Kohärenz geschult. Sie werden darauf hingewiesen, täglich 5 Minuten

die Techniken zu üben, die sie im Workshop gelernt haben. Dadurch soll der Grundstein für eine emotionale Ausgeglichenheit in Stresssituationen geschaffen und der Kohärenzwert gesteigert werden.

Die erste Technik, die eingeübt wird, ist das Herz-fokussierte Atmen™. Diese Technik heißt schlicht: Neutral.

- Richten Sie Ihre Aufmerksamkeit auf Ihre Herzgegend. Stellen Sie sich vor, Ihr Atem fließt in Ihr Herz hinein und aus Ihrem Herzen heraus. Atmen Sie etwas langsamer und tiefer als sonst (pro Minute etwa 5 Sekunden ein- und 5 Sekunden ausatmen).

Die zweite Technik heißt Quick Coherance™ (schnelle Kohärenztechnik) und baut auf der ersten auf:

- Richten Sie Ihre Aufmerksamkeit auf Ihre Herzgegend. Stellen Sie sich vor, Ihr Atem fließt in Ihr Herz hinein und aus Ihrem Herzen heraus. Atmen Sie etwas langsamer und tiefer als sonst (pro Minute etwa 5 Sekunden ein- und 5 Sekunden ausatmen).
- Rufen Sie ein angenehmes Gefühl auf für jemanden oder für etwas in Ihrem Leben und halten Sie dieses Gefühl aufrecht. ◄

Während des Workshops werden die Teilnehmer dazu ermutigt, die neu erlernten Techniken in emotional aufwühlenden Situationen anzuwenden, z. B. bei Meetings, dem Beantworten von E-Mails, finanziellen Problemen, Schlafstörungen, Entscheidungsfindung, während sie im Stau stehen, Drama am Arbeitsplatz, Überforderung und Deadlines und herausfordernden Kollegen. Gemeinsam werden Handlungsabläufe für stressvolle Situationen geplant, und die Teilnehmer helfen sich zu zweit gegenseitig bei der Umsetzung, indem sie telefonisch in Verbindung bleiben.

Der nächste Workshop findet 6 Wochen nach dem ersten Workshop statt. Hier wird Erlerntes gefestigt, und neue Techniken werden einstudiert.

3.4.3 Das Care-Projekt zur Revitalisierung

Projektdesign

20 professionelle Personalentwickler wurden in einem 4-tägigen Lehrgang zu Trainern für den Workshop RevitalisingCare™ qualifiziert. Dazu zählte auch die Aneignung der HearthMath™-Techniken und -Hilfsmittel. Paarweise hielten diese Personalentwickler dann jeweils einen Workshop in den 9 Gesundheitsgremien Schottlands mit insgesamt 127 Teilnehmenden ab (also ca. 15 pro Workshop). Die Menge der Teilnehmenden setzte sich folgendermaßen zusammen: 11 Männer und 115 Frauen, 80 % Fachpersonal, 10 % Bürofachangestellte und 10 % Managementpersonal. Über 50 % verfügten über einen Bachelor-Abschluss und 20 % über einen Master. 15 % haben ihr Studium innerhalb der letzten 6 Monate abgeschlossen, 35 % vor 2–5 Jahren und 28 % vor 10 Jahren oder länger. Ein Folgeveranstaltungstag nach 6 Wochen und eine Schulung im 6-Wochen-Rhythmus sowie tägliches Üben der HeartMath™ Techniken stellten die Basis der Ausbildung dar. Die Schulung sollte sicherstellen, dass die Teilnehmenden mit der HeathMath™-Technologie umgehen und die Techniken und Hilfsmittel des Kurses sicher anwenden konnten.

Auswertung

Um die Veränderungen durch den Workshop zu ermitteln wurde das POQA (Personal and Organisational Quality Assessment) eingesetzt – ein Online-Fragebogen, welcher vor und nach den Workshops von den Teilnehmenden ausgefüllt wurde. 4 Hauptbereiche werden ermittelt:

- emotionale Vitalität,
- Organisationsstress,
- emotionaler Stress und
- körperlicher Stress.

Innerhalb dieser Hauptbereiche wurden Themen wie emotionaler Antrieb, Zufriedenheit, Alltagsdruck, Spannungen im Team, Kündigungsbereitschaft, Angstzustände, Depression, Wut, Verstimmungen, Abgeschlagenheit und körperliche Symptome wie Kopfschmerzen, Glie-

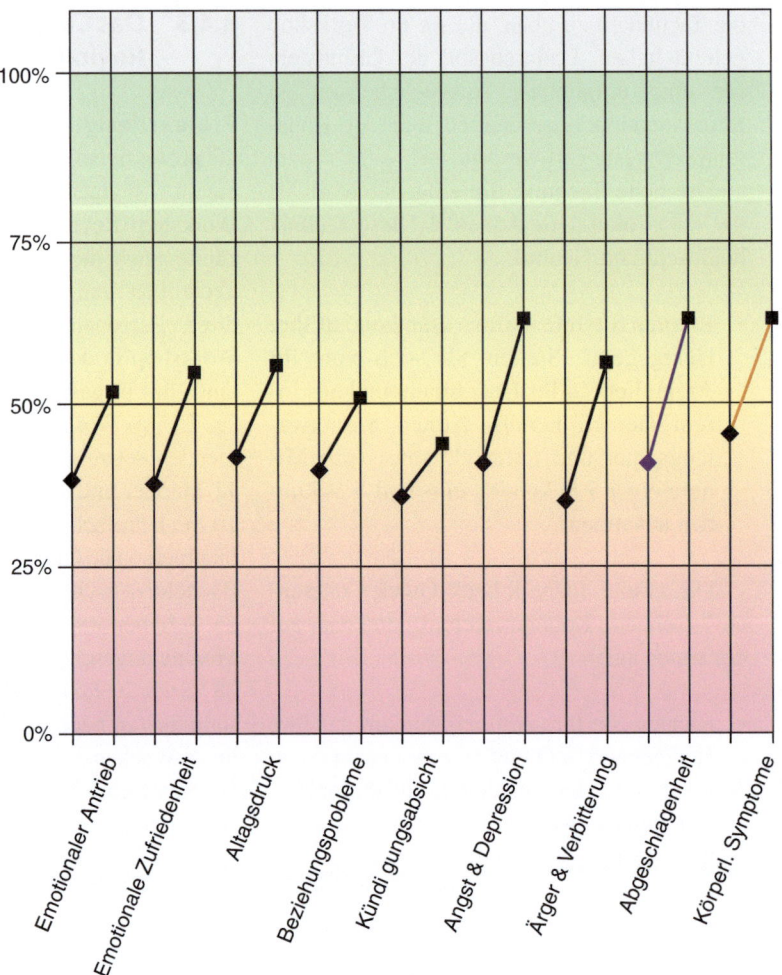

Abb. 3.10 Ergebnisse des POQA-Fragebogens: Emotionale Vitalität (Messung vor Beginn des HeartMath Trainings sowie 9 Monate später)

derschmerzen usw. erfragt. Fragebögen zur Organisationsqualität umfassen Fragestellungen zu Themengebieten wie logisches Verstehen, klare Zielvorstellungen und Arbeitseinstellung.

Ergebnisse
Skala zur emotionalen Vitalität
Hier wurde erfasst, in welchem Ausmaß die Mitarbeiter positive, emotionale Energie für eine optimistische und erfüllende Alltagsbewältigung benötigen. Niedrige Werte weisen auf ein niedriges emotionales Antriebslevel der Angestellten hin und können auf eine eingeschränkte emotionale Energie hindeuten, die den Menschen zur Verfügung steht. Die Ergebnisse zeigen, dass emotionale Vitalität um 13 % während des Workshops anstieg (von 30 % auf 43 %) und die emotionale Zufriedenheit um 23 % (von 15 % auf 38 %) (Abb. 3.10).

Skala zum emotionalen Stress
Bei dieser Skala wurden die negativen Emotionen der Arbeitnehmer erfasst, welche bei schlechter emotionaler Kontrolle deren Leistungsfähigkeit im Alltag und Lebensqualität beeinträchtigen können. Hohe Werte deuten auf Arbeitnehmer hin, die durch ihre aktuelle Lebenssituation emotional gestresst, überfordert und frustriert sind. Keine dieser Skalen wies vor dem Workshop auffallend hohe Werte auf. Die Werte für Angstzustände sanken um 5 % (von 8 % auf 3 %) und für Depression um 4 % (von 4 % auf 0 %).

Tab. 3.2 Ergebnisse des POQA-R4-Profil der Organisationen. Dargestellt sind Befragungen vor Beginn des HeartMath-Training, nach 9 Monaten sowie deren Differenz

Organisationsstress	% vorher	% nachher	% Differenz
Leistungsdruck	21	7	14
angespannte berufliche Beziehungen	26	17	9
Wieviel Stress hatten Sie im letzten Monat? (100 Punkte gestufte Skala)	51	19	32
Kündigungsabsicht	12	5	7
Emotionale Vitalität			
Emotionaler Antrieb	30	43	13
Emotionale Zufriedenheit	15	38	23
Emotionaler Stress			
Angst und Depression	8	3	5
Ärger und Verbitterung	4	0	4
Körperlicher Stress			
Abgeschlagenheit	37	11	26
Schlafstörungen	50	24	26
Körperliche Schmerzen (Gelenkschmerzen, Rückenschmerzen etc.)	35	22	13
Verdauungsprobleme, Sodbrennen, Magenbeschwerden	17	6	11
Tachykardie	14	4	10
Muskelverspannung	32	15	17
Kopfschmerzen	19	8	11
Gesundheitsschädigende Faktoren			
schlechte Selbstwahrnehmung eigener Gesundheit	18	6	12
niedrige Lebenszufriedenheit	7	1	6
niedrige Arbeitszufriedenheit	15	6	9

Skala zum Organisationsstress

Diese Skala erfasst den Einfluss negativer Stressoren und Konflikte im Arbeitsumfeld auf das Privatleben der Arbeitnehmer, welche nicht nur den Leistungsdruck im Beruf erhöhen, sondern auch zu vermehrter Kündigungsbereitschaft führen kann. In allen Kategorien konnten die Stressoren verringert werden. Das Empfinden von Druck im Alltag sank um 14 % (von 21 % auf 7 %), Spannungen im Team wie Konflikte mit Kollegen konnten um 9 % (von 26 % auf 17 %) verringert werden. 32 % der Befragten fühlten sich weniger gestresst im letzten Monat (von 51 % auf 19 %), und 7 % gaben an, eine Kündigung weniger in Betracht zu ziehen (von 12 % auf 5 %) (Tab. 3.2).

Skala zum körperlichen Stress

Mit dieser Skala wurden die körperlichen Stressreaktionen der Arbeitnehmer erfasst. Hohe Werte auf dieser Skala deuten auf hohe körperliche und emotionale Belastung hin und können Vorboten für ernsthafte gesundheitliche Probleme sein. In jeder Kategorie sanken die Werte: Abgeschlagenheit um 26 % (von 37 % auf 11 %), Schlafstörungen um 26 % (von 50 % auf 24 %), Gliederbeschwerden und -schmerzen um 13 % (von 35 % auf 22 %), Verdauungsstörungen und Sodbrennen um 11 % (von 17 % auf 6 %), erhöhte Herzfrequenz um 10 % (von 14 % auf 4 %), Muskelverspannungen auf 17 % (von 32 % auf 15 %) und Kopfschmerzen auf 11 % (von 19 % auf 8 %) (Tab. 3.2).

3.4.4 Fazit

Die Analyse der Daten des Fragebogens ergab, dass von den 127 Teilnehmenden nur 10 Personen entweder die HearthMath™-Technologie nicht richtig nutzten oder unzureichend übten. 117 Teilnehmende gaben an, die durch den Workshop vermittelten Techniken und Hilfsmittel praxisnah anwenden zu können und sie täglich zu üben.

Die 20 Personalentwickelnden gaben in den folgenden 2 Jahren weiterhin Workshops in den Gesundheitsgremien Schottlands. Bis 2015 nahmen über 2000 Personen an den Workshops teil, und die Evaluation der Befragungen konnte belegen, dass sich HearthMath™ positiv auf den Alltag der Teilnehmenden auswirkt.

Was Andere von diesem Projekt lernen können

2015 übernahm das Scottish Government's Directorate for the Chief Nursing Officer die Trägerschaft des HearthMath™-Projektes, sodass der NHS die Workshops fortsetzen konnte. 2019 ging die Hälfte der Trainer in Rente. Die meisten der NHS-Initiativen blieben bestehen, und manche wurden erneut aufgegriffen, während einige trotz positivem Ergebnis nicht mehr fortgeführt wurden.

Es blieben drei Aspekte mit Verbesserungsbedarf bestehen, durch welche der 3-Jahres-Vertrag des Projektes hätte verlängert werden können:

- Die Initiierungen, unabhängige Studien herauszugeben, um die Workshop-Leiter zu motivieren und ihre Interventionen beizubehalten.
- Die Unterstützung von Personalentwicklern zeigte sich als essenziell für die Entscheidungen der Gesundheitsgremien.
- Die Auftraggeber der Projekte müssen die Nachhaltigkeit der Projekte über deren Ende hinaus im Blick behalten.

Leitlinien für weitere staatliche/ überregionale Anbieter

- Es sollte ein Vertrag verschriftlicht werden, in dem alle verantwortlichen Führungskräfte benannt werden, die für die außerbetriebliche Kommunikation des Projektes zuständig sind. Des Weiteren sollten Verantwortliche für Finanzen, Projektmanagement, Vermarktung und Forschung festgelegt werden.
- Vor Beginn des Projektes sollte eine eindeutige Forschungs- und Auswertungsstrategie festgelegt sein.
- Es sollte ein selbstverwaltetes Ausbildungssystem für die Personalentwicklungtrainer bestehen, um nach Ende des Projektes die Möglichkeit zur Weiterbildung zu erhalten.
- Externe Anbieter sollten ein Zertifikationssystem eingerichtet haben sowie Fortbildungsmöglichkeiten und Optionen der Akkreditierung der Praxis. Das könnte durch eine Zulassung erreicht werden, welche mit einem Jahresbeitrag beglichen wird. So werden Vertrauenswürdigkeit und Ausbildungsqualität innerhalb des Projektes aufgebaut.

3.4.5 Ausblick

Neuste technische Fortschritte ermöglichen noch mehr Personen den Zugriff auf das System durch die Inner Balance™ App, die ähnlich wie das emWave™ funktioniert, jedoch über das Smartphone mittels eines Ohrsensor benutzt werden kann. Bisher konnte die Inner Balance™ App durch Herzratenvariabilität-Biofeedbacktchnologie gut zum Erlernen und Messen persönlicher Kohärenz-Skills eingesetzt werden. Jüngst testet das IHM die Smartphone-App Global Coherence, welche in Gruppen und Teams genutzt werden kann (McCraty et al. 2017).

▶ Innere Kohärenz ist der beste Zustand, um Fähigkeiten spezifisch für Teamarbeit zu lernen und anzuwenden: Zusammenarbeit, Mitgestaltung, Problemlösung und Entscheidungsfindung. Diese Fähigkeiten – und damit auch die Team- und Gruppenarbeit – werden durch Stress eingeschränkt.

Die Global Coherence App kann von Gruppen jeglicher Größe genutzt werden (Abb. 3.11). Diese Gruppen können dann gemeinsam die Kohärenztechniken üben und die eigenen Werte

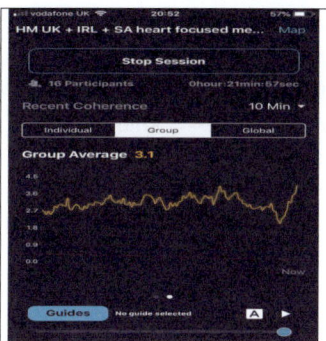 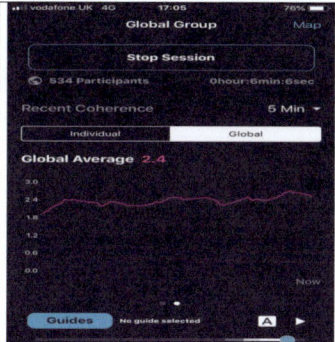 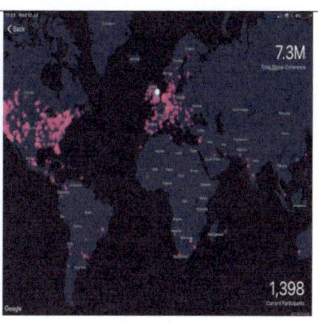

Abbildung 1	Abbildung 2	Abbildung 3
Gezeigt wird die Datenerfassung einer privaten Gruppe von 16 HeartMath Trainern über einen Zeitraum von 10 Minuten. Das Koheränzlevel schwankt zwar, steigt jedoch in den ersten 7 Minuten beständig an. Danach sinkt die Koheränz von 3,9 auf 1,8, als die Übung vom Gruppenleiter mit Anweisungen für eine neue Koheränztechnik unterbrochen wird. Sobald die Gruppe sich auf diese neue Technik konzentrierte stieg das Level zügig wieder auf 3,9 an.	Die Global Coherence App kann für sowohl kleinere, private Gruppen als auch für größere Veranstaltungen wie zB. Massenmediationen genutzt werden. Diese Abbildung zeigt die Datenerfassung einer öffentlichen Kohärenzmeditation bei der eine sehr hohe Beteiligung von 534 Teilnehmenden verzeichnet werden konnte. Es werden 5 Minuten einer Kohärenzphase dargestellt. Erneut zeigt sich, wie das Koheränzlevel zwar schwankt, aber in stetiger Tendenz ansteigt und so die steigende Koheränz innerhalb der Gruppe anzeigt.	Diese Abbildung zeigt die weltweite Verteilung einer sehr großen Gruppe von fast 1400 Teilnehmenden. Jede Person, welche in der App eingeloggt ist, erscheint mit einem farbigen Punkt auf der Karte. Aus den Nutzerbewertungen geht hervor, dass diese Funktion vielen gefällt, da sie sich so als ein Teil eines großen Ganzen wissen.

Abb. 3.11 a–c Global Coherence™ App. **a** Gezeigt wird die Datenerfassung einer privaten Gruppe von 16 HeartMath-Trainern über einen Zeitraum von 10 Minuten. Das Kohärenzlevel schwankt zwar, steigt jedoch in den ersten 7 Minuten beständig an. Danach sinkt die Kohärenz von 3,9 auf 1,8, als die Übung vom Gruppenleiter mit Anweisungen für eine neue Kohärenztechnik unterbrochen wird. Sobald die Gruppe sich auf diese neue Technik konzentrierte, stieg das Level zügig wieder auf 3,9 an. **b** Die Global Coherence App kann sowohl für kleinere, private Gruppen als auch für größere Veranstaltungen wie z. B. Massenmediationen genutzt werden. Diese Abbildung zeigt die Datenerfassung einer öffentlichen Kohärenzmeditation, bei der eine sehr hohe Beteiligung von 534 Teilnehmenden verzeichnet werden konnte. Es werden 5 Minuten einer Kohärenzphase dargestellt. Erneut zeigt sich, wie das Kohärenzlevel zwar schwankt, aber in stetiger Tendenz ansteigt und so die steigende Kohärenz innerhalb der Gruppe anzeigt. **c** Diese Abbildung zeigt die weltweite Verteilung einer sehr großen Gruppe von fast 1400 Teilnehmenden. Jede Person, welche in der App eingeloggt ist, erscheint mit einem farbigen Punkt auf der Karte. Aus den Nutzerbewertungen geht hervor, dass diese Funktion vielen gefällt, da sie sich so als ein Teil eines großen Ganzen wissen

wie auch die Gruppenmesswerte in Echtzeit verfolgen. Dieser Technik wohnen ungeahnte Optionen inne, wenn sie beispielsweise in herausfordernden Entscheidungsprozessen zum Einsatz kommt. Kohärente Gruppen kommen zu besseren Ergebnissen. Mit der Global Coherence App kann die Gruppe zunächst in eine kohärente Ausgangssituation gebracht werden, indem jeder die HeartMath-Techniken verwendet. Das ist dann auf dem Bildschirm sichtbar. Erst dann sollten Entscheidungen getroffen werden, die eher heikel sind oder Dilemmata darstellen. Eine Entscheidung, die von einer hoch kohärenten Gruppe getroffen wird, zeigt meist ein positives und ethisch vertretbares Ergebnis, selbst wenn für die Problemlösung ein hoher Aufwand in Kauf genommen werden muss. Stress lässt auch intelligente Menschen unüberlegt handeln. Durch die App soll mit intelligenten Menschen auch zielführend gearbeitet werden.

Am ersten Bild (Abb. 3.11) ist zu sehen, wie das Kohärenzlevel über einen längeren Zeitraum hinweg steigt. Abb. 3.11b zeigt 534 Teilnehmer und wieder einen leichten Anstieg des Kohärenzlevels. Auch in der dritten Abbildung mit 1400 Teilnehmenden (Abb. 3.11c) kann allein durch die Verfärbungen auf der Karte verdeutlicht werden, wie viele Menschen zur selben Zeit mit der Biofeedbacktechnologie harmonisieren und positive Emotionen erleben.

3.5 Caring messen und den Pflegealltag ändern

Sebahat Gözüm and John W. Nelson

Übersetzung aus dem Englischen durch Lara-Sophie Matzke.

Nach nationalen Umfragedaten, welche auf Privatadressen basieren, liegt die Bevölkerungsanzahl der Türkei bei 80,8 Millionen Menschen. Die genannte Lebenserwartung liegt bei 78 Jahren, und das Verhältnis zwischen Menschen, die 65 Jahre oder älter sind, und der restlichen Bevölkerung liegt bei 8,7 % (TUIK 2018, 30567).

Während die durchschnittliche Anzahl der Pflegefachkräfte in Europa pro 100.000 Menschen 1025 ist, liegt die Anzahl in der Turkei bei 272 (Health Statistic Yearbook 2017). In der Türkei ist es üblich, dass Patienten in Kliniken von ihren Angehörigen bekocht werden und diese sich auch für die körperliche Hygiene zuständig fühlen. Obwohl die Türkei ein Land mit einer jungen Gesellschaft ist, wird prognostiziert, dass die ältere Bevölkerung im Jahre 2080 über 25 % ausmacht. Der momentane Stand des Verhältnisses von Pflegefachkräften zu der Bevölkerung und dem prognostizierten Wachstum des älteren Teils der Gesellschaft zeigt, dass der Bedarf, mehr Pflegefachkräfte zu rekrutieren und binden vorhanden ist.

Bemühungen zwischen 2002 und 2017, mehr Pflegefachkräfte anzuwerben, haben geholfen, die Anzahl der eingestellten Pflegefachkräfte zu verdoppeln, dennoch ist der notwendige Bedarf nicht erreicht. Die Türkei ist die Nation unter den Ländern der Region, welches am meisten unter dem Fachkräftemangel leidet. Es hilft, Familien zu haben, welche sich persönlich um die Patienten kümmern, während diese im Krankenhaus sind. Jedoch ist die Lösung, Familien zu involvieren, keine ausreichende Langzeitlösung. Die Anstellung von Pflegeassistenten als Teillösung, um Pflegefachkräfte zu unterstützen, ist nicht sehr verbreitet in der Türkei. Gerade mal über 73 % der Pflegefachkräfte sind in Institutionen angestellt, die mit dem Gesundheitsministerium verbunden sind. 11,4 % der Pflegefachkräfte arbeiten in Universitätskliniken, und 15,4 % arbeiten in Privatkliniken. Pflegefachkräfte bevorzugen es, in öffentlichen Krankenhäusern zu arbeiten, da diese höhere Gehälter bezahlen und die Arbeitsbedingungen oftmals besser sind.

Nach Abschluss der Pflegefachschule sind Pflegefachkräfte nicht verpflichtet, als Mitglied einem Berufsverband in der Türkei beizutreten. Diplome der Absolventen sind vom Gesundheitsministerium registriert. Die Anzahl der gemeldeten Pflegefachkräfte ist 166.142 (Health Statistic Yearbook 2017). Die Planungen des Gesundheitsministeriums (2017) lauten auf mindestens 100.000 mehr Pflegefachkräfte. Die Anzahl von 100.000 ist aber vielleicht nicht ausreichend, da nicht bekannt ist, wie viele der ausgebildeten Pflegefachkräfte tatsächlich als Pflegefachkräfte tätig sind. Die wahre Anzahl der Pflegefachkräfte, die aktiv in der Pflege tätig sind, bleibt zu diskutieren.

Der Türkische Pflegeverband (TNA), welcher in 18 Bereiche aufgeteilt ist, wurde 1933 eingeführt. Der Verband ist seit 1949 Mitglied des internationalen Pflegerates (ICN) und dient als die nationale Pflegeorganisation der Türkei. Die TNA agiert mit der Absicht, den Pflegeberuf als autonomen Gesundheitsberuf zu festigen und ein höheres Maß an qualifiziertem und zuverlässigem Service zu ermöglichen. Andere klinische Spezialorganisationen wurden in der Türkei eingeführt, um die Fachkenntnisse von Pflegefachkräften in Bereichen wie Diabetes, Onkologie, Intensivpflege, Neugeborenenpflege, Notfallpflege, psychiatrische Pflege und Öffentliche Gesundheitspflege zu entwickeln.

Die erste Pflegeausbildung startete 1955 in der Ege-Universität. Seitdem stieg die Anzahl der Pflegedepartments an den Universitäten auf 116. Schüler, die ihr Abitur gemacht haben, benötigen eine gute Bewertung vom Schülerselektions- und Positionierungszentrum (SSPC), um an einer der 116 Ausbildungsorte angenommen zu werden. Viele Schulen, welche Pflegeausbildungen an Universitäten anbieten, stellten ihre Arbeit auf den Bolognaprozess um und setzten diese als Mitglied der EU fort.

Die Einführung vieler Weiterbildungsmöglichkeiten und klinischer Spezialgebiete erhöht stetig die Attraktivität des Pflegeberufes. Somit hilft dies, die erforderliche Quote an Pflegepersonal zu erreichen. Es bleibt dennoch eine Herausforderung, genügend klinische Standorte zu finden, um die Schüler vor Ort trainieren zu können. Auch besteht ein Mangel an Praxisanleitern, welche die Auszubildenden in den Krankenhäusern vorbereiten und unterstützen sollen.

Die Bezeichnung „Pflegefachkraft" kann heute in der Türkei nur durch einen Bachelor-Abschluss erreicht werden, übereinstimmend mit Klausel 1 des Krankenpflegegesetzes Nummer 5634, das am 25 April 2007 eingeführt wurde. Doch durch den Mangel an Pflegefachkräften werden die Aufgaben der Pflegefachkräfte an andere Angestellte delegiert. Diese Übergabe der Pflichten fanden in der Notfallmedizin, in Operationssälen und im Bereich Dialyse statt. Dadurch entsteht Verwirrung bei den Patienten, da weniger klar ist, wofür die Pflegefachkräfte zuständig sind und wofür nicht.

Das Krankenpflegegesetz, das 2010 in Kraft trat, beschreibt Pflegefachkräfte mit Bachelor-Abschluss als „spezialisierte Pflegefachkräfte" (Krankenpflegeregelung 2010). Die Regelungen wurde 2011 durch eine Ergänzung erweitert, welche die Aufgaben, Kompetenzen und Verantwortung in den 22 spezifischen Bereichen der Krankenpflege, wie Diabetes, Chemotherapie, Dialyse und Endoskopie, festlegte (Regulation for Amending the Nursing Regulaition 2011). Mittlerweile arbeiten viele Pflegefachkräfte mit einem Master-Abschluss oder einer Promotion in Krankenhäusern. Trotz der Regulierung zum spezialisierten Personal wurden noch keine ausbildungsbedingten Zuordnungen getroffen.

Studienprogramme wurden 1968 und Promotionsprogramme 1972 in der Türkei eingeführt. Bis heute wurden hunderte von wissenschaftlichen Studien erstellt, und wichtige Probleme und Themen wurden während der 17 nationalen Pflegekongresse diskutiert, welche ungefähr alle 2 Jahre stattfinden. Darüber hinaus wurden Kongresse, Symposien und Workshops organisiert in grundlegenden Bereichen wie internistische Erkrankungen, Chirurgie und Psychiatrie, Public Health und pädiatrische Pflege, aber auch in spezifischen Bereichen wie Onkologie, OP-Pflege und forensische Pflege.

Das Gesundheitssystem der Türkei erlebte radikale Änderungen mit dem Gesundheitstransformationsprogramm, das 2003 eingeführt wurde (Health Transformation Program of Turkey: Progress Report, September 2010). Dieses Programm besteht essenziell aus 8 Komponenten, wobei die erste für Pflegefachkräfte am bedeutsamsten ist. Die erste Komponente bezieht sich auf die primäre Gesundheitsversorgung, in der ein Arzt und ein Hausarzt gemeinsam primäre Gesundheitsleistungen anbieten, die mit dem Hausarztsystem übereinstimmen. Der Hausarzt ist für durchschnittlich 4000 Menschen zuständig und arbeitet vor allem in der Gesundheitsversorgung von Babys und Frauen. Die bereitgestellten Dienste im Hausarztsystem sind kostenlos. Das Konzept von Familienpflege wird im Hausarztsystem nicht umgesetzt. Pflegefachkräfte, Hebammen oder andere Gesundheitsberufe, die in der Familienpflege tätig sind, arbeiteten bisher unter dem Dach der Familiengesundheit und sind jetzt dem Hausarzt unterstellt. Die Stellenbeschreibung erfordert die ärztliche Zustimmung und ist von den ärztlichen Richtlinien abhängig. Dies wird von Pflegefachkräften kritisiert.

Das Gesundheitstransformationsprogramm wurde mit der Idee initiiert, den Zugang zum Gesundheitswesen zu erleichtern sowie gleiche und qualitative Gesundheitsdienstleistungen bereitzustellen. Die Abgabe der Gesundheitsdienstleistungen aus der Staatsverantwortung hin zur Privatisierung wird kritisiert, weil Krankenhäuser dadurch Wirtschaftsbetriebe wurden und die Gesundheitskosten gestiegen sind. Zusätzlich wurde die Sicherheit der Pflegefachkräfte gefährdet. Da die Gehälter sich an der Leistung der Ärzte orientieren, stieg das Gehalt der Ärzte enorm, während sich das Arbeitspensum der Pflegefachkräfte erhöhte. Das liegt daran, dass die Ärzte die Unterstützung der Pflegefachkräfte brauchen, um ihre Leistungen zu erhöhen. Während die ärztlichen Leistungen stiegen, verbesserten sich aber die Gehälter der Pflegefachkräfte nicht.

Diese Veränderungen im Arbeitsumfeld der Pflegefachkräfte sind Besorgnis erregend, vor allem wirken sie sich auf die Zufriedenheit der

Pflegefachkräfte mit dem hohen Arbeitspensum und mangelnden Personalressourcen. Besonders schwierig ist das an Universitätskliniken, an denen leistungsorientierte Voraussetzungen eingeführt worden sind ohne dabei die Gehälter zu erhöhen. Das beeinflusst die Zufriedenheit der Pflegefachkräfte negativ.

▶ Zusammenfassend sind die Probleme, die am meisten diskutiert werden, die unzureichende Anzahl an Pflegefachkräften, ein erhöhter Arbeitsdruck, stagnierende Gehälter, Rollenkonflikte mit neu auftauchenden Rollen, Mangel an Unabhängigkeit der Führungskräfte und unabhängige Arbeitsbedingungen.

3.5.1 Ziel

Das Ziel dieser Studie ist es, die sozialen und technischen Aspekte der Gesundheitsumgebung (HCE) zu evaluieren, zu verbessern und zu überwachen. Dafür müssen folgende Schritte befolgt werden (Abb. 3.12). Erstmalig wurde beschlossen, ein Messinstrument für Pflegefachkräfte zu benutzen, welches genau die HCE beschreibt und damit erlaubt globale Vergleiche herzustellen.

3.5.2 Einführung

Die Arbeitszufriedenheit bei Pflegefachkräften bleibt ein bestehendes Problem in der Türkei (Akman et al. 2016; Aslan, und Yildirim 2017; Gorgulu und Akilli 2017; Gurdogan und Alpar 2016; Koç et al. 2017) und global (Jarosova et al. 2016; Hozak et al. 2015). Nelson und Pensky (2015) ermittelte in seiner Studie 56 einzigartige Instrumente, um die Arbeitszufriedenheit von 149.905 Pflegefachkräften aus 35 Ländern zu untersuchen. 30 dieser Instrumente waren multifaktoriell und kombinierten 30 untersuchte andere Aspekte des Arbeitsumfelds (Nelson und Pensky 2015). Die meistuntersuchten Facetten der 30 Instrumente waren (Nelson und Pensky 2015):

- Arbeitszufriedenheit der Mitarbeiter (n = 18),
- Vergütung (n = 16),
- Mitarbeiterführung/Management (n = 15),
- Arbeitspensum (n = 10),
- berufliche Perspektiven (n = 10),
- Autonomie (n = 10),
- Einbettung in die politischen Strukturen (n = 9),
- Art der Arbeit (n = 9),
- Monitoring in der Praxis (n = 9),
- Personalbeschaffung/Personalressourcen (n = 8),

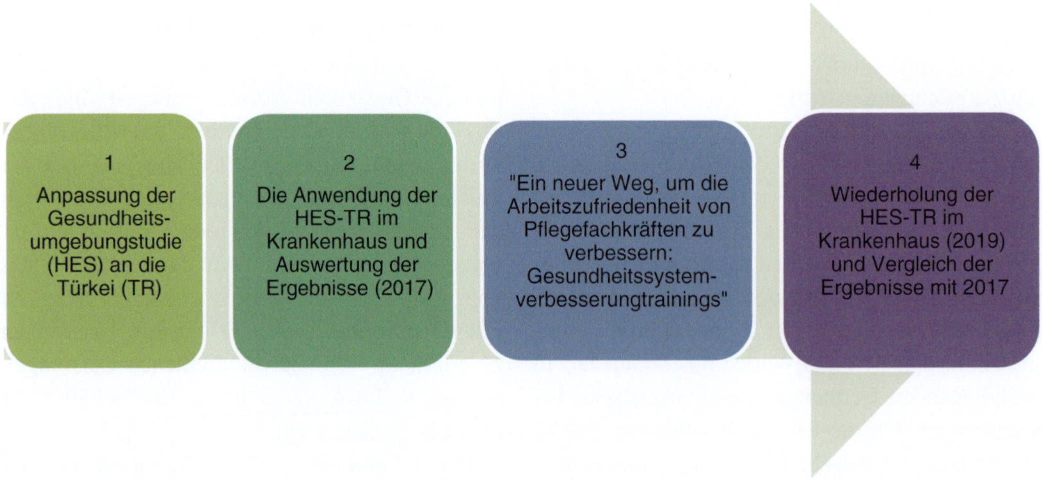

1	2	3	4
Anpassung der Gesundheitsumgebungsstudie (HES) an die Türkei (TR)	Die Anwendung der HES-TR im Krankenhaus und Auswertung der Ergebnisse (2017)	"Ein neuer Weg, um die Arbeitszufriedenheit von Pflegefachkräften zu verbessern: Gesundheitssystemverbesserungstrainings"	Wiederholung der HES-TR im Krankenhaus (2019) und Vergleich der Ergebnisse mit 2017

Abb. 3.12 Arbeitsschritte der Studie HES-TR (Healthcare Environment Scale – Turkey)

- Arbeitsumfeld (n = 7),
- Karrieremöglichkeiten (n = 7),
- Dienstplanerstellung (n = 6),
- Anerkennung (n = 5),
- Aufgabenvielfalt (n = 5) und
- Möglichkeiten, mit Kollegen zu interagieren bei der Patientenpflege (n = 4).

Eine Synthese der Daten von 10 Studien zur Arbeitszufriedenheit von Pflegefachkräften in den USA (n = 4626) ergab, dass 9 Aspekte des Arbeitsumfelds 74 % der Varianz die Arbeitszufriedenheit vorhersagen konnte: Beziehungen zu den Kollegen, sich kümmern um die Patienten, Beziehung zur Stationsleitung, Beziehung zu den Ärzten, Verteilungsgerechtigkeit inklusive Gehalt, Wachstum, Führung, Arbeitspensum und Autonomie (Nelson et al. 2015). Das Messen und Verbessern der Arbeitszufriedenheit ist wichtig, da es die Pflegequalität steigert (Perzynski et al. 2018), medizinische Fehler reduziert (Alzahrani et al. 2018) und die Ergebnisqualität der Patientenversorgung verbessert, wie beispielsweise die Reduzierung von Stürzen bei den Patienten (Choi und Boyle 2013).

Das dreifache Ziel zur Optimierung der Gesundheitsumgebung beabsichtigt,

- die Gesundheit der Bevölkerung zu verbessern,
- die Pflegeerfahrungen der Patienten zu optimieren und
- die Pro-Kopf-Kosten der medizinischen Grundversorgung zu reduzieren.

Das Institut für Gesundheitsverbesserung (IHI) hat drei Ziele entwickelt: die Gesundheit der Gesellschaft verbessern, die Pflegeerfahrungen für die Patienten optimieren und die Gesundheitskosten reduzieren. Nach Bodenheimer und Sinsky (2014) sollten Führungskräfte und Dienstleistende des Gesundheitssystems diesen ein viertes Ziel hinzufügen, nämlich die Verbesserung der Arbeitsbedingungen von Mitarbeitern im Gesundheitswesen. Bodenheimer und Sinsky (2014) gehen davon aus, dass die Erreichung der drei genannten Ziele nicht möglich sei, wenn die Mitarbeiter, die sich um die Patienten kümmern, erschöpft sind und ihr Arbeitsumfeld ihre Arbeit nicht unterstützt.

In der Akdeniz-Universitätsklinik mit 969 Betten wurden 763 Pflegefachpersonen untersucht, um die Arbeitszufriedenheit und das Gesundheitsumfeld zu verbessern. Es wurde beschlossen zu untersuchen, mit welchen verständlichen, validen und reliablen Messmethoden die wichtigsten Bereiche der Zufriedenheit von Pflegefachkräften in der Türkei ermittelt werden kann. Die bisherigen Messmethoden zur Zufriedenheit von Pflegefachkräften gaben leider nicht genau die sozialen und technischen Aspekte des Arbeitsumfelds wieder. Deshalb entschieden wir uns, die Gesundheitsumgebungsstudie (HES) anzuwenden, die einen Großteil der Zufriedenheit der Pflegefachkräfte erklären konnte und psychometrisch gut in verschiedenen Ländern funktioniert hatte (Gözüm et al. 2017). Da die Arbeitszufriedenheit des Pflegepersonals ein globales Problem ist, sollten Evaluation und Untersuchungen mit den gleichen Messmethoden wie in anderen Ländern stattfinden, um so globale Vergleiche zu erleichtern.

3.5.3 Anpassung der Gesundheitsumgebungsstudie (HES) ins Türkische

Die Gesundheitsumgebungsstudie (HES) misst soziale und technische Aspekte der Arbeitszufriedenheit von Pflegefachkräften (Nelson et al. 2015). Soziale Bereiche beinhalten Zufriedenheit bei der Patientenpflege, Beziehungen mit den Mitarbeitern, Ärzten und den Stationsleitungen (Nelson 2001; Nelson 2013). Technische Aspekte des HES schließen Zufriedenheit bei Autonomie, Arbeitspensum, Führung, berufliche Entwicklung, Verteilungsgerechtigkeit, Dienstplanerstellung und Personalressourcen mit ein (Nelson, 2001; Nelson 2013). Befragte wählten zwischen nicht einverstanden (1) bis zu einverstanden (7), um das Zufriedenheitslevel zu bestimmen.

Dieses Instrument demonstrierte adäquate, psychometrische Eigenschaften in einer Vielzahl von Ländern wie z. B. in Jamaika (Anderson-Johnson und Nelson 2012), Schottland

(Nelson und Cavanagh 2018) und den USA (Nelson et al. 2015; Nelson et al. 2017). Die Adaptions- und Evaluationsprozesse der HES werden in Brasilien, Israel, Slowenien und China fortgesetzt.

Vor der Studie an der Akdeniz-Universitätsklinik im Jahr 2017 mit Pflegefachkräften wurde die HES an die Türkei angepasst, um die Arbeitszufriedenheit der Pflegefachkräfte in der Türkei messen zu können (Gözüm et al. 2017). Die türkische Gesundheitsumgebungsstudie (HES-TR) wurde durch Faktorenanalyse bewertet und ergab ein solides Messergebnis. Diese Resultate erlauben Vergleiche der Ergebnisse mit den Ergebnissen der USA, Schottland und Jamaika, die alle die Gesundheitsumgebungsstudie (Gözüm et al. 2017) benutzt und getestet haben. In der momentan laufenden internationalen Untersuchung, an der die Akdeniz-Universitätsklinik teilnimmt, wird es auch möglich sein, die Arbeitszufriedenheit der Pflegefachkräfte mit denen aus Brasilien, Israel, Slowenien und China zu vergleichen. Andere Länder schließen sich an und übersetzen und testen die HES, damit sie an der internationalen Diskussion teilhaben können.

3.5.4 Die Anwendung der HES-TR im Krankenhaus und Evaluation der Ergebnisse (2017)

Im Jahr 2017 wurde nach Zustimmung des Ethikkomitees und Erlaubnis des Pflegedirektorats eine E-Mail mit einem Computerlink an 400 Pflegefachkräfte gesendet, um sie einzuladen, online an der HES-TR (Healthcare Environment Scale – Turkey) teilzunehmen. Zusätzlich wurden Nachrichten versendet, welche die Wichtigkeit der Studie erklärten und um die Teilnahme zu sichern. Zur gleichen Zeit wurden Werbeplakate auf jeder Station aufgehängt.

Die Resonanz der Pflegefachkräfte auf die E-Mail war unzureichend. Um die Rückmeldequote zu erhöhen, wurde als Alternative ein Papierformat entwickelt. Dieses Format wurde vom Personal bevorzugt, und 241 Pflegefachkräfte reagierten. Forscher der Universität gaben die Resultate in die Onlinedatenbank der Pflegefakultät der Akdeniz-Universität ein. Anschließend wurden die Ergebnisse zusammen mit John Nelson, welcher die Original-Healthcare Environment Scale (HES) (Nelson 2001, 2013) entwickelt hatte, evaluiert. Es wurden die Bereiche mit der höchsten und der niedrigsten Mitarbeiterzufriedenheit der Pflegefachkräfte bestimmt.

Auswertungen der Statistiken zeigten, dass „Beziehungen zwischen Mitarbeitern", „Patientenpflege" und „Beziehung zu der Stationsleitung" die höchste Zufriedenheit erzielten, während die niedrigste Zufriedenheit bei „Personalressourcen" und „Verteilungsgerechtigkeit", welche die Bezahlung beinhaltet, lag. Der gesamte Punktestand (mit allen Unterskalen kombiniert) lag für die Arbeitszufriedenheit bei 4,45, knapp über dem Mittelpunkt von 4,0 Punkten auf einer 7-Punkte-Skala. Ein höheres Ergebnis weist also eine höhere Zufriedenheit auf.

3.5.5 Training zur Verbesserung der Gesundheitsumgebung

▶ Ein neuer Weg, um die Arbeitszufriedenheit von Pflegefachkräften zu verbessern: Training zur Verbesserung der Gesundheitsumgebung.

Um die Zufriedenheit der Pflegefachkräfte in den einzelnen Bereichen zu stärken oder beizubehalten und um Probleme in Bereichen mit hoher Unzufriedenheit zu lösen, wurden die im Folgenden dargestellten Initiativen von der leitenden Forscherin, die auch Dekanin an der Pflegefakultät der Akdeniz Universitätsklinik ist, ergriffen.

Auswahl der Trainer und Planen der Initiativen

Die Pflegefachkräfte waren anfangs nicht bereit, an der Umfrage teilzunehmen, da sie der vielen Umfragen müde waren, die in diesem Krankenhaus schon stattgefunden hatten. Um die Beteiligung zu erhöhen, halfen fünf Fakultätsmitglieder, welche die Pflegefachkräfte kannten. Sie hatten zuvor in dem Krankenhaus gearbeitet und verfügten über Fachkenntnisse bezüglich des Konzeptes der Arbeitszufriedenheit. Sie sammelten Daten und ermutigten die Pflegefachkräfte, an der Studie teilzunehmen. Diese zusätzliche Unterstützung der Fakultätsmitglieder war hilfreich für den Rücklauf. Pflegefachkräfte, die auf die Umfrage antworten wollten, benutzten die Konferenzräume des Krankenhauses, und die Fakultätsmitglieder nutzten die Räume, um Fragen und Rückmeldungen der Pflegefachkräfte zum Fragebogen zu beantworten, wenn dies notwendig war. Ein gemütliches Umfeld wie dieses zu haben, um den Fragebogen auszufüllen, war ebenfalls hilfreich für die Motivation der Pflegefachkräfte zur Teilnahme.

Meinungsforscher und Trainer – Profil 1
Die Präsentation über die Schaffung eines heilenden Pflegeumfeldes wurde von einer akademischen Pflegefachperson durchgeführt, die noch kürzlich als Manager/in in dem gleichen Krankenhaus gearbeitet hatte. Die akademische Pflegefachperson hatte sich zuvor Strategien angeeignet, die denen der Initiativen von Magnetkrankenhäusern ähnlich waren. Hierzu zählten Merkmale partizipativer Führung, Transparenz im Krankenhaus, Training, Unterstützung bei der Entwicklung von Autonomie und im Umgang mit medizinischen Geräten sowie Verbesserung der Anzahl von Pflegefachkräften (Kol et al. 2017)

Eine Gruppe von Pflegefachkräften meldete sich freiwillig, um an den Trainer-Kursen teilzunehmen, welcher auch den Kurs Verhaltensentwicklung in der Pflege im Master-Programm beinhaltete. Pflegekurse beinhalteten interaktive Diskussionen über Pflegeführung und Anfänger-Experten Interaktionen. Akademische Pflegefachkräfte wurden auf Grund dieser Charakteristiken als Interviewer und Trainer ausgewählt.

Meinungsforscher und Trainer – Profil 2
Die akademische Pflegefachperson und die Direktorin des neu etablierten Pflegepraxis- und Forschungszentrums an der Akdeniz-Universität, kooperierten eng mit den Pflegefachkräften im Krankenhaus und führten verschiedene Trainingsprogramme für die Berufsentwicklung für das Pflegepersonal aus.

Ein neuer Weg, um die Arbeitszufriedenheit von Pflegenden zu verbessern, heißt: „das Pflegeumfeld verbessern". Die Trainings wurden in Kooperation mit dem Forschungszentrum durchgeführt. Zur gleichen Zeit nahm die akademische Pflegefachperson eine aktive Rolle in der Datensammlung und im interaktiven Training ein.

Meinungsforscher und Trainer – Profil 3
Die akademische Pflegefachperson war Mitglied eines Teams, welches die HES an die Türkei anpasste und an der ersten Evaluation 2017 beteiligt war. Ihr Fachgebiet liegt im Pflegemanagement. Sie kooperierte eng mit den Stationsleitungen des Krankenhauses. Fluktuation und krankheitsbedingte Ausfallquoten wurden von dem leitenden Management und der akademischen Pflegefachperson untersucht. Da die akademisierte Pflegemanagerin das generelle Profil des Krankenhauses kannte, an dem die Studie stattfand, spielte sie eine wichtige Rolle, sowohl bei den Trainings für ein heilendes Pflegeumfeld als auch bei der Datensammlung im Jahr 2019.

Meinungsforscher und Trainer – Profil 4
Die Pflegefachkraft arbeitete zuvor in dem gleichen Krankenhaus, um professionelle Werte für die Pflege zu entwickeln; gleichzeitig erstellte sie ihre Doktorarbeit, um die Arbeitszufriedenheit in der pädiatrischen Pflege zu verbessern. Dies führte dazu, dass die Pflegefachkraft als Interviewer und Lehrer bevorzugt wurde.

Meinungsforscher und Trainer – Profil 5
Diese Person war durch die praktischen Trainings mit Pflegeschülern auf den Stationen bekannt und wurde (auch deshalb) zur Koordination der Interviewer und der Interventionen eingesezt. So konnte die enge Kooperation mit den Pflegefachkräften gewährleistet werden.

Pädagogische Initiativen für Stationsleitungen nach den Ergebnissen der Studie

Zusammen mit dem Team wurde ein neuer Weg, um die Arbeitszufriedenheit der Pflegefachkräfte zu verbessern: Trainings zur Verbesserung des Pflegeumfelds geplant, und es wurden Plakate dazu vorbereitet. Auf den Postern wurden Fotos von Trainer und Pflegedirektorin abgebildet und die Titel der Trainings formuliert. Die Poster wurden über WhatsApp von der Pfle-

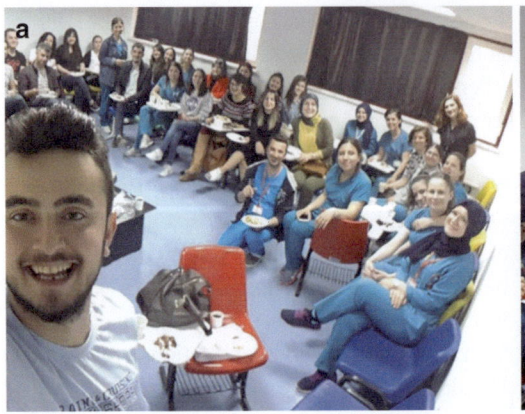
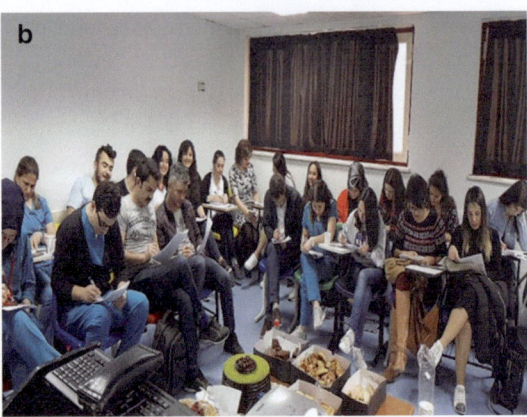

Abb. 3.13 a, b Treffen der Pflegefachkräften in den Abteilungen habe leider keinen Zugriff auf den Kommentar-Button, deshalb auf diese Weise: mir liegen zwar nicht von den Beteiligten schriftliche Einverständniserklärungen vor, doch sind die Menschen in der Türkei sehr stolz auf ihre Arbeit und möchten gern gesehen werden. Ist es möglich, die Verpixelung aufzuheben? Verstehe, wenn es nicht geht, würde es allerdings sehr schade finden und für meine türische Kollegin wäre es unverständlich mit Pixel

gedirektion an die Pflegefachkräfte geschickt, und ihnen wurde erlaubt, an Versammlungen ihrer Abteilungen teilzunehmen. Die Präsentationen wurden von Mitarbeitern der Pflegefakultät gehalten.

Abb. 3.13 zeigt Situationen beim Treffen der Pflegefachkräften in den Abteilungen.

Die leitende Forscherin, die Projektleiterin und Dekanin der Pflegefakultät ist, arbeitete zusammen mit der Pflegedirektorin. Erfrischungen wie Tee, Kaffee, Kekse und Äpfel wurden zur Verfügung gestellt, um die Attraktivität der Treffen zu erhöhen und eine intime Atmosphäre zu kreieren.

Mit den Stationsleitungen wurden 3 Versammlungen abgehalten, und die Ergebnisse der HCE wurden vorgestellt. Anschließend wurde diskutiert, was man tun könnte, um die Probleme in den verschiedenen Bereichen zu verringern. Außerdem wurden die Stationsleitungen informiert, wie Manager sich nach Watsons Pflegeprozess um die Pflegekräfte kümmern können, um eine stabile Zufriedenheit zu sichern. In den 4 Stunden interaktiven Trainings wurden Präsentationen zu den folgenden Themen dargeboten:

> **Arbeitszufriedenheit von Pflegefachkräften in der Welt und in der Türkei**
> - Die Auswirkungen des Pflegeumfelds auf die Arbeitszufriedenheit
> - Was wirkt sich auf die Arbeitszufriedenheit aus?
> - Wie kann die Arbeitszufriedenheit verbessert werden?
> - Ein heilendes Pflegeumfeld erschaffen
> - Wie man ein sicheres und gemütliches Umfeld für Pflegefachkräfte schafft
> - Ein emotionales Umfeld erschaffen, das sich mit der Arbeit verbindet
> - Arbeitsbeziehungen und das heilende Umfeld

Die Pflegedirektion des Krankenhauses gründete eine WhatsApp-Gruppe, um eine fortlaufende Kommunikation mit Stationsleitungen zu ermöglichen, Ankündigungen zu kommunizieren, Anforderungen mitzuteilen und um schnell neue Lösungen zu garantieren. Die Plattform ermöglichte schnelle Kommunikation und das Teilen der Erlebnisse und der Materialien, wenn es von Gruppenmitgliedern gebraucht wurde. Es existiert auch eine WhatsApp-Gruppe, die sich aus Pflegefachkräften von jeder Station zusammensetzt.

Interventionen für klinische Pflegefachkräfte

Die Konferenz „Arbeitszufriedenheit von Pflegefachkräften: Verbesserung des Pflegeumfelds" wurde an zwei verschieden Terminen geplant, damit alle Pflegefachkräfte die Möglichkeit hatten, daran teilzunehmen. Wegen der niedrigen Teilnahmerate bei der ersten Konferenz aufgrund des Arbeitspensums wurde die andere Konferenz nicht gehalten. Stattdessen wurden die Inhalte direkt in die Kliniken eingebracht.

Nachdem die Daten aus 2017 die Bereiche mit der höchsten und mit der geringsten Zufriedenheit Bereiche ermittelt hatten, wurden seitdem kleine Treffen gehalten in den Krankenhäusern, in denen die fünf Meinungsforscher und Trainer im Jahr 2019 ihre Daten gesammelt hatten.

Diese Trainer erklärten, dass die Befragung durchgeführt wurde, um die Institution zu verbessern. In jeder Klinik wurde in Gruppen von jeweils 20–30 Personen darüber gesprochen, wie die Selbstfürsorge nach Jean Watsons Caritasprozess von Pflegefachkräften umgesetzt werden kann und was hierfür erforderlich ist. Während Tee- und Ruhezeiten wurden Versammlungen gehalten, um Kommunikationsprozesse und die Erschaffung eines heilenden Umfeldes zu diskutieren sowie deren Beitrag zur Pflege und Patientenversorgung.

Kooperation mit der Pflegedirektion

Um die Arbeitszufriedenheit vom Pflegepersonal in der Akdeniz-Universitätsklinik zu untersuchen, wurde die Pflegedirektion schon in der ersten Planungsphase im Jahr 2017 involviert. Die Pflegedirektion unterstützte alle Pläne aktiv. Die Teilnahme von Stationsleitungen an Versammlungen wurde unterstützt. Das Pflegemanagement organisierte soziale Aktivitäten, die die Teilnahme von Pflegefachkräften ermöglichten und die Verbundenheit der Mitarbeiter zu ihrer Institution erhöhten.

Es wurde diskutiert, wie man die Unzufriedenheit in den Bereichen Personalressourcen und Verteilungsgerechtigkeit eliminieren könnte. Die Pflegedirektorin und der Vorstand des Projektes trafen sich mit dem Vorstandsdirektor des Krankenhauses und dem Universitätsmanagement, um die Bezahlung der Pflegefachkräfte zu erhöhen. Eine kleine Verbesserung im Bereich der zusätzlichen Bezahlung wurde erreicht. Das Krankenhausmanagement erklärte den Pflegefachkräften, dass sie eine noch höhere Bezahlung für die Pflegefachkräfte verlangt hatten, aber es nicht möglich war. Obwohl die Pflegefachkräfte noch nicht zufrieden mit der Bezahlung waren, wurde dieses Statement als wertvoll hinsichtlich der Kommunikation empfunden.

Zusammen mit der stellvertretenden Direktorin der Pflegedienste und einem Mitglied des Trainingsteams wurde die Fluktuations- und krankheitsbedingte Ausfallquote auf Stations- und Krankenhauseben ermittelt. Zur gleichen Zeit wurden die hohen Fluktuationsraten in manchen Krankenhäusern und deren Gründe diskutiert.

Das Pflegedirektionsteam traf sich mit jeder Station. Materialforderungen wurden in der Station untersucht und Materialmängel wurden beseitigt. Wenn der Mangel an Ressourcen in der WhatsApp-Gruppe geteilt wurde, konnten andere Stationen manchmal helfen. Die Pflegedirektorin nahm auch an den Routinetreffen der Stationen teil. Während dieser Treffen herrschte eine herzliche Atmosphäre. Bei diesen Treffen wurden Probleme eingeschätzt.

3.5.6 Wiederholung des HES-TR (2019) und Vergleich mit den Ergebnissen aus dem Jahr 2017

Die Ergebnisse der wiederholten HES-Messungen aus demselben Krankenhaus im Jahr 2019 wurden mit den Ergebnissen aus dem Jahr

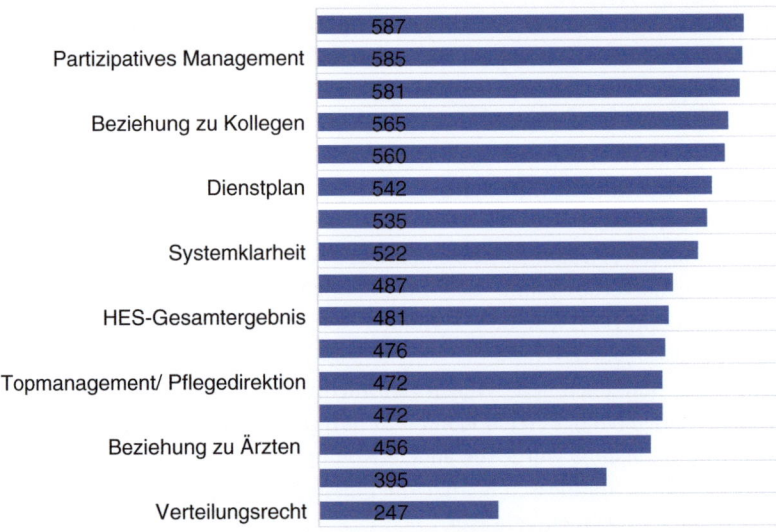

Abb. 3.14 Ergebnisse des Fragebogens Healthcare Environment (HCE) im Jahr 2019

2017 verglichen. In dem Vergleich blieben die Zufriedenheits- und Unzufriedenheitsbereiche die Gleichen, doch auch signifikante Verbesserungen wurden sichtbar.

Bei der Analyse der Daten wurde erkannt, dass wichtige Entwicklungen im Bereich partizipatives Management stattfanden, was ein Indikator für die Zufriedenheit der Stationsleitungen war. Auch gab es eine große Verbesserung in den Bereichen Dienstplanung und Arbeitspensum (Abb. 3.14). Der Grund dafür ist, dass die Anzahl der Pflegefachkräfte bei der ersten Evaluation 715 betrug und 2019 auf 981 gestiegen ist.

Die Forderungen der Pflegefachkräfte, die nicht zufrieden mit ihrer Station waren und ihr Arbeitsumfeld ändern wollten, waren mit der Einstellung von 68 neuen Pflegefachkräften (2017) und 191 neuen Pflegefachkräften (2018) erfüllt. Es wurde geschlussfolgert, dass die Gründe für Fluktuation in manchen Stationen daraus resultierten. Die ermittelten Daten aus 2017 wurden mit Ergebnissen aus den USA, Jamaika und Schottland (Gözüm et al. 2017) verglichen. Zusätzlich wurden in den Datenerhebungen von 2019 auch die Wahrnehmung der Manager in den Bereichen Pflegequalität und Selbstfürsorge gemessen. Die Resultate zeigten, dass die Zufriedenheit in diesen Bereichen relativ gut war. Auf die gleiche Art wurden 2019 die Rollenklarheit und Offenheit der Organisation bezüglich Veränderungen, gemessen, und es wurde festgestellt, dass die Zufriedenheit hier auch gut war.

Im Jahr 2017 und auch 2019 sind die drei zufriedensten Bereiche in der HES

- Beziehungen zu den Mitarbeitern,
- professionelle Patientenversorgung und
- partizipatives Management (Abb. 3.15).

Eine Verbesserung in allen 11 Facetten der Arbeitszufriedenheit von Pflegefachkräften. war das erfolgreiche Ergebnis dieser Studie. Ein Anstieg der Arbeitszufriedenheit insgesamt war das logische Resultat. Außer zwei Verbesserungen wurden alle Änderungen als statistisch signifikant eingestuft ($p < 0{,}05$). Nur die Zufriedenheit mit Personalressourcen und Verteilungsgerechtigkeit zeigten keine statistisch signifikante Verbesserung. Der Anstieg der Zufriedenheit im partizipativen Management war beachtlich ebenso wie die Zunahme der Zufriedenheit mit der Dienstplanerstellung und beim Arbeitspensum. Diese Verbesserung könnte auf die erhöhte Anzahl von Pflegefachkräften zurückzuführen sein. Im Jahr 2017 sowie auch 2019 hatten die Verteilungsgerechtigkeit und Personalressourcen den niedrigsten Punktestand, was die Unzufriedenheit des Personals damit erklärt.

Abb. 3.15 Vergleich der HCE-Ergebnisse aus den Jahren 2017 und 2019. Höhere Ergebnisse bedeuten größere Zufriedenheit

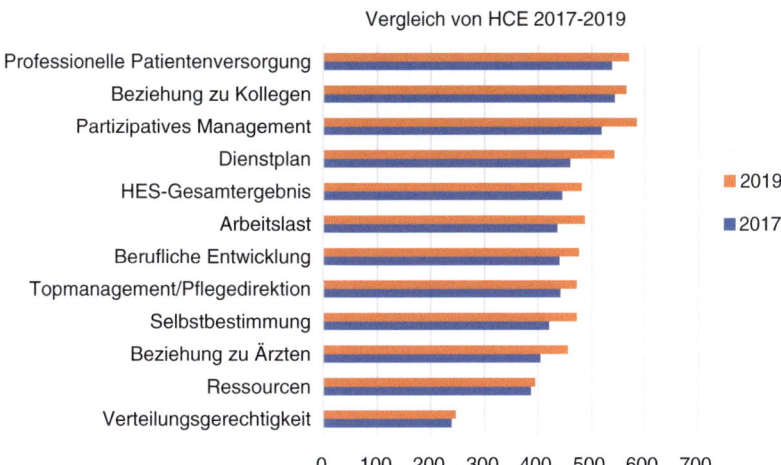

Es gab eine signifikante Zunahme der Zufriedenheit in allen Bereichen, die das Pflegeumfeld umfassten. Eine zusätzliche Bezahlung und damit eine größere Zufriedenheit mit dem Gehalt war nicht zu erwarten. Wenn Abteilungen zusätzliche Arbeitsmaterialien benötigen, ist hierfür zusätzliches Geld erforderlich; dies kann nicht durch Trainings kompensiert werden.

> **Schlussfolgerungen**
> Es wird geschätzt, dass eine Erhöhung des Gehaltes und die Bereitstellung von erforderlichen Arbeitsmaterialien dazu beitragen, die Arbeitszufriedenheit der Pflegefachkräfte zu erhöhen. Wenn eine Pflegefachkraft beurteilt wird, sollte dieser Person ein Feedback gegeben werden, um die Motivation zu erhalten. Es wird empfohlen mitzuteilen, was konkret verbessert werden kann, und die Dinge, die nicht verändert werden können zu erklären. Gleichzeitig ist es wichtig, dass eine aufrichtige und kontinuierliche Kommunikation zwischen den akademischen und den klinischen Pflegefachkräften stattfindet und dass Untersuchungsergebnisse ausgetauscht werden, damit gemeinsam Entscheidungen getroffen und Lösungen gefunden werden.

Die leitende Forscherin, die die Ergebnisse aus 2017 untersuchte, war in ein internationales Projekt mit 8 Ländern involviert, welches das Pflegeumfeld für Pflegefachkräfte untersuchte. Das internationale Projektteam arbeitete an der Hypothese, die in Abb. 3.16 abgebildet ist. Zwei Krankenhäuser, eines in Istanbul und das andere in Erzurum, planen den Fragebogen HES-TR zu nutzen, um die Arbeitszufriedenheit von Pflegefachkräften einzuschätzen.

Diese Studie an der Akdeniz-Universitätsklinik war in das Projekt der globalen Beurteilung involviert. Das erste Treffen dieser globalen Untersuchung wurde in Slowenien gehalten, ein zweites Treffen hat in Antalya, Türkei, im Oktober 2019 stattgefunden. Der Prozess kann mit diesen Worten des Dalai Lama zusammengefasst werden:

> So, wie sich kleine Wellen bilden, wenn ein einzelner Kieselstein ins Wasser fällt, so kann das Handeln eines Einzelnen weitreichende Folgen haben.

3.5.7 Was andere aus diesem Projekt lernen können

Entscheidend, um die Arbeitszufriedenheit von Pflegefachkräften zu verbessern, sind die Bereitschaft des leitenden Managements, sich aktiv zu beteiligen und Ressourcen für das Projekt zur Verfügung zu stellen; eine Partnerschaft mit den Stationsleitungen; Einbeziehen von erfahrenen,

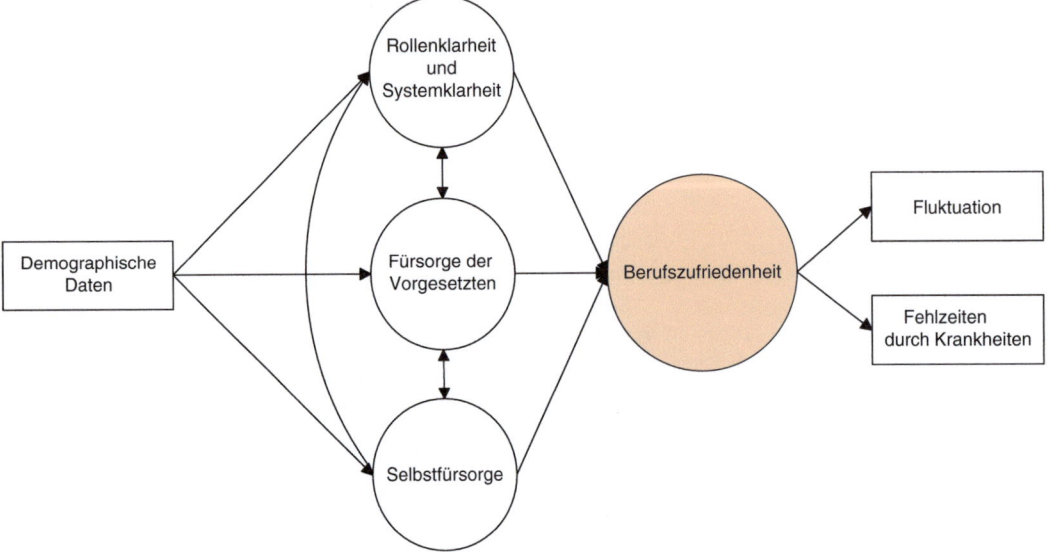

Abb. 3.16 Internationale Projekthypothese

beliebten und freundlichen Trainern in der Weiterbildung sowie den Pflegefachkräften ein Feedback zu geben.

- Für die Studie sollte ein gutes Team zusammengestellt werden. Die Teammitglieder sollten Personen sein, welche die Pflegefachkräfte kennen und zu denen sie Vertrauen haben.
- Pflegefachkräfte sind häufig der vielen Befragungen müde. Sie sollten nicht wie Versuchspersonen behandelt werden. Sie müssen motiviert sein, an der Studie teilzunehmen zu wollen.
- Wissenschaftliche Berichte interessieren Pflegefachkräfte nicht. Sie erwarten sofortige Lösungen. Deswegen sollte es schon während der Studie Rückmeldungen geben.
- Die Rückmeldung sollte in angenehmer Umgebung stattfinden.
- Lösungen für ermittelte Probleme sollten zusammen gesucht werden, den Pflegefachkräften sollte Unterstützung für Problemlösung zur Verfügung gestellt werden.

Anerkennung Wir sind Emine Kol, Fatma Arıkan, Nezaket Yıldırım, Ayla Kaya, Ayşe Akgöz, İlkay Kavla und Ferda Ülker überaus dankbar für ihre Hilfe in diesem Prozess.

3.6 Gewaltfreiheit in Institutionen des Gesundheitswesens – Utopie oder Notwendigkeit für Patienten und Mitarbeiter?

Harald Schickedanz

Trailer:

Krankenhäuser sollten heilsame Orte, Schulen lern- und entwicklungsförderlich sein, Altersheime würdige Begegnungs- und Abschiedsmöglichkeiten bieten.

Alle diese Orte sind durch ein ausgeprägtes Machtgefälle zwischen Beschäftigten und Schutzbefohlenen gekennzeichnet und werden selten gerne und häufig nicht freiwillig aufgesucht.

Wer dieses Machtgefälle zu eigenen Zwecken ausnutzen will, dem bieten sich zahlreiche Gelegenheiten.

Der Autor findet, dass Gewaltfreiheit in sozialen Institutionen eine Notwendigkeit, eine Schlüsselkompetenz und eine Voraussetzung zum Gelingen und Erfüllen aller an sie gestellten Aufträge darstellt.

3.6.1 Gewaltpotential im Kontext besonderer Bedingungen in Institutionen des Gesundheits- und Sozialwesens

Die Weltgesundheitsorganisation WHO definiert Gewalt in ihrem Bericht "Gewalt und Gesundheit" (2002) wie folgt:

„Gewalt ist der tatsächliche oder angedrohte absichtliche Gebrauch von physischer oder psychologischer Kraft oder Macht, die gegen die eigene oder eine andere Person, gegen eine Gruppe oder Gemeinschaft gerichtet ist und die tatsächlich oder mit hoher Wahrscheinlichkeit zu Verletzungen, Tod, psychischen Schäden, zu Fehlentwicklung oder Deprivation führt".

Üblicherweise verstehen wir ein Krankenhaus als einen Ort, in dem wir Schutz suchen und Sicherheit genießen, weil wir krank, verletzt oder aus psychosozialen Gründen schutzbedürftig sind. Gleichzeitig ist es jedoch so, dass nirgendwo sonst im zivilen Leben der Unterschied zwischen Verwundbarkeit und Verletzlichkeit und Macht, die über uns ausgeübt werden kann, so groß ist wie dort.

Generell ist Gewaltausübung grundsätzlich an Machtunterschiede gebunden. Berufsgruppen, die in der Ausübung ihrer Profession Macht über Leben und Tod haben, sind besonders gefährdet, diese auch zu missbrauchen. Es ist daher notwendig, dass Träger von Institutionen des Gesundheitswesens ein Wissen um diese Gefahren haben, sich um eine Bewusstheit von Ursachen und Zusammenhängen bemühen und eine Sensibilität dafür entwickeln, Gewaltausübung zu verhindern.

Fallbeispiel 1
Kurz nach der Morgenbesprechung in der chirurgischen Abteilung wird die alte Frau wimmernd in die Ambulanz gefahren. Die Pflegefachkraft der Notaufnahme bittet die Oberärztin oder den leitenden Oberarzt, doch eben kurz mit auf den Fall zu schauen. Das Krankenhaus ist erst kürzlich Lehrkrankenhaus geworden, und neben den Jungassistenten sind einige Studenten neu in der Klinik. Während sich die beiden erfahrenen Chirurgen einen kurzen, wie sich herausstellt feixenden Blick zuwerfen, führt die Oberärztin das vor, was schon von weitem als Blickdiagnose zu erkennen ist: das rechte Bein der alten Frau ist verkürzt, außenrotiert. Sie hat einen Schenkelhalsbruch. Dennoch hebt die Ärztin das Bein, rotiert leicht in der Hüfte, die alte Frau schreit markerschütternd. Grinsend wiederholt der Oberarzt die Untersuchung. Danach werden alle aufgefordert, diese „Untersuchung" zu wiederholen. Nur ein Assistenzarzt weigert sich; er wird in den folgenden 4 Wochen nicht für den regulären Operationsplan eingeteilt.

Der Autor ist seit 42 Jahren in Krankenhäusern angestellt tätig und ist mit großer Freude Arzt und zu dem seit fast 25 Jahren psychotherapeutisch, seit 10 Jahren supervisorisch in verschiedensten Institutionen tätig (Kindergärten, Schulen, Behinderteneinrichtungen, Heimen, anderen Kliniken, der eigenen Klinik und zeitweise in Justizvollzugsanstalten). Leider kann er solche (Gewalt)Geschichten abendfüllend erzählen und er ist alles andere als stolz darauf.

Nicht zufällig hat sich nach dem Ende der Naziherrschaft und dem verheerenden Krieg, der mit ihr verbunden war, der größte dokumentierte individuelle Massenmord in Deutschland in Krankenhäusern abgespielt. Besonders bemerkenswert hieran: der mordende Krankenpfleger hatte Vorgesetzte, die Verdachtsfälle nicht genau analysierten, in Zweifelsfällen lieber vertuschten und versetzten, Angehörige vertrösteten und engagierte Kolleginnen und Kollegen, die Unstimmigkeiten meldeten, daran gehindert, Anzeige zu erstatten oder in die Öffentlichkeit zu gehen (SZ vom 07.06.2019, P. Burghardt und A. Ramelsberger Über das Töten).

Für den Psychotraumatologen ist das Szenario klar: Gewalthandlungen, Vernachlässigungen und Ignoranz von Gewaltanwendungen folgen immer einem Machtgefälle: in aller Regel sind die Opfer klein, schwach, vereinzelt oder eben krank, besonders alt oder ganz jung (Huber 2003a).

Im Krankenhaus treffen potenziell all diese Faktoren zusammen: Wer körperlich, seelisch oder geistig erkrankt ist, ist schwächer, auf Hilfe anderer angewiesen, in seiner Handlungsfähigkeit und Wehrhaftigkeit eingeschränkt. Es besteht also die latente Gefahr, dass Stärkere und Mächtigere diese ihre Überlegenheit ausnutzen.

Zudem ist das Krankenhaus potenziell ein Ort heftiger Emotionen: Menschen leiden, haben Schmerzen zu ertragen, es wird gestorben. Die beteiligten Berufsgruppen haben ein immer engeres Zeitbudget und immer höhere Drucksituationen zu bewältigen, die es nicht zulassen, die emotionalen Begleitphänomene zu reflektieren oder gar zu verarbeiten. Beide Phänomene können zu erhöhter emotionsphobischer Kontrolle (wir haben alles sachlich im Griff) oder Ignoranz der emotionalen Qualitäten allen Handelns im Gesundheitswesen führen bis hin zu fühllosem Zynismus (Obholzer 2015).

Je größer der Leitungsabstand, je hierarchischer die Organisation, je heftiger die Verteilungskämpfe unter den rivalisierenden Berufsgruppen, umso größer die Gefahr, dass die Berufsgruppen, die sich subjektiv benachteiligt fühlen, sich an den Schwächsten schadlos halten.

Während vor 40 Jahren ein Krankenhaus überwiegend dadurch gekennzeichnet war, dass es streng hierarchisch aufgebaut war, geleitet und kontrolliert im Wesentlichen von Chefärzten (damals noch Halbgötter in Weiß genannt – Der Halbgott in Weiß – Spiegel 43/1970, zitiert nach der Fernsehsendung „Halbgott in Weiß", vom 20.9.1970, Radio Bremen, ARD 20:15, von Ramon Gilles), also Eminenz-basiert, haben im Laufe der letzten Jahrzehnte unter den durchaus wohlklingenden Stichworten wie Professionalisierung, Ökonomisierung, Qualitätsmanagement, Evidenzbasierung neue Autoritäten das Krankenhaus erobert: Die Wirtschaftlichkeit und die Wissenschaftlichkeit.

Unfassbar, dass Helfer selbst zu Tätern werden können. Noch ist es eine bedauerliche, wahrscheinlich viel häufigere Tatsache, als diese erkannt, bekannt oder gar geahndet wird. Helfende Beziehungen sind in der Regel asymmetrisch. Erkrankungen, Unfälle oder im engeren Sinne Traumafolgestörungen erzeugen bei den Betroffenen Not, negative Emotionen sowie Hilfs- und Pflegebedürftigkeit. Meist erhalten die Helfer einen Vertrauensvorschuss von ihren Patienten. Dies bringt sie in eine strukturelle Machtposition, die dafür anfällig machen kann, die Macht und das erteilte Vertrauen zur Befriedigung eigener Bedürfnisse zu missbrauchen.

Das Beispiel aus der chirurgischen Ambulanz zeigt den Gruppendruck einer Konkurrenzsituation, und sie zeigt weitere Nährböden für Missbrauchsszenarien: entweder quasi diktatorische Systeme mit straffer Hierarchie, großem Leitungsabstand (der Zugang zur Facharztausbildung ist nicht formal reguliert; Einteilung auf dem Operationsplan, um den nötigen Pflichtkatalog zusammen zu bekommen, wird nach Gunst, Willkür und Bewährung in solchen „Härtetests" informell gewährt), wenig Transparenz und vielen Glaubenssätzen statt kritisch zu hinterfragendem Wissen und Verschlossenheit gegenüber Neuerungen. Bei dieser eminenzbasierten Medizin ist die Grundlage der Behandlung in einer Klinik nicht die forschungsbelegte Medizin, sondern das Erfahrungswissen der Medizinischen Leitung, was höherwertig eingeschätzt wird.

Auf der anderen Seite des Spektrums ist eine Organisationsstruktur nachteilig, die durch Vernachlässigung, laissez faire - Stil, Verantwortungsdiffusion, bis hin zu Verantwortungslosigkeit gekennzeichnet ist. Beides ist schädlich: die Über- und die Unterstrukturierung.

Fallbeispiel 2

Das kleine Krankenhaus am Rande der Stadt hat zwei gleichberechtigte Chefärzte in der Inneren Abteilung. Es kommt nicht selten vor, dass montags bei der Chefvisite A die Therapieversion A angeordnet wird, mittwochs bei der Chefvisite B auf die Therapieversion B umgestellt wird. Hier besteht die Gefahr, dass je weniger sich die Leitenden einig sind, ein gemeinsames Konzept und gemeinsame Handlungsrichtlinien festzulegen, ein schleichendes System der Willkür entsteht. Entweder folgt ein Szenario der wechselseitigen Unterwerfung: Montag wird im Sinne von A, mittwochs im Sinne des B entschieden, oder dies wird als Aufforderung gesehen, jeweils willkürlich z.B. die Entscheidung C zu treffen. Im Laufe der Zeit entwickeln sich kleine „Grafschaften", in denen jeweils nach außen die Variante A oder

B bevorzugt wird, intern die Variation C gültig bleibt. Es entwickelt sich ein Stil der Vernachlässigung und Intransparenz mit entsprechendem Verhalten bei nachgeordnetem Personal und Patienten.

3.6.2 Heilungs- und Entwicklungsförderung als Kernaufgabe des Gesundheits- und Sozialwesens

Was ist nun der Auftrag eines Krankenhauses, eines Altenheimes, einer Schule oder eines Kindergartens?

Autorität im Krankenhaus kann nur der Heilungsprozess der Patientinnen und Patienten sein. In Hospizen und Heimen, wenn alters- oder erkrankungsbedingt Heilung, Genesung und Gesundung nicht mehr möglich sind, bildet die einzig mögliche Autorität die Menschenwürde.

Kann ich so lange wie möglich selbstbestimmt, schmerz- und angstarm im Kreise meiner Angehörigen sein?

Selbstredend sollte eine Schule und ein Kindergarten Wachstum, Welt- und Erfahrungswissen, soziale Kompetenz und alles was der Reifung der Persönlichkeit, natürlich auch dem (Welt-)Wissen dient fördern, und nicht Bildungspläne, Lehrmoden oder schlicht die soziale Unterwerfung als Metafach anbieten und unterrichten.

Wachstums- und heilungsförderliche Institutionen und Organisationen sind demzufolge gekennzeichnet durch klare, transparente Strukturen, ein überprüf- und veränderbares Behandlungskonzept und angemessene Offenheit. Sie zeichnen sich dadurch aus, dass die jeweiligen Bereiche und die beteiligten Berufsgruppen fähig sind, persönlich Verantwortung für ihr Handeln zu übernehmen.

Ein respektvoller Umgang, eine klare Definition und Einhaltung von Grenzen sind hierbei genauso wichtig wie die Spiegelfunktion durch die Helfer: jeder Klient, jeder Patient, jedes Kind spürt, ob ein Team die eigenen Forderungen und Ansprüche auch selbst lebt oder ob es latent Doppelbotschaften aussendet.

Beispiel 3
„Mir fällt auf, dass Sie das, was Sie von uns verlangen, selbst leben."

Mit dieser Äußerung verabschiedet sich die Patientin von ihrem Behandlungsteam. Das Team erlebt dies als bestmögliches Kompliment. Es hat sich bemüht, die Handlungsprinzipien, wie aktive Selbststabilisierung, gemeinsame aktive Suche nach Ressourcen der Patientin und nach kontrolliertem Aufsuchen von innerem Belastungsmaterial, mit der Fähigkeit, sich davon wieder zu distanzieren, zu lernen und zu praktizieren. Rechtzeitig vor Entlassung haben sie sich gemeinsam Gedanken gemacht, wie das in der Klinik Gelernte in ihr Alltags- und Berufsleben passen könnte (Lauterbach 2014).

Vor ihrer Aufnahme konnte sie in der Patientenbroschüre und auf der Website diese Behandlungsprinzipien schon kennenlernen. Während des Aufenthalts wurden ihr diese im Patientenseminar ausführlich erläutert. Sie stellte fest, dass sie zwar einen unterschiedlichen Abstraktionsgrad von Informationen bei unterschiedlichen Berufsgruppen antraf, jedoch schienen die Teammitglieder um ein vertieftes Verständnis des eigenen Konzepts bemüht zu sein.

Daraus könnte man folgendes schlussfolgern:

Eine Orientierungsfrage für jedes medizinisch, pflegerisch oder erzieherisch tätige Team könnte sein: Halten wir uns an die eigenen Prinzipien? Würden wir uns selbst oder unsere Angehörigen in unserer Klinik/auf unserer Station von unseren Mitarbeitern/Kollegen behandeln lassen?

Die Ausgestaltung der Krankenhausabläufe und Therapiekonzepte betrifft alle, die dort behandelt werden. Dies zeigt die einfache Tatsache, dass in unserer Zivilisation das Leben der meisten Menschen im Krankenhaus beginnt und bei etwa der Hälfte aller Menschen dort endet.

Wie sich diese Erfahrungen am Anfang und Ende unseres Lebens auf uns und unsere Angehörigen auswirken können, verdeutlichen die folgenden Fragen:

Durften wir nach der Geburt an der Brust unserer Mutter liegen? Sind die primären Bindungspersonen in der Nähe und zugegen, wenn wir als Kind in der Klinik behandelt werden müssen? Dürfen wir diese Welt im Kreis unserer Lieben verlassen oder wird der Sterbeprozess in die Abstellkammer ausgelagert?

Treffen wir bei Krankheit, Unfall oder schwerer Störung auf Menschen, die uns tatsächlich helfen können und wollen? Gibt es Menschen, die uns, wenn wir ins Wasser gefallen sind, nicht nur herausziehen, sondern auch das Schwimmen beibringen können? Die sich darüber hinaus nicht auch noch selbst anstecken und unsere Not und Schwäche ausnutzen?

Organisationen und Institutionen, die körperlich, seelisch oder geistig verletzte Menschen behandeln, sollten selbst in der Lage sein, atraumatisch in Erscheinung zu treten und allgemein menschliche Prinzipien wie Respekt, Toleranz, Achtsamkeit und klare, überprüf- und veränderbare Konzepte bereitstellen (Schickedanz und Stachetzki 2014).

Ohne, dass dieser Artikel hierauf näher eingehen kann, sei an dieser Stelle vermerkt, dass die autoritären, am Recht haben, am Stärker sein und Macht ausüben orientierten Krankenhäuser der Vergangenheit angehören müssen. Eine gegenwärtige Entwicklung hin zu smarten Organisationen mit dem roten Faden der Flexibilisierung, Gewinnmaximierung und Ökonomisierung können sicherlich nicht der letzte Schritt auf dem Weg zu einer gewaltfreien Organisation von Krankenhäusern und anderen sozialen Institutionen gewesen sein.

Gesundheit sollte genauso wenig wie Krankheit eine Ware sein und genauso wenig privatwirtschaftlicher Nutzung überantwortet werden wie Wasser, Luft und andere existentiell notwendige Lebensbereiche, die wir vielleicht als menschheitliche Allmende bezeichnen könnten. Warum überlassen wir Daseinsvorsorge wie Polizei und Feuerwehr (noch) nicht dem „freien" Markt? Warum ordnen wir Gesundheit und Krankenpflege einer Gewinnerwirtschaftung unter? Warum tolerieren wir Anreize für teure Technik, fragwürdige invasive Maßnahmen? Warum ist unser Alltag in diesen Institutionen bis auf die letzte Minute durchgetaktet und in keine Fallpauschale sind die Fragen und Nöte unserer Patientinnen und Patienten einberechnet, genauso wenig wie deren Fragen und Ängste vor Schmerzen, Siechtum und Tod.

Es fehlt die Zeit für intensive Ausbildung, Zeit für Angehörige, Zeit für Teambesprechungen und Selbstreflexion, Zeit für Rekonvaleszenz und Supervision der Helfenden.

Dies sind gesamtgesellschaftliche in nicht allzu ferner Zukunft nur global lösbare Problematiken, auf die hier nicht näher eingegangen werden kann, deren Wirkmacht im Hintergrund jedoch nur unterschätzt werden kann.

Auf ein weiteres Phänomen, das man mit Burnout, Erschöpfung, Mitgefühlserschöpfung oder sekundärer Traumatisierung beschreiben kann, sei hier ebenfalls nur kurz eingegangen: wer verletzten, kranken, sterbenden oder psychisch traumatisierten Menschen hilft, ist seinerseits gefährdet überlastet, körperlich überfordert und seelisch über emotionale Ansteckungsprozesse verletzt zu werden. Auch dieses Risiko helfender Berufe sollte in Institutionen ausreichend beachtet, thematisiert und den im Einzelfall oft verheerenden Auswirkungen möglichst vorbeugend begegnet werden.

3.6.3 Strategien zur Vermeidung von grenzverletzendem und übergriffigem Verhalten

Wesentliche Strategien, die sowohl Burnout und Erschöpfung als auch Grenzverletzung und Übergriff wirksam verhindern können, sollen näher betrachtet werden: zum einen ist dies gut geplante und geleitete Teamarbeit, zum anderen die Notwendigkeit von Supervision, Kontrolle und Überwachung auch von Externen und durch die Öffentlichkeit.

Hohe Personalfluktuation, hohe Krankenstände und häufige Beschwerden von Patienten und Angehörigen sind Indikatoren für dysfunktional geführte bzw. arbeitende Teams, Institutionen oder Einzelunternehmen. Neben der notwendigen Rahmensetzung je nach Arbeitsaufgabe spielt die Grundhaltung der Teams, also „der Geist" aus Sicht des Autors eine entscheidende Rolle.

Dem traditionellen Blickwinkel der Medizin folgend, deren Aufgabe darin besteht, Störung zu verorten und Krankheiten zu erkennen, nehmen viele Teams eine defizitorientierte und unter Umständen sogar pathologisierende Einstellung und Haltung ein.

Dies könnte z.B. dazu führen, dass die Frühschicht der Spätschicht ausschließlich die Defizite und Notfälle mitteilt, während Heilungserfolge, gut gelungene Maßnahmen und kleine Besserungsschritte nicht erwähnt werden. Im schlimmsten Fall führt dies dazu, dass die erholte und gut gelaunte Spätschicht pathologisierend, defizitorientiert und real belastet den Arbeitsauftrag anpackt. Anders, als wenn auch nur wenigstens zu 50 % eine Sichtweise auf die Ressourcen eingenommen wird.

Grundsätzlich können Leid, Schmerz, Not, Erkrankungen, Traumafolgestörungen und im Allgemeinen Probleme insofern ansteckend wirken, als sie unsere Handlungsfähigkeit auch durch die Wucht der von Ihnen erzeugten Emotionen einschränken können. Kommt eine durch Hierarchieschranken verstärkte Informationsblockade hinzu, kann es passieren, dass Informationen noch zusätzlich gefiltert werden. Es bedarf also intensiver Konzeptarbeit, die wesentlichen Ziele jedes im Krankenhaus arbeitenden Teams zu erreichen:

- Einen möglichst ungestörten, ausdrücklich die Ressourcen einbeziehenden Informationsaustausch
- Eine lösungsorientierende Herangehensweise an die Problemstellung
- Kontinuierliche Konzeptentwicklung, in der die hier skizierten Gedanken auf die Arbeitsaufgaben abgestimmt werden können
- Regelmäßige Beschäftigung mit den Fragen: Welche Stärken, Fähigkeiten und Talente haben meine Patienten, haben meine Kollegen, habe ich? Wen kann ich fragen, wenn ich nicht weiterweiß? Macht mir die Arbeit Freude und darf ich dies auch zeigen?

Neben der ressourcenorientierten Teamarbeit ist die externe Supervision ein weiterer Schutzfaktor auf dem Weg zur Burnout-Prophylaxe und zum gewaltfreien Krankenhaus.

Supervision kann die Draufsicht von einer nicht direkt involvierten Fachperson von außen auf die individuelle Behandlungs- und Fallführung, die Art und Weise wie Teams interagieren, oder, als Organisationsberatung, auf die Strukturen und Prozesse des Gesamtsystems sein.

Um die Supervisionsaufgabe gut zu erfüllen, sollte der Supervisor unabhängig sein, über exzellente Berufserfahrung und Lebenserfahrung verfügen und seine Grenzen kennen. Außerdem sollte er verlässlich und lernfähig sein. Sollte komplexe Zusammenhänge möglichst einfach verbalisieren können und dem Team mit einer ermutigenden Grundhaltung begegnen.

Supervisoren oder Coaches sollten akademisch qualifiziert sein in Medizin, Pflegewissenschaft, Psychologie, Pädagogik, Sozialwissenschaften, Betriebswirtschaft und anderen angrenzenden Disziplinen. Es gibt zertifizierte Fort- und Weiterbildungen der berufsständischen Kammern und/oder Fachgesellschaften. Daneben existiert ein "freier Markt" an Coaches und Beratern unterschiedlicher Professionen, deren Eignung für die skizzierten Aufgaben im Einzelfall kritisch geprüft werden sollte.

Nach Aufgabenstellung unterscheiden wir Einzelfall-, Fallteam- und Organisationssupervision (Lohmer und Möller 2019).

In der Einzelfallsupervision berichtet der Supervisand von der Behandlung eines Patienten. Der Fall kann dadurch besser verstanden werden, dass der Supervisor von außen, neutral und nicht verwickelt, Eindrücke und Beobachtungen aufnimmt und sie dem Supervisanden so widerspiegelt, dass dieser sie in der Fallführung erfolgreich verwenden kann.

Besonders wichtig ist die Fallsupervision im Team. Sie dient dazu die verschiedenen Perspektiven der Behandler aus der Einzeltherapie, der Körperarbeit und dem Pflegekontakt zusammen zu tragen und unter neutraler supervisorischer Anleitung einen Gesamteindruck der Patienten zu rekonstruieren. Die dysfunktionalen Muster, die sich im Umgang der Patienten mit sich und anderen und dem Team darstellen, werden analysiert und Lösungswege mit Hilfe der Kreativität der Behandlungsgruppe unter Supervision entwickelt.

Bei der Teamsupervision geht es um die Art und Weise, wie ein Behandlungsteam miteinander umgeht. Hier werden in erster Linie achtsam und respektvoll interpersonelle Teamkonflikte lösungsorientiert bearbeitet, so dass Veränderungsvorschläge generiert werden können. Auch ein Team kann toxisches Belastungsmaterial aufnehmen und z.B. in verschiedene streitende Fraktionen zerfallen. Hier hat die Teamsupervision die Aufgabe, die Spaltungsprozesse nachzuzeichnen und idealerweise aufzulösen.

Die Organisationssupervision kann einer Klinik helfen, strukturelle Fehlentwicklungen zu erkennen und in der Organisation begründete Fehlfunktionen zu beheben. Dies könnte bedeuten, dass eine neue Leitungsstruktur geschaffen wird, dass das Therapie- oder Betreuungskonzept geändert werden muss, verbindlichere Regelungen geschaffen oder überstrukturierte Bereiche gelockert werden müssen.

Im psychosomatischen und psychiatrischen Sektor gehört die Einzelfall-, Fall- und Teamsupervision zum Pflichtkanon der Organisationen. Eine Teilnahme sollte in der Regel für alle patientennahen Berufsgruppen verpflichtend sein.

Beispiel 4
Der junge Oberarzt hat das Team erst kürzlich leitend übernommen. Immer wieder kommt es zwischen einer erfahrenen Ärztin und einem älteren Psychotherapeuten zu hartnäckigem Streit, der die Teamarbeit lähmt und den Leiter ratlos zurücklässt. Nach einer externen Supervision wird der Leiter auf eine „Kleinigkeit" aufmerksam gemacht, die den Streits vorausgeht: Jedes Mal, wenn der Kollege etwas sagt, legt die Ärztin ihre flache Hand an die eigene Stirn, bevor sie ihrerseits zu sprechen beginnt... nachdem der Teamleiter in einem Vieraugengespräch darum gebeten hat, diese Geste künftig zu unterlassen, konnte die Konfliktlage anhaltend deeskaliert werden.

Hier entstand der Konflikt nicht auf der Inhalts- (wissenschaftlicher Meinungsstreit) sondern auf der Beziehungsebene. Die kleine Geste vermittelte dem Gegenüber Entwertung, oder wurde (teilbewust) so interpretiert. Nachdem die Veränderung auf der (gestischen) Beziehungsebene etabliert war, gewann in der Folgezeit die sachlich – fallbezogene Auseinandersetzung im Team an Raum, die Dialoge wurden reziproker und deutlich weniger angespannt.

Kliniken, die in Körper, Geist oder Seele gestörte, erkrankte oder verletzte Menschen behandeln, sollten nicht nur über Kenntnisse der Erkrankung und Störungsbilder verfügen, sondern selbstkritisch ihre Organisationsstrukturen und -kultur reflektieren können. Sie sollten um Respekt, Achtsamkeit, Sicherheit und Transparenz bemüht sein. Dazu braucht es ein überprüfbares und veränderbares Behandlungskonzept genauso wie die stete Bemühung Phänomene struktureller oder individualisierter Gewalthandlungen zu erkennen und zu stoppen. Die Behandler sollten in der Lage sein, den Schutzbefohlenen in jeder Situation die Gründe für Handlungen und Maßnahmen, die entweder getätigt oder unterlassen werden, nennen zu können. Gleichzeitig muss jeder Einzelne, genauso wie die Organisation dafür Sorge tragen, dass die Mitarbeiter befähigt sind, mit der emotionalen Last und Wucht der Erkrankung, des Leids, der Schmerzen, der Verluste und des Todes so umzugehen, dass sie nicht selbst sekundär traumatisiert werden (Huber 2009).

Diese Befähigung zur eigenen Emotionsregulation gilt auch für das gegenteilige Szenario: verbale, emotionale, sexualisierte und/oder physische Attacken auf Mitarbeiter der genannten Institutionen. Wir brauchen Unterstützung unserer Teams, unserer Vorgesetzten und ein Wissen um Abgrenzungsrechte und Pflichten als Mitarbeiter sozialer Institutionen. Respekt und Würde sind nicht nur ein Pflichtkanon gegenüber Patienten, Heimbewohnern oder Schülern, sondern genauso klar für den Umgang und das Miteinander einzufordern. Dies gilt auch für den Schutz vor Cybermobbing, übler Nachrede und ähnlichem auf medialem Weg in beide Richtungen.

Dazu sollte die Gesellschaft und jeder Einzelne ermuntert und unterstützt werden, dass die

Autorität im Krankenhaus der Heilungs- und Genesungsprozess oder das annehmen können von Unveränderbarem wird, und nicht das Recht haben oder Gewinnstreben bleibt.

So wie Gewalterfahrungen in Kindheit und Jugend lebenslänglich dosisabhängig und kumulativ körperliche, seelische, geistige und soziale Gesundheit beeinträchtigen, so sind eine bindungsorientierte, patienten- und mitarbeiterfreundliche, eine aufgabenorientierte Genesungsprozesse fördernde Gewaltfreiheit in helfenden Institutionen ein unspezifischer und kaum zu unterschätzender Wirkfaktor (Felitti und Anda 1998).

3.6.4 Fazit und Lernerfahrungen

Im Fazit ist zu betonen, dass jegliche Form von Gewalt (verbal, emotional, körperlich) und Vernachlässigung schädigend auf die menschliche Gesundheit wirkt. Es macht krank- über Generationen hinweg- sowohl körperlich, seelisch, geistig, sozial und strukturell-institutionell. Im Alltag immer wieder vorkommende Bagatellisierungen oder Äußerungen wie beispielsweise: „Das gehört in unserem Beruf dazu, so etwas musst du aushalten können" im Zusammenhang mit übergriffigen Situationen sind strikt abzulehnen und/oder zu ahnden. Führungspersonen der Institution nehmen dabei eine wichtige Vorbildfunktion ein.

Gesunderhaltend sind gute, sichere, liebevolle Bindungen und Beziehungen, ebenso wie körperliche Aktivität, gesunde und altersgerechte Ernährung und nicht zuletzt auch im beruflichen Alltag würdevolle soziale Beziehungen.

Wer krank, behindert, gebrechlich, pflegebedürftig oder im Sterbeprozess ist braucht vor allem Würde, Einwilligung nach erfolgter Aufklärung, Schutz, Selbstbestimmung ebenso wie menschliche Zuwendung und Geborgenheit.

Das alles kostet Zeit, Geld, Aus- und Weiterbildung, Supervision und wirkt für Patienten förderlich auf Heilung, Genesung oder Frieden mit nicht mehr Veränderbarem. Institutionen des Gesundheitswesens gewinnen damit Anerkennung, Erfolg sowohl in der Qualität als auch in ihrer Wirtschaftlichkeit. Mitarbeiter sind in einer gesunden Arbeitsumgebung tätig, die ihnen ein tief sinnerfüllendes Glück im Beruf ermöglicht, welches ein bedeutsamer Bindungsfaktor an das Unternehmen ist.

Ein gewaltfreies Klima in Gesundheitseinrichtungen zu erzeugen, braucht zunächst eine Enttabuisierung des Gewaltbegriffes und kritisches Hinschauen in Strukturen, Abläufe und vor allem Kommunikations- und Interaktionsprozesse der Institution. Entscheidend ist die klare und unmissverständliche Positionierung der Unternehmensleitung sowie die Gewinnung der Mehrheit der Mitarbeitenden für diese „Denke". Dies kann durch regelmäßige reflexive Fallbearbeitung, Schulungen, Teambesprechungen und Supervisionen gelingen. Unterstützende Strukturen können Ombudsmänner oder -frauen, Patientenfürsprecher und Auffangstellen für Mitarbeiter mit Gewalterfahrung sein.

Es wäre illusorisch zu glauben, dass es sich dabei um etwas leicht zu Verwirklichendem handelt: es sind die einfachen Dinge, die so schwer zu machen sind. Gewaltfreiheit ist ein nicht zu überschätzendes Gut, sehr fragil und nur täglich aktiv herzustellen, es ist eine innere Haltung, die auf einfachen lehr- und lernbaren Prinzipien beruht.

Nicht zuletzt kann im Ringen um Fachkräfte im Gesundheitswesen „Gewaltfreiheit und Wahrung der Würde jedes Menschen" ein derzeit noch herausstechender Vorteil in der Personalakquise und Personalbindung sein.

Literatur

Literatur zu Abschn. 3.2

Altmann T (2015) Empathie in sozialen und Pflegeberufen. Springer, Wiesbaden

Altmann T, Roth M (2014) Mit Empathie arbeiten – gewaltfrei kommunizieren. Praxistraining für Pflege, Soziale Arbeit und Erziehung. Kohlhammer, Stuttgart

Böhle F, Stöger U, Weihrich M (2015) Interaktionsarbeit gestalten – Vorschläge und Perspektiven für humane Dienstleistungsarbeit. edition sigma, Berlin

Bornemann B, Singer T (2013) Das ReSource Modell des Mitgefühls. Eine kognitiv-affektive neurowissenschaftliche Perspektive. Mitgefühl in Alltag und Forschung. Max Planck Gesellschaft, München

Deckers M, Schönefeld V, Altmann T, Roth M (2020) Forschungsergebnisse zur Wirksamkeit des empCARE-Konzepts. In: Thiry L, Schönefeld V, Deckers M, Kocks A (Hrsg) empCARE – Arbeitsbuch zur empathiebasierten Entlastung in Pflege- und Gesundheitsberufen. Springer, Berlin/Heidelberg

Jungtäubl M, Weihrich M, Kuchenbaur M (2018) Digital forcierte Formalisierung und ihre Auswirkungen auf die Interaktionsarbeit in der stationären Krankenpflege. Arb Industriesoziol Stud 2:176–191

Kocks A (2020) Projektübersicht empCARE: Förderung, Teilprojekte, Öffentlichkeitsarbeit. In: Thiry L, Schönefeld V, Deckers M, Kocks A (Hrsg) empCARE – Arbeitsbuch zur empathiebasierten Entlastung in Pflege- und Gesundheitsberufen. Sprinuger, Berlin/Heidelberg

Lux V, Pröbstl A, Schliffer D, Kocks A (2020) Veränderungen und Entwicklungen gestalten – Die Umsetzung von empCARE aus Sicht der Führungsebene. In: Thiry L, Schönefeld V, Deckers M, Kocks A (Hrsg) empCARE – Arbeitsbuch zur empathiebasierten Entlastung in Pflege- und Gesundheitsberufen. Springer, Berlin/Heidelberg

Nerdinger FW (2003) Emotionsarbeit und Burnout in der gesundheitsbezogenen Dienstleistung. In: Büssing A, Glaser J (Hrsg) Dienstleistungsqualität und Qualität des Arbeitslebens im Krankenhaus. Hogrefe, Göttingen/Bern/Toronto/Seattle, S 181–197

Peplau HE (1995) Interpersonale Beziehungen in der Pflege: ein konzeptueller Bezugsrahmen für eine psychodynamische Pflege (trans: Kelling G). Recom, Basel/Eberswalde

Rosenberg M (2016) Gewaltfreie Kommunikation. Eine Sprache des Lebens. Junfermann: Göttingen

Schönefeld V (2019) Pseudo-Empathie – Theorieentwicklung und empirische Beiträge. Veröffentlichte Dissertation. Universitätsbibliothek der Universität Duisburg-Essen, Essen

Schönefeld V, Deckers M (2020) Maßgeschneiderte Forschung: Das Evaluationskonzept von empCARE. In: Thiry L, Schönefeld V, Deckers M, Kocks A (Hrsg) empCARE – Arbeitsbuch zur empathiebasierten Entlastung in Pflege- und Gesundheitsberufen. Springer, Berlin/Heidelberg

Thiry L (2020) Vierdimensionale Didaktik – eine Einladung zum reflexiven Lernen. In: Thiry L, Schönefeld V, Deckers M, Kocks A (Hrsg) empCARE – Arbeitsbuch zur empathiebasierten Entlastung in Pflege- und Gesundheitsberufen. Springer, Berlin/Heidelberg

Thiry L, Weihrich M (2019) Interaktionsarbeit erhalten – Gesundheit schützen. Pflege Z 5:57–61

Thiry L, Altmann T, Deckers M, Kaschull K, Schönefeld V, Roth M (2020a) empCARE – Das Trainingsmanual. In: Thiry L, Deckers M, Schönefeld V, Kocks A (Hrsg) empCARE – Arbeitsbuch zur empathiebasierten Entlastung in Pflege- und Gesundheitsberufen. Springer, Berlin/Heidelberg

Thiry L, Kaschull K, Deckers M, Kocks A (2020b) Trainingsleitungen reflektieren und Teilnehmende bewerten – Wie man ein Trainingskonzept verbessern kann.
In: Thiry L, Schönefeld V, Deckers M, Kocks A (Hrsg) empCARE – Arbeitsbuch zur empathiebasierten Entlastung in Pflege- und Gesundheitsberufen. Springer, Berlin/Heidelberg

Wagner AC (2011) Gelassenheit durch Auflösung innerer Konflikte. Mentale Selbstregulation und Introvision, Bd. 2., vollständig überarbeitete Aufl. Kohlhammer, Stuttgart

Literatur zu Abschn. 3.3

Antonovsky A (1987) Unraveling the mystery of health – how people manage stress and stay well. Jossey-Bass, San Francisco

Berman MG, Jonides J, Kaplan S (2008) The cognitive benefits of interacting with nature. Psychol Sci 19(12):1207–1212

Berwick DM, Nolan TW, Whittington J (2008) The triple aim: care, health and cost. Health Aff 27:759–769

Bodenheimer T, Sinsky C (2014) From triple aim to quadruple aim: care of the patient requires care of the provider. Ann Fam Med 12:573–576

Bowler DE, Buyung-Ali LM, Knight TM, Pullin AS (2010) A systematic review of evidence for the added benefits to health of exposure to natural environments. BMC Public Health 10:456

Bringslimark T, Patil G, Hartig T (2008) The association between indoor plants, stress, productivity and sick leave in office workers. Acta Hortic 775:117

Bronk K, Hill P, Lapsley D, Talib T, Finch H (2009) Purpose, hope, and life satisfaction in three age groups. J Posit Psychol 4(6):500–510

Brown T (2009) Change by design: how design thinking transforms organizations and inspires innovation. HarperCollins Publishers, New York

Buettner D (2009) Blue zones: lessons for living longer from the people who've lived the longest. National Geographic Society, Washington, DC

Center for Spirituality and Healing (2012) http://www.csh.umn.edu/wsh/. Zugegriffen am 09.12.2012

Cervinka R, Röderer K, Hefler E (2012) Are nature lovers happy? On various indicators of well-being and connectedness with nature. J Health Psychol 17(3):379–388

Clymer JM, Fielding JE, Rimer BK, Pronk NP (2012) The guidebook for healthy communities and healthy states. America's Health Rankings: United Health Foundation. http://www.americashealthrankings.org/Reports. Zugegriffen am 06.03.2013

Diener E, Fujita F, Tay L, Biswas-Diener R (2012) Purpose, mood, and pleasure in predicting satisfaction judgments. Soc Indic Res 105(3):333–341

Friedberg MW, Chen PG, Van Busum KR et al (2014) Factors affecting physician professional satisfaction and their implications for patient care, health systems and health policy. Rand Health Quarterly. eCollection Winter 3(4):1

Hawkley LC, Thisted RA, Masi CM, Cacioppo JT (2010) Loneliness predicts increased blood pressure: fi-

ve-year cross-lagged analyses in middle-aged and older adults. Psychol Aging 25:132–141
Hill PL, Turiano NA (2014) Purpose in life as a predictor of mortality across adulthood. Psychol Sci 25(7):1482–1486
Holt-Lunstad J, Smith TB, Layton JB (2010) Social relationships and mortality risk: a meta-analytic review. PLoS Med 7(7):e1000316
Institute of Medicine (2010) The future of nursing: leading change, advancing health
Jaremka LM, Fagundes CP, Glaser R, Bennett JM, Malarkey WB, Kiecolt-Glaser JK (2012) Loneliness predicts pain, depression, and fatigue: understanding the role of immune dysregulation. Psychoneuroendocrinology pii: S0306-4530(12):00403–00409. https://doi.org/10.1016/j.psyneuen.2012.11.016
Johns C (2018) Achtsames Führen in der Pflege. Hogrefe, Bern
Kahane A (2004) Solving tough problems: an open way of talking. Berrett-Koehler Publishers, Inc., San Francisco
Kane L, Peckman C (2014) Medscape Physician compensation report 2014. http://www.medscape.com/features/slideshow/compensation/2014/public/overview#24. Zugegriffen am 07.07.2015
Kim ES, Sun JK, Park N, Kubzansky LD, Peterson C (2012) Purpose in life and reduced risk of myocardial infarction among older U.S. adults with coronary heart disease: a two-year follow-up. J Behav Med. 2013 Apr;36(2):124–33. https://doi.org/10.1007/s10865-012-9406-4. Epub 2012 Feb 23
Kim T (2010) Human brain activation in response to visual stimulation with rural and urban scenery pictures: a functional magnetic resonance imaging study. Sci Total Environ 408(12):2600
Kreitzer MJ (2012) Spirituality and wellbeing: focusing on what matters. West J Nurs Res 34(6):707–711
Largo-Wight E, Chen WW, Dodd V, Weiler R (2011) Healthy workplaces: the effects of nature contact at work on employee stress and health. Public Health Rep. (Washington, DC: 1974) 126(Suppl 1):124–130
Maslach C, Jackson S (1981) The measurement of experienced burnout. J Organ Behav 2:99–113
McHugh MD, Kutney-Lee A, Cimiotti JP, Sloane DN, Aiken LH (2011) Nurses' widespread job dissatisfaction, burnout and frustration with health benefits signals problems for patient care. Health Aff 30:202–210
Mind Organization (2007) Ecotherapy: the green agenda for mental health. Mind Publications, London
Nakamura J, Csikszentmihalyi M (2009) Flow theory and research. In: Snyder CR, Lopez SJ (Hrsg) Handbook of positive psychology. Oxford University Press, Oxford, UK, S 195–206
Park S, Mattson R (2009) Ornamental indoor plants in hospital rooms enhanced health outcomes of patients recovering from surgery. J Altern Complement Med 15(9):975–980
Peat D (2008) Gentle action: bringing creative change to a turbulent world. Pari Publishing, Italy
Salyers MP, Flanagan ME, Firmin R, Rollins AL (2015) Clinicians' perceptions of how burnout affects their work. Psychiatr Serv 66:204–207
Scharmer O (2018) The essentials of theory U. Berrett-Koehler Publishers, Inc., Oakland
Shanafelt T, Gorringe G, Menaker R, Storz K, Reeves D, Buskirk S, Sloan J, Swensen S (2015) Impact of organizational leadership on physician burnout and satisfaction. Mayo Clin Proc 90:432
Shanafelt TD, Boone S, Tan L, Dyrbye LN, Sotile W, Satele D, West CP, Sloan J, Oreskovich MR (2012) Burnout and satisfaction with work-life balance among US physicians relative to the general US population. Arch Intern Med 172:1377–1385
Smith EE (2017) The power of meaning. Crown Publishing, New York
Tanno K, Sakata K, Ohsawa M, Onoda T, Itai K, Yaegashi Y, Tamakoshi A, JACC Study Group (2009) Associations of ikigai as a positive psychological factor with all-cause mortality and cause-specific mortality among middle-aged and elderly Japanese people: findings from the Japan Collaborative Cohort Study. J Psychosom Res 67(1):67–75
Udod S, Care W (2013) Walking a tight rope: an investigation of nurse managers' work stressors and coping experiences. J Res Nurs 18:67–79
Ulrich RS (1984) View through a window may influence recovery from surgery. Science 224(4647):420–421
World Health Organization (1946) Preamble to the constitution of the World Health Organization as adopted by the International Health Conference, New York, 19–22 June, 1946, signed on 22 July, 1946, by the representatives of 61 States (Official Records of the World Health Organization, no. 2, S 100) and entered into force on 7 April, 1948

Literatur zu Abschn. 3.4

Alabdulgader A (2012) Global advances in health and medicine. Glob Adv Health Med 1(2):54–62. www.gahmj.com
Cryer B, McCraty R, Childre D (2003) Pull the plug on stress. Harv Bus Rev 2003:102–107
Department of Health (2015) Delivering high quality, effective compassionate care: developing the right people with the right skills and the right values. A mandate from the government to health education England: April 2015-March 2016. https://assets.publishing.service.gov.uk/government/uploads/system/uploads/attachment_data/file/203332/29257_2900971_Delivering_Accessible.pdf. Zugegriffen im June 2019
Griffiths P, Ora D, Ball J (2017) How many nurses: what does the evidence say? Evidence Brief; University of Southampton, September 2017

House of Commons Health Committee (2019) Second report ordered by the house of commons to be printed 16 January 2018 published on 26 January 2018 by authority of the House of Commons https://publications.parliament.uk/pa/cm201719/cmselect/cmhealth/353/353.pdf sourced June 2019

Institute of HeartMath (IHM) https://www.heartmath.org

Luskin F, Reitz M, Newall K, Quinn TG, Haskell W (2002) A controlled pilot study of stress management training of elderly patients with congestive heart failure. Prev Cardiol 5:168–176

McCraty R (2015) The science of the heart, Bd. 2. HeartMath Institute, ISBN 978-1-5136-0636-1

McCraty R, Childre D (2010) Coherence: bridging the personal, social and global health. Altern Ther 16(16):10–24

McCraty R, Barrios-Choplin B, Rozman R, Atkinson M, Watkins AD (1998) The Impact of a new emotional self-management programme on stress, emotions, heart rate variability, DHEA an cortisol. Integr Psychol Behav Sci 33(2):151–170

McCraty R, Atkinson M, Lipsenthal P (2000) Emotional Self-Regulation Program Enhances Psychological Health and Quality of Life in Patients with Diabetes https://www.heartmath.org/assets/uploads/2015/01/diabetes-patient-study.pdf

McCraty R, Atkinson M, Tomasino D (2003) Impact of a workplace stress reduction program on blood pressure and emotional health in hypertensive employees. J Altern Complement Med 9(3):355–369

McCraty R, Atkinson M, Tomasino D, Bradley RT (2009) The coherent heart: heart brain interaction, psychophysiology coherence and the emergence of system wide order. Integr Rev 5(2):10–115

McCraty R, Atkinson M, Stolc V, Alabdulgader A, Vainoras A, Rafulskis M (2017) Synchronization of human autonomic nervous system rhythms with geomagnetic activity in human subjects. Int J Environ Res Public Health 14:770

Nursing and Midwifery Council (NMC) https://www.nmc.org.uk

RePAIR (2017) Reducing pre-registration attrition and improving retention report, health education England https://www.hee.nhs.uk/our-work/reducing-pre-registration-attrition-improving-retention

Revitalisng Care™ (2011) Workbook: creating an optimal healing environment from the inside out: HeartMath LLC 14700 West Park Avenue, Boulder Creek. www.heartmath.com

Royal College of Nursing (Hrsg) (2018) United Kingdom nursing labour market review, UKLMR, 20 Cavendish Square London W1G ORN Publication Code 007397

Literatur zu Abschn. 3.5

Akman O, Ozturk C, Bektas M, Ayar D, Armstrong MA (2016) Job satisfaction and burnout among pediatric nurses. J Nurs Manag 24(7):923–933. https://doi.org/10.1111/jonm.12399

Alzahrani N, Jones R, Abdel-Latif ME (2018) Attitudes of doctors and nurses towards patient safety within emergency departments of two Saudi Arabian hospitals. BioMed Cent Health Serv Res 18(736):1–7. https://doi.org/10.1186/s12913-018-3542-7

Anderson-Johnson P, Nelson JW (2012) Testing a model of clarity of self, role, and system as predictors of job satisfaction of nurses in Jamaica. Virginia Henderson Global Nursing e-Repository. Presentation. https://sigma.nursingrepository.org/bitstream/handle/10755/243502/Anderson-Johnson_Pauline_52174.pdf?sequence=1&isAllowed=y

Aslan M, Yildirim A (2017) Personality and job satisfaction among nurses: the mediating effect of contextual performance. Int J Caring Sci 10(1):544–552. http://www.internationaljournalofcaringsciences.org/docs/58_aslan_original_10_1.pdf

Bodenheimer T, Sinsky C (2014) From triple to quadruple aim: care of the patient requires care of the provider. Ann Fam Med 12(6):573–576. https://doi.org/10.1370/afm.1713

Choi J, Boyle DK (2013) RN workgroup job satisfaction and patient falls in acute care hospital units. J Nurs Adm 43(11):586–591. https://doi.org/10.1097/01.NNA.0000434509.66749.7c

Gorgulu O, Akilli A (2017) The determination of the levels of burnout syndrome, organizational commitment, and job satisfaction of the health workers. Niger J Clin Pract 20(1):48–56. https://doi.org/10.4103/1119-3077.180051

Gözüm S, Nelson JW, Yıldırım N, Kavla İ (2017) Translation and psychometric testing of the Healthcare Environment Survey in Turkey: advancing within Quadruple Aim. International Journal of Healthcare Management (in press), 5th International 16. National Nursing Congress Book. Proceeding, Page 63, www.ulusalhemsirelikkongresi2017.org

Gurdogan EP, Alpar SE (2016) The relationship between nurses' perceptions of the clinical governance climate and their job satisfaction levels. Int J Caring Sci 9(2):640–646. http://internationaljournalofcaringsciences.org/docs/30_Gurdogan_original_9_2.pdf

Health Statistic Yearbook 2017 (2018) General directorate of health information systems. Turkey Republic Health Ministry, Ankara

Institute for Healthcare Improvement (o. J). The IHI triple aim. http://www.ihi.org/Engage/Initiatives/TripleAim/Pages/default.aspx

Jarosova D, Gurkova E, Palese A, Godeas G, Ziakova K, Song MS et al (2016) Job satisfaction and leaving intentions of midwives: analysis of a multinational cross-sectional survey. J Nurs Manag 24(1):70–79. https://doi.org/10.1111/jonm.12273

Koç Z, Masat S, Öztürk EA, Şener A (2017) 1272 – Determination of level of job satisfaction and burnout of oncology nurses … ECCO: 2017 European Cancer Congress 27 January 2017 – 30 January 2017. Eur J Cancer 72:S133–S133. https://doi.org/10.1016/S0959-8049(17)30515-4

Kol E, İlaslan E, Türkay M (2017) The effectiveness of strategies similar to the Magnet model to create positive work environments on nurse satisfaction. Int J Nurs Pract 23(4):e12557

Nelson JW (2001). A professional nursing care model and satisfaction of the staff nurse. (Masters), University of Minnesota, Minneapolis

Nelson JW (2013) Job satisfaction of nurses in Jamaica. PhD, University of Minnesota, Minneapolis. https://conservancy.umn.edu/bitstream/handle/11299/162507/Nelson_umn_0130E_14514.pdf?sequence=1&isAllowed=y

Nelson JW, Cavanagh AM (2018) Development of an international tool to measure nurse job satisfaction by testing the Healthcare Environment Survey beyond Jamaica and the United States to Scotland: a cross sectional study utilizing exploratory factor analysis. Int J Healthcare Manag 11(1):1–5. https://doi.org/10.1080/20479700.2017.1312803

Nelson JW, Hozak MA, Albu A, Thiel L (2015) Nurse job satisfaction research: a literature review, 2006–2011. Virginia Henderson Global Nursing e-Repository. http://hdl.handle.net/10755/581125

Nelson JW, Nichols T, Wahl J (2017) The cascading effect of civility on outcomes of clarity, job satisfaction, and caring for patients. Interdiscip J Partnersh Stud 4(2) https://pubs.lib.umn.edu/index.php/ijps/article/view/164

Nelson JW, Persky G, Hozak MA, Albu A, Hinds PS, Savik K (2015) A Multistudy Validation of an Instrument for Nurse Job Satisfaction. Virginia Henderson Global Nursing e-Repository. Retrieved from https://sigma.nursingrepository.org/handle/10755/583356

Nursing Law (2007) Hemşirelik Kanunu: Kanun No. 5634 Official Gazette: May 2, 2007 Number: 26510

Nursing Regulation (2010) Hemşirelik Yönetmeliği (2010) Official Gazette Marc 8, 2010 Number: 27515

Perzynski A, Caron A, Magolius D, Sudano J (2018) Primary Care Practice Workplace Social Capital: A Potential Secret Sauce for Improved Staff Well-Being and Patient Experience Journal of Patient Experience 6(1):2374373518777774. https://doi.org/ HYPERLINK „https://urldefense.proofpoint.com/v2/url?u=http-3A__dx.doi.org_10.1177_2374373518777742&d=DwMFaQ&c=vh6FgFnduejNhPPD0fl_yRaSfZy-8CWbWnIf4XJhSqx8&r=MaA-o3p2rIskHQesZt5FtglJovtKEiS3z4k_CpqQHd6FxEWNOer_ySWaQXaJzVhg&m=QPc39uXDlTQCdf0ufmpO_dZS2oiqOq-56VxVTzrzbyHo&s=eugf9_HYXJDC1zdrRh1ezBfuJNUvhIjTaFsda88i6WY&e="10.1177/2374373518777742

Regulation on the Amendment of the Nursing Regulation (2011) Official Gazette, April 19, 2011

TUİK (2018) Turkey Statistical Institute Newsletter, Number. 30567. http://www.tuik.gov.tr/PreHaberBultenleri.do?id=30567

Turkey Health Transformation Program: progress report September 2010, Editor: Recep Akdağ, T. C. Publications of the Ministry of Health

Literatur zu Abschn. 3.6

Burkhart P, Ramelsberger A (2019) Über das Töten: Die Taten von Niels Högel sind auch am Ende des Prozesses nicht zu fassen. In: Süddeutsche Zeitung, 07.06.2019, Nr. 131, S. 3

Fallbeispiele veröffentlicht in CNI Sekundärtrauma 1/2013

Felitti VJ, Anda RF (1998) The relationship of adult health status to childhood abuse and household dysfunction. Am J Prevent Med 14:245–258

Gewalt und Gesundheit WHO 2002

Huber M (2003a) Trauma und die Folgen, Teil 1. Junfermann, Paderborn

Huber M (2003b) Wege der Traumabehandlung, Teil 2. Junfermann, Paderborn

Huber M (2009) Supervison bei Komplextrauma und Dissoziativer Störung, online unter: https://www.michaela-huber.com

Lauterbach U (2008) Ressourcenorientierte Teamentwicklung. Forum für Kinder- und Jungendpsychiatrie, Psychosomatik und Psychotherapie, Heft 4 (28–45)

Lohmer M, Möller H (2019) Psychoanalyse in organisationen. Kohlhammer, Stuttgart

Obholzer A (2015) The unconscious at work. Routledge, London

Plassman R (2007) Die Kunst des Lassens. Psychosozialverlag, Gießen

Plassman R (2014) Prozessorientierte Psychotherapie. Psychosozialverlag, Gießen

Schickedanz H, Stachetzki R (2014) Stationäre Psychotherapie und Traumafolgestörung, Zeitschrift für Psychotraumatologie 1/2014

Seidler H, Freyberger HJ, Maercker A (2015) Handbuch der Psychotraumatologie. Klett – Cotta, Stuttgart

Weiterführende Litertaure

Hirsch RD (2019) Das Humor-Buch. Schatthauer

Hirschhausen E v (2016) Wunder wirken Wunder. Wie Magie und Medizin uns heilen. Rowohlt

Korp HA (2014) Am Ende ist nicht Schluss mit lustig. Humor angesichts von Sterben und Tod. Random House

Wild B, Falkenberg I, McGhee P (2021) Humorfähigkeit trainieren. Schatthauer

Wild B (2011) Humor in Psychiatrie und Psychotherapie; Neurobilologie, Methoden, Praxis. Schatthauer

Keine Angst vor Technik – Potenziale neuer Technologie und Digitalisierung proaktiv erschließen

4

Yeliz DOĞAN MERiH, Sylvia Bochum, Christian Fegeler, Uwe Martens und Astrid Elsbernd

Inhaltsverzeichnis

4.1	**Begründung einer Innovationskultur in der Pflege: Der Schmetterlingseffekt**	174
4.1.1	Einleitung	174
4.1.2	Bedeutung und Notwendigkeit pflegerischer Innovationen	175
4.1.3	Schritte in Richtung Innovation in der Pflege	176
4.1.4	Der Aktivierungsprozess von Innovation: Beispiel einer staatlichen Klinik	176
4.1.5	Fazit	186
4.1.6	Was andere aus diesem Projekt lernen können	186
4.2	**Agil arbeiten und führen: Neue Ansätze für crossfunktionale Expertenteams im Kontext der Präzisionsonkologie**	187
4.2.1	Hintergrund	187
4.2.2	Personalentwicklung im agilen Arbeitsumfeld	189
4.2.3	Erkenntnisse und Ausblicke	194
4.3	**Innovationen in Technik und Pflege: Integration in den pflegerischen Alltag**	195
4.3.1	Innovationen in der Pflege – Herausforderungen im pflegerischen Alltag	195
4.3.2	Technik als Motor einer Gesellschaft	197
4.3.3	Technische Entwicklungen im Gesundheits- und Pflegesektor	199
4.3.4	Technische Hilfen für den Pflegealltag – Arbeitsprozesse gestalten und verbessern	206
4.3.5	Transfer und Ausblick	212
	Literatur	213

Y. DOĞAN MERiH (✉)
Zeynep Kamil Women and Child Diseases Education Research Hospital, Istanbul, Türkei
e-mail: yelizmrh@gmail.com

S. Bochum · C. Fegeler · U. Martens
MOLIT, Institut für personalisierte Medizin gGmbH, Heilbronn, Deutschland
e-mail: sylvia.bochum@molit.eu; christian.fegeler@molit.eu; uwe.martens@slk-kliniken.de

A. Elsbernd
Hochschule Esslingen, Esslingen, Deutschland
e-mail: Astrid.Elsbernd@hs-esslingen.de

© Springer-Verlag GmbH Deutschland, ein Teil von Springer Nature 2021
R. Tewes, U. C. Matzke (Hrsg.), *Innovative Personalentwicklung im In- und Ausland*,
https://doi.org/10.1007/978-3-662-62977-2_4

4.1 Begründung einer Innovationskultur in der Pflege: Der Schmetterlingseffekt

Yeliz DOĞAN MERiH

4.1.1 Einleitung

In einer Welt, in der die Technologie schnell voranschreitet, ist die Investition in Innovation, Forschung und Entwicklung einer der wichtigsten Faktoren, um die Wettbewerbfähigkeit zu steigern. Innovationen sind von großer Bedeutung für die Länder, um deren grundlegende Entwicklungsfähigkeit zu verbessern. Als Konzept kann Innovation sowohl als Prozess als auch als Ergebnis verstanden werden. Sowohl in der europäischen als auch in der amerikanischen Literatur ist Innovation als Prozess definiert: „eine Idee in ein vermarktungsfähiges Produkt, in eine neue oder optimierte Produktion oder Verbreitungsmethode oder in eine neue Vorgehensweise bezüglich gemeinnütziger Arbeit" (Yildirim 2007; Acibozlar 2006; Denat und Memis 2006).

Sowohl bei Akademikern als auch bei Angestellten im Gesunheitswesen besteht eine große Notwendigkeit innovativ zu sein, um die Effizienz zu sichern. Innovationen sind, von hoher Bedeutung ist und müssen Eingang finden in den beruflichen Alltag.

Auf der anderen Seite müssen Krankenhäuser, welche die größten Institutionen des Gesundheitssektors darstellen, innovativ sein, um Nachhaltigkeit und Wettbewerbsfähigkeit sicherzustellen. Gleichzeitig kommen sie damit besser den Bedürfnissen derer entgegen, die im Gesundheitswesen tätig sind, sowie auch deren Netzwerkpartnern. Die große Bedeutung von Innovation im Gesundheitssektor rückte im letzten Jahrzehnt in den Vordergrund. und das Interesse daran wuchs bei Akademikern und Angestellten gleichermaßen (Denat und Memis 2006; Feldman et al. 2008). Angesichts der Entwicklungen haben Pflegefachkräfte, die eine wichtige Position unter den Fachkräften des Gesundheitswesens einnehmen, im Laufe der Zeit eine aktive Rolle im Innovationsprozess eingenommen. Aus diesem Grund ist die Förderung von Kreativität des Einzelnen einer der wichtigsten Bestandteile der pflegerischen Ausbildung.

Eines der ersten Prinzipien, die Pflegestudenten zu Beginn der pflegerischen Ausbildung lernen, ist der Grundsatz „eine Pflegefachkraft ist kreativ" (Khorshid 2010; Herdman und Yazici 2009; Clement O-Brien et al. 2011).

Wenn in Erwägung gezogen wird, die Anforderungen im Pflegealltag zu verändern, benötigt es in der Pflege Tätige, die kreativ und investigativ sind und Wissen sowohl generieren als auch anwenden können. Erst durch den Einsatz von Kreativität werden Erfindungen in vielen Bereichen wie z. B. im Gesundheitswesen, möglich gemacht. In der Pflege gehört es zu den Anforderungen des Berufs, Innovationen zu entwickeln (Clement O-Brien et al. 2011; Best und Thurston 2006; Yamaç 2001).

▶ Innovation ist von entscheidender Bedeutung, wenn es darum geht, die Qualität der Pflege sicherzustellen und zu verbessern.

Wie ein Bericht des ICN (2009) dargelegt, spielt Innovation in der Pflege eine bedeutende Rolle dabei, Informationen, Methoden und Angebote zur Gesundheitsförderung zu vermitteln, Krankheiten vorzubeugen, Risikofaktoren zu identifizieren und diesen vorzubeugen, gesundheitsförderndes Verhalten zu stärken und bessere Pflege und Behandlung zu bieten (Herdman und Yazici 2009; Dil et al. 2012).

Die Notwendigkeit von Innovation in der Pflege werden im Folgenden dargelegt und Ideen vorgestellt, wie Innovation in der Pflege aktiviert werden kann. Die Schritte, die es benötigt, um eine Innovationskultur in der Pflege zu erschaffen, werden erörtert und Beispiele von erfolgreichen innovativen Errungenschaften aufgezeigt.

4.1.2 Bedeutung und Notwendigkeit pflegerischer Innovationen

In den vergangenen Jahren haben revolutionäre Entwicklungen in der Technologie zu wichtigen Veränderungen im Gesundheitswesen geführt, die die Qualität von Diagnoseermittlung und Therapie entscheidend beeinflussten. Innovation, die das Symbol des Übergangs zur kreativen Wirtschaft im Informationszeitalter wurde, ist der Entwicklungsprozess neuer Vorgehensweisen, Technologien und Arbeitsweisen. Innovation beginnt mit einer guten Idee. Dennoch benötigt es mehr als eine gute Idee, um diese auch umsetzen zu können. Innovation ist der gesamte kreative Prozess, der „das Gedankengut" zu etwas Anwendbarem macht. Alles, was vollendet und erzielt werden kann – und das ist vielversprechend –, kann ein Instrument sein, um Gesundheit zu steigern und Krankheiten vorzubeugen sowie das Management im Gesundheitswesen zu verbessern (Denat und Memis 2006; Khorshid 2010; Dil et al. 2012; Rogers 2003).

Sowohl die Zunahme und Veränderung verschiedener Krankheitsbilder als auch die steigenden Erwartungen und technischen Entwicklungen erhöhten die Anforderungen, die Veränderungen und Neuerungen erfordern. Die einflussreichsten Personen im Gesundheitswesen, die diese Veränderungen an den Einzelnen, die Familien und die Gesellschaft herantragen und diese Neuerungen umsetzen, sind Pflegefachkräfte. Die Nutzung von innovativen Strategien bei der Planung, Präsentation und Evaluation pflegerischer Tätigkeit ist mitunter ein wichtiger Faktor, der unmittelbar die Qualität der Dienstleistung beeinflusst.

▶ Innovation in der Pflege spielt eine wichtige Rolle, um Gesundheit aufrechtzuerhalten und zu verbessern, Risikofaktoren zu identifizieren, Krankheiten vorzubeugen und bessere Pflege zu gewährleisten (Yildirim 2007; Todtling und Trippl 2004; Bradshaw 2001).

Der Innovationsprozess im Pflegeberuf hat seine Bedeutung seit Beginn der Existenz dieses Berufes beibehalten. Florence Nightingale, die als die Person bekannt ist, die moderne Pflege eingeleitet hat, hat auf die notwendige Veränderung aufmerksam gemacht, indem sie sagte: „Eine bessere Welt, die das Leben wert ist, wird uns nicht geschenkt, deshalb müssen wir stets arbeiten, um solch eine Welt zu erschaffen. Anstatt uns über die Welt zu beschweren, sollten wir sie ändern" (Acibozlar 2006; Khorshid 2010).

Das Konzept von Innovation fand sich erstmals 1980 in der Literatur in einer Studie namens „American Nurses Association: Reconstructing Nursing Curricula". In dieser Studie ging es darum, dass Pädagogen an Pflegeschulen innovative Versuche unterstützen sollen, die den Studierenden helfen, ein kritisches Denken zu entwickeln und Fertigkeiten bezüglich Problemlösung und Forschen zu initiieren. Außerdem sollte mehr Gewicht auf zeitgemäße Lehrmethoden mittels evidenzbasierter Lehransätze gelegt werden (Acibozlar 2006; Bradshaw 2001; Ökem 2011). Der internationale Weltbund der Pflegefachkräfte (ICN) und die Europäische Union (EU) erklärten das Jahr 2009 zum „Jahr der Innovation" und setzten das Ziel, die Wettbewerbsfähigkeit der Länder zu stärken und wissenschaftliche Institutionen für alle Arten von Entwicklung zugänglich zu machen. In den vergangenen Jahren gab es einige Entwicklungen in der Pflegeausbildung, wie zum Beispiel die Eingliederung evidenzbasierter Vorgehensweisen, die Anwendung von Simulationstechniken im Unterricht, um theoretisches Wissen in praktische Fähigkeiten zu überführen, die Einhaltung von Standards in der Pflege zu gewährleisten, außerdem Versuche, eine Akkreditierung in der Pflege zu erreichen. All diese Methoden steigern das kritische Denken der Pflegefachkräfte sowie die Fähigkeit, Entscheidungen zu treffen. Außerdem wird dadurch innovatives Arbeiten in der Pflege erleichtert (Khorshid 2010).

Es ist wichtig, dass Pflegefachkräfte eine individuelle innovative Haltung einnehmen, um ihre innovativen Rollen in ihrem Arbeitsumfeld zu entfalten. Eine ausreichende Ausbildung des Einzelnen, Berufserfahrung, die Fähigkeit, kreativ zu denken, Probleme zu erkennen und dazu motiviert zu sein, diese zu lösen, sind Voraussetzungen, um Innovationen zu verwirklichen. Ein weiterer Aspekt, der als wirkungsvoll erachtet wird, um erfolgreich innovativ zu arbeiten, ist die intrinsische Motivation des Einzelnen. Intrinsische Motivation meint die persönliche Erfahrung, den eigenen Fähigkeiten Ausdruck zu verleihen (Herdman und Yazici 2009; Best und Thurston 2006; Clair 2008).

Pflegefachkräfte müssen mit den stetigen Veränderungen mithalten, um die gewünschten und effektiven Ergebnisse in ihrer Tätigkeit zu erzielen. Derzeit implementieren Pflegefachkräfte neue und kreative Aktivitäten, um die Qualität der Patientenversorgung zu verbessern. In der Literatur wird erwähnt, dass es eine positive Korrelation zwischen Innovation und Heilungsprozess gibt. Pflegefachkräfte spielen eine große Rolle dabei, Kreativität bei der Patientenversorgung umzusetzen. Innovatives Denken ermöglicht Pflegefachkräften neue Betrachtungsweisen in der Art und Weise, wie für Patienten gesorgt werden kann. Kreative Pflegefachkräfte sollten neue und unterschiedliche Ideen nach außen tragen, dies wird sowohl für das Unternehmen, als auch für die Angestellten nützlich sein. Innovation fördert sowohl die Fähigkeiten der Pflegefachkräfte, Probleme zu lösen, als auch deren Unternehmergeist. Außerdem führen Kreativität und Innovation dazu, dass Pflegefachkräfte überrascht von ihrem eigenen Potenzial sind, was wiederum zufrieden macht (Ökem 2011; Kanter 2006).

4.1.3 Schritte in Richtung Innovation in der Pflege

Die Förderung von Innovation trägt sowohl dazu bei, den allgemeinen Gesundheitsstand der Gesellschaft als auch die wirtschaftliche Situation des Gesundheitssektors zu verbessern. Dennoch ist Innovation kein Prozess, der sich spontan entwickelt. Eine der Prioritäten jeder Regierung ist es, die Faktoren von Innovation im Gesundheitswesen zu aktivieren, um den Gesundheitszustand der Bevölkerung zu verbessern (Best und Thurston 2006; Clement O-Brien et al. 2011). Wegen der Komplexität der Aufgaben, die es zusammen zu realisieren gilt, bedarf die staatliche Unterstützung eines umfassenden und ganzheitlichen Vorgehens durch strategische Gesundheitspolitik und Planung (Kambarami et al. 1999; Karagözoğlu 2008). In einem Unternehmen ist das Maß innovativer Entwicklungen abhängig von dem Arbeitsumfeld, welches der Arbeitgeber seinen Arbeitnehmern bietet. In Unternehmen, die offen gegenüber Innovationen sind und ihren Arbeitnehmern angemessene Gegebenheiten bieten, um innovativ zu arbeiten, innovativ zu denken und dieses Denken in die Praxis umzusetzen, sind Mitarbeiter insgesamt zugänglicher bezüglich des Themas Innovation (Yildirim 2007; Feldman et al. 2008; Yavuz et al. 2009).

Für Pflegefachkräfte ist es wichtig, eine innovative Denkweise zu haben, um ihre innovativen Rollen in ihr Arbeitsumfeld einbringen zu können. Personen, die eine solide Ausbildung vorweisen, Erfahrung in ihrem Arbeitsbereich besitzen, die die Fähigkeit, kreativ zu denken haben, Probleme erkennen und in der Lage sind, diese zu lösen, besitzen die Vorrausetzung dazu, Innovation zu verwirklichen (Ku et al. 2010; Cohen 2002). Die ersten Schritte, einen Innovationsprozess in der Pflege ins Rollen zu bringen, bestehen darin, Möglichkeiten zu initiieren, Motivation zu schaffen, lehrreiche Prozesse zu unterstützen und Modelle zu entwerfen, die den Prozess realisierbar machen. Diese Schritte werden das Engagement von Pflegefachkräften, innovative Prozesse voranzutreiben, steigern. Außerdem ermöglicht es den Pflegefachkräften Mitsprache in einem wirtschaftlichen und qualitativ hochwertigem Gesundheitssystem mit klar gesteckten Zielen (Acibozlar 2006; Khorshid 2010; Ersoy Acikgoz und Muter Sengul 2008; Kirim 2006).

4.1.4 Der Aktivierungsprozess von Innovation: Beispiel einer staatlichen Klinik

Die Geschichte der Universität für Gesundheitswissenschaften (SBU) Zeynep Kamil (Lehr- und Forschungsklinik für Geburtshilfe und Pädiatrie)

Das Zeynep Kamil-Klinikum (ZKK), welches eines der am längsten bestehenden Institutionen Istanbuls verkörpert, wurde von Yusuf Kamil

Paşa und seiner Frau Zeynep Sultan im Jahre 1862 mit der Intention gegründet, auf ihrem eigenen Grundstück kostenlose medizinische Versorgung anzubieten. Zeynep Sultan war die Tochter des ägyptischen Gouverneurs Kavalalı Mehmet Yusuf Kamil Paşa. Das ZKK hatte zu Beginn 100 Betten. Über der Eingangstür stand geschrieben „Hier gibt es gute Gesundheit für Menschen." Das Krankenhaus ist das älteste in der Provinz Üsküdar in Istanbul und bietet bis heute Dienstleistungen im Gesundheitswesen an. Es gilt als die erste private gemeinnützige Institution. Im ZKK, das seit 150 Jahren die Gesundheitsversorgung sichert, kam eine ganze Generation Istanbuls zur Welt, darunter viele bekannte Persönlichkeiten. Die Grabmäler von Yusuf Kemal Paşa und Zeynep Sultan sind im Hof des Klinikums zu finden.

Das Zeynep Kamil-Klinikum gleicht einer Marke und bietet Versorgung im Bereich Gynäkologie, Geburtshilfe und Pädiatrie an. Dieses Klinikum bietet eine effiziente Versorgung und hat seinen Schwerpunkt revolutioniert. Das ZKK war das erste Klinikum in diesem Land, das sich auf Gynäkologie und Geburtshilfe spezialisierte.

Die ersten modernen gynäkologischen Operationen wurden im ZKK durchgeführt. Die ersten Vierlingsgeburten fanden im ZKK statt. Halil Omultan war der leitende Arzt dieses Ereignisses, das ohne Kaiserschnitt durchgeführt wurde. Hierzu wurde in Medizinzeitschriften publiziert. Die ersten laparoskopischen Operationen in der Gynäkologie fanden in dieser Klinik statt. Das erste Zentrum Istanbuls für genetische Diagnostik und künstliche Befruchtung wurde hier gegründet. Ebenfalls wurde die erste Neugeborenenintensivstation in der Türkei im Zeynep Kamil-Klinikum eröffnet. 48 Jahre lang wurde das Zeynep Kamil-Nachrichtenblatt herausgebracht, und der 37. Zeynep Kamil-Gynäkopathologie-Kongress und der Internationale Innovative Pflegekongress stehen bevor. Das Krankenhaus bietet zusätzlich zur medizinischen Versorgung Weiterbildungsmöglichkeiten für Ärzte in den Bereichen Geburtshilfe, Gynäkologie, Pädiatrie und Kinderchirurgie an. Viele zertifizierte Lehrgänge wurden ebenfalls erfolgreich am ZKK absolviert.

Eines der Ziele ist es, durch die bereits initiierten Projekte zur nationalen und internationalen Vorbild-Institution zu werden. Das ZKK hat sich durch folgende Projekte und Dienste als Vorreiter in der Türkei Land in Bezug auf patientenzentrierte und mitarbeiterorientierte Leistungen einen Namen gemacht:

- das Projekt Fertilität bei onkologisch erkrankten Patienten,
- Reduktion der Kaiserschnittraten,
- vaginale Geburten nach Kaiserschnitten,
- Üsküdar-Modellprojekt zum Screening und zur Vorbeugung von Gebärmutterhalskrebs,
- Mutter-und-Baby-Schule,
- babyfreundliche Neugeborenenintensivstation,
- Projekt zur ambulanten fetalen Echokardiographie und
- Zeynep Kamil-Praxis- und -Innovationszentrum.

Nach Umbaumaßnahmen wurde die Bettenzahl im ZKK auf 325 erhöht, und es werden seitdem Leistungen in drei Gebäudekomplexen erbracht. Im neuen Gebäudekomplex befinden sich u. a. verschiedene Kliniken, eine Notfallambulanz, eine Intensivstation und Operationssäle mit 24-Stunden-Service. Außerdem gibt es ambulante Versorgungsangebote in 5 verschiedenen Bereichen. 234 Pflegefachkräfte sind beschäftigt. 70 % der Pflegefachkräfte verfügen über einen Bachelor-, 20 % über einen Master-Abschluss. Neben deren erfolgreicher Arbeit in ihrem Beruf spielen die Pflegefachkräfte außerdem eine aktive Rolle bei Qualitätsprozessen.

Die Patienten- und Mitarbeiterzufriedenheit sind mit 92 % bzw. 81 % ziemlich hoch. Die Pflegefachkräfte am Zeynep Kamil-Klinikum versuchen außerdem, ein akademisches Arbeitsumfeld zu erschaffen. Es wurde ein wissenschaftliches Komitee aus Pflegefachkräften gegründet. Diese wurden ermutigt, den Master zu absolvieren, und erfahrene Dozenten wurden dazu eingeladen, Lehrgänge für diese Pflegefachkräfte anzubieten, um sie für die kompetente Durchführung von Forschungsprozessen zu schulen. Die leitenden Pflegefachkräfte versuchten, die Motivation durch Wettbewerbe zu steigern, welche helfen sollten, die Fähigkeit zum wissenschaftlichen Arbeiten und Verfassen wissenschaftlicher Texte zu verbessern. Es wurden außerdem einige wissenschaftliche Studien mit dem Ziel durchgeführt, neue Erkenntnisse in der Patientenversorgung zu gewinnen, die Kosten der Versorgung zu senken und die Qualität der Pflege zu steigern. Die Pflegefachkräfte nahmen an wissenschaftlichen Meetings teil und erhielten Auszeichnungen für ihre Arbeiten. Das Zeynep Kamil-Klinikum ist ein Vorreiter für die aktive Umsetzung wissenschaftlicher Pflege. Der wichtigste Aspekt in diesen Prozessen ist eine innovative Vorgehensweise in der Pflege.

Innovative Praktiken in der Pflege am Zeynep Kamil-Klinikum

Der Begriff Innovation wird definiert als das Entwickeln und Anwenden neuer und unterschiedlicher Ideen. Die Bedeutung von Innovation in unserem Leben nimmt zu. Besonders im Gesundheitswesen muss bezüglich Innovation mehr Verantwortung übernommen werden. Außerdem ist Entwicklung insbesondere für Personen, die im Gesundheitswesen tätig sind, zwingend erforderlich. Eine der Aufgaben im betreffenden Berufsfeld ist es, neue Herangehensweisen in Bezug auf Innovation und Pflege einzubringen. Auch die Pflege als Profession profitiert von Innovation und Entwicklungsprozessen.

Hinsichtlich all der Anforderungen wurde im Jahr 2012 ein Projekt am SBÜ Zeynep Kamil-Lehr- und Forschungsklinikum für Frauen- und Kinderheilkunde ins Leben gerufen, um den Innovationsprozess in der Pflege voranzutreiben. Ein „Innovationsteam", bestehend aus 6 professionellen Mitgliedern, wurde geschaffen, um Pflegefachkräfte aktiv zum Thema Innovation zu schulen, zu beraten und zu motivieren. Das Team bestand aus innovativen Pflegefachkräften, die diesen Prozess unterstützten und deren Ziel es war, den Patientinnen durch ihr professionelles, berufliches Handeln die bestmögliche Pflege zu bieten. Das Team wurde von der Pflegedirektorin des Klinikums geleitet. Somit war die Unterstützung durch die Führungskräfte während des Prozesses gesichert. Die Schulungen wurden hauptsächlich für die Pflegefachkräfte des ZKKs vorbereitet. Schulungen wurden in innerbetriebliche Fortbildungen integriert. Es wurden Anzeigen auf Webseiten, Plakate sowie Leitfäden veröffentlicht. Jede Pflegefachkraft wurde während des Prozesses mit effizienten und praktischen Schulungen unterstützt. In Workshops wurden innovative Ideen entwickelt, Modelle zu diesen ermittelt und der Anwendungsprozess gesichert. Letztlich wurde das fertiggestellte Produkt (die Innovation) beworben.

Pflegefachkräfte, die die erste Stufe der Schulung erreicht hatten, nahmen an den Lehrgängen zur Anwendung teil. Insgesamt nahmen 300 Personen an den Schulungen in Gruppen von jeweils 10 Personen teil, wodurch der Prozess gefestigt wurde. Im zweiten Schritt wurde nach dem Motto „Der Umsetzende weiß das meiste" ein Projektteam gegründet, das aus Pflegefachkräften bestand, die in ihrem Bereich rund um die Uhr Dienst tun. Das Team für die Entwicklung des Projektes bestand aus 7 Personen: Es bestand aus der Teamleiterin (Pflegedirektorin), einer Pflegefachkraft aus der Forschung als Assistentin und 5 weiteren Fachkräften, die an der Innovationsschulung teilnahmen.

Unter der Koordination dieses Teams wurden 10 Pflegefachkräfte zu klinischen innovativen Mentoren ernannt, für die Workshops und formelle Weiterbildungen angeboten wurden. Diese Mentoren leiteten ihre Kollegen auf ihren Stationen dazu an, ihre innovative Arbeit sowohl individuell als auch in ihrem Team zu mobilisieren. Durch diese Mentoren war eine Anleitung nicht nur durch Schulungen, sondern in allen klinischen Abläufen möglich. So wurde die Integration von Innovationsprozessen in die Arbeit eingebunden. Die Beteiligung der Pflegedirektorin bei der Koordination und in den innovativen Prozessen erleichterte die Umsetzung des Projektes. Der größte Schritt in diesem Projekt war es, Medizinprodukte zu bestimmen, die sowohl für Mitarbeiter als auch für Patienten nützlich sind, um sie dann zu entwickeln. Das Hauptziel war es, die Versorgungsqualität zu verbessern und hierfür Anerkennung im ganzen Land zu finden.

Dieses Projekt, welches am Zeynep Kamil-Klinikum begonnen wurde, erreichte innerhalb kurzer Zeit die Aufmerksamkeit vieler Pflegefachkräfte, und es wurden viele Innovationsschulungen an verschiedenen Universitäten, Schulen und Krankenhäusern durch das Projektteam durchgeführt. Vielen Kollegen wurde die Notwendigkeit von Innovation dadurch bewusst. Das Thema Innovation, verbreitete sich unter den Pflegefachkräften des Landes. Nachdem das Bewusstsein über die Bedeutung dieses Themas gestärkt wurde und um den Prozess weiterhin attraktiv zu gestalten, wurden Wettbewerbe veranstaltet und Symposien abgehalten, die durch das ZKK koordiniert wurden.

Als Bestandteil der Feierlichkeiten zum 150-jährigen Jubiläum des Zeynep Kamil-Klinikums wurden Wettbewerbe mit Preisverleihungen und ein Symposium namens „Innovation in der Pflege" organisiert. Es war das erste in diesem Bereich und hatte die Absicht, den Innovationsprozess im Pflegeberuf zu mobilisieren. Das Ziel des Wettbewerbs war es, Innovation im Pflegeberuf zu präsentieren, die Kosten in der Pflege zu reduzieren und Pflegefachkräften neue Instrumente an die Hand zu geben, welche nützlich, anwendbar und geeignet für ein verbessertes Zeitmanagement waren und damit den Klinikalltag verbesserten.

Im ersten Jahr des Wettbewerbs gab es 29 neue Anwendungen am Krankenhaus in Bereichen, die sämtliche Arbeiten der Pflegefachkräfte betrafen. Behandlungspflege, Pflegedienste, Lehrgänge, Beratung und Pflegedokumentation. Auswertungen wurden anhand von Skalen basierend auf wissenschaftlichen Kriterien durchgeführt. Im Jahr 2013 begann das Innovationsteam damit, weitere Kollegen über das Projekt zu informieren. Aus diesem Anlass wurde der Wettbewerb unter der Führung des Klinikums zu einem wissenschaftlichen Event, an welchem alle Pflegefachkräfte Istanbuls mit ihren innovativen Anwendungsentwürfen teilnehmen konnten. Im Jahr 2013, im Rahmen der Feierlichkeiten der Pflegewoche, organisierte das ZKK außerdem ein „Innovationssymposium der Pflege", um den Vorgang voran zu treiben und das Bewusstsein der Pflegefachkräfte zu diesem Thema zu stärken. In jenem Jahr wurden 50 pflegerische Neuerungen aus ganz Istanbul vorgestellt, davon trugen 16 Anwendungen die Merkmale einer Erfindung.

2014 wurde der Innovationsprozess ausgeweitet und steigerte sich zu einem wissenschaftlichen Highlight. Dieses Mal konnten alle Pflegefachkräfte der Türkei anlässlich der internationalen Pflegewoche teilnehmen, welche durch die Türkische Institution öffentlicher Kliniken organisiert wurde. Es wurden 200 Innovationen aus der gesamten Türkei vorgestellt, das ZKK erreichte den ersten Platz mit 33 innovativen Entwicklungen. 2015 wurde das Symposium am Klinikum nochmals abgehalten, und der Wettbewerb fand erneut statt. Diesmal gab es 29 Neuentwicklungen im Bereich der Pflege. 2016 wurden im Symposium und im Wettbewerb, die in ganz Istanbul organisiert wurden, 75 der innovativen Entwicklungen präsentiert. 67 davon kamen aus dem Zeynep Kamil-Klinikum. 2017 lud das ZKK wieder alle Pflegefachkräfte des ganzen Landes zum Symposium mit Wettbewerb ein. 130 innovative Projektanwendungen wurden vorgestellt, und 100 davon stammten von Pflegefachkräften des Zeynep Kamil-Klinikums. Die Lehrgänge, Symposien und Wettbewerbe wurden 7 Jahre lang traditionell von diesem Krankenhaus organisiert. „Der erste Internationale Innovations- und Pflegekongress", der Vorreiter in diesem Land zu sein schien, wurde 2018 organisiert. Nach den Auswertungen, die während der Wettbewerbe und wissenschaftlichen Treffen erfolgten, wurden manche der Projekte und Arbeiten ausgezeichnet.

Der Zulauf der teilnehmenden Pflegefachkräfte macht deutlich, wie sehr das Bewusstsein von Pflegeinnovationen gewachsen war. Es war erfreulich, dass jedes Jahr mehr Pflegefachkräfte aktiv an den Wettbewerben teilnahmen und ihre neuen innovativen Anwendungsideen präsentierten, die nützlich und anwendbar waren und die Pflegequalität verbesserten. Während der Arbeit der Pflegefachkräfte am ZKK zum Thema Innovation wurden 376 Erfindungen für den medizinischen Bereich entwickelt, von denen Mütter und Babys gesundheitlich profitieren konnten. Diese Erfindungen sollten nicht auf dem Papier enden, sondern auch im klinischen Alltag ihren Einsatz finden. Eine Herausforderung, der man sich erfolgreich stellte. In 7 Jahren gab es patentierte Anwendungen und nützliche Modelle, um die innovativen Erfindungen, die durch Pflege-

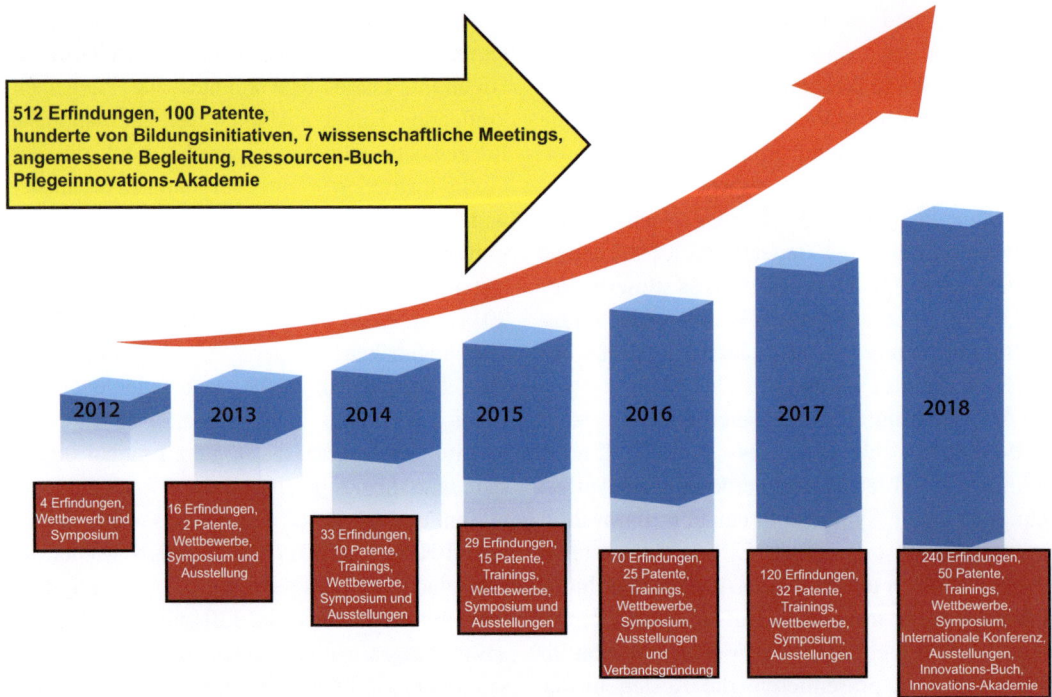

Abb. 4.1 Innovationsreise der innovativen Pflegefachkräfte

fachkräfte des Klinikums entwickelt wurden, zu schützen. Während dieses Zeitraumes wurden 100 Zertifikate für Patente erworben, und weitere Innovationen sind zur Patentanmeldung eingereicht (Abb. 4.1).

Beispiele für diese Produkte sind:

- chirurgische Instrumente,
- chirurgische Nadeln mit verschiedenen Schutzmechanismen,
- Instrumente für Geburtstracking,
- ein Instrument zur postnatalen Blutungsstillung,
- Produkte für die Neugeborenenintensivpflege
- ein Gerät zur Zubereitung von Milchersatz,
- ein Bett, das bei der Atmung unterstützt,
- ein Sensor, der Weinen registriert,
- spezielle Nadeln zur Blutentnahme bei Neugeborenen,
- Bluttransfusionssysteme,
- Gleitbetten für höheren Patientenkomfort,
- ein Bett, das Positionen verändern kann und eine Massagefunktion enthält,
- ein tragbarer Infusionsständer und Blasenkatheterhalter, der die Patientenmobilisation vereinfacht,
- spezielle Instrumente, um Milch abzupumpen,
- Arzneimittelnavigatoren,
- Teststifte für Arzneimittelsicherheit,
- Mehrzweckrollstühle,
- gesicherte Müllsammelbehälter.

Eines der größten Ziele für die Zukunft ist es, alle entwickelten Produkte auch praktisch anwenden zu können.

Die Zahl der Patente ist ein wichtiges Kriterium, das den Entwicklungsstand der Länder anzeigt. Diese Innovationen führen zu einem Wertzuwachs und spielen eine wichtige Rolle bei der Erreichung der Entwicklungsziele in der Türkei. Durch den Erhalt von Patentschriften wird den Pflegefachkräften des Klinikums bewusst, wie sie den Prozess unterstützt haben. Es wurden Prototypen von einigen der innovativen Produkte der Pflegefachkräfte entwickelt. Nachdem die Genehmigung erteilt wurde, wurden die ersten

Anwendungsversuche einiger Produkte gestartet. Es folgte der Eintritt in die Vereinigung der Gesundheitsindustrie Istanbuls (ISEK) wegen der Produkte, bei welchen der Zertifikationsprozess abgeschlossen war. Die Pflegefachkräfte des ZKK waren die einzigen ihrer Profession, die Mitglieder dieses wissenschaftlichen Teams wurden. Dank dieser Mitgliedschaft gab es häufig Einladungen für Forschungs- und Entwicklungsmessen in Istanbul, wo die Erfindungen präsentiert werden konnten, um diese bald in der Praxis umsetzen zu können. Der Innovationsprozess half dem Pflegeberuf, in der Öffentlichkeit sichtbarer zu werden.

Die Anstrengungen bekamen auch mediale Aufmerksamkeit. Nach den Berichten über die erfolgreichen Innovationen der Pflegefachkräfte waren die Kollegen motiviert, den Innovationsprozess im ganzen Land weiter voranzubringen und die Erfindungen zu publizieren. Es gab viele Auszeichnungen für die erbrachten Leistungen. Schon in ein paar Jahren können wir beginnen, diese Erfindungen der Pflegefachkräfte im klinischen Alltag anzuwenden. Es war eine harte, aber erfolgreiche Reise, um den Innovationsprozess in der Pflege zu mobilisieren. Die Pflegefachkräfte des Zeynep Kamil-Klinikums haben Innovation zu einer Kultur ihres Krankenhauses gemacht. Nicht alle Krankenhäuser haben dieses Glück. Immer noch bleiben viele innovative Pflegeideen unberücksichtigt, da die Führungskräfte diese zu wenig wahrnehmen und fördern. Damit bleiben viele gute Ideen Träume.

Der Prozess begann mit stetiger Unterstützung. Die innovativen Pflegefachkräfte des Zeynep Kamil-Klinikums wurden Vorbilder für andere Pflegefachkräfte des Klinikums und leiteten sie an. Diese Kollegen wurden bestärkt und motiviert, Schulungen wurden angeboten, und ein Leitfaden namens „Fahrplan für innovative Pflegefachkräfte" wurde verfasst.

Das Ziel war es, eine bessere Pflege für Patienten anbieten zu können, die Produktion des Landes zu unterstützen und eine berufliche Weiterentwicklung zu erreichen, indem der innovative Erfolg am Zeynep Kamil-Klinikum mit allen Kollegen geteilt wird. Als erste des Landes wurde die „Innovations-Akademie in der Pflege" gegründet. Dank dieser Akademie wurden die Schulungen im Innovationsprozess professioneller, und der Prozess, innovativ zu arbeiten, Modelle und Erfindungen zu entwickeln wurde effektiver. Die Pflegefachkräfte des ZKK glauben daran, dass der Erfolg von Innovation durch diesen Weg mit großen Schritten vorangehen wird.

Es ist wichtig, eine Organisationskultur zu schaffen, um innovative Arbeit in der Pflege zu verbreiten.

▶ Eine Unternehmenskultur ist eine Kombination aus Tradition und Überzeugungen, welche eine Organisation von einer anderen unterscheidet und durch einen eigenen Arbeitsstil gekennzeichnet ist. Je mehr Werte und Überzeugungen der Organisation von Mitarbeitern übernommen werden, desto stärker die Unternehmenskultur.

In diesem Zusammenhang spielen nationale Gesellschaften und Verbände von Pflegefachkräften eine wichtige Rolle. Denn mit ihrer Schlüsselrolle können die nationalen Pflegeverbände und -gesellschaften die Unternehmenskultur am besten reflektieren und Innovation unterstützen. Auch ist es die Aufgabe von Pflegeverbänden und -gesellschaften, Innovationen in der Pflege zu fördern und Organisationen hierbei zu unterstützen.

Das innovative Pflegeentwicklungsteam des ZKK hat die innovative Arbeit weiter ausgedehnt. Nachdem die Pflegeinnovationen Teil der Unternehmenskultur wurden, wurde der „Innovative Pflegeverband" am 18.05.2016 gegründet – es war der erste, im Sinne der Innovation in der Pflege, mit Hauptsitz in Istanbul. Das Ziel dieses Verbandes ist es, Pflegefachkräfte zu befähigen, effektive und erwünschte Resultate zu erzielen, sie zu beraten, wie sie

- mit den Veränderungen umgehen können und den Innovationsprozess in ihre Arbeit integrieren,
- die Gesundheit im Pflegeberuf unterstützen, Krankheiten vorbeugen,

- Risikofaktoren identifizieren und diesen vorbeugen,
- gesundheitsfördernde Maßnahmen und Gewohnheiten fördern und Innovation unterstützen, um eine bessere Pflege und bessere Behandlung zu bieten.

Durch den Pflegeverband wird die Entwicklung neuer Innovationen aufrechterhalten und der Erfolg des ZKK an andere Pflegefachkräfte im ganzen Land weitergegeben.

Innovative Produktbeispiele, die von Pflegefachkräfte am Zeynep Kamil-Klinikum entwickelt wurden

Abb. 4.2 zeigt einige Innovationen der Pflegefachkräfte des Zeynep Kamil-Klinikums.

Das Konzept von „Innovation in der Pflege" postuliert, dass Innovation eine wichtige Rolle in der Pflege spielt, um Gesundheit zu unterstützen, Risikofaktoren zu identifizieren und ihnen vorzubeugen, gesundheitsfördernde Gewohnheiten zu fördern und neue Informationen, Methoden und Dienste zu entwickeln, um bessere Pflege garantieren zu können. Während Pflegefachkräfte

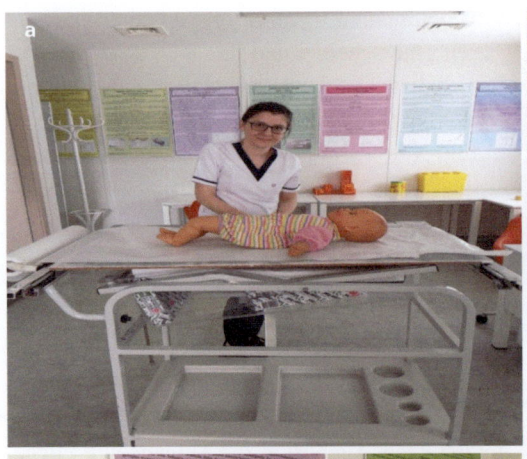
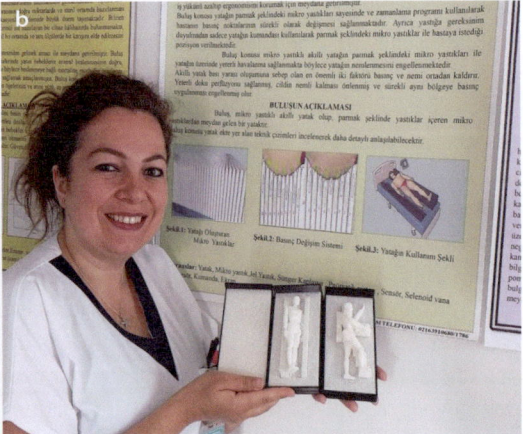
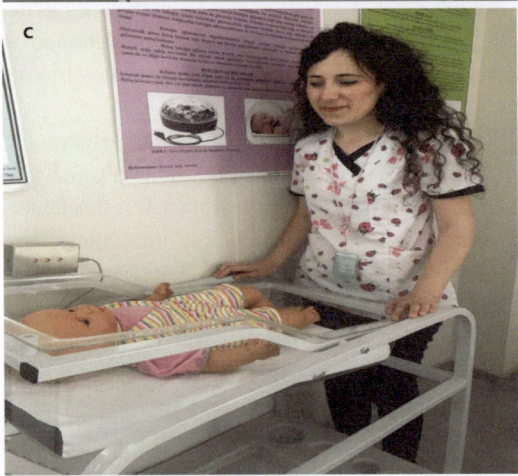
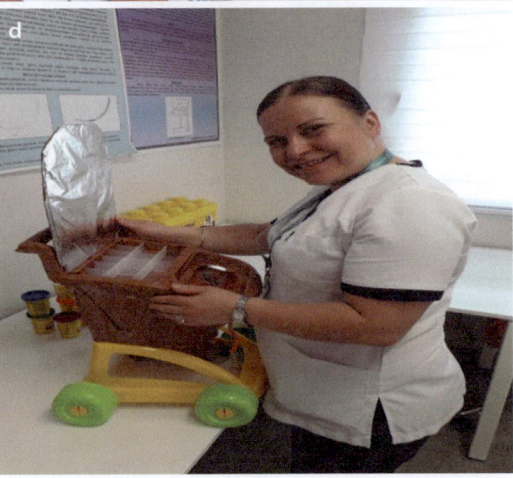

Abb. 4.2 a–d Innovationen der Pflegefachkräfte am Zeynep Kamil-Klinikum: **a** Fixierbare Trage für das Patientenbett, **b** Elektropneumatisches intelligentes Bett mit Mikrokissen, **c** Geräuschsensor für Babyweinen, **d** Selbstbedienungstablett

einen wichtigen, aber auch schwierigen Dienst leisten, der den Pflegeberuf ausmacht, tragen sie auch die Verantwortung dafür, die Angemessenheit und die Effektivität ihrer Handlungen zu hinterfragen und nach Wegen zu suchen, um eine bessere und kosteneffizientere Pflege anbieten zu können. Um diese Verantwortung übernehmen zu können, sollten Pflegefachkräfte innovativ sein und außerdem Neues initiieren und dieses Neue beibehalten (Feldman et al. 2008; Yamaç 2001; Şengün 2016; Turanli und Saridogan 2010).

In diesem Abschnitt sind unterschiedliche innovative Produktbeispiele dargestellt, die Pflegefachkräfte am ZKK als wichtig in der Patientenpflege und Behandlung erachteten, um die Qualität der Pflege zu steigern, neue Vorgehensweisen in der Patientenpflege anwenden zu können, die Kosten zu reduzieren und die Qualität der pflegerischen Leistungen zu verbessern.

Beispiel 1: Entwicklung eines tragbaren Halterungssystems
Ausgangssituation

Heutzutage werden viele Haltevorrichtungen, wie verstellbare Infusionsständer und Katheterhalterungen, die an das Bett angebracht werden können, verwendet, um invasive Behandlungsutensilien zu tragen und einen gewissen Patientenkomfort gewährleisten zu können. Aufgrund ihrer Größe und weil sie Patienten einschränken und auch die Arbeit während der Mobilisation behindern, werden diese nicht gerne genutzt. Das hat negative Auswirkungen auf Personal und Patienten, da beide diese Vorrichtungen nicht gern verwenden. Für einen Patienten, der sich ohnehin hilflos und abhängig von anderen Personen fühlt, führt eine Mobilisation mit vielen Hilfsmitteln und notwendigem Pflegepersonal zu einer größeren Unzufriedenheit, und die Fähigkeit zur Selbstpflege verringert sich.

Das Ziel der neuen Halterung ist es, dass Patienten durch zwei verschiedene Halterungssysteme, die sie sich selbst umbinden können, keine Hilfe mehr beanspruchen müssen, um diese Geräte zu befestigen. Dadurch benötigen Patienten, die lediglich aufgrund der invasiven Behandlungsgeräte Hilfe beanspruchen müssten, keine Unterstützung mehr (Abb. 4.3). Das fördert die Fähigkeit zur Selbstpflege, und sowohl die Patienten- als auch die Mitarbeiterzufriedenheit steigt.

Als die Möglichkeit der tragbaren Halterungssysteme ausgewertet wurde, stellte man fest, dass sowohl Mitarbeiter als auch Patienten dazu eine positive Meinung hatten. Pflegefachkräfte waren insbesondere zufrieden, da dieses System sowohl Zeit als auch Arbeitskraft einsparte. Auch die Patienten waren zufrieden, da ihr Selbstbewusstsein gestärkt wurde und sie frei von sperrigen Halterungen waren. Erfinderin dieses Systems ist Ass. Professor Yeliz DOĞAN MERİH.

Beispiel 2: Entwicklung eines Uterusmassagegurtes
Ausgangssituation

Blutungen bei der Geburt sind die häufigsten und vermeidbarsten Gründe für einen Tod der Mutter sowohl in der Türkei als auch auf der ganzen Welt. In den Aufwachräumen der Kreißsäle postoperativer Stationen nach Kaiserschnitten sind Wöchnerinnen darin geschult, eine Uterusmassage durchzuführen, um atonischen Blutungen vorzubeugen. Auch Pflegefachkräfte sind in diesem Bereich geschult. Nach einer Geburt, egal ob auf natürlichem Wege oder durch Kaiserschnitt, sind Mütter aufgrund der Nachwirkungen von Anästhesien und manchmal auch aufgrund der Angst vor Schmerzen nicht in der Lage, eine effektive Uterusmassage durchzuführen. Auch wegen des bestehenden Personalmangels ist es nicht möglich, dass Pflegefachkräfte eine regelmäße Uterusmassage durchführen. Heutzutage werden verschiedene Formen von Massagen durchgeführt, um postnatalen Blutungen vorzubeugen, aber die Häufigkeit und der anzuwendende Druck kann nicht präzise gemessen werden. Es gab bisher kein Hilfsmittel, mit dem eine Uterusmassage in der entsprechenden Technik durchgeführt werden kann.

Pflegeinnovation: Gürtel zur Uterusmassage

Um Nachblutungen vorzubeugen, ist es eine kontrollierte Massage notwendig. Mit einem entsprechenden Hilfsmittel, das komplett im Voraus

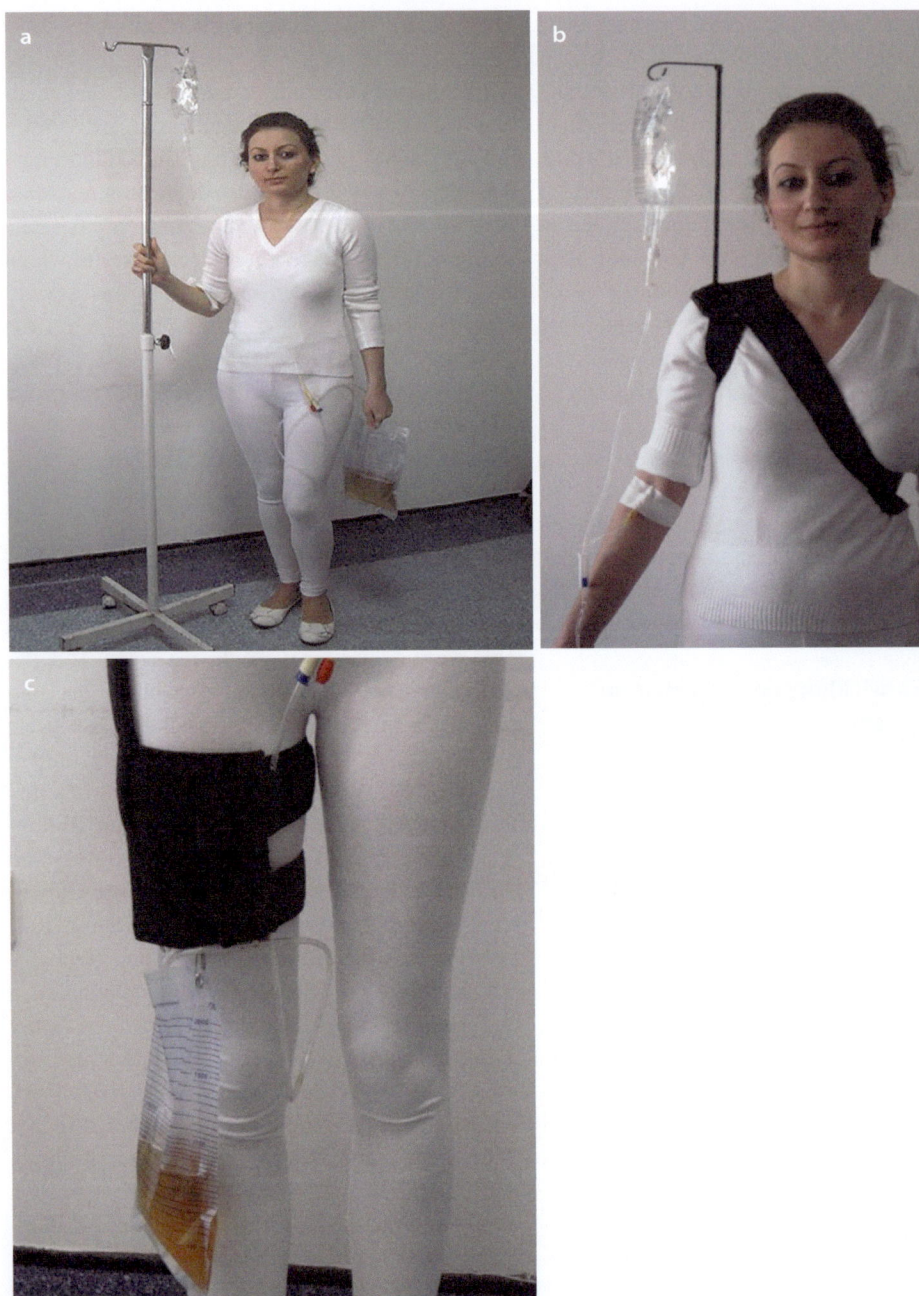

Abb. 4.3 a–c Pflegeinnovation: tragbare Halterungssysteme, entwickelt von Yeliz DOĞAN MERİH: **a** Ausgangssituation, **b** tragbarer Infusionsständer, **c** tragbare Urinbeutelhalterung

eingestellt werden kann, wird die Massage ausgeführt und bietet den Schutz für die Mutter und gewährleistet dabei Sicherheit und Wohlbefinden (Abb. 4.4). Mit der Erfindung des Uterusgürtels sollen mittels Vibrationen Nachblutungen verhindert werden.

Durch den Gürtel können mögliche Nachblutungen früh diagnostiziert und die Behandlung

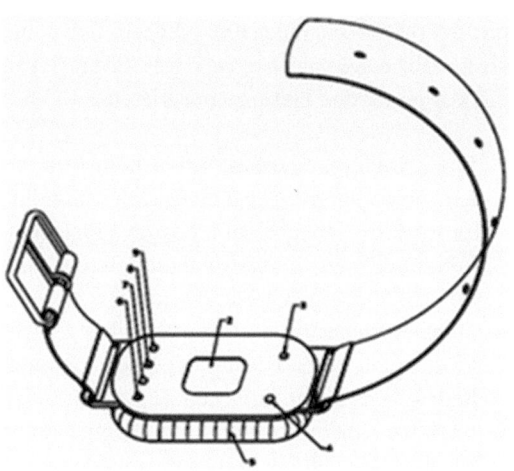

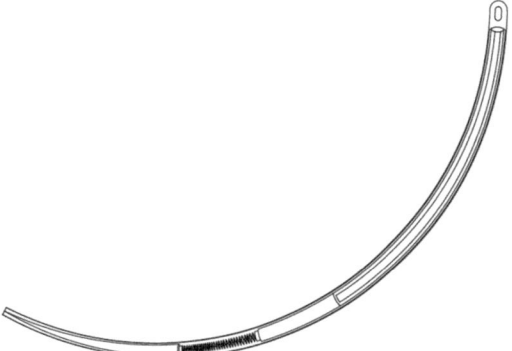

Abb. 4.5 Chirurgische Nadel mit kontrollierter Sicherheit

Abb. 4.4 Pflegeinnovation: Der Gürtel zur Uterusmassage, entwickelt von İkbal ENGİN und Meltem SOYHAN, wurde patentiert und registriert

auf diese Weise unterstützt werden. Außerdem soll dieses Hilfsmittel nach ärztlicher Anordnung angewendet werden, um mittels druckausübendem Airbagsystem, das wie ein Sandsack wirkt, Blutungen zu verhindern. Das Ziel ist es, inadäquate Kontraktionen im Uterus und sich anbahnende Blutungen so früh wie möglich durch ein visuelles und hörbares Alarmsignal zu erkennen, um so notwendige Schritte einleiten zu können, bevor die Gesundheit der Mutter gefährdet ist.

Der Uterusmassagegürtel wurde von İkbal ENGİN und Meltem SOYHAN entwickelt und patentiert und registriert.

Beispiel 3: Entwicklung einer chirurgischen Nadel mit Sicherheitssystem
Gegenwärtige Situation

Drei Viertel der Verletzungen, die im Krankenhaus vorkommen, passieren durch die Verwendung scharfer und spitzer Gegenstände bei der Wundversorgung. Eines der größten Probleme sind die durch Blutkontakt übertragbaren Krankheiten wie Aids, Hepatitis B und Hepatitis C, die durch die Verwendung scharfer Instrumente verursacht werden können. Obwohl es Vorrichtungen wie Abwurfbehälter für scharfe und kontaminierte Instrumente und Blutentnahmeröhrchen mit Sicherheitsverschluss gibt und Maßnahmen wie das Tragen zweier Paar Handschuhe etabliert sind, kann ein absoluter Schutz nicht gewährleistet werden.

Studien zeigen, dass sich Chirurgen am häufigsten während des Nähens verletzen. Dies passiert aufgrund der Technik, die betreffende Stelle während des Nähens oder Schneidens mit den Fingern zu unterstützen. Es wurde auch nachgewiesen, dass sich Operationstechnische Assistenten am häufigsten beim Anreichen oder der Rücknahme scharfer oder spitzer Instrumente verletzen. Bei momentan eingesetzten Methoden gibt es kein System, das sicher vor Verletzungen schützt, die durch chirurgische Nadeln entstehen.

Pflegeinnovation: Chirurgische Nadel mit kontrollierter Sicherheit

Dieses Instrument wurde entwickelt, um Verletzungen durch chirurgische Nadeln während chirurgischer Eingriffe bei Patienten mit übertragbaren Krankheiten vorzubeugen. Das Hauptziel ist es, Mitarbeiter vor Verletzungen zu schützen, die durch scharfe oder spitze Instrumente während operativer Eingriffe bei Patienten mit durch Blutkontakt übertragbaren Erkrankungen verursacht werden können. Eine Nadel mit abgestumpfter Spitze wurde hierzu erfunden. Bei dieser Erfindung handelt es sich um eine chirurgische Nadel, die während chirurgischer Eingriffe verwendet wird und aus einem vorderen, einem mittleren und einem hinteren Teil besteht. Das Vorderteil befindet sich am Mittelstück und hat einen Auslösemechanismus, der mittels Sicherheitsverschlusses aktiviert wird (Abb. 4.5). Diese Erfindung schützt Mitarbeiter vor Verletzungen, die durch chirurgische Nadeln verursacht werden. Somit kann auch das Risiko für die Infektion mit einer übertragbaren Erkrankung, wie Aids, Hepatitis B und Hepatitis C gesenkt werden. Der Dank dafür, dass diese Erfindung patentiert und registriert wurde, gilt M.Sc. Ayşegül ALİOĞULLARI.

4.1.5 Fazit

Um in einer Welt der Entwicklung und des Wandels bestehen zu können, sollte der Pflegeberuf genau diesen Punkten gegenüber offen sein, eine feste Einheit bilden, durch kontinuierliches professionelles Training stärker werden und die Qualität der Pflege steigern, indem jede existierende Information für jedes Mitglied des Berufes zugänglich gemacht wird. In dieser Zeit sollten Pflegefachkräfte den Innovationsprozess in Gang setzen und die Zukunft ihres Berufes formen, indem sie einen professionellen Wandel und Entwicklungsprozess einleiten.

Die Bemühungen bezüglich innovativer Pflege müssen durch eine national erarbeitete Strategie in die Praxis umgesetzt werden. Mittels kurz-, mittel- und langfristiger Analysen muss herausgefunden und definiert werden, auf welche Teilbereiche und Wertschöpfungsstufen man sich fokussieren sollte. Über die Klinik hinaus sollten nationale und internationale Netzwerkpartner gefunden werden, die an Innvationen im Gesundheitswesen interessiert sind und dazu forschen wollen. Die Veröffentlichung von Forschungen wird dazu zu einer höheren Wettbewerbsfähigkeit im Gesundheitsbereich führen und eine Innovationskultur in der Pflege etablieren.

4.1.6 Was andere aus diesem Projekt lernen können

Die ersten Schritte, den Prozess von Innovation in der Pflege zu mobilisieren, bestanden darin, Möglichkeiten zu kreieren, Motivation zu generieren, Lehrmöglichkeiten zu unterstützen und Modelle zu entwerfen, die den Prozess umsetzbar machen. Diese Schritte werden zu einer erhöhten Teilnahme von Pflegefachkräften im Innovationsprozess führen und ihnen ermöglichen, sich in ein kosteneffizientes und hochwertiges Pflegesystem mit klar gesteckten Zielen zu integrieren.

- Es ist wichtig, eine Innovationskultur im Arbeitsumfeld und ein „positives Arbeitsumfeld" zu schaffen, in welchem innovative Ideen diskutiert werden können und die Bereitschaft für Veränderungen gestärkt wird.
- Darüber hinaus ist es wichtig, den Pflegefachkräften und anderen Mitarbeitern des Gesundheitswesens einen einfachen Zugang zu Informationen, Bezugsquellen und Möglichkeiten für die Entwicklung von Innovationen zu gewähren.
- Sie müssen zur Entwicklung von Ideen angeleitet werden.
- Im Hinblick auf Innovation können Wettbewerbe und Aktivitäten organisiert werden, um Motivation zu generieren, sowie Lehrgänge zum Thema Innovation, kreatives Denken, Patenterwerb (Abb. 4.6), Modellentwicklung und zum Thema „Ideen in die Praxis umsetzen".
- Unterstützung dabei bieten, die entwickelten Ideen in die Praxis umzusetzen,
- Erfolgreiche Ideen in der Welt der Wissenschaft zu präsentieren und somit auch andere Mitarbeiter der Pflege dazu zu ermutigen, stärkt die wissenschaftliche Infrastruktur im Berufsumfeld.
- Nationale und internationale Symposien, Konferenzen und Seminare zum Thema Innovation und Kreativität sollten organisiert werden.
- Es ist wichtig, Berufsverbände und Pflegegesellschaften zu bilden, die den Innovationsprozess unterstützen, Foren zu organisieren, in denen Innovation diskutiert und Ideen ausgetauscht werden.
- Organisationen für nationale und internationale Zertifikationsprogramme sind zu bestärken, innovative Entwicklungen in der Wissenschaft, Technologie und Industrie in den Gesundheitssektor zu integrieren und eine nationale Gesundheitspolitik zu etablieren, die eine systematische Integration und Kontinuität fördert.

4 Keine Angst vor Technik – Potenziale neuer Technologie und Digitalisierung proaktiv erschließen

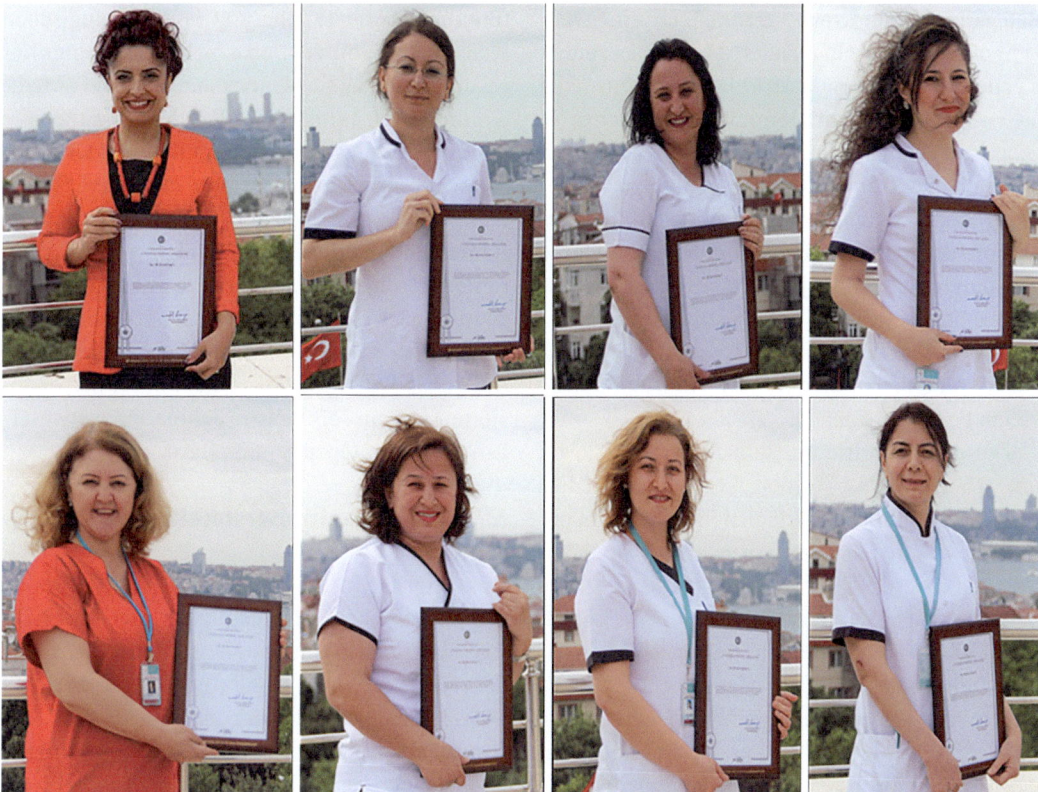

Abb. 4.6 Pflegefachkräften mit ihren Patenten

- Und nicht zuletzt besteht die Möglichkeit, Personen einzuladen, die Innovation in der Pflege initiieren können und hierbei eine Vorbildfunktion für Pflegefachkräfte innehaben (Acibozlar 2006; Herdman und Yazici 2009; Ku et al. 2010; Cohen 2002).

Der erste Schritt, eine effektive Innovationskultur in einer Institution zu begründen und zu entwickeln gelingt, wenn Führungskräfte diese Innovationskultur annehmen und sie unterstützen. Leitende Pflegefachkräfte haben die besondere Verantwortung dafür, eine innovative Sichtweise und ein entsprechendes Arbeitsumfeld für neu angestellte Pflegefachkräfte zu schaffen. Außerdem ist es die Aufgabe der Pflegeleitungen, ein Arbeitsumfeld zu schaffen, welches den Pflegefachkräften Innovation vor Augen führt und Innovation bestärkt. Regelmäßige Schulungen, wissenschaftliche Tätigkeit, machen den Prozess gängig, interessant und leiten den Weg. Vorbilder nehmen einen hohen Stellenwert darin ein, den Innovationsprozess in der Pflege zu mobilisieren.

4.2 Agil arbeiten und führen: Neue Ansätze für crossfunktionale Expertenteams im Kontext der Präzisionsonkologie

Sylvia Bochum, Christian Fegeler und Uwe M. Martens

4.2.1 Hintergrund

Präzisionsonkologie

In der Onkologie kam es in den vergangenen 10 Jahren zu einem rasanten Wissenszuwachs. Insbesondere die Entwicklung von Next Generation Sequencing (NGS)-Technologien hat in der

Behandlung von Krebserkrankungen einen Paradigmenwechsel eingeläutet. Durch die zunehmende Verfügbarkeit molekularer Diagnostiken lassen sich viele Tumorentitäten inzwischen in genetisch definierte Subgruppen unterteilen, wodurch die medikamentöse Systemtherapie immer öfter an das individuelle Mutationsprofil eines Tumors angepasst werden kann. Möglich wurde dies durch die zeitlich parallel erfolgte Entwicklung zahlreicher neuer Substanzen, die zelluläre Zielstrukturen spezifisch hemmen oder durch Aktivierung des Immunsystems zur Tumoreradikation beitragen können.

Diese Fortschritte im Bereich der Diagnostik und Therapie von Tumorerkrankungen haben die Grundlage für individualisierte Therapiekonzepte geschaffen. Zu den Vorreitern der molekular stratifizierten Präzisionsonkologie gehören unter anderem die chronische myeloische Leukämie (CML), das Melanom und das nichtkleinzellige Lungenkarzinom. Für diese Tumorentitäten stehen inzwischen zielgerichtete Medikamente für definierte Mutationen zur Verfügung, deren Nachweis bereits Eingang in die Routinediagnostik gefunden hat.

Der enorme Zuwachs an Wissen und verfügbaren Therapien führt aber zwangsläufig zu einer steigenden Komplexität onkologischer Therapieentscheidungen und stellt Onkologen in ihrem Arbeitsalltag personell und zeitlich vor eine Reihe neuer Herausforderungen (Wagner und Serve 2019). Denn die Behandlungsmöglichkeiten sind dadurch nicht nur vielschichtiger und individueller geworden, sondern die Steuerung der Therapie auch deutlich dynamischer. Um den größtmöglichen Nutzen aus vorhandenem Wissen und erhobenen Daten zu ziehen und um die langfristigen Heilungschancen für Patienten mit Tumorerkrankungen zu verbessern, werden deshalb dringend innovative IT-Lösungen benötigt. Diese müssen einerseits Wissen schnell und fallspezifisch zur Verfügung stellen und andererseits auf der Basis vorhandener Daten eine valide klinische Entscheidungsunterstützung (Clinical Decision Support) anbieten.

Im akademischen Kontext fördert aktuell das Bundesministerium für Bildung und Forschung (BMBF) im Rahmen seiner Medizininformatikinitiative die Etablierung von onkologischen Datenintegrationszentren – bislang allerdings nur an einigen wenigen Universitätskliniken (Medizininformatik Initiative 2020). An der Erhebung und Auswertung von Daten im Kontext der onkologischen Patientenversorgung existieren gleichzeitig allerdings auch erhebliche kommerzielle Interessen. Um die effiziente, nicht gewinnorientierte Nutzung der Daten der Präzisionsonkologie auch in der Routineversorgung voranzutreiben und flächendeckend zu ermöglichen, entwickelt das gemeinnützige MOLIT Institut für personalisierte Medizin seit einigen Jahren innovative IT-Lösungen auf Open Source Basis.

MOLIT Institut für personalisierte Medizin

Das MOLIT Institut wurde 2017 in Heilbronn gegründet. Der Gründung ging eine mehrjährige wissenschaftliche Kooperation zwischen dem Tumorzentrum Heilbronn-Franken an den SLK-Kliniken Heilbronn und dem GECKO-Institut für Medizin, Ökonomie und Informatik an der Hochschule Heilbronn voraus. Gefördert wird das als gemeinnützige GmbH geführte MOLIT Institut von der in Heilbronn ansässigen Dieter-Schwarz-Stiftung.

MOLIT ist eine unabhängige Forschungseinrichtung, die das Ziel hat, digitale Werkzeuge für die Präzisionsonkologie auf Open-Source-Basis zu entwickeln. Zentrales Entwicklungsprojekt im MOLIT Framework ist die prozessorientierte Informations- und Kommunikationsplattform VITU (Virtuelles Tumorboard), die standortübergreifend onkologische Einrichtungen bei der Vorbereitung, Durchführung und Auswertung von molekularen Tumorboards unterstützt (Fegeler et al. 2018). Diese Plattform wird unter anderem vom Zweckverband Personalisierte Medizin (ZvPM) genutzt, indem sieben onkologische Kliniken an den Standorten Heilbronn, Ludwigsburg, Bruchsal, Stuttgart und Esslingen miteinander vernetzt sind und ein gemeinsames molekulares Tumorboard durchführen. MOLIT versteht sich darüber hinaus auch als akademische Denkfabrik („Think Tank"), die Strategien für translationale „Bench to Bedside to Health Care System"-Ansätze konzipiert (Abb. 4.7).

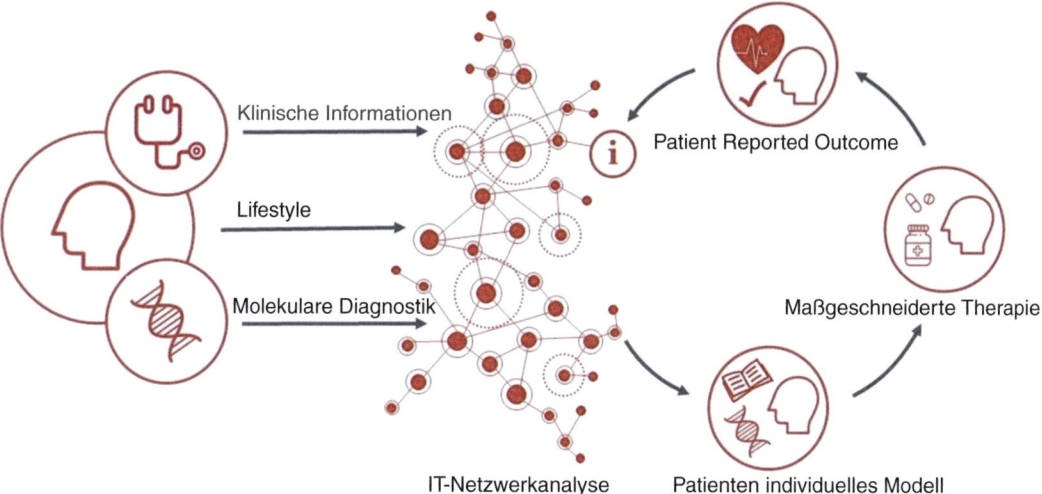

Abb. 4.7 Der Ansatz „Bench to Bedside to Healthcare System" in der Präzisionsonkologie

MOLIT beschäftigt 10 festangestellte Mitarbeiter, darunter Medizininformatiker, Molekularbiologen und Mediziner, sowie regelmäßig eine größere Zahl an Werksstudenten aus den Bereichen Informatik und Medizin. Die Entwicklung des Arbeitsmarkts im Gesundheitswesen stellt allerdings nicht nur für Kliniken, sondern auch für Forschungseinrichtungen wie das MOLIT Institut eine Herausforderung dar. Denn nicht nur Pflegefachkräfte haben mittlerweile die Wahl, sondern auch Ärzte und Medizininformatiker: Diese Berufsgruppen können sich aktuell für den Arbeitgeber entscheiden, der ihnen die besten Rahmenbedingungen und interessantesten bzw. sinnhaftesten Projekte bietet. In der Tat suchen inzwischen immer mehr Vertreter dieser Berufsgruppen ein Arbeitsumfeld, das ihnen eine Alternative zu den klassischen hierarchisch und bürokratisch geprägten Organisationskonzepten offeriert, die im Gesundheitswesen nach wie vor dominieren.

▶ Eine zusätzliche Herausforderung ist, dass Projekte im Gesundheitswesen mittlerweile in hohem Maße interdisziplinäre Teams erfordern, da die involvierten Wissensbereiche eine zu spezielle Qualifikation voraussetzen, als dass eine einzelne Berufsgruppe alle erforderlichen Aspekte abdecken könnte.

Die intensive Verzahnung der Fachdisziplinen Informatik, Medizin und Molekularbiologie innerhalb der einzelnen Projektteams und die konsequente Etablierung einer agilen Arbeitsweise und Führung sind deshalb zentrale Pfeiler des Arbeitsumfelds wie auch der Personalentwicklung bei MOLIT.

4.2.2 Personalentwicklung im agilen Arbeitsumfeld

Wer komplexe Projekte umsetzt oder innovative Produkte entwickelt, benötigt Organisations- und Arbeitsformen, die Flexibilität und schnelles Lernen in kurzen Iterationen erlauben. Agile Arbeitsmethoden, die sich auszeichnen durch den stetigen Wechsel von kurzen Analysephasen mit nachfolgenden Umsetzungsphasen, sind ein probates Mittel für die Bearbeitung von Themen, bei denen sich die verschiedenen Einflussfaktoren gegenseitig bedingen und die Rahmenbedingungen schnell ändern können.

Agile Arbeitsmethoden einhergehend mit einem agilen Arbeitsumfeld werden – getriggert durch den technologischen Wandel und die digitale Transformation – insbesondere von der jungen Generation der Informatiker heutzutage mehrheitlich eingefordert. Doch auch im Gesundheitswesen und insbesondere im klinischen

Setting sind Digitalisierung, Automatisierung und der Einsatz intelligenter Maschinen auf dem Vormarsch und erfordern zumindest in bestimmten Bereichen ein von festen Prozessen und starren Hierarchien und Verantwortlichkeiten abweichendes Arbeitsumfeld. Hierbei geht es letztlich nicht nur um eine Änderung der Denkweise („Mindset"), sondern um einen grundsätzlichen Kulturwandel, der gegebenenfalls mit tiefgreifenden Anpassungen der Organisationsstruktur hinsichtlich Arbeitszeit, Arbeitsort, Qualifizierung und Zusammenarbeit wie auch mit ganz neuen Führungsmodellen einhergehen muss.

Agiles Manifest und Prinzipien der Agilität

Agilität entstand im Projektmanagement Ende der 1990er-Jahre als Gegenbewegung zu klassischen, hierarchisch organisierten Planungsmethoden wie dem Wasserfallmodell mit mehreren aufeinander aufbauenden linearen Entwicklungsphasen, die gerade im IT-Umfeld häufig nicht zum gewünschten Erfolg führten. Die Gründe hierfür wurden in einer zu starren und langfristigen Ablaufplanung und Aufgabenstrukturierung mit intensiver Überwachung und Steuerung ausgemacht. Rigide Kontrollsysteme ohne Freiräume sind für eine kreative Produktentwicklung jedoch hinderlich, und zu lange Entwicklungszyklen verhindern einen durch das Nutzerfeedback getriggerten, schnellen Lernprozess.

Agilität im Softwareumfeld war deshalb eine von Softwareentwicklern initiierte Antwort auf zahlreiche gescheiterte IT-Projekte. Im Februar 2001 veröffentlichte eine Gruppe von 17 namhaften Protagonisten, darunter Jeff Sutherland und Ken Schwaber, die Begründer des Scrum Framework, das sogenannte Agile Manifest (Manifesto for Agile Software Development 2001). Diese programmatische Erklärung gilt als einer der wesentlichen Meilensteine der modernen agilen Bewegung, indem sie ältere Managementansätze zur Agilität aufgreift und mit Blick auf die Projektorganisation generalisiert und erweitert.

Das **Agile Manifest** umfasst 4 Kernaussagen:

> **Die Kernaussagen des Manifesto for Agile Software Development 2001**
> - **Individuen und Interaktionen** stehen über Prozessen und Werkzeugen.
> - **Funktionierende Software** steht über umfassender Dokumentation.
> - **Zusammenarbeit mit dem Kunden** steht über Vertragsverhandlungen.
> - **Reagieren auf Veränderung** steht über strikter Planverfolgung.

Ergänzt wird das Agile Manifest um **12 Prinzipien der Agilität nach Komus und Kamlowski** (2014) (Tab. 4.1).

Agiler Mindset

Die Prinzipien aus dem agilen Manifest haben ihren Ursprung zwar in der Softwareentwicklung, lassen sich aber auf viele Aspekte der Zusammenarbeit in verschiedenen Branchen übertragen. Eine Studie der Hochschule Koblenz unter Leitung von Ayelt Komus, die in den Jahren 2012–2014 durchgeführt wurde, kam hierbei zu dem Ergebnis, dass Anwender agiler Methoden – und zwar sowohl in der Softwareentwicklung als auch in Projekten ohne besonderen IT-Bezug – deutlich erfolgreicher und mit ihrer Arbeitssituation zufriedener sind als jene, die auf klassisches Projektmanagement setzen (Komus und Kamlowski 2014).

Auch die Gründer von MOLIT haben die Werte und Prinzipien der agilen Arbeitsweise von Beginn an konsequent im Team etabliert und so bei allen Teammitgliedern die Entwicklung eines agilen Mindset befördert. Nach Hofert ist dieses „gekennzeichnet durch die Fähigkeit zur Selbstführung und Selbstaktualisierung, im Grunde also die Kompetenz, jederzeit ein ‚Update' aufzuspielen."

▶ Ein agiles Mindset stellt somit eine „Denk- und Handlungslogik dar, die Markt und Kunden in den Mittelpunkt stellt […] und Veränderung als Dauerzustand begreift" (Hofert 2016).

Tab. 4.1 12 Prinzipien der Agilität nach Komus und Kamlowski (2014)

1	Höchste Priorität hat die Kundenzufriedenheit durch frühe und kontinuierliche Auslieferung wertvoller Software.
2	Anforderungsänderungen – selbst spät in der Entwicklung – sind willkommen. Agile Prozesse nutzen Veränderungen zum Wettbewerbsvorteil des Kunden.
3	Funktionierende Software wird regelmäßig innerhalb weniger Wochen oder Monate geliefert, wobei kürzere Zeitspanne zu bevorzugen sind.
4	Fachexperten und Entwickler müssen während des gesamten Prozesses täglich eng zusammenarbeiten.
5	Projekte werden um motivierte Mitarbeiter gebaut. Es werden ihnen das Umfeld und die Unterstützung gegeben, die sie benötigen. Den Mitarbeitern wird vertraut, dass sie die Aufgabe erledigen.
6	Die effizienteste und effektivste Methode, Informationen an und innerhalb eines Entwicklungsteams zu übermitteln, ist im Gespräch von Angesicht zu Angesicht.
7	Funktionierende Software ist das wichtigste Fortschrittsmaß.
8	Agile Prozesse fördern nachhaltige Entwicklung. Die Auftraggeber, Entwickler und Benutzer sollten ein gleichmäßiges Tempo auf unbegrenzte Zeit halten können.
9	Ein ständiges Augenmerk auf technische Exzellenz und gutes Design fördert Agilität.
10	Einfachheit – die Kunst, die Menge nicht getaner (unnötiger) Arbeit zu maximieren – ist essenziell.
11	Die besten (IT-)Architekturen, Anforderungen und Entwürfe entstehen durch selbstorganisierte Teams.
12	Das Team reflektiert in regelmäßigen Abständen, wie es effektiver werden kann, und passt sein Verhalten entsprechend an.

Nach Jordan setzt dies gleichzeitig das Vertrauen voraus, dass jeder Einzelne einen positiven Betrag im Rahmen seiner Fähigkeiten leisten möchte, dass geistig anregende Arbeit den Mitarbeitern Spaß macht und sie so aus freien Stücken das Beste geben. Zudem wird davon ausgegangen, dass Menschen gerne Verantwortung übernehmen, wenn sie entsprechende Rahmenbedingungen vorfinden und die notwendige Freiheit für eigene Entscheidungen besitzen.

▶ An die Stelle von Druck und Kontrolle treten Entscheidungsfreiheit, eigenverantwortliches Arbeiten und eine weitgehende Selbstführung. Die Mitarbeiter stehen somit in der Verantwortung, im gesetzten Rahmen mit den notwendigen Freiräumen die passenden Lösungen zu finden (Jordan 2020).

Agiles Arbeitsumfeld

In einem agilen Arbeitsumfeld wird die Arbeit somit autonomer und weniger prozessgetrieben. Zwar beinhalten weder das Agile Manifest noch die 12 Prinzipien der Agilität eine Reihenfolge oder Gewichtung, dennoch sind gleich mehrere Aspekte von hervorgehobener Bedeutung für die Team- und Personalentwicklung sowie die Arbeitsorganisation in einem agilen Arbeitsumfeld und werden im Folgenden näher betrachtet:

Selbstorganisation und Empowerment

Sämtliche IT-Projekte bei MOLIT werden von selbstorganisierten Teams durchgeführt. Das bedeutet auch, dass jedes Teammitglied selbst und eigenverantwortlich entscheidet, welche Aufgaben es wann und in welchem Zeitraum erledigt. Die Erwartung an das Team ist demnach aber auch, dass jeder zur Selbstorganisation beiträgt und seinen Teil der Führung übernimmt.

Selbstorganisation wird oft als Gegensatz zur Hierarchie gesehen. Deshalb muss es in einem agilen Team keine klassische Führungskraft geben, die dort dauerhaft anwesend ist, Aufgaben definiert und zuweist, Budgets gewährt und die Durchführung überwacht und kontrolliert. Dies setzt allerdings auch voraus, dass alle Teammitglieder motiviert sind, den ihnen eingeräumten Handlungsspielraum im Sinne des Kunden und des Projektfortgangs zu nutzen und Verantwortung für ihre Arbeitsergebnisse zu übernehmen.

Durch die Übertragung von fachlicher Verantwortung und Entscheidungskompetenz (engl. Empowerment) ist zudem gewährleistet, dass die Teammitglieder souverän handeln können trotz ambivalenter, komplexer und sich schnell verändernder Informationen und Situationen (Nägele und Vogler 2020). Die Entscheidungskompetenz der Mitarbeiter von MOLIT geht dabei über die bloße Delegation einer Aufgabe deutlich hinaus.

Der jeweilige Verantwortungsbereich ist durch die Rolle definiert, die jeder Einzelne in einem agilen Team einnimmt und die ein definiertes Set an Regeln und Vorgehensweisen beinhaltet. Die Rollenkonzepte im agilen Setting setzen zudem voraus, dass niemand über den anderen gestellt ist, sondern alle in der Organisation gleichwertig sind (Hofert 2016). Empowerment geht deshalb mit einem hohen Maß an Arbeitszufriedenheit einher und hat positive Auswirkungen auf die Leistung und das Engagement der Mitarbeiter, aber auch die Mitarbeiterbindung (Seibert et al. 2011). Minimal ist entsprechend die Fluktuation der festen Mitarbeiter seit der Gründung von MOLIT – trotz eines hochkompetitiven Umfelds.

Interaktion und Kommunikation
Ein weiterer Fokus des agilen Projektmanagements liegt zudem auf Austausch und Interaktion – und zwar sowohl zwischen den Teammitgliedern als auch mit den Kunden bzw. Nutzern. Bei MOLIT werden für eine effiziente und effektive Informationsübertragung deshalb innerhalb eines Entwicklungsteams häufige, aber kurze Besprechungen abgehalten, die in der Regel Face-to-Face stattfinden. Denn auch bei der in einem agilen Arbeitsumfeld typischen engen Zusammenarbeit lassen sich Fehler und Konflikte nicht gänzlich vermeiden.

▶ Persönliche Kommunikation ist hierbei das wirkungsvollste Werkzeug eines agilen Teams, um sich zu synchronisieren, Wissen zu teilen, Fehler und die eigene Leistungsfähigkeit kritisch zu analysieren und Entscheidungen zu treffen.

Der direkte persönliche Austausch kann hierbei ohne Probleme auch im virtuellen Raum stattfinden, wie die Auswirkungen der Corona-Pandemie auf die Arbeitsplatzsituation zeigten. Die Kommunikation in den agilen Teams von MOLIT folgt dabei einer klaren Struktur und beinhaltet auch die Visualisierung der Arbeitsprozesse aller Teammitglieder, z. B. mithilfe eines Scrum- oder Kanban-Boards, wodurch ein hohes Maß an Transparenz geschaffen wird.

Reagieren auf Veränderungen und interdisziplinäre Zusammenarbeit
Im klassischen Projektmanagement erfolgt in einem ersten Schritt die umfassende und vollständige Klärung und Definition der Anforderungen an das Produkt. Dies ist jedoch bei hochkomplexen Themen wie in der Medizin in der Regel nur mit extremen Aufwänden möglich. Der agile Ansatz verfolgt demgegenüber ein iteratives Vorgehen, in dem zwar die große Produktvision zu Projektbeginn umrissen wird, die Details der Umsetzung sich jedoch erst im Laufe des Projektlebenszyklus entwickeln. Dies erfordert vom Team eine hohe Anpassungsfähigkeit und die permanente Bereitschaft, mit dem Kunden bzw. Nutzern zusammenzuarbeiten und deren Änderungswünsche und Weiterentwicklungen auch kurzfristig aufzugreifen.

Ein entscheidender Faktor für den Erfolg von komplexen IT-Projekten – gerade auch im Gesundheitssektor – ist die interdisziplinäre Zusammenarbeit von Fachexperten aus den verschiedensten Bereichen mit unterschiedlichem Themenfokus. Diese bilden gemeinsam ein crossfunktionales Expertenteam, was bedeutet, dass alle Teammitglieder nicht nur Spezialisten in ihrem Fachgebiet sind, sondern innerhalb des Projekts auch verschiedene Funktionen innehaben (z. B. IT-Architekt, Softwareentwickler, Datenanalyst, Produktmanager). Durch die unterschiedlichen Perspektiven wird das Finden konstruktiver Problemlösungen und neuer Ideen gefördert. Die Nutzer der von MOLIT entwickelten IT-Plattform VITU, in der Regel onkologisch tätige Ärzte und Wissenschaftler, nehmen in der Arbeit der agilen Teams deshalb ebenfalls eine zentrale Rolle ein und werden von Beginn an aktiv in die Produktentwicklung mit einbezogen. Dies hat bereits zur Formulierung mehrerer konkreter Anforderungen an VITU geführt wie z. B. die Implementierung eines an die Fallanmeldung zum molekularen Tumorboard gekoppelten Suchportals für klinische Studien.

Die reglementierten Arbeitsabläufe in den Krankenhäusern erlauben allerdings meist nur punktuell die unmittelbare Integration der Nutzer in die Projektteams. Es hat sich jedoch für die erfolgreiche Umsetzung eines Projektes als wesentlich herausgestellt, dass ein Projektteam alle notwendigen Fachkompetenzen und -disziplinen in den eigenen Reihen verfügbar hat. Zum Mitarbeiterstab von MOLIT gehören deshalb auch Ärzte und Molekularbiologen, die die wichtige Kommunikationsschnittstelle zu den klinisch tätigen Onkologen besetzen und als Fachexperten, Prozesseigner und Tester mit den Kunden und den Softwareentwicklern während der gesamten Projektlaufzeit räumlich eng zusammenarbeiten. Dadurch lassen sich mögliche konzeptionelle Fehlentwicklungen frühzeitig abwenden und korrigieren.

Stärkenorientierung und Reflexion
In agilen Konzepten geht es auch darum, sich an individuellen Begabungen und Stärken auszurichten. MOLIT ermöglicht deshalb seinen Mitarbeitern wie auch den Werksstudenten, explizit einen Arbeitsschwerpunkt in den Themen und Aufgaben zu setzen, die sie interessieren und begeistern. Fortbildungen und die Möglichkeit, Zusatzqualifikationen zu erwerben, sowie die Teilnahme an wissenschaftlichen Konferenzen werden aktiv unterstützt.

Nicht zuletzt dadurch nehmen MOLIT-Mitarbeiter in verschiedenen nationalen und internationalen Arbeitsgremien wie z. B. dem HL7-Konsortium, dem HIGHMED-Konsortium oder der Arbeitsgemeinschaft der Tumorzentren, Onkologischen Schwerpunkte und Arbeitskreise in Baden-Württemberg (ATO) tragende Rollen ein.

Um die Kreativität und Innovationskraft zu steigern, propagiert MOLIT in seinen IT-Projekten zudem die Zusammenstellung von heterogenen Teams, deren Mitglieder unterschiedliche Eigenschaften und Expertenwissen vorzuweisen haben. Dennoch steht in den Entwicklungsprojekten nicht die Fähigkeit des Einzelnen im Mittelpunkt, sondern die Kreativität und die Ergebnisse des gesamten Teams. Auch deshalb gehen die agilen Teams bei MOLIT, die je nach Projekt in der Regel 2–5 Personen umfassen, kontinuierlich und in fest definierten Abständen in Retrospektiven. Dabei geben sie offen Rückmeldung darüber, was gut gelaufen ist, was nicht gut war, und bringen Ideen ein, wie sie ihre Zusammenarbeit künftig weiter optimieren können.

Insbesondere Mitarbeiter aus den Bereichen der Medizin und der Lebenswissenschaften betreten in einem agilen Arbeitsumfeld anfänglich Neuland. In Krankenhäusern ist häufig noch ein Führungs- und Managementstil etabliert, der sich in einem hierarchischen Aufbau mit Top-down-Entscheidungen und Kontrolle manifestiert. Agiles Arbeiten kann man aber nicht allein in einem Workshop oder aus Büchern lernen. Stattdessen sind ein kontinuierliches Ausprobieren und Anpassen und ein offener Dialog zwischen allen Teammitgliedern erforderlich sowie ein hohes Maß an gegenseitigem Vertrauen und Konfliktbereitschaft.

Agile Führung
Führen auf Augenhöhe
Eine wichtige Bedeutung im agilen Prozess kommt auch der Rolle der Führungskräfte zu. Gerade in crossfunktionalen Expertenteams ist ein Führungsstil, der auf disziplinarischer Macht und Kontrolle beruht, nicht mehr sinnvoll und zeitgemäß. Die Führungskräfte müssen vielmehr bereit sein, Verantwortung abzugeben, da sie im agilen Kontext nicht mehr in erster Linie Vorgesetzte und fachliche Entscheider sind, sondern diejenigen, die die notwendige Infrastruktur bereitstellen und die Personalentwicklung vorantreiben. Die Gründer von MOLIT interpretieren ihr Führungsverständnis entsprechend nicht als hierarchisches Modell, sondern fungieren vor allem als Coach, Moderator, Gestalter und Vorbild und geben Orientierung durch die Formulierung von Visionen und Zielen.

Gleichzeitig werden gemeinsame Herausforderungen und Werte definiert, um das übergeordnete Ziel zu erreichen.

> Es ist als Führung von der Seite gedacht und nicht mehr die ordnende, managende, entscheidende und den Weg konkret vorgebende Führung, sondern die coachende, entwickelnde, moderierende und unterstützende Führung, die das Ziel am Ende des Weges oder die Vision hinter dem Horizont ausruft. […] Sie gibt Impulse und fordert heraus, als Partner und auf Augenhöhe.
> Hofert (2016)

Agile Führung versteht sich auch als Dienstleister für die Mitarbeiter. Die Gründer von MOLIT entlasten deshalb ihre Expertenteams von Aufgaben, die nicht zu deren Kernaufgaben gehören. Dazu gehört auch die Schaffung der entsprechenden Rahmenbedingungen hinsichtlich Budget, Ressourcen, Infrastruktur, Marketing und Personalentwicklung (Servant Leadership). Fachliche Führungsrollen in agilen Teams nehmen hingegen z. B. der Product Owner (Sprachrohr der Kunden/Nutzer, definiert und priorisiert die Anforderungen) und der Scrum Master (verantwortlich für das Teambuilding, Konfliktlösung und Empowerment) ein.

Weiterentwicklung und Karrierechancen
Mit der Definition von Führung als Rolle mit klaren Aufgaben, aber ohne disziplinarisches Mandat, entfallen im agilen Arbeitsumfeld allerdings auch vertikal ausgerichtete Laufbahnen, wie sie in großen Unternehmen oder im Klinikbetrieb üblich sind. Einerseits entstehen so flache und durchlässige Hierarchien, andererseits gehen klassische Karriereperspektiven – und damit oftmals auch die Chancen auf ein höheres Einkommen – verloren.

> Womit lockt man junge Leute, wenn es nicht die nächsthöhere Position ist? Wichtig werden mehr und mehr die Aufgaben, der höhere Sinn der Tätigkeit und das Ziel – also das, was Menschen von innen heraus antreibt.
> Hofert (2016)

Intrinsische Motivation ist dabei vor allem an drei Faktoren gekoppelt, die gerade im agilen Arbeitsumfeld explizit adressiert werden (Pink 2009; Abb. 4.8). Neben der Sinnhaftigkeit einer Tätigkeit motiviert Mitarbeiter vor allem Autonomie, d. h. ein gewisses Maß an Entscheidungsfreiheit über ihre Zeit, ihren Handlungsspielraum und die Zusammenarbeit mit Anderen. Entsprechend wurden bei MOLIT Arbeitsbedingungen mit hohen Freiheitsgraden geschaffen, was auch beinhaltet, dass die Mitarbeiter weitgehend selbst entscheiden, wo und wann sie arbeiten. Intrinsische Motivation entsteht zudem durch die Möglichkeit, die eigenen Kompetenzen weiterzuentwickeln und zielführend einbringen zu können. Bei MOLIT wird deshalb großer Wert auf die

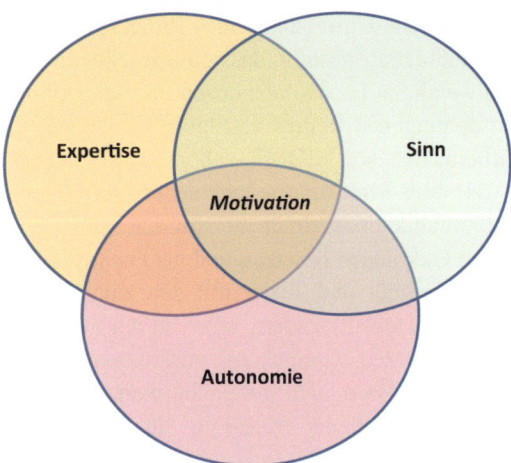

Abb. 4.8 Kernfaktoren intrinsischer Motivation (modifiziert nach Pink 2009)

fachliche und persönliche Weiterentwicklung der einzelnen Mitarbeiter gelegt. Das Erlangen neuer Kompetenzen kann unter anderem durch Ausprobieren neuer Rollen oder durch die Vertiefung einer Rolle (z. B. Fachexperte im Entwicklungsteam, **Scrum Master**, **Product Owner**), aber auch durch flankierende Maßnahmen wie Trainings oder Hospitationen erfolgen. Allerdings folgt diese Weiterentwicklung bewusst keinem starren, vordefinierten **Karrierepfad**, sondern orientiert sich in erster Linie am Interesse und Potenzial der Person.

4.2.3 Erkenntnisse und Ausblicke

Die digitale Transformation führt aktuell in vielen Arbeitsbereichen durch das Aufbrechen vorhandener Denkmuster und Strukturen zu tiefgreifenden Veränderungen – das gilt auch für weite Teile des Gesundheitswesens. Neue Fachdisziplinen wie die Präzisionsonkologie entstehen und gehen mit neuen Aufgaben und Anforderungen einher, die interdisziplinäre Arbeitsgruppen mit Ärzten, Molekularbiologen und Medizininformatikern obligat erfordern, um mithilfe neu entwickelter digitaler Supportsysteme die bestmögliche Therapie für den Patienten ermitteln zu können.

Diese crossfunktionalen interdisziplinären Expertenteams mit hervorragend ausgebildeten und hochspezialisierten Mitarbeitern verlangen jedoch neue Arbeitsmethoden und Arbeitsumgebungen, die sich von den klassisch hierarchisch geprägten abheben. Ein agiles Arbeitsumfeld, wie es das MOLIT Institut bietet, bedingt somit nicht nur einen Wandel in der Denk- und Arbeitsweise der einzelnen Mitarbeiter, sondern erfordert auch einen grundlegenden Wandel in der Organisationsstruktur, der Wertekultur und des Führungsverständnisses.

Anders als beim autoritären Führungsstil findet bei MOLIT eine Führung auf Augenhöhe statt. Diese sog. laterale Führung bedeutet Führen ohne Vorgesetztenfunktion und einen Verzicht auf inhaltlich-fachliche Verantwortung. Der Fokus der Führungskräfte liegt vielmehr auf der Schaffung geeigneter Arbeitsbedingungen und dem Coaching der Mitarbeiter sowie dem Herausarbeiten einer starken Vision und dem Setzen langfristiger (Unternehmens-)Ziele.

Die fachliche Verantwortung wird stattdessen innerhalb des Teams auf verschiedene funktionale Rollen aufgeteilt. Die Mitarbeiter werden dadurch in die Entscheidungsprozesse aktiv miteinbezogen, wodurch deren Wissen und Erfahrungen stärker zum Tragen kommen als in hierarchisch geführten Unternehmen. Fachliche Verantwortung haben letztlich diejenigen, die das Thema am besten beherrschen.

Ein wichtiger Erkenntnisgewinn ist, dass durch ein agiles Arbeitsumfeld die Motivation und das persönliche Engagement gestärkt werden. Dies fordert von den Mitarbeitern allerdings auch ein hohes Maß an Selbstorganisation und Selbstverantwortung und insbesondere die Bereitschaft, diese Verantwortung auch anzunehmen. Hierfür braucht es emotional gereifte Mitarbeiter, die sich selbst führen können und ihre Freiräume nutzen, um die gemeinsamen Ziele zu erreichen. Für die Vorgesetzten, insbesondere wenn sie aus einer klassischen, hierarchisch geprägten Organisation stammen, ist die wesentliche Aufgabe, auf Top-down-Vorgaben und Mikromanagement zu verzichten und ihre Rolle auf Führung und Coaching auszurichten.

Die Einführung und Etablierung eines agilen Arbeitsumfelds erfordert somit von allen Beteiligten die Bereitschaft, sich konsequent auf die agile Denk- und Arbeitsweise einzulassen. Dies stellt unabdingbar einen längerfristigen Lernprozess dar. In der Personalentwicklung gilt es, diesen Prozess sowohl auf der Ebene der Mitarbeiter und Führungskräfte als auch auf der Ebene der Organisationsentwicklung durch entsprechende Maßnahmen aktiv zu begleiten und im Unternehmen zu verankern. Dazu gehört neben einer bedarfsgerechten Ausrichtung der Mitarbeiterqualifizierung auch Coaching und Training für die Führungskräfte, damit sie sich von einem hierarchischen Rollenverständnis lösen und stattdessen Kompetenzen erwerben, mit denen sie Teams zur Selbstorganisation befähigen. Eine weitere Herausforderung für die Personalentwicklung ist, Mitarbeitern in einem agilen Arbeitsumfeld einen Ersatz für die klassische Karriere zu bieten. Wie honoriert man fachliche und methodische Expertise, wenn in flachen Hierarchien gearbeitet wird und es keine vertikalen Entwicklungsmöglichkeiten gibt? Hier müssen für die Zukunft alternative Vergütungs- und Karrieremodelle entwickelt werden.

4.3 Innovationen in Technik und Pflege: Integration in den pflegerischen Alltag

Astrid Elsbernd

4.3.1 Innovationen in der Pflege – Herausforderungen im pflegerischen Alltag

Die Pflegepraxis ist gekennzeichnet durch eine Vielzahl von Neuerungen, die beinahe täglich in die Arbeits- und Bildungsprozesse integriert werden müssen. Einerseits bildet die Pflege ein sehr breites Arbeitsfeld ab und folgt in Teilen dem allgemeinen Innovationsdruck in Planung und Organisation von Arbeitsprozessen (z. B. moderne Verfahren der Personal- und Dienstplanung, Bewirtschaftung von Ver- und Gebrauchsgütern, Finanzmanagement usw.), und andererseits erneuert und verändert sich das Pflegewissen kontinuierlich, sodass immer wieder neue pflegediagnostische und pflegetherapeutische Instrumente bzw. Interventionen eingeführt werden. Dabei sind auch technische Neuerungen von hoher Bedeutung.

In Medizin und Pflege modernisieren sich die technischen Hilfen rasch und umfassend; in den vergangenen 15 Jahren hat es darüber hinaus einen regelrechten technischen Innovationsschub gegeben, der eine hohe Bedeutung für Patienten oder Bewohner, Pflegende und Ärzte hat. Die Integration neuer technischer Hilfen muss vom (Pflege-)Management systematisch begleitet und abgesichert werden. Dabei kommen hohe Anforderungen auf alle Führungspersonen bzw. -ebnen zu:

- Auswahl der „richtigen" technischen Hilfen und ggf. deren Anpassung an die jeweiligen Arbeitsbereiche,
- geeignete Bildungsmaßnahmen, Gestaltung der konkreten Einführungsprozesse und
- die Evaluation in geeigneten Zeiträumen.

Viele technische Hilfen betreffen nicht nur die Arbeit einer Berufsgruppe, sondern werden interdisziplinär genutzt. Deshalb ist die Integration in die laufenden Arbeitsprozesse sehr anspruchsvoll, denn zumeist sind die Arbeitsprozesse unterschiedlich gestaltet und müssen dann neu abgestimmt werden. Auch stellt sich bei vielen technischen Neuerungen die Frage, wer in der Hauptverantwortung der Anwendung steht; dies muss vonseiten der Organisation und Führung sinnvoll festgelegt und kommuniziert werden.

Neuerungen im Arbeitsprozess können Ängste und Ablehnung hervorrufen. Technische Neuerungen haben hier ein überaus großes Potenzial: Aufgrund ihres bisweilen hohen Fremdheitscharakters können die Ängste diffuser sein und Vorurteile sich erheblich rascher ausbreiten. Übliche Vorurteile und Ängste im Bereich der Technik im Pflege- und Gesundheitswesen sind beispielsweise die folgenden:

- Angst vor der Abnahme von direkten Kontaktzeiten zu Patienten oder Bewohnern,
- Angst vor Arbeitsplatzabbau,
- Angst vor Arbeitsverdichtung,
- Angst vor hoher Abhängigkeit von technischen Systemen,
- Angst vor Überforderung in der Anwendung,
- Angst davor, dass Pflegende von technischen Hilfen ersetzt werden in ihrer Arbeit,
- Angst vor Datenverlusten oder Datenmissbrauch usw.

Diese Ängste können, aber müssen nicht immer berechtigt sein. Allerdings darf auch der Eindruck vermittelt werden, dass Pflegende in den vergangenen Jahren oftmals erlebt haben, dass die Folgen der Einführung von Neuerungen nicht immer umfassend bedacht wurden und Neuerungen tatsächlich auch negative Auswirkungen auf die Pflegearbeit und die pflegerische Versorgung hatten. So gesehen kommen hier zwei große Themen zusammen. Einführung von neuen technischen Hilfen in der Pflege und Gestaltung von Einführungsprozessen. Die Einführung von neuen technischen Hilfen ist auch als Gradmesser für die Effektivität von Einführungsprozessen in Pflege- und Gesundheitseinrichtungen zu verstehen. Aufgrund der hohen Komplexität wird sichtbar, wenn disziplinäre und interdisziplinäre Entwicklungen nicht ausreichend gut aufeinander abgestimmt sind.

Für Pflegende ist es in der Regel selbstverständlich, dass neue technische Hilfen auf den Markt kommen und in die Pflegepraxis integriert werden. Allerdings darf man hier festhalten, dass Pflegende mitunter eher zufällig und wenig systematisch über die neuen technischen Hilfen informiert sind. Hier sind ihr Bildungsengagement und die Führungsarbeit in der Organisation von tragender Bedeutung. Für Patienten und Bewohner ist es jedoch weitaus schwieriger, den technischen Entwicklungsstand und die möglichen technischen Hilfen zu bewerten. Dies hat vielfältige Gründe! Als Anwender interessieren sie sich in aller Regel nur dann für diese technischen Hilfen, wenn sie aufgrund ihres Betroffenseins diese Hilfen auch benötigen. Zumeist sind Patienten oder Bewohner darauf angewiesen, dass die Pflegenden sie informieren, beraten und ggf. auch anleiten. Dabei müssen auch Nutzen und potenzielle Risiken bedacht und erörtert werden. Letztendlich treffen die Patienten oder

Bewohner die Entscheidung, welche technischen Hilfen angewendet werden.

Dabei treffen sie auch immer eine Kostenentscheidung. Viele technische Hilfen werden nur teilweise von den Kranken- und Pflegekassen und damit im erheblichen Maße von den Betroffenen selbst finanziert. Vor diesem Hintergrund ist Beratung in vielfacher Hinsicht wichtig!

Vor dem Hintergrund der hier skizzierten Komplexität werden im Folgenden die verschiedenen Themen vorgestellt und dann aufeinander bezogen. Ziel ist es dabei, den Führungspersonen und Mitarbeitenden in der Pflege einen Eindruck von der Komplexität zu geben und Hilfen zum Umgang und zur Gestaltung des Einführungsprozesses zu geben.

▶ Dabei sollen alle Beteiligten ermuntert werden, sich den technischen Neuerungen zu stellen, sie bergen nicht nur viel Veränderungspotenzial, sondern stellen oftmals eine große Unterstützung zum Erlangen und Erhalten von Selbstständigkeit für die Betroffenen dar.

Dies muss ein herausragendes Ziel von Pflege sein, denn Pflegende können Betroffene in aller Regel nur kurzfristig und punktuell unterstützen, die meiste Zeit müssen die Betroffenen alleine mit Unterstützung von Angehörigen und Freunden zurechtkommen. Hier kann Technik ein wichtiger Beitrag zum aktiven Gestalten einer Lebenslage sein.

4.3.2 Technik als Motor einer Gesellschaft

Technisierung und die Nutzung von Techniken begleiten die Menschen seit jeher. Techniken sind zumeist Gegenstände oder Systeme, die das Leben, die Arbeit, das Miteinander und insgesamt die Gesellschaft unterstützen und in ihrer Entwicklung fördern sollen. Dabei profitieren Arbeitsleben und die privaten Lebenslagen oft in gleicher Weise umfangreich, wenn auch nicht immer in gleicher Geschwindigkeit.

Viele technischen Neuerungen beginnen im Arbeitsleben und werden dann in die privaten Lebensbereiche transferiert. Menschen stellen sich seit jeher auf neue technische Möglichkeiten ein, zumeist rasch und selbstverständlich, große technische Revolutionen und Weiterentwicklungen führen bisweilen zu einer leicht verzögerten Adaptation innerhalb der gesellschaftlichen Systeme und bei den einzelnen Menschen in der Gesellschaft. Ähnlich wie die sogenannte industrielle Revolution hat auch die digitale Revolution zu einem enormen Umbruch in der Gesellschaft, in der Arbeitswelt und nicht zuletzt in jedem privaten Lebensbereich geführt. Diese großen und einschneidenden Veränderungen bedürfen eines längeren Adaptationsprozesses, denn beinahe alle Prozesse und Bedingungen müssen neu austariert und systematisch integriert werden. Diese Entwicklungslinien dürfen in ihrer Intensität und Dauer nicht unterschätzt werden. Dabei müssen auch die Grundfragen des gesellschaftlichen Zusammenlebens vor dem Hintergrund der Technisierung neu gestellt und beantwortet werden. Insbesondere ethische Fragestellungen nehmen hier einen besonderen Raum ein; die Technikfolgenabschätzung muss alle Bereiche der Gesellschaft bedenken.

Die Betrachtungen der technischen Entwicklungen in der Pflege können demnach nicht losgelöst von diesen allgemeinen Entwicklungen vorgenommen werden. Pflegebedürftige Menschen und die Pflegenden sind Mitglieder dieser Gesellschaft und erleben Technisierung im Kontext dieser gesellschaftlichen Entwicklungen und können sie deshalb auch nicht isoliert in ihrem Rahmen diskutieren. Die folgenden Analysen im Bereich Technik und Pflege sollen deshalb die Leser dazu anregen, die beschriebenen technischen Entwicklungen einzuordnen, die sich daraus ergebenen Grund- und Vertiefungsfragen zu stellen und nach Antworten zu suchen. Ein besonderer Umstand ergibt sich aus der Tatsache, dass die Technisierung der Pflege einerseits auf eine oftmals hoch fragile und vulnerable Lebenssituation von Menschen mit Pflegebedarf trifft und andererseits auf eine Arbeitswelt der Pflegenden, die stark mit anderen Arbeitswelten interagiert und keineswegs allein gestaltbar ist. Zugleich sind beide, Pflegeempfänger und Pflegende, Mitglieder einer sich rasch wandelnden Gesellschaft und auch hier vor die Herausforderung gestellt, technische Entwicklungen in ihr individuelles Leben zu integrieren. Dies kann für beide gleichermaßen schwieriger oder einfacher sein. Dabei sind zwei Bedingungen von herausragender Bedeutung: finanzielle Ausstattung und Bildung. Diese beiden Grundbedingungen zur Teilhabe an technischen Entwicklungen werden im Rahmen des Aufsatzes ausgeführt und an besonderen Stellen vertieft.

Friesacher (2010, S. 295, 296) hat sich im Rahmen einer kritischen Analyse auch mit den Begriffen „Technik", „Technisierung", „Maschine" und „Technizismus" auseinandergesetzt. Dabei stellt er heraus, dass Begriffe immer wieder synonym verwendet werden und die Begriffsbildung eher schwierig bleibt. Eine damit verbundene große Herausforderung stellt das Thema „Einteilung oder Systematisierung von Technik" dar. Aufgrund der Breite des Gegenstands ist hier beinahe jeder Einteilungsversuch unzureichend. Prinzipiell kann aus Sicht der technischen Entwicklung oder aus der Sicht der möglichen Anwendung bzw. Anwender*innen systematisiert werden (z. B. Klein 2020). Aus technischer Konstruktionssicht macht es Sinn, eine Systematisierung vorzunehmen, die verdeutlicht, dass der Komplexitätsgrad von technischen Hilfen zunehmen kann, was zur Folge hat, dass die Entwicklungen länger und kostenintensiver sind.

Die hier vorgestellte Systematik habe ich gemeinsam mit einer Kollegin aus dem Maschinenbau, Prof. Dr. Franziska Meinecke, Hochschule Esslingen, diskutiert und entwickelt. Die Systematisierung hilft uns in den Forschungsprojekten rund um das Thema Technik in der Pflege, die geplanten technischen Neuerungen in ihrer technischen Tragweite zu beurteilen und die Chancen zur Weiterentwicklung zu bewerten. Dabei wird auch deutlich, dass mit zunehmender Komplexität die Notwendigkeit einer interdisziplinären Zusammenarbeit und technischen Abstimmung deutlich zunimmt. Dies erklärt auch, warum insbesondere die Entwicklung von Pflegerobotern bzw. Assistenzrobotern überaus aufwendig und teuer ist und nur von großen Forschungsgemeinschaften geleistet werden kann. Interessant ist aber, dass gerade in den weniger komplexen technischen Bereichen dringend Entwicklungen benötigt werden, hier aber mitunter wenig Neuerungen auf den Markt kommen.

Folgende technische Systematisierung wird hier angewendet:

- mechanische Hilfsmittel (ohne Elektronik, passiv),
- digitale Hilfsmittel (spezifische Hard- und Software, nicht-motorisiert, nicht autonom),
- motorisierte technische Hilfen (aktiv, nicht autonom, teilautonom, autonom),
- motorisierte technische Hilfen mit digitaler Benutzerschnittfläche/computergestützte Robotik (aktiv, teil-autonom, autonom).

Abhängig von den Arbeits- oder Lebensbereichen können die Hilfsmittel recht unterschiedlich sein. Festzustellen ist aber, dass insbesondere die digitalen Systeme heute in alle technischen Entwicklungen eingreifen und diese verändern. Selbst einfache und bewährte mechanische Bereiche erfahren diese Entwicklung. Vor diesem Hintergrund ist verständlich, dass die digitale Revolution (vergleichbar der industriellen Revolution) dazu führt, dass beinahe alle technischen Gegenstände überarbeitet werden und sich alle Menschen auf diese Neuerungen einstellen müssen. Dabei haben die Menschen vor dem Hintergrund ihres individuellen Lebens und insbesondere vor dem Hintergrund ihrer persönlichen Bildungsbiographie unterschiedliche Voraussetzungen.

Die Anpassungsprozesse können alle sehr unterschiedlich sein, einmal abgesehen davon, dass insgesamt feststellbar ist, dass Menschen auf Weiterentwicklungen höchst unterschiedlich reagieren und diese auch sehr individuell in ihr Leben integrieren. Hier können die Unterschiede gravierend sein: So gibt es zurzeit ältere Menschen ab 80 Jahren, die in der digitalen Welt insgesamt sicher agieren, und auch Menschen, die keinen Anschluss (mehr) an diese digitale Welt gefunden haben. Und zwischen diesen beiden Gruppen gibt es unzählbar viele Gruppen mit ihrem individuellen Nutzungsverhalten.

Vor dem Hintergrund der weitreichenden technischen Entwicklung allein der letzten 150 Jahre darf angenommen werden, dass Akzeptanz und Integrationswille bzw. -fähigkeit hinsichtlich neuer technischer Hilfen und deren Nutzung in der Arbeits- und Lebenswelt überwiegend vorherrschen. Dies gilt im besonderen Maße für die Arbeitswelt von Gesundheitsberufen und die Lebenswelt von Patienten oder Bewohnern, denn der Gesundheitssektor ist gekennzeichnet durch ein enormes technisches Entwicklungsaufkommen. Pflegende und Ärzte werden deshalb auch oft als „technikaffin" bezeichnet; ihr professionelles Vorgehen wird zumeist von Technik begleitet, die auf dem neuesten Stand des Wissens basieren.

▶ Der Nutzen dieser Techniken ist nur dann gegeben, wenn die Anwender sich die Techniken erschließen, aneignen und in die Routinen ihrer Arbeitswelt integrieren.

4.3.3 Technische Entwicklungen im Gesundheits- und Pflegesektor

Kategorie 1 – Mechanische Hilfsmittel im Pflegewesen
Mechanische Hilfsmittel, die ohne Elektronik verwendet werden, sind im Alltag von Betroffenen und Pflegenden sehr oft anzutreffen: Hilfen, die scheinbar „einfach" gestaltet sind, aber für die Betroffenen von hoher Bedeutung in der Alltagsgestaltung. So kann eine Gehhilfe oder eine Haltestange entscheidend dafür sein, ob die Pflege im häuslichen Setting überhaupt möglich ist. Auch die vielfältigen Esshilfen sind für die Betroffenen von beinahe existenzieller Bedeutung: So kann eine gut konzipierte Trinkhilfe einen Betroffenen mit Halbseitenlähmung das selbstständige Trinken ermöglichen, und der Betroffen kann damit ein hohes Maß an Autonomie zurückgewinnen.

Es scheint, dass gerade die technischen Hilfen aus diesem Bereich den Pflegenden und Betroffenen oftmals nicht ausreichend bzw. umfassend bekannt sind. Auf der anderen Seite muss aber auch festgestellt werden, dass es sich hier oftmals um technische Hilfen handelt, die bereits länger existieren und teilweise keiner weiteren technischen Überarbeitung unterzogen wurden (z. B. Sitzwagen, Dusch-Toilettenstuhl). Einige dieser Hilfen werden aktuell überarbeitet (z. B. Rollatoren) und zumeist darüber hinaus mit Elektronik und digitalen Schnittstellen versehen, andere Hilfsmittel sind seit beinahe Jahrzehnten in ihrer Konstruktion unverändert (z. B. Infusionsständer).

Folgende technische Hilfen können hier insgesamt eingeordnet werden:

> **Mechanische Hilfsmittel im Pflegewesen der Kategorie 1**
> Folgende technische Hilfen können hier insgesamt eingeordnet werden:
>
> - Dusch-Toilettenstühle
> - Rollatoren
> - einfache Rollstühle
> - Sitzwagen
> - Infusionsständer
> - Steckbecken
> - ältere Blutdruckgeräte
> - Haltegriffe bzw. -stangen
> - Lagerungs- und Wendehilfen
> - Aufstehhilfen, Gehhilfen
> - Esshilfen
> - Anziehhilfen
> - Verbandwagen usw.

Kategorie 2 – Digitale Hilfsmittel in der Pflege
In diesen Bereich sind alle technischen Hilfsmittel subsumiert, die nicht motorisiert sind, aber oftmals über eine spezifische Hard- und Software verfügen. Dieser Bereich an technischen Hilfen nimmt in der Gesellschaft insgesamt rasant zu, auch in der Pflege finden die Produkte immer häufiger Anwendung.

> **Digitale Hilfsmittel in der Pflege der Kategorie 2**
> Folgende technische Hilfen sind bereits heute im Pflegealltag zu finden:
>
> - Sensormatten (z. B. zur Sturzprophylaxe)
> - Bewegungsmelder
> - Hausnotrufsysteme
> - „Wearables": Fitnesstracker, Bewegungsüberwachung/Ortungssysteme
> - Vitaldatenkontrolle,
> - E-Health-Anwendungen
> - mobile Datenerfassung und Pflegeprozessdokumentation
> - elektronische Patientenakte
> - digitale Unterhaltungsmedien (mit Bildschirmen, Virtuelle Brillen)
> - digitale Lern- und Übungsmedien
> - digitale Erinnerungshilfen (vor allem bei Demenz)
> - digitale Arbeits- und Planungshilfen (auch Dienstplan-, Arbeitsauslastungs- und Tourenprogramme, Abrechnungsprogramme)
> - Telemedizin – Telepflege/Telecare

Aufgrund der raschen Verbreitung von Smartphones und berührungssensitiven Bildschirmen wächst dieser Bereich rasch und eröffnet auch hinsichtlich der Gestaltung von Arbeitsprozessen neue Möglichkeiten. So arbeiten einige Pflege- und Gesundheitseinrichtungen bereits mit mobilen Computern/Tabletts/Smartphones, die mit Pflegeplanungssoftware ausgestattet sind und es ermöglichen, dass der Pflegeprozess in Diagnostik, Planung, Intervention und Evaluation digital durchgeführt und dokumentiert werden kann. Die dafür notwendige Hard- und Software wird aktuell in unterschiedlicher Qualität und Ausreifung angeboten. Die damit verbundenen Investitionskosten sind überschaubar, allerdings sind bei der Einführung auch grundlegende Schulungen nötig sowie die rechtlichen Abklärungen insbesondere mit den Kranken- und Pflegekassen.

Die Anwendung der elektronischen Patientenakte (in der interdisziplinären Nutzung) wird seit vielen Jahren diskutiert und scheint immer wieder kurz vor dem Durchbruch zu stehen.

Insgesamt darf aber auch realistisch angemahnt werden: Das Gesundheits- und Pflegewesen lag 2013 (gemessen in Bayern, Prognos AG 2015) mit einem Digitalisierungsanteil von 2 % am Schluss der Untersuchung (Gastgewerbe: 26 %, Erziehung und Unterricht 49 %, Finanzdienstleister 53 %) (BGWforschung 2017, S. 28). Jedoch zeigen andere Studien, dass sich die Beschäftigten im Gesundheitswesen stark von Digitalisierung betroffen fühlen (88 %!); am meisten wurde dabei auf die elektronische Dokumentation verwiesen (BGWforschung 2017,S. 29, 30).

Kategorie 3 – Motorisierte technische Hilfen im Pflegewesen

Die vielleicht wichtigsten motorisierten technischen Hilfen im Pflegewesen sind Pflegebetten, Rollstühle und Patientenlifter. Motorisierte technische Hilfen arbeiten heute zumeist mit funkgesteuerten Fernbedienungen und ermöglichen so eine einfache Bedienung. Es handelt sich hier um motorisierte Hilfen, die insbesondere Patienten oder Bewohnern zugutekommen und deren Eigenständigkeit fördern bzw. erhalten. Motorisierung kann mangelnde Kraft und Koordinationsfähigkeit ersetzen bzw. kompensieren, und dies kommt auch den Pflegenden zugute, die damit ihre eigenen Kräfte schonen können. Allerdings darf bereits hier angemerkt werden, dass es nicht immer sinnvoll ist, eigene Kraft durch Motorisierung zu ersetzen, denn Kraft und Koordination müssen trainiert werden, sonst gehen sie potenziell verloren.

In dieser bzw. auch in der Kategorie 2 befinden sich die meisten Produkte der sogenannten AAL-Bewegung („Ambient Assisted Living"), in deren Rahmen vor rund 10 Jahren europa- und weltweit vor allem Technologien für den häuslichen Kontext entwickelt wurden. Zielgruppe war hier vordergründig vor allem die ältere Bevölkerung, die mithilfe der sogenannten Smart-Home-Technologien einen längeren Verbleib im häuslichen Umfeld realisieren sollen. Heute sind viele Technologien, die entwickelt wurden, in die übliche Technisierung der Haushalte übergegangen, z. B. Küchengestaltung, Reinigungshilfe (z. B. Saugroboter usw.), Badgestaltung (vor allem Duschen und Toiletten).

Die Diskussionen rund um die AAL-Projekte haben aber auch gezeigt, dass Produkte nicht einfach in die Haushalte zu bringen sind. Zum einen sind die Produkte oftmals noch deutlich teuer und müssen überwiegend eigenfinanziert werden, zum anderen müssen neben der Installation die Schulung und Wartung als zusätzliche Dienstleistungen angeboten und einkalkuliert werden. Dies klingt einfach, doch zeigt sich schon heute, dass die dazugehörigen Dienstleistungen ebenfalls kostenintensiv sein können, oder aber es gibt das Problem, dass die Dienstleistungen dazu fehlen, z. B. muss beim Anbringen einer Sturzmatte, die einen Sturz anzeigt, auch bedacht werden, dass eine damit verbundene Dienstleistung erforderlich ist, denn es reicht ja nicht zu wissen, dass ein Mensch gestürzt ist, es muss ja auch rasch eine Hilfeleistung ausgelöst werden.

Auch die Wartung von Geräten kann sich als schwierig erweisen vor dem Hintergrund der wenigen hier aktuell tätigen Dienstleistungsanbieter. Darüber hinaus zeigen insbesondere die AAL-Produkte, dass insbesondere digitale Schnittstellen oftmals schwer hergestellt werden können, eine umfassende Abstimmung von möglichen Schnittstellen und Produkten/Anbietern findet weder untereinander noch bei Weiterentwicklungen im ausreichenden Maße statt. Die Integration von älteren Schnittstellen ist oftmals unmöglich. Hier müssen Dienstleister entstehen, die die Migration von digitalen Systemen untereinander fördern und ermöglichen. Keineswegs ist es eine gute Lösung, dass hier die Anwender (Patienten oder auch Pflegende) diese technische Arbeit leisten.

Kategorie 4 – Motorisierte technische Hilfen mit digitaler Benutzerschnittfläche/ computergestützte Robotik

Dieser Bereich der technischen Entwicklung in der Pflege scheint rasant zu wachsen, bzw. in diesen Teil der Entwicklungen gehen sehr viele Forschungsgelder. Die Spitze bilden die sogenannten „Pflegeroboter" und „Serviceroboter" ohne und mit künstlicher Intelligenz. Dabei sind diese motorisierten technischen Hilfen sehr komplex in ihrer Konstruktion und Anwendung und vereinen zumeist alle Techniken der oben genannten Kategorien. Darin begründet sich die Kosten- und Zeitintensität in ihrer Entwicklung und Implementierung in der Praxis.

Eine Verbindung zwischen den Kategorien 3 und 4 stellt die sogenannte „Robbe Paro" (entwickelt vom National Institut of Advanced Industrial Science and Technologie, Japan) dar. Dieser persönliche Roboter („emotional robots") dient zur Anbahnung und Steuerung von Kommunikation und soll also nicht die menschliche Kommunikation ersetzen, sondern fördern bzw. anregen. Dieses technische Hilfsmittel soll überwiegend bei Menschen mit demenziellen Erkrankungen eingesetzt werden. Erste, nicht studiengeprüfte Erfahrungen liegen auch in dem Bereich der Angstreduktion, beispielsweise von Patienten auf einer Intensivstation vor. Wie bei allen technischen Hilfen müssen Pflegende auch hier zunächst den Umgang mit dem Hilfsmittel im Rahmen einer Schulung erlernen.

Motorisierte technische Hilfen mit digitaler Benutzerschnittfläche/computergestützte Robotik, Kategorie 4

Die folgenden Beispiele werden zurzeit herausragend für und in die Praxis diskutiert:

- Transportfahrzeug „CASERO3": Forschungsprojekt WIMi-Care („Förderung des Wissenstransfers für eine aktive Mitgestaltung des Pflegesektors durch Mikrosystemtechnik")
- Service- und Pflege-Roboter „Care-O-bot 4" (entwickelt vom Fraunhofer IPA, Deutschland)
- Humanoider Service- und Pflegeroboter „Pepper" (entwickelt vom Aldebaran Robotics SAS, Frankreich, und Soft-Bank Mobile Corp., Japan)

Die Entwicklungen auf der Ebene der Robotik wirken spektakulär. Bereits heute gibt es ein Hotel in Japan, das von humanoiden Robotern betrieben wird (im Jahr 2019 wurden die „angestellten Roboter" allerdings wieder wegen „Unfähigkeit gefeuert"; vgl. Köhler 2019).

▶ Von besonderem Interesse sind sicherlich auch die sogenannten Service-Roboter, die insbesondere patientenferne Tätigkeiten wie beispielsweise Entsorgung von Wäsche, Transport von Ge- und Verbrauchsgütern und Ähnliches übernehmen können und damit Pflegende in ihrer Arbeit entlasten können. Hier wäre auch eine Robotik denkbar, die dafür sorgt, dass Lager und Wagen mit Material gefüllt sind.

Kritische Analyse des Entwicklungsstands

Technische Entwicklungen haben oftmals eine ganz eigene Entwicklungszeit und -dynamik. Auch ist für Anwender nicht immer erkennbar, warum welche technischen Entwicklungen zu einem Zeitpunkt angestoßen werden und dann einen bestimmten spezifischen Verlauf nehmen. Man darf aber davon ausgehen, dass die technischen Entwicklungen einer gewissen Grundströmung und allgemeinen technischen Entwicklungsprozessen folgen. So ist beispielsweise seit vielen Jahren deutlich erkennbar, dass in immer mehr Güter/Gegenstände kleine Elektromotoren eingebaut werden und damit die Mikromobilität in jeder Hinsicht zunimmt. Die Dinge werden sozusagen nicht nur auf Rollen gestellt, sondern auch mit (fern-)steuerbarer Eigenmobilität versehen. Diese kleinen und auch kostengünstigen Antriebe tragen zu weitreichenden Veränderungen im Stadtbild und in jedem Haushalt bei. Wir befinden uns auch in einer Zeit, in der sehr viele kleinere Entwicklungsversuche gestartet werden, oftmals durch kleinere Start-ups, die sehr sinnvolle Produkte entwickeln. An dieser Stelle soll ein pflegenahes Beispiel aufgegriffen werden:

Mobiler Robotertisch „CAREcules"

„CAREcules" der Firma Varomo ist ein kleiner mobiler Robotertisch, der sich ferngesteuert durch den Haushalt bewegen lässt und die Anwender darin unterstützt, Alltagsgegenstände im häuslichen Umfeld sicher zu transportieren. Damit kann der Anwender sich auf die eigne sichere Mobilität konzentrieren und zugleich Gegenstände von einem Raum in den anderen transportieren. ◀

Diese Entwicklung steht sicherlich noch am Anfang, zeigt aber, dass es Ideen gibt, die auch Pflegebedürftige adressieren. Allerdings muss an dieser Stelle auch bemerkt werden, dass viele technische Entwicklungen nur vordergründig an pflegebedürftige Menschen ausgerichtet sind und so von ihnen nur eingeschränkt genutzt werden können. Die AAL-Bewegung hat sicherlich die Zielgruppe der älteren Menschen „entdeckt", jedoch auch hier wurden viele Entwicklungen nur wenig auf die Zielgruppe hin spezifiziert.

▶ Es ist zu fordern, dass die bereits vorhandenen technischen Hilfen für pflegebedürftige Menschen von technischer Seite her überarbeitet werden. Es ist nicht akzeptabel, dass hier Produkte seit Langem auf dem Markt sind, die seit vielen Jahren bis hin zu Jahrzehnten als nur eingeschränkt tauglich bewertet werden (z. B. Rollatoren, Gehilfen, Gehwagen, Sitzwagen, Dusch-Toilettenstühle, Badelifter, Personenlifter für Betten, Aufstehhilfen, Infusionsständer). Darüber hinaus sollten technische Hilfen entwickelt werden, welche die Selbstbestimmung, Selbstständigkeit und Eigenaktivität fördern.

Hier bietet die „neue" digitale Welt sicher viele Entwicklungspotenziale, dabei müssen aber die spezifischen Bedingungen von pflegebedürftigen Menschen aktiv in die Entwicklung mit einbezogen werden.

Deutlich wird bei den Analysen, dass die Entwickler von technischen Hilfen oftmals nur eine eingeschränkte Vorstellung von den Beeinträchtigungen und Lebenslagen von pflegebedürftigen Menschen haben. Folgende Punkte sind insbesondere für Entwickler von technischen Neuerungen schwierig zu erkennen:

- Auswirkungen der gesundheitlichen und altersgemäßen Beeinträchtigungen auf Anforderungen hinsichtlich der Kraft (greifen, ziehen, heben usw.), Koordination und Geschicklichkeit, Schnelligkeit, Sehkraft, Hörfähigkeit.
- Anforderungen hinsichtlich des Erhalts von Eigenmobilität: Eigenmobilität soll nicht ersetzt werden, sondern gefördert. So kann es Sinn machen, ein technisches Hilfsmittel mit weniger Möglichkeiten auszustatten, damit die Betroffenen selbst aktiv bleiben → Vermeidung einer Überversorgung!
- Kognitive Fähigkeiten, die sich verändern können: Kognitive Fähigkeiten sind nicht nur von einem Krankheitsbild abhängig, sondern auch von den Tagesgegebenheiten, anderen Anforderungen, bereits vorhandene Kompensationsmöglichkeiten usw.
- Allgemeine Gestaltung der Lebenslage: Wohnen, Finanzen, Bildung, Infrastrukturen, Soziales.
- Eingebundensein in soziale Netzwerke, die sich verändern (Krankheit und/oder Pflegebedürftigkeit wirken sich auf vorhandene soziale Netzwerke aus und verändern diese).
- Eingebundensein in pflegetherapeutische, medizinische und andere Versorgungsstrukturen.
- Ethische Dimensionen: Welche Werte bzw. Wertvorstellungen werden durch die technischen Hilfen vermittelt, betont oder negiert?

Technische Hilfen können nur selten für sich allein ein unterstützendes Angebot für die Betroffenen und ihre Angehörigen sein. In aller Regel müssen sie in ein (pflegerisches) Gesamtkonzept eingebunden bzw. eingepasst werden. Die vielfältigen Anforderungen an ein selbstbestimmtes Leben im häuslichen Kontext oder auch im Rahmen einer stationären Versorgung müssen insgesamt aufeinander abgestimmt und ein mögliches stabiles Gleichgewicht gefunden werden. Das ist eine sehr komplexe Herausforderung insbesondere vor dem Hintergrund, dass die Lebenslagen von pflegebedürftigen Menschen oftmals nicht stabil sind und sich rasch verändern können. So kann sich in kurzer Zeit die gesundheitliche Situation verschlechtern, und ein technisches Hilfsmittel, das gestern noch gut integrierbar war (z. B. ein Badlifter, Gehhilfen), lässt sich morgen nicht mehr sicher anwenden.

▶ Sind die technischen Hilfen nicht in ein pflegerisches Konzept eingebunden, kann die Nutzung mitunter schwierig werden, denn für Betroffene und Angehörige sind Gefahren möglicherweise nicht erkennbar.

Dem gegenüber können technische Hilfen auch eine Überversorgung darstellen und die Selbstständigkeit der Betroffenen unnötig reduzieren. Beispielsweise wirkt sich eine Überversorgung durch Gehhilfen/Rollatoren/Rollstühle auf den sicheren Gang aus; der sichere Zweipunktgang wird verlernt (im Sine der Kraft- und Balancefähigkeiten), und wenn das Hilfsmittel dann nicht zur Anwendung kommt (z. B. bei einem kurzen Gang in das Bad), steigt die Sturzgefahr.

Technische Hilfen befinden sich immer in einem Wertekontext und lösen ethische Diskussionen aus. Am wohl deutlichsten wird dies bei technischen Hilfen, die der Überwachung dienen. Hier stellt sich die Frage, wer welche Daten erheben und sichern/einsehen darf und wie die Daten kontrolliert und den Betroffenen sozusagen zurückgegeben werden können. Hier sind „Wertekollisionen" vorprogrammiert: Darf man beispielsweise einem demenziell erkrankten Menschen einen Bewegungstracker umhängen, damit man ihn/sie ggf. wiederfindet? Hier sind vor allem die (professionellen) Werte der Fürsorge, Sicherheit und Autonomie involviert, und ein Abwägungsprozess muss vorgenommen werden.

Technische Hilfen lösen diese Wertediskurse im besonderen Maße aus und müssen deshalb in der Anwendung immer diskutiert werden. Dabei ist es wichtig, potenzielle Effekte von technischen Hilfen genau zu kennen. Dies soll an einem Beispiel erläutert werden:

> **Elektronische Unterhaltungsmedien**
>
> Heute arbeiten einige stationäre Pflegeeinrichtungen mit elektronischen Unterhaltungsmedien, die zum einen unterhalten und zur gezielten Freizeitgestaltung dienen und zum anderen auch zum Erhalt von kognitiven Fähigkeiten. Einmal abgesehen davon, dass Nutzung von technischen Hilfen immer auf Freiwilligkeit beruhen sollte (!), stellt sich hier die Frage der Auswirkungen auf das Kommunikationsverhalten der Betroffenen, ihrer Angehörigen und der Pflegenden. So können Unterhaltungsmedien die Kommunikation zwischen Menschen erheblich verändern (in alle Richtungen) und sich unterschiedlich auf die Nutzer auswirken. Manche Bewohner profitieren erheblich von diesen Angeboten, andere weniger, und die Gefahr besteht, dass analoge Kommunikationsangebote verringert werden. ◄

Technische Hilfen müssen immer in einen Wertedialog eingebunden werden, um zu verhindern, dass Effekte entstehen, die nicht beabsichtigt sind und entgegen der Werthaltungen der Betroffenen und/oder der Pflegenden stehen. Diese Diskurse müssen vor und auch während der Nutzung geführt werden (z. B. im Rahmen von ethischen Fallbesprechungen) und bedenken, dass sich die Lebenssituation von pflegebedürftigen Menschen oftmals rasch verändern und destabilisieren können.

▶ Vor dem Hintergrund ist dringend anzuraten, dass Pflegende eine hohe Expertise im Umgang mit technischen Hilfen entwickeln und die Betroffenen systematisch dazu beraten bzw. auch begleiten. Dabei sollten die Pflegenden aus den stationären Angeboten eng mit den Pflegenden im ambulanten Bereich zusammenarbeiten und die anderen Berufsgruppen gezielt hinzuziehen.

Darüber hinaus wäre es überaus sinnvoll, dass die Entwickler von Technik Pflegende und Betroffene aktiv in die Entwicklungsphasen mit einbeziehen, um mögliche Anwendungsszenarien bereits zu kennen. Dabei ist es auch wichtig, die Instabilität der Lebenssituation von pflegebedürftigen Menschen zu erkennen und zu akzeptieren. Eine mögliche Antwort auf diese Gegebenheit ist die Modularisierung und Flexibilisierung von technischen Hilfen.

Bedarfsgerechter Zuschnitt technischer Hilfen für pflegebedürftige Menschen und die Rolle der Pflege

Im Rahmen eines Forschungsprojektes „Bedarfsgerechte technikgestützte Pflege in Baden-Württemberg – Technologien und Dienstleistungen für ein selbstbestimmtes Leben im Alter (Laufzeit 2011–2014)" (Elsbernd et al. 2014) konnte herausgearbeitet werden, dass bestimmte Bedingungen erfüllt sein müssen, damit neue technische Hilfen die Patient*innen oder Bewohner*innen überhaupt erfolgreich unterstützen können. Am Beispiel von pflegebedürftigen Menschen, die einen Schlaganfall erlitten haben, wird dabei herausgearbeitet, dass die Betroffenen sich immer in einer komplexen Lebenslage befinden und abwägen müssen, wie sie ihre verschiedenen Lebensbereiche gestalten und ihre Ressourcen einsetzen. Das dabei verwendete Lebenslagenmodell wird in Abb. 4.9 dargestellt und ist in seinen Gestaltungsbereichen sichtbar:

An dieser Stelle muss darauf verzichtet werden, die Lebenslagen im Detail näher zu beschreiben. Interessierte Leser können sich aber mit der Veröffentlichung vertieft mit den Gestaltungsspielräumen befassen. Dabei wird sichtbar, dass Menschen in ihrem Leben immer abwägen, wie sie die Bereiche gleichzeitig gestalten und in den jeweiligen Lebensphasen bestimmte Bereiche mehr Gestaltungsgewicht erhalten als andere. Dabei werden aber auch Grundlagen geschaffen, die im Lebensverlauf als Ressourcen genutzt werden

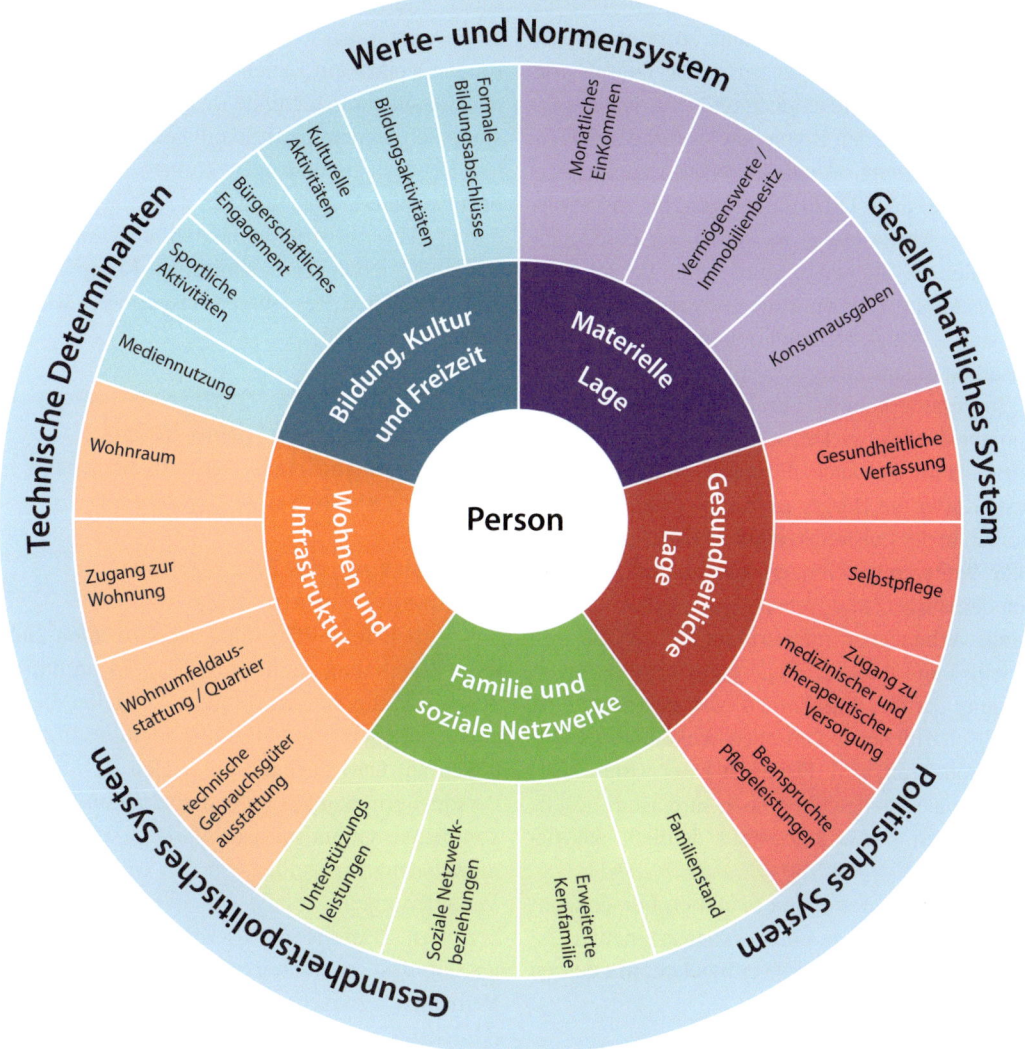

Abb. 4.9 Lebenslagenmodell für eine bedarfsgerechte technikgestützte Pflege (Elsbernd et al. 2014, S. 95)

können, z. B. finanzielle Möglichkeiten, Wohnbedingungen, soziale Netzwerke, Bildung usw.

Hinsichtlich der Anschaffung und Nutzung von technischen Hilfen darf davon ausgegangen werden, dass nicht nur bei Pflegebedürftigkeit oder im Alter Entscheidungen zur Nutzung getroffen werden. Wie bereits beschrieben werden aktuell viele technische Hilfen sukzessiv in die Haushalte eingeführt. So ist es keine Seltenheit, dass beispielsweise Saugroboter zur selbstständigen Reinigung der Haushalte verwendet werden, moderne Küchenmaschinen beinahe eigenständig das Essen kochen, Mobilitätshilfen (z. B. Lift, Rollatoren, Haltegriffe) die Bewegungsfreiheit erhalten oder moderne Informationsmedien den Kontakt zu den sozialen Netzwerken aufrechterhalten, wenn das Haus/die Wohnung nicht mehr einfach allein verlassen werden kann.

Es zeichnet sich ab, dass weitere technische Hilfen in die Haushalte einziehen werden: Beispielsweise könnten Lebensmittellieferanten Schnittstellen zu den Kühlschränken in den Haushalten aufbauen und ihre Lieferungen darauf abstimmen usw. Entscheidend dabei wird aber sein, ob sich gesellschaftlich die dafür erforderlichen Dienstleistungsstrukturen aufbauen.

Aktuell kann man vorsichtig bewerten, dass die Dienstleistungsdichte nicht ausreichend ist, um die Haushalte/Bürger mit einer Vielfalt von haushaltsnahen Dienstleistungen zu versorgen. Insbesondere in den Bereichen Wartung und Reinigung übersteigt oftmals die Nachfrage das Angebot. Aber auch Dienstleistungen, die insbesondere die Abstimmung zwischen verschiedenen (digitalen) Systemen/Schnittstellen vornehmen, gibt es kaum. Hier sind die Bürger noch immer auf sich selbst gestellt und müssen diese Migrationsarbeit eigenständig leisten.

Insgesamt können bezahlbare Dienstleistungen nur dann entwickelt werden, wenn der Markt ausreichend und auch flächendeckend Angebote vorhält und die Bürger auch eine gewisse Wahlfreiheit in der Leistungsvergabe haben. Grundlage aller Weiterentwicklungen werden die Ressourcen der Bürger sein. Neben dem Wohnen und der damit verbundenen Infrastruktur werden die materielle Lage und der Zugang zur erforderlichen Bildung darüber entscheiden, wer von derartigen gesellschaftlichen technischen Weiterentwicklungen profitieren wird. Dabei ist zu erwarten, dass sich soziale Ungleichheit auch in diesem gesellschaftlichen Entwicklungsfeld deutlich auswirken wird.

Im Rahmen des oben erwähnten Forschungsprojektes haben wir ein Praxisinstrument (Elsbernd et al. 2014, S. 291 ff) entwickelt, mit dessen Hilfe

- eine Lebenslage von einem pflegebedürftigen Menschen erkundet werden kann, um vor dem Hintergrund der lebenslagenbezogenen Aspekte eine sinnvolle Entscheidung hinsichtlich des Kaufes und/oder der Nutzung eines technischen Hilfsmittels zu treffen (Anwendungsperspektive) und
- bestehende oder zu entwickelnde technische Hilfen dahingehend bewertet werden können, welches Potenzial und welche Bedingungen sie erfordern, damit sie auch gesellschaftliche genutzt werden können (Entwicklerperspektive).

Das Instrument basiert auf der Selbsteinschätzung von Betroffenen und/oder ihren Bezugspersonen und kann als quantitativer Gesprächsleitfaden verstanden werden. Mit „Ja" beantwortete Fragen weisen auf Lebenslagendimensionen hin, in welchen unterstützende Ressourcen vorhanden sind, die potenziell zur Stabilisierung der gesamten Lebenslage beitragen können. Mit „Nein" beantwortete Fragen sind ein deutlicher Hinweis darauf, dass Entwicklungen und/oder Implementierungen jedweder technischer Komponenten an mangelnden Ressourcen ausgerichtet werden müssen.

4.3.4 Technische Hilfen für den Pflegealltag – Arbeitsprozesse gestalten und verbessern

Technisierung der Pflegearbeit: Allgemeine Hintergründe

Das Arbeitsfeld Pflege hat sich in allen Sektoren (ambulant und stationär) insbesondere durch die digitale Revolution in vielen Bereichen verändert, und die Veränderungsprozesse halten an. Da Pflegende mit vielen Berufs- und Personengruppen zusammenarbeiten und in sehr komplexen Organisationen wirken, sind sie unmittelbar und mittelbar von den weitreichenden Veränderungen, die alle Arbeitswelten erfahren, betroffen. Bereits 2010 weist Hülsken-Giesler auf das „spannungsreiche und ambivalente Verhältnis" zwischen Technik und Pflege hin (Hülsken-Giesler 2015, S. 308). In dem Zusammenhang sind die Ergebnisse einer kleineren Studie „Integrierte Technik- und Arbeitsprozessentwicklung für Gesundheit in der ambulanten Pflege (ITAGAP)" von Daxberger et al. (2018) interessant. Die Autoren fanden im Rahmen von Expert*innen-Interviews heraus, dass „grundsätzlich eine Offenheit für neue Technologien" besteht und sich „Akzeptanzprobleme bei der Einführung dieser Innovation […] vielfach nach kurzer Zeit legen" (Daxberger et al. 2018, S. 27).

Eine Gruppe Pflegewissenschaftler hat ein Memorandum entwickelt (2018), das fordert, dass Pflegende „stärker als bisher von Technik profitieren" und sie in „die Gestaltung von Technik […], die ihre konkrete Arbeit betrifft", einbezogen werden sollen (Fuchs-Frohnhofen et al. 2018). Im Memorandum *Arbeit und Technik 4. In der professionellen Pflege* fordern die Autoren:

> Technikeinsatz in der Pflegearbeit muss im Sinne der Gesundheit und der „guten Arbeit" der Pflegenden sowie im Sinne der Lebensqualität der Pflegeempfänger präventiv und kontinuierlich unterstützend wirksam werden.
> Fuchs-Frohnhofen et al. (2018,S. 1)

Des Weiteren regen die Unterzeichnenden an,

- die besondere Bedeutung von Pflegearbeit als Interaktionsarbeit anzuerkennen, wertzuschätzen (auch ökonomisch!) und bei jedem Veränderungsprozess zu beachten,
- vorhandene pflegeunterstützende bzw. pflegerelevante Technik zu sichten, einer kritischen Prüfung zu unterziehen und zur Förderung von Arbeitszufriedenheit und Gesundheit anzupassen bzw. einzuführen,
- Entwicklungs- und Einführungsprozesse für Technikunterstützung in der professionellen Pflege als sozio-technische Innovationsprozesse zu betreiben,
- nicht nur technische Funktionalität zu entwickeln, sondern die Einbindung neuer Technologien in pflegerische Arbeits- und Organisationsprozesse samt deren Spezifika rechtzeitig und ausreichend zu berücksichtigen,
- die relevanten Akteurinnen und Akteure der Pflege explizit an diesen Prozessen zu beteiligen und ausreichende Ressourcen zur Mitwirkung und Qualifizierung einzuplanen,
- die Bewährung in der Praxis als wichtiges Erfolgskriterium für neue Technologien in der Pflege zu definieren,
- geeignete Maßnahmen zu entwickeln, um bestehende Belastungen und künftige Risiken zu reduzieren, denen Pflegekräfte durch die (digital-)technikgetriebene Formalisierung von Arbeitsprozessen ausgesetzt sind,
- die Förderung der Gesundheit und die Arbeits- und Lebensqualität von Pflegenden und Pflegeempfänger*innen als Zielkriterium beim Technikeinsatz anzuerkennen,
- eine die Spezifika der professionellen Pflege berücksichtigende Technikfolgeabschätzung zum integrativen Bestandteil der Technikentwicklung im Bereich der Pflege zu machen (Fuchs-Frohnhofen et al. 2018,S. 1).

Dieses Positionspapier macht deutlich, dass bislang Pflegende nicht sehr aktiv an der Auswahl und Implementierung von neuen Techniken beteiligt werden und dass dies aber zugleich eine zentrale Voraussetzung für die erfolgreiche Implementierung von neuen Techniken ist. Bräutigam geht davon aus, dass für Pflegende im Krankenhaus gilt, dass die Pflegenden „Technologien dann akzeptieren, wenn sie funktional und bedienerfreundlich sind und die Pflegenden bei ihren Kernaufgaben unterstützen" (Bräutigam 2017,S. 61). Hier benennt Bräutigam eine weitere zentrale Voraussetzung für einen sinnvollen Technikeinsatz, die selbstverständlich sein sollte, aber vielleicht gerade deshalb so sehr herausgestellt werden muss. Dies bedeutet auch, dass die Pflegenden insbesondere in der direkten Pflege und Beratung der Patienten/Bewohner unterstützt werden sollten. Das meint gleichwohl, dass sie von anderen Arbeitsprozessen entlastet werden, die höchstens mittelbar der Patientenversorgung dienen. Damit sollten die Technologien in den Blick kommen, die patientennah angewendet werden können, die die Pflegearbeit der Pflegenden oder die Pflegeempfänger selbst direkt unterstützen und ihnen Selbstständigkeit ermöglichen. Damit hängen die Techniken, die oben bereits in ihrem Nutzen für Patienten und Bewohner beschrieben wurden, unmittelbar mit den neuen Techniken zusammen, die auch den Pflegenden in ihrer alltäglichen Pflegearbeit zur Verfügung stehen sollten.

Davon zu abstrahieren sind Techniken, welche die Arbeitsorganisation betreffen und vereinfachen (z. B. Planungstechniken, Dokumentationstechniken, Bestellwesen usw.). Techniken, die nur mittelbar wirken, sind sicherlich auch wichtig, sollten aber nicht prioritär entwickelt werden. Pflegende, die in ihrer Pflegearbeit mit den Pflegeempfängern von wenig neuer Technik profitieren, sind vermutlich kaum aufgeschlossen, patientenferne Arbeitsprozesse technisch zu optimieren. Hier liegt dann wohl zu Recht die Vermutung nahe, dass die Kernarbeit von Pflegenden nicht so hoch eingeschätzt wird wie die dahinterliegenden Arbeitsprozesse. Und es darf zugleich gefordert werden, dass patientenferne Arbeitsprozesse eine möglichst hohe technische Unterstützung erhalten, damit Pflegende nicht unnötig viel Zeit mit Arbeitsaufgaben verbringen, die sie nicht notwendigerweise selbst erledigen müssten.

Die Zeitschrift „Die Schwester/Der Pfleger" hat im August 2018 ein Heft zum Thema „Digitalisierung: Wie sie die Pflege verändert" herausgegeben, das vielfältige Beiträge zum Thema bietet. Neben einem Überblick über neueste Entwicklungen von technischen Hilfen werden insbesondere folgende Themen vertieft: „Erstes Smart Hospital in Deutschland: Digitalisierung macht die Pflege attraktiver", „Digitale Korrespondenz: Die gleiche Sprache sprechen" und „Ambulante Pflege: Entlassung durch Smartphones?". Besonders interessant ist hier, dass die Arbeitsprozesse der Pflegenden in das Zentrum der Betrachtung rücken. Schmidt-Rumposch, Pflegedirektorin, stellt in einem Interview treffend fest:

> Digitalisierung in der Pflege bedeutet nicht, dass in Zukunft Roboter und Automaten eingesetzt werden, um menschliche Fürsorge zu simulieren. Einen Pflegeroboter, der einem Patienten in einer schwierigen persönlichen Situation die Hand hält, wird es in meiner Vorstellung auch in einer digitalisierten Zukunft nicht geben. Vielmehr geht es primär um den Einsatz digitaler Technologien, um Arbeitsabläufe zu automatisieren und damit zu verbessern.
> Schmidt-Rumposch (2018,S. 18)

Absicherung pflegerische Kernaufgaben durch technische Hilfen

Technische Hilfen in der Pflege sind besonders geeignet, die Patienten oder Bewohner direkt zu unterstützen oder aber die Pflegenden in ihren Arbeitsprozessen, damit so viel Zeit als möglich in den direkten Kontakt investiert werden kann. Dabei versuchen Pflegende, die Selbstständigkeit der Menschen mit Pflegebedarf bestmöglich zu fördern und nur in den Alltagsaktivitäten kompensierend einzugreifen, in denen die Betroffenen ihre Selbstständigkeit nicht im vollen Umfang (wieder) realisieren können. Um diesen pflegerischen Auftrag umfassend wahrnehmen zu können, geht es auch um Anleitung, Beratung und Begleitung der Betroffenen und eben nicht nur um die Übernahme von Selbstpflegeaktivitäten.

Durch die folgenden Bereiche können Pflegende in der Übernahme ihrer pflegerischen Kernaufgaben unterstützt werden:

Technisierung von Arbeitsprozessen, die nicht unmittelbar an den Patienten oder Bewohnern vollzogen werden

Es ist im hohen Maße sinnvoll, dass Pflegende zukünftig unterstützt werden durch zentralgesteuerte Bestell- und Lieferungsprozesse, vollautomatisierte Schränke, die Verbrauchsmaterialien zählen und neu bestellen, oder durch Schränke an gut zugänglichen Orten, in denen sich erforderliche Medikamente befinden und ausgegeben werden können. Der „intelligente Pflegewagen" (aus dem Forschungsprojekt SeRoDi: Servicerobotik zur Unterstützung bei personenbezogenen Dienstleistungen) stellt ein solches Hilfsmittel dar, das benötigte Pflegeutensilien automatisch bereitstellt und den Verbrauch dokumentiert sowie Pflegepläne anzeigt und eine Dokumentation von Pflegetätigkeiten ermöglicht (Fraunhofer 2021). Hier handelt es sich um einen Prototyp, zu hoffen bleibt, dass Pflegende auch bei der Konzeption solcher Bestell- und Liefersysteme mitarbeiten.

Solche Pflegewagen oder vergleichbare Weiterentwicklungen könnten sich für die Bewirtschaftung aller Ge- und Verbrauchsgüter (inklusive Wäscheversorgung) in der Pflege eignen. Die regelmäßige Ausstattung mit sogenannten Service- und Logistikrobotern ist sicherlich in naher Zukunft noch nicht realistisch, jedoch muss auch diese Entwicklung beobachtet werden, und die Einrichtungen sollten erste Erfahrungen damit machen, um einschätzen zu können, wie sich diese Produkte weiterentwickeln müssen und wie Arbeitsprozesse darauf abgestimmt werden können.

Technische Hilfen, die kraftunterstützend wirken

Interessant ist in diesem Zusammenhang auch die Entwicklung des sogenannten „Elevon": teilautonomer Lifter für die Aufnahme und den Transport von Personen, der ebenfalls vom Fraunhofer

IPA entwickelt wird (Fraunhofer IPA 2019). Dieser multifunktionale Personenlifter unterstützt sichere Transfers und die Mobilisation von Patienten/Bewohnern und schont dabei die Gesundheit der Pflegenden (vor allem Rückenbeschwerden), die von schweren körperlichen Hebe- und Tragearbeiten entlastet sind. Vergleichbare technische Hilfen sind bereits auf Intensivstationen etabliert, sollten aber in allen Bereichen der stationären Pflege und Krankenhauspflege eingeführt werden. Vergleichbare Produkte sollten auch für das häusliche Setting entwickelt werden. Da die Wohnungen oftmals weniger Flächen haben und insgesamt verwinkelter sind, müssen diese technischen Hilfen möglichst wendig und klein sein.

Technische Hilfen, die Kommunikation und Dokumentation unterstützen
Diese Hilfen können alle Berufsgruppen und auch den Pflegeempfänger unterstützen. Selbstverständlich sind heute weitreichende Informationsmöglichkeiten über die Homepages oder spezielle Applikationen vorhanden, die notwendige organisatorische und inhaltliche Informationen in der richtigen Form und barrierefrei zur Verfügung stellen können. Davon machen viele Einrichtungen längst Gebrauch, hier wäre es wünschenswert, wenn das Informationsmanagement durch didaktisches Wissen unterstützt wird.

Weiter verbreitet sind die technischen Möglichen rund um eine elektronisch-digitale Datenerfassungen und Pflegeprozessdokumentation. Hier stehen Programme und Endgeräte (z. B. Smartphones oder Tablets) zur Verfügung. Aber: Die Verbreitung ist noch immer gering gemessen an den technischen Möglichkeiten. Oftmals sind zwar Softwarelösungen vorhanden, aber zu wenig mobile Geräte und die spezifischen Programme bilden nicht immer den wünschenswerten Stand der Pflegewissenschaft ab. Mobile Datenerfassung bietet viele organisatorische Unterstützungen an, doch mahnen Daxberger et al. (2018) zu Recht an, dass die mobile Datenerfassung auch neue Probleme schafft. Deshalb soll Technik nicht „als" „Add-on", sondern als integraler Bestandteil bei der Prozessgestaltung und Steuerung von Pflegdiensten mitgedacht werden (Daxberger et al. 2018, S. 28). Dabei beziehen sich Daxberger et al. auf eine kleinere Studie zur Anwendung von mobiler Datenerfassung in der ambulanten Pflege, die Ergebnisse und Bewertungen können aber durchaus auch in anderen Settings genutzt werden.

Auch die Zusammenarbeit der Berufsgruppen kann hier erheblich unterstützt werden; das Zugreifen auf gemeinsame Wissensbestände, Instrumente, Dokumentationen wird schon in naher Zukunft selbstverständlich sein. Die elektronische Patientenakte wird ein weiterer Baustein zur besseren Abstimmung sein. Auch wird immer selbstverständlicher sein, dass die Geräte, mit denen an Patienten etwas gemessen oder etwas appliziert wird, Schnittstellen zur Dokumentation haben und so auch automatische Dokumentationen entstehen. Diese Techniken sind schon vielfach auf Intensivstationen zu erkennen.

Durch moderne Informationstechnik wird Telemedizin und Telecare einen weiteren Entwicklungsschub bekommen, Ärzte oder Pflegende müssen nicht unmittelbar mit Patienten oder Bewohnern in Face-to-Face-Kontakt sein, um auf Veränderungen zu reagieren. Sowohl Patienten/Bewohner als auch den Gesundheitsberufen ermöglicht dies einigen Spielraum und Flexibilität in ihrer Arbeit.

Implementierungsstrategien von Gesundheits- und Pflegeeinrichtungen
Umfassende (interdisziplinäre und monodisziplinäre) Konzeptionen
Die Ausführungen zeigen deutlich, dass aufgrund der Komplexität und Heterogenität der möglichen technischen Hilfen deren Einführung alle Berufsgruppen, Personengruppen und Arbeitsprozesse betreffen. Aufgrund dieser weitreichenden Wirkung von technischen Hilfen müssen die Konzeptionen sehr gut überdacht und mit vielen Flexibilisierungsgraden versehen werden. Es ist ja anzunehmen, dass technischen Hilfen sukzessiv eingeführt und deshalb alte und neue Prozesse langsam aufeinander abgestimmt werden. Dabei werden viele Erfahrungen gebraucht, denn es ist wahrscheinlich, dass viele neue Schnittstellen entstehen und die Zusammenarbeit dann neu konstituiert werden muss. Und es sind nicht nur die technischen Schnittstellen zu betrachten,

sondern insbesondere die Schnittstellen zwischen Mensch und Technik.

Ein interessantes Beispiel ist die Einführung des Operationsroboters „da Vinci-Operationssystem", das eine weitere Entwicklungsrevolution (nach den minimalinvasiven laparaskopischen Eingriffen) darstellt. Die Operationen mit diesem System sind sehr anspruchsvoll in Planung und Durchführung einer Operation und erfordern neue Arbeitsprozesse im gesamten Operationsteam. Da in den Operationstrakten aber ganz verschiedene Techniken zum Einsatz kommen, ist die Gesamtplanung eines Operationstraktes mehr als komplex. Um aber den vollen Nutzen entfalten zu können, müssen sich alle den damit verbundenen Reorganisationsprozessen stellen. Dabei ändern sich nicht nur Abläufe, sondern auch Tätigkeitsfelder der Einzelnen sowie die Aufgabenverteilung zwischen den Berufs- und Personengruppen.

Teil der Gesamtkonzeption müssen überzeugende Konzepte zur Datensicherheit und zur Vermeidung von einer ungewollten Datenflut sein. Hier sollten Fachpersonen die Einrichtungen kontinuierlich beraten und entlasten, damit sich die Akteure auf ihre Kernaufgaben konzentrieren können.

Bildung als zentrales Element der Weiterentwicklung

Im Zuge der Personalentwicklung muss erkannt werden, dass der Umgang und die Integration von technischen Hilfen in die pflegerische Arbeitswelt umfassendes und aktuelles Wissen voraussetzt und damit unmittelbar mit dem Thema Personalentwicklung verbunden ist. Dabei löst wahrscheinlich jede Art der technischen Neuerung Bildungsmaßnahmen aus, denn die Hilfen müssen nicht nur gekannt, sondern auch angewendet und möglicherweise auch von Pflegenden geschult werden (Information, Schulung und Training mit den Patienten/Bewohnern). Daxberger et al. weisen in ihrer Studie explizit darauf hin, dass „Schulungen […] ein wesentlicher Erfolgsfaktor [sind], um Veränderungen wie die Einführung der Elektronischen Patientenakte (EPA) erfolgreich zu bewerkstelligen" (Daxberger et al. 2018,S. 219).

Je nach Grad des erforderlichen Wissens (der Stand sollte nach Möglichkeit zunächst ermittelt werden!) werden Bildungsmaßnahmen ausgelöst, und es muss beispielsweise Folgendes überdacht werden:

- Welche Aspekte der technischen Neuerung sind für welche Mitarbeiter neu?
- Wie umfassend müssen Inhalte zu einer technischen Hilfe vermittelt werden?
- Welche Bildungsmethoden passen zu den identifizierten Inhalten?
- Wer kann die Schulung durchführen? Will man beispielsweise auf Konzepte wie *„Train the Trainer"* oder „Key User" und damit auf Multiplikatoren aus dem Team setzen?
- Welches Setting ist im Rahmen der Bildung erforderlich?
- Wie kann der Erfolg der Bildungsmaßnahme evaluiert werden?

Konkret muss entschieden werden, ob Einzel- oder Gruppenbildung, Online- oder Präsenzlehre, Länge/Zeitraum und Wiederholungsrate, Pflicht- oder Wahlbildungsmaßnahme usw. geplant werden. Auch stellt sich die Fragen, wer für die Bildung verantwortlich ist und ob interdisziplinär oder monodisziplinär vorgegangen werden soll. Hier bietet es sich an, einen umfassenden Bildungsplan zu entwickeln und diesen wiederholt vor dem Hintergrund der faktisch implementierten technischen Hilfen zu aktualisieren.

Darüber hinaus sollten Pflegende bereits im Rahmen ihrer Ausbildung bzw. ihres Studiums mit allen Bereichen der technischen Hilfen vertraut gemacht werden. Lauer plädiert hier für das Fach „Pflegeinformatik" (Lauer 2018,S. 23 ff), sicher könnte man den Bereich ausweiten auf das große Feld „Technik und Pflege". Auch wäre zu überdenken, ob Pflege- und Gesundheitseinrichtungen pflegerische Fachexperten für den Bereich „Technik und Pflege" aufbauen, damit sie kontinuierlich in ihren Entwicklungen beraten und begleitet werden. Erste Studienangebote für

Pflegende, z. B. „Digital Health" oder „Pflegeinformatik", bestehen bereits.

Neben einer stetigen Personalentwicklung muss von den Führungspersonen auf allen Ebenen konzeptionell die nachhaltige Einführung der Neuerungen geplant und durchgeführt werden. Technik greift immer in bestehende Arbeitsprozesse ein, und das Ausmaß des Eingreifens muss erkannt und in neue Arbeitsorganisationen integriert werden. Selten handelt es sich hier nur um monodisziplinäre Auswirkungen, denn zumeist wird die Zusammenarbeit aller Berufs- und Personengruppen tangiert. Hier greifen Personalentwicklungs- und Führungskonzepte eng ineinander und bedingen sich gegenseitig.

Marktbeobachtung und Testung neuer technischer Hilfen
Zurzeit entwickeln sich sehr viele technische Hilfen im Gesundheitswesen. Die in Abschn. 4.2.2 vorgestellte Systematik und die darin beschriebenen technischen Hilfen verdeutlichen, wie rasch aktuell die Weiterentwicklungen verlaufen. Deshalb bietet es sich an, dass die Einrichtungen eine gezielte, fachlich motivierte Marktbeobachtung vornehmen und technische Hilfen gezielt testen und prüfen, ob sie sinnvoll in die jeweiligen Gesundheits- und Pflegeeinrichtungen integriert werden können und ob das langfristige Kosten-Nutzen-Verhältnis als günstig zu bewerten ist. Dabei hat die Testung nicht nur den Vorteil, dass die betroffenen Arbeitsprozesse früh in den Blick geraten, sondern auch, dass die Mitarbeiter*innen aller Berufsgruppen am Wandel der Technik und den möglichen technischen Hilfen aktiv beteiligt sind. Bildungsthemen können so möglicherweise früher erkannt und Problemen kann begegnet werden.

Im Rahmen der Anschaffung von Softwareprogrammen bietet es sich an, mit den Anbietern zu verhandeln, dass die Einrichtungen bei der Gestaltung von Programmen und Schnittstellen aktiv mitwirken und eigene (inhaltliche) Vorstellungen realisieren. Darüber hinaus bietet es sich an, mit anderen Einrichtungen zusammenzuarbeiten, möglicherweise gemeinsame Arbeitsgruppen zu bilden, um von den verschiedenen Erfahrungen unmittelbar profitieren zu können.

Kosten für technische Hilfen
Bewusst werden im Rahmen dieses Buchbeitrags die Kosten für technische Hilfen erst am Ende kurz diskutiert. Technische Hilfen verursachen sehr unterschiedliche Kosten, was nicht immer nur mit dem Produkt und seiner Entwicklung zu erklären ist. Die Kosten etwa für einen Rollator können zwischen 100 Euro und 1000 Euro variieren, und die höheren Kosten sind nicht zwingend vor dem Hintergrund der Varianz des Produktes zu verstehen. Darüber hinaus gibt es Produkte, die mit erheblichen Folgekosten belastet sind, etwa weil sie den Einkauf von bestimmten Verbrauchsgütern erforderlich machen. Auch sind bestimmte Hard- und Software-Lösungen oder Schnittstellen/technische Verbindungselemente aufeinander abgestimmt, sodass der Kauf eines technischen Produktes den Kauf eines anderen nach sich zieht.

Insgesamt sind technische Hilfen, die in die höheren Entwicklungskategorien einzuordnen sind, teuer. Digitale Schnittstellen, Motorisierung und die Nutzung von künstlicher Intelligenz verursachen ausnahmslos hohe Kosten. Der Einsatz von Robotik wird auch vor diesem Hintergrund wahrscheinlich limitiert bleiben, denn die hohen Anschaffungs- und Folgekosten stehen wahrscheinlich keiner raschen Amortisierung gegenüber. Dabei stellt sich immer auch die Frage, wer die Kosten trägt. Im Gesundheits- und Pflegewesen ist entscheidend, ob eine technische Hilfe von den Kranken- und Pflegekassen refinanziert wird. Für die Patienten oder Bewohner ist die Aufnahme von technischen Hilfen in den Hilfsmittelkatalog Voraussetzung, dass sie nicht allein für die Kosten aufkommen müssen. Die kommenden Jahre werden zeigen, wie die Gesundheits- und Pflegeeinrichtungen mit den eher hohen Investitionskosten, die durch technische Hilfen entstehen, umgehen und ob die hohen Kosten refinanziert werden. Sollten diese Refinanzierungen nicht geleistet werden, ist unwahrscheinlich, dass sich eine breite Technisierungswelle im Gesundheitswesen zeigt. Schon heute sind Industriebetriebe weit intensiver technisiert, Logistik und Lagerhaltung etwa eines modernen Automobilzulieferbetriebs sind sehr viel mehr auf dem Stand der möglichen Technik, sodass bereits heute ein enormes Nachholpotenzial in der Pflege besteht.

▶ Eine technische Modernisierung ist zwingend erforderlich und wird alle Berufsgruppen im Gesundheitswesen betreffen. Deshalb ist zu fordern, dass die Gesellschaft hier einen Weg findet, die notwendigen Modernisierungsschritte politisch geleitet rasch einzuleiten und umzusetzen.

4.3.5 Transfer und Ausblick

Die Anwendung von technischen Hilfen in der Pflege wird sich weiter im Spannungsfeld zwischen Nutzen und Risiken befinden. Der Nutzen ist für Pflegeempfänger ebenso deutlich sichtbar wie für die Pflegenden selbst. Aber die Risiken sind möglicherweise ungleich verteilt. Für die Patienten und Bewohner ist es wichtig, dass sie vor Datenmissbrauch, vor mangelnden Effekten und hohen Kosten und durch die technische Hilfe selbst nicht geschädigt werden. Für die Pflegenden kann sich die Arbeitswelt erheblich verändern. Die Sorge, dass es zu einer weiteren Arbeitsverdichtung kommt, ist sicher nicht unbegründet. Ebenso verständlich ist die Sorge, dass die Kernarbeit von Pflegenden nicht unterstützt, sondern erschwert wird. Da die Berufsgruppe Pflege in den vergangenen 20 Jahre immer wieder die Erfahrung gemacht hat, dass sie in diesen Aspekten eine Verschlechterung ihrer Arbeitsbedingungen hinnehmen musste, muss das Vertrauen, dass die Technisierung nicht zu einem ebensolchen Ergebnis führt, zunächst wieder aufgebaut werden. Da allerdings die Folgen und Effekte von Technik oftmals erst nach längeren Zeiträumen sichtbar werden, gilt es eine konsequente Evaluationsperspektive hinsichtlich der Veränderung der Arbeitsbedingungen in der Pflege einzunehmen.

Technik und technische Hilfen sind integraler Bestandteil aller Berufsgruppen, die in Gesundheits- und Pflegeeinrichtungen arbeiten. Insbesondere der enorme Fortschritt in der Medizin hat zu einer kontinuierlichen Technisierung geführt, die alle Berufsgruppe mittragen. Vor diesem Hintergrund ist es keine Frage, ob sich die Berufsgruppe Pflege den technischen Entwicklungen gegenüber öffnet, sondern nur, wie sie das tun wird. Dabei profitieren die Pflegenden leider nicht immer von den Technisierungsschüben, da sie oftmals nicht ihre direkte Pflegearbeit betreffen. Dies sollte sich rasch ändern!

Pflegende benötigen sehr dringend Zeit für den direkten Kontakt mit ihren Klienten, sie müssen ihre Kernaufgaben mit und für die Patienten oder Bewohner sichern und sich davor schützen, dass sie mehr mit organisatorischen als mit pflegerischen Aufgaben befasst sind. Gesundheitseinrichtungen sind sehr komplex und müssen auf moderne Organisationsmethodik zurückgreifen können. Dabei müssen vor allem die verschiedenen Berufs- und Personengruppen und ihre jeweiligen Leistungen koordiniert und aufeinander abgestimmt werden. Bislang ist es vor allem dem Organisationsgeschick der Pflege zu verdanken, dass die Einrichtungen sich diesen Managementaufgaben stellen können. Aber vor dem Hintergrund des enormen Fachkräftemangels und der umfangreichen pflegerischen Aufgaben, die Pflegende eigentlich für und mit den pflegebedürftigen Menschen wahrnehmen müssten, muss die Frage erneut gestellt werden, wie Pflegende von den rein organisatorischen Aufgaben entlastet werden können.

▶ Technische Lösungen können hier helfen, aber sicher nicht das Grundproblem beseitigen: Moderne Pflege- und Gesundheitsbetriebe müssen überdenken, wie sie ihren komplexen Managementaufgaben in der Zukunft nachkommen wollen. Sollte dabei die Überlegung verfolgt werden, dass Pflegende auch zukünftig für die vielfältigen Organisationsaufgaben zuständig sind, dann müssen sie personell dafür ausgestattet werden. Dabei werden nicht nur die Fachkräfte benötigt, sondern zunehmend auch managementbezogene Kompetenzen, die allerdings nicht in den Ausbildungen vermittelt werden.

Bei näherer Betrachtung zeigt sich, dass die Pflegenden jedoch vielmehr in ihrem originären

Tätigkeitfeld dringend benötigt werden. Die Patienten und Bewohner benötigen in ihrer Pflegebedürftigkeit pflegerische Unterstützung und vor allem Anleitung und Beratung, denn sie sollten so umfassend wie irgend möglich die Selbstpflege wieder übernehmen. Hier können ausgewählte technischen Hilfen sehr unterstützend wirken, allerdings benötigen die Betroffenen individuell auf sie abgestimmte Beratung, Anleitung und Begleitung und die Einpassung in eine umfassende Pflegekonzeption, in der die technischen Hilfen nur ein Baustein der Unterstützungsangebote darstellen.

Hier müssen Pflegende auch Zeit für die Koordination der verschiedenen Bausteine haben und das Zusammenwirken kritisch reflektieren und ggf. Anpassungen vornehmen. Diese „organisatorischen" Fähigkeiten müssen in der Ausbildung vermittelt und später in den Arbeitsfeldern verantwortungsvoll angewendet werden.

Technische Hilfen im Bereich der Pflege müssen in erster Linie die Patienten/Bewohner unterstützen und in zweiter Linie die Arbeitsprozesse der Pflegenden in ihrer Kernarbeit. Hier sollte mehr Forschung und Entwicklung angestoßen werden, die Pflegenden arbeiten teilweise mit Produkten, die seit Jahrzehnten wenig oder keine technische Überarbeitung erfahren haben. Auch wenn diese Produkte oftmals technisch nicht so anspruchsvoll sind, werden sie im Alltag der Pflege täglich benötigt und angewendet. Da insbesondere diese Pflegehilfsmittelforschung scheinbar nur wenig interessant für Forschung und Industrie sind, müssten hier ausgewiesene Förderprogramme aufgelegt werden.

Abschließend muss hervorgehoben werden, dass die Implementierung von technischen Neuerungen in der Pflege einer konzeptionellen Verortung bedarf. Dabei muss u. a. überdacht werden,

- welche technischen Neuerungen in das jeweilige pflegerische Angebotssetting passen,
- wie die technischen Neuerungen sich in die pflegerische Betreuung integrieren lassen,
- welche Schulungs- und Beratungsmaßnahmen für Patienten/Bewohner oder Pflegende notwendig sind,
- welche Arbeitsweisen und Abläufe verändert werden müssen,
- welche weiteren Dienstleistungen benötigt werden,
- welche weiteren Berufsgruppen eingebunden werden müssen,
- welche Kosten insgesamt durch die Implementierung verursacht werden und
- welche Evaluationsinstrumente den Erfolg der Einführung von technischen Hilfen zuverlässig messen.

In der Vergangenheit haben insbesondere die problematischen Erfahrungen im AAL-Entwicklungsbereich gezeigt, dass eine mangelnde konzeptionelle Einbindung dazu führt, dass die technischen Neuerungen zum einen wenig gekauft werden und zum anderen auch nicht die geplante Wirkung entfalten.

Technik ist ein integraler Bestandteil der gesellschaftlichen und auch der pflegeberuflichen Entwicklung und wird deshalb auch zukünftig einen enormen Stellenwert in der Pflegearbeit haben. Führungspersonen in der Pflege haben dabei eine besonders hohe Verantwortung, eine gelingende Integration der technischen Neuerungen in die Gesamtkonzeption sicherzustellen. Vor diesem Hintergrund sollten sie sich auch selbst beraten lassen und dabei nicht nur die technische, sondern insbesondere die pflegewissenschaftliche Perspektive nutzen, um der Komplexität der Implementierung und den damit verbundenen Folgen gerecht zu werden.

Literatur

Literatur zu Abschn. 4.1

Acibozlar Ö (2006) Decision making strategies and creativity levels of executive nurses. Master thesis, Marmara University Institute of Health Sciences, Istanbul

Acıkgoz EB, Muter SC (2008) State practices for innovation and EU comparison, Management and Economy.

Best M, Thurston E (2006) Canadian public health nurses' job satisfaction. Public Health Nurs 23(3):250–255

Bradshaw MJ (2001) Effective learning: what teachers need to know. In: Fuszard's innovative teaching strategies in nursing, 3. Aufl. Aspen Publishers, Gaithersburg, S 17–26

Clair DS (2008) A study of innovation in collegiate business education, graduate school of education and psychology. Doctorate thesis, California, USA: Pepperdine University

Clement O-Brien K, Polit FD, Fitzpatrick JJ (2011) Innovativeness of nurse leaders. J Nurs Manag 19:431–438

Cohen S (2002) Don't overlook creative thinking. J Nurs Manag 33(8):9–10

Denat Y, Memis S (2006) Developing creativity in nursing education. Ege Univ J Sch Nurs 22(1):245–252

Dil S, Uzun M, Aykanat B (2012) Innovation in nursing education. Int J Hum Sci 9(2):1217–1228

Feldman LB, Ruthes RM, Cunha IC (2008) Creativity and innovation: competences on nursing management. Rev Bras Enferm 61(2):239–242

Herdman AE, Yazici KÖ (2009) Nursing and innovation. J Nurs Educ Res 6:2–4

Kambarami RA, Chidede O, Kowo DT (1999) Kangaroo care for well low birth infants at Harare Central Hospital Maternity Unit – Zimbabwe. Cent Afr J Med 45:56–59

Kanter RM (2006) Innovation the classic traps. Harv Bus Rev 11:1–13

Karagözoğlu Ş (2008) Individual and professional autonomy in nursing. J Res Dev Nurs 3:41–50

Khorshid L (2010) Creativity and innovation in nursing. 1. Basic Nursing Care Congress Book. Izmir 1–4.18

Kirim A (2006) Recipe for profitable growth: innovation. Sistem Yayincilik, İstanbul

Ku YL, Chang CF, Kuo CL, Sheu S (2010) The application of creative thinking in nursing education. Hu Li Za Zhi Chin J Nurs 57(2):93–98

Ökem G (2011) Innovation in health in Turkey's European Union membership. TUSIAD Publications, Istanbul

Rogers EM (2003) Diffusion of innovations, 4. Aufl. Simon & Schuster Press, New York

Şengün H (2016) Innovation in health care delivery. Med Bull Haseki 54:194–198

Todtling F, Trippl M (2004) One size fits all? Towards a differentiated regional innovation policy approach. Res Policy 34:1203–1219

Turanli R, Saridogan E (2010) Science-technology-innovation based economy and society. Academic Publications, Istanbul

Yamaç K (2001) What is this innovation? J Sci Educ Thought 1:6–8

Yavuz A, Albeni M, Göse Kaya D (2009) National innovation policies and public expenditure: a comparison on various countries. Süleyman Demirel Univ J Econ Adm Sci 14/3:65–90

Yildirim E (2007) The importance of creativity in the information age and the management of creativity. Selcuk Univ Karaman J Fac Econ Adm Sci 12(9):109–120

Literatur zu Abschn. 4.2

Fegeler C, Zsebedits D, Bochum S, Finkeisen D, Martens UM (2018) Implementierung eines IT-gestützten molekularen Tumorboards in der Regelversorgung. Forum 33:322–328

Hofert S (2016) Agiler führen. Springer Fachmedien Wiesbaden, Wiesbaden

Jordan D (2020) Agiles Arbeiten: Das Wesentliche kurz erklärt. Kindle Ausgabe: eBook

Komus A, Kamlowski W (2014) Gemeinsamkeiten und Unterschiede von Lean Management und agilen Methoden. Working Paper des BPM-Labors Hochschule Koblenz https://www.hs-koblenz.de/fileadmin/media/fb_wirtschaftswissenschaften/Forschung_Projekte/Forschungsprojekte/BPM-Labor/BPM-Lab-WP-Lean-vs-Agilev1.0.pdf. Zugegriffen am 04.07.2021

Manifesto for Agile Software Development (2001) https://agilemanifesto.org/iso/de/manifesto.html. Zugegriffen am 15.09.2020

Medizininformatik Initiative (2020) https://www.medizininformatik-initiative.de/de/konsortien/highmed. Zugegriffen am 15.09.2020

Nägele U, Vogler P (2020) Personalentwicklung goes Agile. Tredition, Hamburg

Pink DH (2009) Drive: the surprising truth about what motivates us. Riverhead Books, New York

Seibert SE, Wang G, Courtright SH (2011) Antecedents and consequences of psychological and team empowerment in organizations: a meta-analytic review. J Appl Psychol 96:981–1003

Wagner S, Serve H (2019) Digitale Medizin in der Onkologie: Clinical Decision Support, Real World Data und Patient Involvement. Dtsch Med Wochenschr 144:430–434

Literatur zu Abschn. 4.3

BGWforschung (2017) Pflege 4.0 – Einsatz moderner Technologien aus der Sicht professioneller Pflegender. Forschungsbericht, https://www.bgw-online.de/SharedDocs/Downloads/DE/Medientypen/BGW%20Broschueren/BGW09-14-002-Pflege-4-0-Einsatz-moderner-Technologien_Download.pdf?__blob=publicationFile. Zugegriffen am 11.07.2019

Bräutigam C (2017) Pflege im Krankenhaus – Mehr Technik, bessere Arbeit? Die Schwester/Der Pfleger 56:60–62

Daxberger S, Wirth LM, Siemer M, Hülsken-Giesler M (2018) Ambulante Pflege: Entlastung durch Smartphones? Die Schwester/Der Pfleger 8:26–28

Elsbernd A, Lehmeyer S, Schilling U (2012a) Technikgestützte Pflege: Grundlagen, Perspektiven und Entwicklungen. Abrufbar unter http://opus.bsz-bw.de/hses/volltexte/2012/242/. Zugegriffen am 17.12.2012

Elsbernd A, Lehmeyer S, Schilling U (2012b) Technik und Pflege – Aktuelle Diskussionen und notwendige Entwicklungen. Pflegewissenschaft 9:453–458

Elsbernd A, Lehmeyer S, Schilling U (2014) So leben ältere und pflegebedürftige Menschen in Deutschland – Lebenslagen und Technikentwicklung. Jacobs, Lage

Fraunhofer (2021) SeRoDi-Servicerobotik zur Unterstützung bei personenbezogenen Dienstleistungen. https://www.ipa.fraunhofer.de abgerufen 26.06.2021

Fraunhofer IPA (2019) Elevon: Teilautonomer Lifter für die Aufnahme und den Transport von Personen. https://www.ipa.fraunhofer.de/de/referenzprojekte/Elevon.html. Zugegriffen am 10.07.2019

Friesacher H (2010) Pflege und Technik – eine kritische Analyse. Pflege Ges 15:293–313

Fuchs-Frohnhofen P, Blume A, Ciesinger K-G, Gessenich H, Hülsken-Gieler M, Isfort M, Jungtäubl M, Kocks A, Patz M, Weihrich M (2018) Memorandum „Arbeit und Technik 4.0 in der professionellen Pflege". http://www.memorandum-pflegearbeit-und-technik.de. Zugegriffen am 11.07.2019

Hülsken-Giesler M (2015) Technik und Neue Technologien in der Pflege. In: Brandenburg H et al (Hrsg) Pflegewissenschaft 1. Lehr- und Arbeitsbuch zur Einführung in das wissenschaftliche Denken in der Pflege. Huber Verlag, Bern

Klein B (2020) Hilfsmittel, Assistive Technologien und Robotik. Kohlhammer, Stuttgart

Köhler A (2019) Roboter-Hotel entlässt Roboter. In: Luzerner Zeitung, https://www.luzernerzeitung.ch/leben/roboter-sind-doch-keine-menschen-ld.1087175. Zugegriffen am 08.07.2019

Lauer C (2018) Die gleiche Sprache sprechen. Die Schwester/Der Pfleger 7:22–24

Schmidt-Rumposch A (2018) Digitalisierung macht die Pflege attraktiver. Die Schwester/Der Pfleger 8:18–21

New Generation – Vorausschauend qualifizieren

5

Andreas Haupt, Britta Wendelstein, John Daly, Debra Jackson, Andrea Bosch, Sonja Wangler, Cornelie Wolf und Anke Simon

Inhaltsverzeichnis

5.1	**Die MFP-Konzeption als „Meisterpflege": Qualifizierung von Pflegefachkräften für eine engere Zusammenarbeit mit der Ärzteschaft in stationären Einrichtungen der Altenhilfe**	218
5.1.1	Herausforderungen in der medizinischen Versorgung in der stationären Altenhilfe	218
5.1.2	MFP-Konzeption – Lösungskonzept in AmbuNet erprobt	219
5.1.3	Personalentwicklung durch die MFP-Konzeption	222
5.1.4	Auswirkungen der MFP-Konzeption	228
5.1.5	„Lessons learned" und Ausblick	230
5.1.6	Fazit	232
5.2	**Entwicklung resilienter Führungskräfte durch den Einsatz pensionierter Pflegefachkräfte als Mentoren**	233
5.2.1	Überblick Pflege in Australien	233
5.2.2	Steigendes Alter der Pflegefachkräfte	236
5.2.3	Pflegefachkräfte im Ruhestand als reiche Ressource für die Personalentwicklung	237
5.2.4	Abschließende Kommentare: vom Projekt lernen	239
5.3	**Zukunftsweisende Bildungswege für das Hebammenwesen – FEM**	240
5.3.1	Die Duale Hochschule Baden-Württemberg und das Studienzentrum für Gesundheitswissenschaften & Management an der DHBW Stuttgart	240
5.3.2	Akademisierung im Hebammenwesen	241
5.3.3	Konzeption des Studiengangs „Angewandte Hebammenwissenschaft – Erweiterte Hebammenpraxis"	243

A. Haupt (✉)
Pflegenetz Heilbronn e.V., Ilsfeld, Deutschland

B. Wendelstein
Fachbereich Rehabilitations- und Pflegemanagement, AOK Baden-Württemberg Hauptverwaltung, Stuttgart, Deutschland
e-mail: britta.wendelstein@bw.aok.de

J. Daly
The University of Sydney Susan Wakil School of Nursing and Midwifery, Sydney, Australien
e-mail: j.daly@sydney.edu.au

D. Jackson
University of Technology Sydney, UTS, Australien
e-mail: Debra.Jackson@uts.edu.au

A. Bosch · S. Wangler · C. Wolf · A. Simon
DHBW Stuttgart, Stuttgart, Deutschland
e-mail: andrea.bosch@dhbw.de; sonja.wangler@dhbw.de; cornelie.wolf@dhbw.de; anke.simon@dhbw.de

5.3.4 Vorstellung der Studierendenkohorte und ausgewählte
Evaluationsergebnisse... 246
5.3.5 Bedeutung des Studiums für die verschiedenen Interessengruppen............... 250
5.3.6 Fazit – erfolgreich berufsintegrierend Angewandte Hebammenwissenschaft
studieren.. 254

Literatur.. 255

5.1 Die MFP-Konzeption als „Meisterpflege": Qualifizierung von Pflegefachkräften für eine engere Zusammenarbeit mit der Ärzteschaft in stationären Einrichtungen der Altenhilfe

Andreas Haupt und Britta Wendelstein

Zum Einstieg

Die steigende Anzahl Pflegebedürftiger, die in stationären Einrichtungen der Altenhilfe versorgt werden, und der gleichzeitige Fachkräftemangel in der Pflege sowie der drohende Mangel an Ärztinnen und Ärzten stellt eine große Herausforderung für die Entwicklung der Versorgung von Menschen in Altenpflegeheimen dar. Die Qualifikation von erfahrenen Pflegefachkräften zu Medizinischen Fachpflegekräften (MFP) kann eine Lösung sein, diese Herausforderungen zu meistern. Mit der Zusatzqualifikation zur MFP erhalten die Pflegefachkräften eine erweiterte Kompetenz, um medizinische Leistungen an Pflegeheimbewohnerinnen und -bewohnern wie z. B. Blutentnahmen, Durchführung von Assessments etc. nach ärztlicher Delegation durchzuführen. Die Konzeption der MFP ist vergleichbar mit der Funktion eines Meisters im Handwerk und steht für Qualität durch Erfahrung.

5.1.1 Herausforderungen in der medizinischen Versorgung in der stationären Altenhilfe

Die medizinische Versorgung von Menschen, die in stationären Einrichtungen der Altenhilfe leben, ist besonders in ländlichen Regionen eine große Herausforderung. So kommt es häufig zu vermeidbaren hausärztlichen Besuchen oder gar notärztlichen Behandlungen, die sowohl personelle als auch finanzielle Ressourcen beanspruchen. Außerdem kann es durch Engpässe in der ärztlichen Versorgung oder Kommunikationsdefizite zu vermeidbaren Krankenhausaufenthalten – sogenannten ambulant-sensitiven Hospitalisierungen – kommen, die gerade für Menschen mit Demenz eine starke Belastung darstellen.

▶ Durch eine bessere Vernetzung und Information aller Akteure durch ärztliche Delegation an kompetente und spezialisierte zusatzqualifizierte Pflegefachkräfte sowie durch ein gemeinsam genutztes IT-Kommunikationssystem könnten unnötige zeitliche, finanzielle und auch gesundheitliche Belastungen vermieden werden.

Vor diesem Hintergrund wurden im Rahmen eines Modellprojekts Pflegefachkräfte mit Zusatzqualifizierung (z. B. Wundmanagement, Gerontopsychiatrie, Palliative Care), die in einer stationären Einrichtung der Altenhilfe tätig sind, zu Medizinischen Fachpflegekräften (MFP) fortgebildet. Diese hochqualifizierten MFPs werden befähigt, ärztliche Tätigkeiten nach Delegation durchzuführen und die Zusammenarbeit ärztlicher und pflegerischer Versorgung zu koordinieren. Dabei bilden sie einen Expertenpool mit unterschiedlichen fachlichen Schwerpunkten.

Ziele der Konzeption sind die Optimierung und Sicherung gesundheitlicher Versorgung von Menschen in stationären Einrichtungen der Altenhilfe. Dies wird durch eine verbesserte Zusammenarbeit zwischen Haus- oder Fachärzten sowie Pflegenden erreicht, basierend auf der

MFP-Konzeption, die die Qualifikation der Pflegefachkräfte nach einem erweiterten Konzept der Versorgungsassistent/in in der Hausarztpraxis (VERAH) und die elektronisch dokumentierte Delegation ärztlicher Tätigkeiten vorsieht. Zudem soll auch die Attraktivität des Pflegeberufs durch größere fachliche Expertise, mehr Verantwortung und damit auch weitere Karrieremöglichkeiten – ähnlich einem Meister im Handwerk – erhöht werden.

5.1.2 MFP-Konzeption – Lösungskonzept in AmbuNet erprobt

Die „sektorenübergreifende Kooperation zur Verbesserung der medizinisch-pflegerischen Versorgung im ländlichen Raum mittels innovativer Technologien und Servicekonzepte – AmbuNet" wurde als Pilotprojekt durchgeführt, in dem das MFP-Konzept erprobt und die Machbarkeit nachgewiesen werden konnte. In einer stationären Einrichtung der Altenhilfe wurden zusatzqualifizierte Pflegefachkräfte nach einem Curriculum geschult, das die Module aus der VERAH-Fortbildung durch pflegespezifische Module erweitert. Durch die hohe fachliche Qualifizierung der Pflegefachkräfte und die Bekanntheit des VERAH-Konzepts konnte eine starke Vertrauensbasis zwischen MFPs und der versorgenden Ärzteschaft geschaffen werden. Ärztinnen und Ärzte haben bestimmte Tätigkeiten an die MFPs delegiert und konnten so unnötige Besuche in der Pflegeeinrichtung vermeiden oder auch notärztliche Einsätze und vermeidbare Krankenhauseinweisungen verringern, etwa durch die Delegation des Wechsels eines verstopften Blasenkatheters. Von zentraler Wichtigkeit zeigte sich hierbei ein gemeinsames IT-Kommunikationssystem, das die Kommunikation zwischen ärztlicher und pflegerischer Versorgung erleichtert und die Delegation ärztlicher Tätigkeiten dokumentiert.

Die Wirksamkeit hinsichtlich des Gesundheitszustands von Bewohnerinnen und Bewohnern und der Vermeidung ambulant-sensitiver Hospitalisierungen (vgl. Sundmacher et al. 2015) soll in einem größer angelegten Folgeprojekt evaluiert werden. Im Folgenden werden die Ergebnisse des Projekts AmbuNet vorgestellt und ein Ausblick auf das geplante Evaluationsprojekt „Entwicklung einer Konzeption Medizinische Fachpflegekraft (MFP) in stationären Einrichtungen der Altenhilfe" gegeben.

Modelleinrichtung der MFP-Konzeption

Die Residenz Bad Friedrichshall der DRK Pflegedienste Heilbronn gem. GmbH ist eine stationäre Pflegeeinrichtung mit 76 Pflegeplätzen für pflegebedürftige und schwerstpflegebedürftige ältere Menschen. Die Einrichtung besteht seit 1999 und ist fester Bestandteil in der Kommune mit einem guten Ruf für qualitativ gute Pflege, gepaart mit einem ausgeprägten Dienstleistungsverständnis. Integriert in das Ärztehaus „Medicus" kooperiert die Einrichtung mit unterschiedlichen Fachärztinnen und -ärzten.

Bei einer Vollbelegung der Einrichtung sind über 70 Mitarbeitende in Voll- und Teilzeit beschäftigt. Der Personalmix besteht aus: medizinischen Fachpflegekräften, examinierten Altenpflegekräften Gesundheits- und Krankenpflegekräften, Pflegehilfskräften, Betreuungskräften sowie Hauswirtschafts- und Servicekräften. Darüber hinaus findet eine eng vernetzte Zusammenarbeit mit externen Therapeutinnen und Therapeuten statt.

Die Einrichtung hat seit Jahren einen festen Mitarbeitendenstamm. Durch eine kontinuierliche Organisations- und Qualitätsentwicklung haben alle Pflegefachkräfte im Rahmen des strategischen Personalentwicklungskonzepts eine bzw. mehrere Zusatzqualifikationen durchlaufen. Hierzu zählen z. B. Wundmanagement, Algesiologische Fachassistenz, Ernährungsexperten, Palliativfachpflegekräfte, Gerontopsychiatrische Fachpflegende sowie eine Case Managerin. Ebenso sind die Pflegekräfte auch in verschiedenen Qualifizierungsmaßnahmen weitergebildet (z. B. Palliativ-Grundkurs, Ernährungsgrundkurs, Gerontopsychiatrie etc.).

Um die hohe fachliche Expertise effektiv und effizient in die Praxis umzusetzen, hat die Einrichtungsorganisation 2008 einen Reorganisationsprozess begonnen und eine flache kompetenzbezogene Hierarchieform entwickelt. Das bedeutet, die klassische hierarchische Pflegeorganisationsform mit einer verantwortlichen Pflegedienstleitung und Wohnbereichsleitungen gibt es nur noch formal. In der Praxis wird nach dem Primary Nursing System gearbeitet (vgl. Deutscher Berufsverband für Pflegeberufe – DBfK Bundesverband e.V. 2019) und die Pflegeorganisation ist in Kompetenzteams unterteilt, welche durch fünf weitergebildete Pflegedienstleitungen fachbezogen geleitet werden.

Die Einrichtung ist seit 2006 zertifizierte schmerzarme Pflegeeinrichtung nach DIN ISO 9002. Im Jahr 2007 erhielt die Einrichtung den Deutschen Pflegemanagementpreis. Zudem beteiligte sich die Einrichtung an unterschiedlichen Arbeitsgruppen wie z. B. im regionalen Qualitätssicherungsverbund des Landkreises Heilbronn und in der regionalen Entlassmanagement-Arbeitsgruppe.

Die hohe fachliche Expertise und die innovative Personalentwicklung in der Pflege sowie das aktive Case Management – für die Pflegeüberleitung, für die Koordination und Kommunikation mit den Ärzten, Therapeuten und Angehörigen – waren und sind für eine vertrauensvolle Zusammenarbeit mit den Haus- und Fachärztinnen und -ärzten eine entscheidende Grundlage des Projekts. Ebenso förderlich ist die Beteiligung an Fortbildungsveranstaltungen der Ärzteschaft wie auch die aktive Mitarbeit an den interdisziplinären Schmerzkonferenzen der Region. Das Engagement einer partnerschaftlichen Hospizarbeit mit dem örtlichen Hospizverein und einer konzeptionellen Trauerbegleitung wird durch die Beteiligung in der regionalen Ethikkommission ergänzt und hilft bei der praktischen Auseinandersetzung von ethischen Problemstellungen.

Die positive und innovative Konzeptentwicklung durch die Pflegedienstleistungen, insbesondere das Konzept des Case Managements, bot die ideale Grundlage für AmbuNet und damit die MFP-Konzeption. Das Projekt wurde im Rahmen des Förderprogramms Pflegeinnovation 2013 des baden-württembergischen Ministeriums für Arbeit und Soziales gefördert.

Aktuelle Herausforderungen der Einrichtung

Pflegemitarbeiterinnen und -mitarbeiter sind im Dienstleistungsbetrieb der Altenhilfe ein hohes Kapital. Jedoch wird es immer schwieriger, im „Korsett" der stringent finanzierten Altenpflegebranche gute, und vor allem nachhaltige Ideen zu entwickeln und umzusetzen. Das System orientiert sich an Pflegeschlüsseln und Einstufungskriterien der Pflegebedürftigkeit, die häufig nicht die reale Versorgungssituation abbilden. Das bedeutet, die Pflegeorganisation orientiert sich an der Finanzierungsstruktur und nicht primär an den eigentlich notwendigen Pflegeleistungen. Bedingt hierdurch und durch die fehlende Ausrichtung an guter Pflegeleistung fehlt es der Altenpflege oft an Umsetzungsmöglichkeiten für eine zukunftsorientierte Personalentwicklung. Dies wiederum führt zum Mangel an qualifizierten und motivierten Pflegefachkräften.

Für die MFP-Konzeption wird gut qualifiziertes Pflegefachpersonal benötigt, das in der Zusammenarbeit mit der Ärzteschaft die Verantwortung der Versorgung übernehmen kann. Gleichermaßen ist ein abgestimmter Personalmix von ebenfalls zusatzqualifizierten Pflegekräften, Betreuungs-, Hauswirtschafts- und Servicekräften für eine funktionierende Pflegeorganisation mit dem MFP-Konzept notwendig.

Der Mangel an fachlich qualifizierten und motivierten Pflegefachkräften begründet sich auch darin, dass sich die gesamte Pflegebranche seit Jahren in einem Deprofessionalisierungsprozess befindet (vgl. Hasseler 2019). Das rührt daher, dass wie oben beschrieben die Pflegeleistungen durch die Finanzierungssystematik geleitet sind und nicht durch das professionelle Pflegeberufsverständnis mit dem Pflegeberufsgesetz. Zudem werden die Einrichtungen von externen Qualitätsprüfungen gelenkt und geleitet.

Eine Reflexion des beruflichen Handelns wurde in den zurückliegenden Jahren dadurch nicht gefördert. Diese Entwicklung führte zu den momentan bestehenden Herausforderungen einer guten und gesicherten Versorgung der anvertrauten pflegebedürftigen Menschen im arztfreien Raum der stationären Altenhilfe. Unter diesen

Umständen kann Pflege kaum Verantwortung bzw. Mitverantwortung entwickeln und übernehmen, obwohl dies gerade in der momentanen Umbildung der medizinischen Versorgung durch den drohenden Hausärztemangel insbesondere im ländlichen Raum nötig wäre.

In den kommenden Jahren wird sich die medizinische, pflegerische Versorgung von geriatrischen Patientinnen und Patienten in vielen Bereichen weiter durch unterschiedliche Entwicklungen wesentlich verändern. Neben dem hohen Fachkräftebedarf in der Pflege und im Besonderen der Altenpflege sinkt gleichzeitig auch die Anzahl der Allgemeinärztinnen und -ärzte überwiegend im ländlichen Raum. Zeitmangel und Überlastung und auch die Nichterreichbarkeit von Ärztinnen und Ärzten sowie die fehlende Möglichkeit, in den Einrichtungen Laborwerte zu erheben oder intravenöse Infusionen zu legen, wie auch Qualitätsprobleme in der Pflege oder Unsicherheiten seitens der Pflege, ob ein Krankenhausaufenthalt nötig ist, können zu einer Zunahme ambulant-sensitiver und damit potenziell vermeidbarer Krankenhausaufenthalte führen (Ouslander et al. 2010).

Lösungswege der MFP-Konzeption
Mit den sich verändernden Herausforderungen die Versorgung von Menschen in Pflegeheimen sicherzustellen bzw. qualitativ zu verbessern hat sich das Projekt mit AmbuNet auseinandergesetzt und eine Lösung erarbeitet. In einer Projektlaufzeit von 24 Monaten konnte die Fachkompetenz der Altenpflegekräfte erweitert werden, und am Ende stand das Ergebnis einer Qualifizierungskonzeption zur „medizinischen Fachpflegekraft" – kurz MFP – sowie einer der Konzeption angepassten Pflegeorganisation.

Ziel des Projekts AmbuNet war, durch Übernahme von delegierbaren medizinischen Tätigkeiten durch zusatzqualifizierte Pflegefachkräfte einen Lösungsansatz gegen die prognostizierte medizinische Unterversorgung in ländlichen Regionen zu entwickeln. Um ärztlich delegierte Leistungen ausführen zu dürfen, absolvierten Pflegefachkräfte mit bestimmten Voraussetzungen eine neu entwickelte Zusatzqualifizierung zur sogenannten Medizinischen Fachpflegekraft (MFP). Durch diese Kompetenzerweiterung sollten die medizinische Versorgung sowie die Lebensqualität der Menschen im Pflegeheim sichergestellt und verbessert werden. Darüber hinaus verbesserten sich die Kommunikation und die Zusammenarbeit zwischen den Professionen Medizin und Pflege im Verlauf des Projekts. Für spätere Projekte soll dies exemplarisch als Vorbild fungieren. Auf lange Sicht kann die Pflege hierdurch einen Imagegewinn erfahren. Die teilnehmenden Hausärztinnen und -ärzte erhalten durch effektivere Kommunikation, bessere Strukturierung und Übernahme delegierter Tätigkeiten durch Pflegefachkräfte zusätzliche Zeitressourcen, um so die Versorgung einer größeren Anzahl an Patientinnen und Patienten möglich zu machen.

▶ Die MFP-Konzeption ist eine zukunftsweisende Personalentwicklung für den stationären Altenpflegebereich. Eine Übertragung in den ambulanten Bereich oder in den klinischen Bereich ist denkbar und sinnvoll. Denn mit diesem Konzept nimmt die Berufsgruppe Pflege die (Mit-)Verantwortung bei der Versorgung von geriatrischen Patientinnen und Patienten an.

Das Konzept nutzt die Potenziale der vorhandenen Pflege- und Altenpflegefachkräfte mit ihrem teilweise langjährigen Wissen und ihren Erfahrungen, die so im Versorgungssystem systematisch und besser genutzt werden können. Der berufliche Lebenslauf einer MFP kann mit dem eines Meisters aus Handwerk oder Industrie verglichen werden. Aufbauend auf einer Berufsausbildung und Berufserfahrung wird die Pflegefachkraft mit der Zusatzqualifizierung befähigt, sich erweitertes Wissen anzueignen, um den Versorgungsprozess in kooperativer Mitverantwortung der Ärzteschaft zu begleiten, durchzuführen und zu koordinieren.

Die Pflegeberufe in einen sinnvollen Qualifikationsmix zu überführen, bei der die MFP, die man auch als „Pflegemeister" bezeichnen könnte, den Pflegeprozess verantwortet, wäre eng verbunden mit der Anpassung der Pflegeorganisation und stellt somit einen Lösungsansatz für den hohen Pflegefachkräftebedarf dar. Ähnlich dem Handwerk könnte eine geregelte dreistufige Berufsausbildung die Qualität der Pflegeversorgung positiv begünstigen. Zudem stärkt das Konzept das Image des Berufes durch die Möglichkeit weiterer Karriereschritte, was gerade für Pflegefachkräfte, die bereits im Berufsleben stehen, attraktiv ist oder sogar ein positiver Anreiz für die Rückkehr in den Beruf sein könnte.

5.1.3 Personalentwicklung durch die MFP-Konzeption

Im Kern des Projekts werden Pflegefachkräfte der Einrichtung zusätzlich qualifiziert. Sie durchlaufen eine Fortbildung zur MFP. Kurzfristig sollen sich die Zusammenarbeit und die Kommunikation zwischen Ärzteschaft und Pflege sowie die medizinische Versorgung, Gesundheit und Lebensqualität der Heimbewohnerinnen und -bewohner verbessern. Mittel- bis langfristig könnte sich die Versorgungsform im stationären Bereich etablieren und auf den ambulanten Bereich übertragen werden.

Der Delegationsprozess wird durch eine digitale Kommunikationslösung unterstützt, die im Laufe des Projekts durch das Forschungszentrum Informatik (FZI) entwickelt wurde. So können wichtige Informationen im Gegensatz zur telefonischen Kommunikation, bei der Ärztinnen und Ärzte oft schwer zu erreichen sind, zeitlich unabhängig ausgetauscht werden. Veränderungen im Gesundheitszustand der Bewohnerinnen und Bewohner können von der MFP an die Ärztinnen und Ärzte kommuniziert werden und die Ärztinnen und Ärzte können demensprechend entscheiden, ob ein Hausbesuch notwendig ist oder die Delegation einer ärztlichen Tätigkeit an die MFP durchgeführt werden kann. Damit ist durch die elektronische Kommunikation die Delegation dokumentiert.

In den letzten Jahren wurden verschiedene Konzepte und Projekte zur Entlastung von Hausärztinnen und -ärzten umgesetzt, wie z. B.

- AGnES (arztentlastende, gemeindenahe, e-health-gestützte, systemische Intervention; van den Berg et al. 2009),
- MOPRA (Mobile Praxisassistentin; van den Berg et al. 2009),
- VerAH (Versorgungsassistentin in der Hausarztpraxis; Mergenthal et al. 2013),
- EVA (Entlastende Versorgungsassistentin, siehe Kalitzkus et al. 2009),
- HELVER (Arzthelferinnen in der ambulanten Versorgung; Schüler 2013) oder
- NäPa (Nicht-ärztliche Praxisassistentin; vgl. Mergenthal et al. 2016).

Bei den meisten Projekten handelt es sich um Fortbildungsmaßnahmen primär für MFA (medizinische Fachangestellte).

Es gibt bereits randomisierte, kontrollierte Studien, die die Auswirkung des Einsatzes speziell geschulter Medizinischer Fachangestellten (MFA) auf die Versorgung in Deutschland untersuchen (vgl. Kalitzkus et al. 2009; Mergenthal et al. 2016). In der PRoMPT-Studie, die ein Konzept für Case-Management für Patienten mit Major-Depression in der Hausarztpraxis durch die MFA untersuchte, nahm die Depressivität der Patienten innerhalb des Untersuchungszeitraums im Vergleich zu einer Kontrollgruppe signifikant ab (Gensichen et al. 2009).

▶ Hausarztpraxisbasiertes Case-Management, durchgeführt von einer entsprechend qualifizierten MFA, verbessert wirksam die Versorgung chronisch Kranker und lässt sich gut in Praxisabläufe integrieren.

Zum einen wird die MFA von den Patientinnen und Patienten sehr gut akzeptiert, und zum anderen ist sie eine merkliche Zeitentlastung für die Hausärztinnen und -ärzte. Für die MFA selbst bedeutet es eine Stärkung ihrer Rolle in der Praxis.

Die Ansätze, die eine Delegation ärztlicher Tätigkeiten an besonders qualifizierte Fachkräfte vorsehen, beziehen sich fast ausschließlich auf

MFAs, die bei einer Ärztin, einem Arzt oder einem Ärztenetz angestellt sind. Damit basiert die Versorgung von Menschen in stationären Einrichtungen der Altenhilfe im Rahmen der Delegation auf Hausbesuchen. Pflegefachkräfte, die in einer Altenpflegeinrichtung angestellt sind, können Patientinnen und Patienten jedoch vor Ort versorgen. Hier besteht enormes Potenzial in Kompetenz und Handlungsfähigkeit. MFPs kennen die Bewohnerinnen und Bewohner und können so schnell und auch unabhängig von einem Anlass Veränderungen im Gesundheitszustand erkennen. Die MFP befindet sich vor Ort und kann – nach Abklärung mit Ärztin oder Arzt – direkt handeln, ohne Anfahrtszeiten berücksichtigen zu müssen. Was für die MFA in der Praxis gilt, gilt dabei ebenso für die MFP in der Pflegeeinrichtung: Ihre Rolle wird gestärkt, und auch die Ärzteschaft profitiert von kompetenten Ansprechpartnerinnen und -partnern, und auch die Bewohnerinnen und Bewohner profitieren von schnellen Behandlungsmöglichkeiten zur Vermeidung von Komplikationen.

Eine Delegation medizinischer Leistungen an Pflegefachkräfte durch Hausärztinnen und -ärzte ist laut BGA-Beschluss § 63 Abs. 3c SGB V vom 20.10.2011 möglich. Allerdings ist laut Delegations-Vereinbarung für die nicht-ärztlichen Praxisassistentinnen und -assistenten vorgesehen, dass diese in der Arztpraxis nach § 1a Ziffer 18 BMV-Ä/EKV angestellt sind. Im AmbuNet-Projekt delegieren die Ärztinnen und Ärzte ärztliche Tätigkeiten an Pflegefachkräfte, die in einer Pflegeeinrichtung angestellt sind. Im Rahmen der umfassenden Evaluation, die in einem Folgeprojekt geplant ist, werden auch die berufs- und haftungsrechtlichen Fragen der Delegation geklärt werden.

Delegierte MFP-Leistungen
Die im Rahmen des Projekts identifizierten delegierten MFP-Leistungen sind:

- Blutentnahme bzw. Laborleistung
- Anlegen und überwachen von i. v. Infusionen (Therapiemaßnahmen bei Exsikkose sowie Antibiotikagabe)
- Impfungen durchführen
- Wechsel von (transurethralen) suprapubischen Blasenkathetern
- Mithilfe, Vorbereitung und Unterstützung bei der Diagnostik und Therapie
- Übernahmemöglichkeiten von Screenings und Assessments (z. B. EKG, Geriatrisches Basisassessment, Time up and go-Test, geriatrische Depressionsskala, TFDD, Barthel-Index, MMT).
- Erkrankungen werden frühzeitig erkannt, und bereits vor der Arztvisite kann mit entsprechenden prophylaktischen Maßnahmen reagiert werden
- Koordination und Vorbereitung der Facharztvisite (z. B. HNO-Arzt, Psychologe)
- Durchführung der DMP-Untersuchung
- Koordination und Durchführung von präventiven Fallbesprechungen
- Beatmungsüberwachung und Inhalationstherapie (prophylaktische Maßnahmen z. B. bei Lungenentzündung, Herzinsuffizienz)
- Koordination, Abstimmung und Organisation der Maßnahmen mit Therapeutinnen und Therapeuten und bei Entlassung in den häuslichen Bereich auch mit Pflegediensten und Hilfsdiensten
- Case Management: Beratung zu Lebensstil und Ernährung

▶ Ziel ist es, Veränderungen im Gesundheitszustand von Bewohnerinnen und Bewohnern zu erkennen und durch die schnellen Handlungsmöglichkeiten der MFPs nach Delegation behandeln zu können und so Komplikationen oder gar Krankenhauseinweisungen zu vermeiden.

Implementierung der MFP-Konzeption in AmbuNet
Pflegefachkräfte mit Zusatzqualifikation wurden nach einem im Projekt erarbeiteten Curriculum weitergebildet (s. Tab. 5.1), um innerhalb einer Kooperationsvereinbarung mit den Hausärz-

Tab. 5.1 Übersicht über MFP-Qualifizierung

VERAH-Curriculum	Zusätzliche MFP-spezifische Themen
– Case Management	– Schmerzmanagement
– Präventionsmanagement	– IT-Technik
– Gesundheitsmanagement	– Patientensicherheit
– Technikmanagement	– Ethik/Recht
– Praxismanagement	– Kommunikationstechnik
– Besuchsmanagement	– Organisationsmanagement POM
– Notfallmanagement	– geriatrische Komplexbehandlung
– Wundmanagement	– Praktikumseinsatz

tinnen und -ärzten medizinische Leistungen zu erbringen. Es wurde untersucht, wie durch eine engere Zusammenarbeit und eine stärkere Vernetzung zwischen Hausärztinnen und -ärzten und Pflegeeinrichtungen die Versorgungsqualität verbessert und auch in Zukunft erhalten werden kann. Dafür wurde im ersten Schritt ein Pool an qualifizierten Pflegefachkräften aus der stationären Pflegeeinrichtung weitergebildet, um später medizinische Leistungen, die der Arzt delegiert hat, in der stationären Pflegeeinrichtung zu übernehmen.

Für das schrittweise Aufgreifen komplexer Fälle und zur Koordination der Versorgung wurde das vorhandene Case Management integriert und weiterentwickelt. Außerdem wurde eine gemeinsame webbasierte IT-Infrastruktur zur Kommunikation, Planung und Dokumentation entwickelt und erprobt. Diese IT-Infrastruktur sollte den Austausch von Informationen rund um die Patientinnen und Patienten und Dienstleistungen (z. B. digitale Pflegeakte, Dokumentenaustausch, optimale Pflegeüberleitung von einer Institution in eine andere) optimieren und den gesamten Koordinationsaufwand unterstützen. Dabei kommt der Sichtweise der sektoren- und berufsgruppenübergreifenden Prozess- und Serviceorientierung eine entscheidende Bedeutung zu.

> **Konkrete Schritte des Projekts**
> **Weiterbildung**
> Das vorhandene Wissen der Pflegefachkräfte (z. B. hinsichtlich Wundmanagement, Schmerzbehandlung und Palliative Care) wurde durch weitere Kompetenzen auf Basis eines weiterentwickelten Curriculums der VerAH-Qualifizierung ergänzt bzw. modulhaft erweitert.
>
> **Poolbildung**
> Es wurde ein Pool an MFPs mit unterschiedlich spezialisierten Fachpflegekräften gebildet, die medizinische Leistungen in der stationären Pflegeeinrichtungen übernahmen.
>
> **Case Management**
> Für komplexe Fälle unterstützt ein Case Management. Das Case Management greift komplexe Fälle schrittweise auf und bezieht die Patientinnen und Patienten als Zentrum des Falles aktiv und mitverantwortlich in die Lösung mit ein. Es bietet die Möglichkeit, gemeinsam vereinbarte Ziele und Wirkungen mit hoher Qualität effizient zu erreichen und wirkt als Bindeglied zwischen Ärzteschaft, Pflegebedürftigen und Angehörigen sowie der verantwortlichen MFP.
>
> **Gemeinsame IT-Infrastruktur**
> Die Entwicklung einer gemeinsamen webbasierten IT-Infrastruktur zur Kommunikation, Planung und Dokumentation und als Plattform zum Austausch von Informationen rund um die Patientinnen und Patienten sowie Dienstleistungen wurde angestoßen.
>
> **Evaluation**
> Die Pilotstudie wurde wissenschaftlich begleitet und qualitativ evaluiert. Der Fokus lag auf Performanz- und Qualitätskriterien, Produktivität und Akzeptanz.

Zusatzqualifizierung zur medizinischen Fachpflegekraft

In der Vorüberlegung war es uns wichtig, eine Konzeption zu entwickeln, die auf Seiten der Pflegefachkräfte wie auch der Ärzte Anerkennung erfahren kann. Eine weitere Voraussetzung war, dass durch eine Weiterqualifizierung nicht nur die eigenen pflegerischen Fachkompetenzen weiterentwickelt werden, sondern dass auch die Arbeitsabläufe und Gegebenheiten der ärztlichen Praxis kennengelernt und verstanden werden. Ein dritter Schwerpunkt sind zukunftsweisende Zusatzkompetenzen wie das Wissen über Patientensicherheit, Informationstechniken oder die Kommunikationstechnik, d. h. wie bereite ich effektiv und effizient die Informationen im Austausch mit anderen Berufsgruppen auf.

Um die Anerkennung bei der Ärzteschaft sicherzustellen und um auf eine bereits etablierte Qualifizierung aufzubauen, haben wir für die MFP-Qualifizierung das VerAH Curriculum zugrunde gelegt. Da sich die Qualifizierungsmodule auf die Anforderungen einer Hausarztpraxis konzentrieren, war natürlich eine Ergänzung der Module (Tab. 5.1) um die Anforderungen der Pflegeorganisation und die Zusammenarbeit mit den Ärzten notwendig. Zielgruppe der Qualifizierung zur MFP sind erfahrene Pflegefachkräfte, mit einer mehrjährigen (mindestens 2-jährigen) Berufserfahrung, die nicht nur ein gutes Grundwissen, sondern auch ein bereits auf Erfahrung beruhendes und spezialisiertes Fachwissen haben. Sie sollten mindestens eine Zusatzqualifikation, z. B. Palliativ, Gerontopsychiatrie, Wund-, oder Schmerzmanagement haben. Dieses spezialisierte Fachwissen steht dann sowohl den Bewohnerinnen und Bewohnern im Sinne einer sicheren Versorgung als auch unterstützend den Ärztinnen und Ärzten zur Verfügung. Bei einer kontinuierlichen guten Zusammenarbeit steigt somit auch das Vertrauensverhältnis zwischen Ärzteschaft und Pflege.

Als Referenten standen unterschiedliche Ärzte, Dozenten mit VERAH-Qualifizierung sowie fachspezifische Referenten mit entsprechenden Qualifikationen zur Verfügung.

Zur Abschlussprüfung gehörten eine schriftliche Abschlussarbeit sowie eine mündliche Prüfung vor einem Gremium aus Ärzten und Fachdozenten.

Beschreibung des Schulungsverlaufs bzw. Qualifizierungsprozesses

In Frage kommende Mitarbeiterinnen und Mitarbeiter wurden durch das Personalentwicklungsgespräch mit der Heim- und Pflegedienstleitung motiviert. Die Ergebnisse des Gesprächs wurden dokumentiert und in einem Portfolio festgehalten. Die teilnehmenden Mitarbeiterinnen und Mitarbeiter erhielten Informationsmaterial zum Projektvorhaben und verpflichteten sich zur regelmäßigen Teilnahme an der Qualifizierung zur MFP. Für die Teilnahme an den modularen und fachbezogenen Qualifizierungsmaßnahmen erhielten die Pflegefachkräfte eine Bescheinigung für die Absolvierung der einzelnen Module und wurden in den „Medizinischen Fachpflegekräfte-Pool" des Projekts aufgenommen.

Innerhalb des Projekts war neben der Entwicklung und Erprobung der modularen Qualifizierungsmaßnahme und der IT-Kommunikationsplattform auch die interdisziplinäre Zusammenarbeit mit der Ärzteschaft ein wesentliches Kernelement des Projekts. Erlerntes sollte in der Praxis erprobt und in einer gemeinsamen Fallbesprechung diskutiert werden. Bei einer anfänglichen Unsicherheit mit auch kritischen Diskussionen zeigten die Teilnehmenden von Modul zu Modul eine persönliche Kompetenzentwicklung und gewannen Selbstvertrauen. In diesem Entwicklungsprozess wuchs auch das Vertrauen der Ärztinnen und Ärzte in die MFPs. Zug um Zug wurden an einzelne werdende MFPs Tätigkeiten delegiert – erst in einem begleitenden Prozess, in dem die fachliche Expertise geprüft wurde, bis hin zur selbstständigen Durchführung der Maßnahmen.

Durch das Case Management wurde die Versorgung begleitet, und nach Beendigung der Behandlung wurde der Prozess abgeschlossen und dokumentiert. In der Phase der Begleitung wurden situationsbedingte Fallbesprechungen mit den zuständigen Ärztinnen und Ärzten unter Hinzuziehen von Angehörigen und Therapeutinnen und Therapeuten durchgeführt und dokumentiert.

Die Begleitung durch das Case Management sowie die gemeinsamen interdisziplinären Besprechungen erwiesen sich als sehr hilfreich und zielführend für die Behandlung der Bewohnerinnen und Bewohner. Von allen beteiligten Ärztinnen und Ärzten wurde die gute Qualität der Zusammenarbeit bestätigt. Dadurch entstand auch eine verbesserte, vertrauensvolle Zusammenarbeit. Durch die verlässlichen Leistungen der MFPs kam es auch zu einem konstruktiven fachlichen Austausch und einer merklicher Qualitätsverbesserung der gesamten Versorgung in der Einrichtung. Dies bestätigte sich durch die positiven Rückmeldungen der Allgemein- und Fachärztinnen und -ärzte, des ärztlichen Notfalldienstes, der kooperierenden Klinik und sowie des Rettungsdienstes.

Die Prozessabläufe

Die Symptomerfassung und ärztlich angeordnete Maßnahmen

In diesem Abschnitt werden Arbeitsschritte beschrieben, die bei der Symptomerfassung und der Durchführung von ärztlich angeordneten Maßnahmen bei Patientinnen und Patienten zu beachten sind.

- Die Hausärztin oder der Hausarzt führt seine reguläre Visite in der Pflegeeinrichtung durch und bemerkt dabei eine Veränderung an der Bewohnerin oder am Bewohner. Daraufhin wird eine Diagnose gestellt. Erfasste Symptome und ggf. Vitalwerte werden in dem Dokument „Symptomerfassung und ärztlich angeordnete Maßnahmen" der jeweiligen Krankheit von einer MFP dokumentiert **(Möglichkeit 1)**.
- Eine MFP bemerkt eine Veränderung des Bewohners. Sie gibt eine Voreinschätzung des Krankheitsbildes ab und erfasst Symptome und ggf. Vitalwerte. Diese kommuniziert die MFP an die Ärztin oder den Arzt und erhält im Gegenzug, delegiert, die verordneten Maßnahmen **(Möglichkeit 2)**.
- Die Hausärztin oder der Hausarzt wählt, entsprechend der fachspezifischen Anforderungen, eine fachweitergebildete MFP aus (z. B. Schmerzexpertin bei einem Schmerzpatienten) und bespricht mit dieser den Fall und delegiert eine oder mehrere Maßnahmen. Diese Maßnahmen werden von der MFP in dem Dokument „Symptomerfassung und ärztlich angeordnete Maßnahmen" der jeweiligen Krankheit (Abschnitt ärztlich angeordnete Maßnahmen und Abschnitt Anmerkungen) dokumentiert.
- Die ärztlich angeordneten Maßnahmen werden von der MFP durchgeführt und nach Abschluss (erfolgreich oder nicht erfolgreich) in dem Dokument „Symptomerfassung und ärztlich angeordnete Maßnahmen" der jeweiligen Krankheit (Abschnitt Leistungsdokumentation) dokumentiert.
- Ist der Fall abgeschlossen, wird die Evaluation eingeleitet. Falls nicht, delegiert die Hausärztin oder der Hausarzt neue Maßnahmen, und der Prozess wiederholt sich.

Risikoeinschätzung und präventive Maßnahmen

Im Folgenden werden alle Arbeitsschritte beschrieben, die bei der Risikoeinschätzung und der Durchführung von präventiven Maßnahmen bei Patientinnen und Patienten zu beachten sind.

- Eine MFP bemerkt eine Veränderung der Bewohnerin oder des Bewohners. Sie gibt eine Voreinschätzung des Krankheitsbildes ab und erfasst Symptome und ggf. Vitalwerte in dem Dokument „Risikoeinschätzung und präventive Maßnahmen" der jeweiligen Krankheit (Abschnitt Symptome und Abschnitt Vitalwerte).
- Die MFP legt eigenständig eine oder mehrere präventive Maßnahmen fest und dokumentiert dies in dem Dokument „Risikoeinschätzung und präventive Maßnahmen" der jeweiligen Krankheit (Abschnitt präventive Maßnahmen und Abschnitt Anmerkungen).
- Die präventiven Maßnahmen werden von der MFP durchgeführt und nach Abschluss (erfolgreich oder nicht erfolgreich) in dem Dokument „Risikoeinschätzung und präventive Maßnahmen" der jeweiligen Krankheit (Abschnitt Leistungsdokumentation) dokumentiert.
- Ist der Fall abgeschlossen, wird die Evaluation eingeleitet. Falls nicht, legt die MFP neue prä-

ventive Maßnahmen fest, und der Prozess wiederholt sich.

Die kontinuierliche Evaluation der Versorgung

Im Versorgungsprozess waren uns eine kontinuierliche Prozessverbesserung sowie Qualitätssicherung sehr wichtig, um rechtzeitig bei Problemen reagieren und gegensteuern zu können. Hierfür gab es innerhalb der Organisation ein begleitendes Case Management. Neben der fachlichen Komponente war der kommunikative Austausch mit der Ärzteschaft ein wesentlicher Erfolgsfaktor der guten Zusammenarbeit.

- Das Case Management füllt den Abschnitt Evaluation in jedem Dokument nach Absprache mit allen Beteiligten aus und kontrolliert das Dokument.
- Eine Kopie wird an die jeweilige Hausärztin oder den Hausarzt gesendet und ggf. besprochen.

Organisationsentwicklung

Dem Projektvorhaben wohnten einige Herausforderungen inne; dies waren:

- motivierte und geeignete Pflegefachkräfte zu gewinnen,
- den Veränderungsprozess der gesamten Pflegeorganisation parallel zur MFP-Konzeption und des Projektverlaufes zu entwickeln und die Versorgungsprozesse im Alltag sicherzustellen,
- die praktische Projektumsetzung und Implementierung der MFPs,
- die Kooperationsbereitschaft der Ärzteschaft zu erhalten,
- die ausreichenden Ressourcen für die Umsetzung zur Verfügung zu stellen,
- die Nachhaltigkeit frühzeitig zu sichern, insbesondere eine leistungsgerechte Vergütung zu erhalten.

Deshalb war und ist noch bis heute die Organisationsentwicklung ein wesentlicher Bestandteil der MFP-Konzeption (in Abb. 5.1 dargestellt).

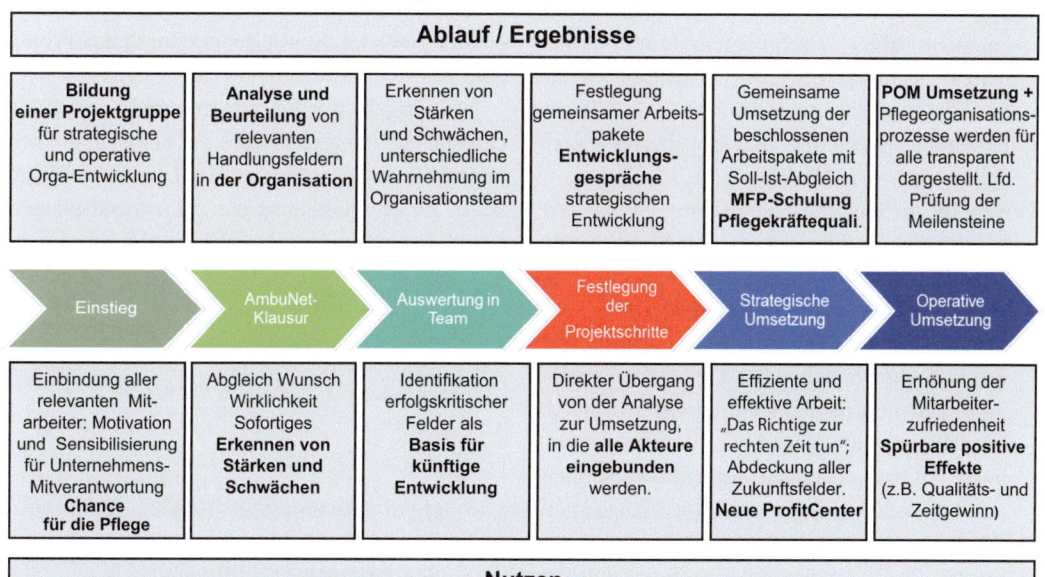

Abb. 5.1 Ablauf der Organisationsentwicklung der fachpraktischen Umsetzung und Einsatz der medizinische Fachpflegekräfte (MFPs)

Die Pflegeorganisation war ein partizipativer Entwicklungsprozess mit folgenden Schritten:

- **Schritt 1:** Ein Qualifizierungs- und Organisationskonzept wurde entwickelt und gemeinsam mit den Pflegemitarbeitenden in einem Organisationsentwicklungsprozess umgesetzt.
- **Schritt 2:** In gemeinsamen Workshops und Arbeitsgruppen wurden die strategischen und die operativen Projektschritte besprochen und dokumentiert.
- **Schritt 3:** In Personalentwicklungsgesprächen wurden interessierten Pflegefachkräfte über das Projektvorhaben und die Qualifizierungsmaßnahme informiert und dies in einem Portfolio dokumentiert. Eine Projektbeteiligung mit der dazugehörigen Qualifizierungsmaßnahme zur MFP wurde mit insgesamt 10 Pflegefachkräften vereinbart. Zusätzlich wurde die Mitarbeit einer ehemaligen Pflegefachkraft, welche in einer Arztpraxis tätig ist, als Begleitung und „Wissensbrücke zur hausärztlichen Versorgung" der Qualifizierungsmodule implementiert.
- **Schritt 4:** Die erfahrenen und zusatzqualifizierten Alten- und Gesundheitspflegefachkräfte wurden innerhalb von 18 Monaten zu „medizinischen Fachpflegekräften" (kurz: MFPs) weiterqualifiziert. Grundlage ist ein modifiziertes, auf die Bedürfnisse des älteren Patienten angepasstes und erweitertes Curriculum nach VerAH.
- **Schritt 4:** Um die Versorgung zu sichern, wurde ein strukturiertes Case Management mit der dazugehörigen Informations- und Kommunikationsstruktur organisiert.
- **Schritt 6:** Zukünftige Bewohnerinnen und Bewohner wurden durch das Case Management informiert und in die Versorgungsform mittels Einwilligung eingeschrieben. Durch interdisziplinäre Fallbesprechungen wurde die Versorgung mit Ärzteschaft, Pflege und Case Management besprochen und im System dokumentiert.
- **Schritt 7:** Die unterschiedlichen spezialisierten MFPs stehen Haus- und Fachärzteschaft in einem Pool unterstützend bei der medizinischen Versorgung zur Verfügung. Sie kommunizieren zeitnah mit den zuständigen Ärztinnen und Ärzten in der gemeinsamen Dokumentationssystematik.

5.1.4 Auswirkungen der MFP-Konzeption

In einer qualitativen fallbezogenen Evaluation zeigte sich, dass durch die MFPs die Versorgung in der Einrichtung gesichert werden konnte und nach Einschätzung der teilnehmenden Ärzteschaft und der MFPs einige Krankenhauseinweisungen vermieden wurden. Auch bei den Besuchen von Hausärztinnen und -ärzten konnte das Versorgungsmanagement durch die MFPs weiter optimiert werden. Hausärztinnen und -ärzte erfahren dadurch eine enorme Entlastung. Neben der fallbezogenen Erfassung wurden auch die Einschätzungen der Beteiligten abgefragt. Von den beteiligten Ärztinnen und Ärzten wurde eine positive Resonanz rückgemeldet. Die gute Zusammenarbeit zwischen den beiden Professionen hatte für die Pflege zudem den Effekt, dass sie durch die Akzeptanz durch die Ärzteschaft an Image gewonnen hat. Und auch vonseiten der Bewohnerinnen und Bewohner wie auch von deren Angehörigen wurde die Versorgungsform positiv bewertet. Somit konnte durch das Projekt eine Win-win-win-Situation hergestellt werden.

Das Projekt war ein erfolgreicher Versuch, die Qualität der Pflegeleistungen im stationären Altenpflegebereich zu verbessern – mit enormem Potenzialen für die Gestaltung der zukünftigen pflegerischen Versorgung bzw. des Berufsstandes der Pflege.

> **Ergebnisse**
> Allgemeine positive Ergebnisse waren bzw. sind bis heute:
>
> - Qualitativ ermittelte Kosteneinsparung bei steigender Versorgungsqualität.
> - Für Ärzteschaft, MFPs und Bewohnerinnen und Bewohner entsteht eine Win-win-win-Situation.

- Ärztinnen und Ärzte werden entlastet, insbesondere durch eine fachlich kompetente kooperative und vor allem verlässliche Zusammenarbeit.
- Durch die Mitarbeit erfahren die Pflegefachkräfte eine Aufwertung und erhalten durch die erhöhte fachliche Expertise mehr Akzeptanz.
- Für Bewohnerinnen und Bewohner werden direkt und auf kurzem Weg veränderte Situationen schneller erkannt
- Unnötige Versorgungsprozesse entfallen, z. B. können unnötige Einsätze durch den hausärztlichen Notdienst vermieden und belastende Krankenhauseinweisungen reduziert werden (bei Katheterwechsel müssen Bewohner nicht ins Krankenhaus oder zum Urologen gefahren werden, diese Tätigkeiten werden von den MFPs übernommen).
- Imagegewinn und Aufwertung der Tätigkeit der Pflege allgemein (Chance für Wiedereinsteiger, Reha etc.).

In der gesundheitsökonomischen Betrachtung wurden kostenrelevante Unterschiede in der medizinischen Leistungserbringung und eine Veränderung der Lebensqualität der Patienten erfasst. Es konnte gezeigt werden, dass von AmbuNet eine zeiteinsparende Wirkung auf die Tätigkeiten der Hausärztinnen und -ärzte ausgeht, auch wenn die Quantifizierung den Ärztinnen und Ärzten zum derzeitigen Zeitpunkt aufgrund der kleinen Patientenzahl recht schwerfällt. Die eingeschätzte Zeitersparnis schlägt sich aktuell jedoch nicht auf die Ausgabenstruktur der GKV nieder. Auf der Basis von Experteneinschätzungen durch Case Management und Ärzteschaft sind Einsparungen in den stationären Leistungen möglich, die es noch in einer statistischen Auswertung zu verifizieren gilt.

Dass ein Potenzial in Richtung einer kostenrelevanten, im Sinne einer einsparenden Wirkung in AmbuNet steckt, vor allem bei Ausweitung der Patientenzahl, wurde aus den Interviews mit der Ärzteschaft herausgearbeitet. Um ein solches Potenzial zu eruieren, ist im Folgeprojekt eine umfassende Evaluation geplant, um die Auswirkungen auf die hausärztlichen und insbesondere auf die stationären Leistungen besser erfassen zu können. In den Befragungen der Ärzteschaft fanden sich Hinweise auf qualitative Verbesserungen durch AmbuNet, die auch zu Einsparungen führen können.

Die vorliegende Evaluation weist einige Limitationen auf. Zum einen ist die Gefahr eines Selektionsbias recht groß, da die Patientinnen und Patienten der Interventionsgruppe nicht zufällig zugeteilt, sondern gezielt aufgrund passender Krankheitsvorgeschichten angesprochen wurden. Dadurch ist es möglich, dass es sich bei der Experimentalgruppe um eher kränkere Personen handelt als bei der Kontrollgruppe. Zudem wurde bei der Zusammenstellung der Kontrollgruppe versucht, von den Krankheitsbildern möglichst vergleichbare Personen aufzunehmen. Auch die sehr kleine Stichprobe und der kurze evaluierte Projektzeitraum schwächen die Aussagefähigkeit und Generalisierbarkeit. Eine weitere Grenze der Evaluation ist in der Alternativbehandlung zu sehen. Da es sich um eine persönlich erbrachte Intervention handelt, kann eine Wirkung von AmbuNet auch auf die Alternativbehandlung nicht ausgeschlossen werden. Zwar findet bei dieser keine Delegation statt, jedoch werden die Patientinnen und Patienten von denselben, im Rahmen von AmbuNet geschulten Pflegekräften versorgt.

Hinter AmbuNet steckt nicht nur die bloße Erbringung einer delegierten Leistung, sondern auch der Gedanke, den Gesundheitszustand der Bewohnerinnen und Bewohner vorausschauend zu bewerten, vernetzt, zukunftsgerichtet und eigenständig zu handeln. Es ist offenkundig, dass die Pflegekräfte ihre Schulungsinhalte und den „MFP-Gedanken" in sich tragen und diesen auch bei nicht am Projekt teilnehmenden Personen nicht komplett ausblenden können. Eine Kontrollgruppe sollte daher in einer Einrichtung ohne MFPs evaluiert werden.

5.1.5 „Lessons learned" und Ausblick

Aus Sicht der beteiligten Akteurinnen und Akteure wurde das Versorgungskonzept sehr positiv bewertet. In der ersten ökonomischen Betrachtung konnte für die Ärzteschaft zwar nur ein geringer zeitlicher Nutzen festgestellt werden, bei der abschließenden Betrachtung ist jedoch durch die Qualitätsverbesserungen ein hoher ökonomischer Nutzen zu erwarten, der in einer weiterführenden Evaluation verifiziert werden soll. Bei der Qualitätsbeurteilung durch Befragungen von Bewohnerinnen und Bewohnern wurde eine durchweg positive Resonanz verzeichnet.

Im Rahmen des Projekts AmbuNet wurden bereits diverse Prozesse und Maßnahmen entwickelt, die die Versorgung geriatrischer Patientinnen und Patienten verbessern. Durch das Qualifizierungs- und Organisationskonzept zur MFP konnte der Versorgungsprozess von Pflegebedürftigen wesentlich optimiert werden. Durch die Maßnahme der MFP-Konzeption konnten mit geeigneter Unterstützung, Übernahme von medizinscher Behandlungspflege und Entlastung durch Übernahme delegierter ärztlicher Tätigkeiten gleichzeitig neben der Versorgungs- auch die Lebensqualität verbessert werden. Zudem eröffneten sich Einsparpotenziale bei verbesserter Qualität. Ein Hauptgrund lag in der Reduktion von vermeidbaren Krankenhauseinweisungen sowie der Reduktion von Inanspruchnahme des ärztlichen Bereitschaftsdiensts.

Durch die Wissens- und Kompetenzerweiterung erhielt die Pflege nach eigenen Angaben einen enormen Imagegewinn. So berichten die MFPs in der Befragung, dass sie stolz sind auf das, was und wie sie es tun dürfen. Von Ärzteschaft, Bewohnerinnen und Bewohnern und Angehörigen erhalten sie eine positive, wertschätzende Rückmeldung. Neben der kooperativen und konstruktiven Zusammenarbeit schätzen die MFPs ihre erweiterte Verantwortung und das Zusammenarbeiten auf Augenhöhe mit der Ärzteschaft. Durch die Spezialisierung der einzelnen Zusatz- und der MFP-Qualifizierungen und eine verlässliche Zusammenarbeit mit der Ärzteschaft konnte Zug um Zug ein Vertrauensverhältnis entwickelt werden, welches die Grundlage für die Übernahme von delegierbaren Leistungen ist. Die Pflegefachkräfte, die sich auf das Wagnis der erweiterten Kompetenz und Mitverantwortung mit einer neuen Versorgungsform eingelassen hatten, sind hochmotiviert und genießen eine hohe Anerkennung in der Einrichtung und bei Versorgungspartnern. Sie sind stolz darauf, Pflegefachkräfte zu sein.

> **Auswirkungen der MFP-Konzeption – Ergebnisse aus den Befragungen**
> - Hohe intrinsische Motivation der Pflegefachkräfte zur Übernahme von Verantwortung im Versorgungsprozess geriatrischer Patienten
> - Positive Weiterentwicklung der gesamten Organisationsstruktur
> - Kompetenzzuwachs der Pflegefachkräfte (bzw. der Altenpflegefachkräfte)
> - Kommunikationsverbesserung mit Ärztinnen und Ärzten sowie Therapeutinnen und Therapeuten
> - Verbesserte und vertrauensvolle Zusammenarbeit mit Akzeptanz auf Augenhöhe und dadurch Entlastung der Allgemein- und Fachärztinnen und -ärzte
> - Sicherung und Verbesserung der Versorgungsqualität
> - Vermeidung von unnötigen Krankenhauseinweisungen und Verringerung von Frequentierung der hausärztlichen Notfallversorgung

Eine wichtige Voraussetzung für eine breitere Implementierung der MFP-Konzeption ist es, die positiven Trends aus AmbuNet auch mit statistischen Kennzahlen zu untermauern. Im geplanten Folgeprojekt werden in einer umfassenden Evaluation die Qualität der MFP-Schulungen sowie die Wirksamkeit der MFP-Konzeption wissenschaftlich evaluiert. Dabei werden sowohl qualitative Zielgrößen wie die Zufriedenheit der Ärzteschaft, der MFPs und der Bewohnerinnen und Bewohner erfasst als auch gesundheitsökonomische Aspekte (z. B. geringere Kosten durch

Reduktion ambulant sensitiver Hospitalisierungen, ärztlicher Notdiensteinsätze, Krankentransporte) berücksichtigt.

Es ist eine größere Stichprobe von etwa 10 Einrichtungen geplant sowie eine einrichtungsbezogene Kontrollgruppe, in der das MFP-Konzept zunächst nicht implementiert wird. Dabei sollen bei der Implementierung unterschiedliche Bedingungen in der Organisation der Einrichtungen sowie auch regionale Aspekte berücksichtigt werden. Gerade hier spielt auch der Unterschied zwischen städtischen und ländlichen Bereichen eine Rolle, da im Vergleich zu den ländlichen in den städtischen Bereichen die Tendenz zu einer eher größeren Zahl an versorgenden Ärztinnen und Ärzten vorhanden ist. Hier übernehmen die MFPs noch stärker koordinative Funktionen als in ländlichen Gebieten. Die Flexibilität, auf diese Besonderheiten eingehen zu können, ist in der MFP-Konzeption gegeben, da die Gesamtheit der MFPs in einer Einrichtung einen Pool bildet, der je nach regionalem Bedarf mit unterschiedlichen Schwerpunkten der fachlichen Expertise zusammengesetzt sein kann.

▶ Die MFP hat im Vergleich zur Pflegefachkraft neben der Kompetenzerweiterung auch ihr Aufgabenfeld und ihre Tätigkeiten erweitert. Hierfür fehlt bis dato eine leistungsgerechte Vergütung.

In diesem Zusammenhang werden die Vergütungsmöglichkeiten nach SGB geprüft und ein Vergütungsmodell entwickelt. Für die Pflege ist es eine Zusatzaufgabe, die zweifelsohne Spaß macht und ein großer Imagegewinn ist, jedoch wird diese innovative Konzeption ohne auch eine finanzielle Wertschätzung der MFPs keine Zukunft bzw. nur einen beschränkten Nutzen haben. Denn bei fehlender Ressource und dem weiter steigenden Druck der eigentlichen Pflegearbeit besteht die Gefahr, dass die Motivation wieder schwindet.

Die MFP-Konzeption ermöglicht mit einer zukunftsgerichteten Ausrichtung eine Versorgungsstruktur, die für alle Beteiligten eine Win-win-win Situation entstehen lässt – so alle Seiten sich auch darauf einlassen. Voraussetzung für das Gelingen der MFP-Konzeption ist es, dass ausreichend Ressourcen zur Verfügung gestellt werden. Das bedingt unweigerlich die Sicherstellung einer ausreichend den Leistungen entsprechenden Finanzierung, die auch direkt an die MFPs weitergegeben wird. Es müssen die gesetzlichen Grundlagen zu einer solchen Finanzierung geklärt werden. Diese Fragen werden aktuell für das geplante Folgeprojekt geklärt und stellen ein wichtiges Fundament für die nachhaltige Implementierung der MFP-Konzeption dar.

Die MFPs sind erfahrene und zusatzqualifizierte Alten-/Gesundheits- und Krankenpflegekräfte, die mit ihren erlangten Kompetenzen zur MFP die haus- und fachärztliche Praxis bei der medizinischen Versorgung im stationären Setting unterstützen. Von entscheidender Bedeutung ist dabei, dass die Schulung der MFPs nicht für sich allein steht, sondern in einen Organisationsentwicklungsprozess eingebunden sein muss: Die Versorgung wird, neben den Case Management-Anteilen der MFP, auch durch ein zusätzliches strukturiertes übergreifendes Case Management gesichert. Durch interdisziplinäre Fallbesprechungen mit den Ärztinnen und Ärzten, MFP und Therapeutinnen und Therapeuten wird der Behandlungsplan besprochen, festgelegt und überprüft. Alle Leistungen werden in einer gemeinsamen Dokumentation festgehalten bzw. kommuniziert.

Die Implementierung der MFP-Konzeption steht wie der Pflegesektor im Allgemeinen vor großen Herausforderungen. Der nach wie vor steigende Fachkräftebedarf ist für fast alle Einrichtungen eine große Belastung. Ohne ausreichend engagierte Pflegefachkräfte ist es schwer, die MFP-Konzeption mit der Poolbildung unterschiedlicher fachspezifischer Ausrichtungen umzusetzen. Es müssen genügend qualifizierte und auch motivierte Pflegefachkräfte in der Einrichtung zur Verfügung stehen. Die nebenberufliche Qualifikationsmaßnahme dauert in der Regel zwischen 12 und 18 Monate. Allein der lange Zeitraum ist für mache Pflegefachkräfte nach einer gewissen Zeit belastend. Kommen dann noch Phasen von zum Beispiel krankheitsbedingten Ausfällen hinzu, steigt der Druck zusätzlich. Ein häufiges Problem kann dann nachlassende Motivation sein. Hier müssen adäquate Maßnahmen zur Erhaltung der Motivation ergriffen werden. Diese können im Rahmen einer begleitenden Organisationsentwicklung, adäquater Anerkennung und einer höheren Vergütung der höheren Arbeitsqualität gewährleistet werden.

▶ Entscheidend für den Erfolg der Implementierung ist auch die Art und Weise der Zusammenarbeit mit der Ärzteschaft.

Ein Gelingen wird nur möglich bei einem professionellen Verhalten beider Seiten sowie einer verlässlichen Kommunikation und Dokumentation im Delegationsbereich. In der Implementierungsphase kann es aufgrund von fehlendem Vertrauen seitens der Ärzteschaft in die Kompetenz der MFPs zu demotivierenden Phasen kommen. Häufig werden nicht ausreichend Zeit und Raum für einen berufsgruppenübergreifenden Dialog mit eingeplant. Um größere Missverständnisse zwischen Ärzteschaft und Pflege zu vermeiden, ist das begleitende Case Management mit einer Kümmerer-Funktion ein entscheidender Faktor, damit sich ein reibungsloses Zusammenarbeiten entwickeln kann. Zudem tragen auch die gemeinsamen interdisziplinären Fallbesprechungen zu einem größeren Vertrauen der Berufsgruppen bei.

Ein gut ausgearbeiteter Projektplan und ein partizipatives Vorgehen sind unerlässlich. Ebenso sollte neben einer ausreichend bis guten internen auch eine externe Information Aufschluss über das Vorhaben geben. Möglichst alle Beteiligten sollten im Vorfeld ausführlich über das Vorhaben Bescheid wissen. Auch ein regelmäßiger Austausch in Form von Gesprächsrunden oder auch im Konferenzstil verbunden mit gemeinsamen Weiterbildungsthemen kann eine hilfreiche Einrichtung für das Gelingen des MFP-Konzepts sein.

Die fachliche Weiterentwicklung ist für den Pflegeberuf, insbesondere in der Altenpflege, ein wichtiger Entwicklungsprozess, um dem Beruf ein positives eigenverantwortliches Image zu geben. Angewandtes spezialisiertes (Pflege-) Fachwissen ist eine wichtige Grundlage für einen Professionalisierungsprozess. Durch die Kompetenz- und Aufgabenerweiterung konnte bei fast allen Kolleginnen und Kollegen die intrinsische Motivation gesteigert werden. Auch bei steigenden Anforderungen und knappen Ressourcen blieb im Projekt die Motivation positiv erhalten. Die MFPs setzten sich mit ihrer Arbeit intensiver auseinander und entwickelten neue Maßnahmen und Lösungsansätze. In Fallbesprechungen wurden Problemstellungen diskutiert und fachlich besprochen, und auch die Teilnahme an interdisziplinären Konferenzen wurde zur Selbstverständlichkeit. Dass hier die Ressource für dieses Engagement von der Organisation zur Verfügung gestellt wird, ist von zentraler Wichtigkeit. Hiermit wird sowohl die Motivation der MFP als auch das Vertrauen der Ärzteschaft in die fachliche Expertise der MFP gesteigert.

5.1.6 Fazit

Wir haben mit der Konzeption der Medizinischen Fachpflegekraft (MFP) sehr gute Erfahrungen gemacht und erhalten von verschiedenen Seiten positiven Zuspruch. Der Aufwand – auch wenn er zurzeit noch nicht finanziell honoriert wird – lohnt sich allemal. Die Pflegefachkräfte sowie das gesamte Team profitieren von diesem Konzept. Ihr Handeln wurde professioneller und damit auch stressfreier. Ihr Ansehen ist gestiegen, und eine gute Zusammenarbeit mit der Ärzteschaft macht – neben all den Herausforderungen – Spaß. Ärztinnen und Ärzte, Angehörige sowie Bewohnerinnen und Bewohner schätzen die gute Qualität der Versorgung.

Die Einführung einer MFP-Konzeption ist zunächst mit viel Aufwand verbunden, der auch Organisationsveränderungen einbezieht. Im normalen betrieblichen Ablauf müssen hierfür genügend Zeitressourcen eingeplant werden. Für eine professionelle Weiterentwicklung der Pflegefachkräfte und eine organisatorische Verbesserung der Zusammenarbeit mit der Ärzteschaft lohnt sich die Einführung der MFP-Konzeption allemal. Einen Versuch ist es auf jeden Fall wert!

5.2 Entwicklung resilienter Führungskräfte durch den Einsatz pensionierter Pflegefachkräfte als Mentoren

John Daly und Debra Jackson

Übersetzung aus dem Englischen durch Claudia Gebhardt.

Das australische Gesundheitssystem und die Ausbildung im Gesundheitswesen sehen sich mit umfassenden ökonomischen Reformen konfrontiert. Diese werden sich in den kommenden Jahren auf Versorgungsmodelle, die Nachhaltigkeit des Arbeitskräfteangebotes sowie das Arbeitsfeld der unterschiedlichen Gesundheitsberufe auswirken. Die Herausforderungen, Probleme und Notwendigkeiten ähneln denen fortgeschrittener postindustrieller Volkswirtschaften, die um eine erschwingliche und zugängliche Gesundheitsversorgung kämpfen. Gleichzeitig geht die staatliche Finanzierung zurück, und die Sicherstellung einer angemessenen Arbeitskräfteversorgung gestaltet sich schwierig. Des Weiteren steigt die Forderung nach einer zugänglichen, hochwertigen und umfassenden Gesundheitsversorgung. Es haben zwar bereits Veränderungen im australischen Gesundheitswesen begonnen, dennoch wirken diese aufgrund der komplexen Umgebungsbedingungen langsam.

Folglich stehen australische Pflegefachkräfte vor einigen großen Herausforderungen, um die notwendige Pflege von Individuen und Gruppen zu gewährleisten. die sich durch die Inanspruchnahme von pflegerischen Tätigkeiten im Hinblick auf die Versorgung von Einzelpersonen und Gemeinde ergeben.

5.2.1 Überblick Pflege in Australien

Die australische Pflege durchlief während der 1990er-Jahre große Veränderungen im Hinblick auf die soziale Stellung und Ausbildung. Dies resultierte aus der Akademisierung der Pflegeausbildung, die zuvor krankenhausbasiert erfolgte (Jackson und Daly 2004). Dieser Wechsel bietet eine wesentliche Veränderung in der Qualität und dem Standard der Einstiegsvorbereitung. Die künftigen Pflegefachkräfte werden nun auf dem Niveau eines Bachelor-Studiums ausgebildet. Das angestrebte Niveau stellt eine Grundvoraussetzung zum Zugang zu Pflegeberufen in Australien dar.

Diese Entwicklung wird sowohl als großer Fortschritt in der Pflege bewertet wie auch kritisch betrachtet. Hierzu fanden aufgrund von Bedenken zahlreiche Überprüfungen (z. B.: Reid 1994; Heath 2002) über die Angemessenheit der Akademisierung der Pflege sowie deren Stellung als „Sündenbock" für den wahrgenommenen sinkenden Standard im Gesundheitswesen statt (Jackson und Daly 2008). Der Schritt zur Hochschulausbildung setzt neue Impulse zur Fokussierung der Personalentwicklung und Entwicklungsmöglichkeiten für Pflegefachkräfte in Form von Unterstützungs- und Bildungsmöglichkeiten, die über die gesamte Berufslaufbahn Bestand haben. Darüber hinaus sind die Begriffe des lebenslangen Lernens und der beruflichen Weiterbildung im Zusammenhang mit der Registrierung als Pflegefachkraft inzwischen gut in die australische Krankenpflege integriert.

Ungeachtet dieser umfassenden Pflegereform bleibt die Ausbildung der zukünftigen Angehörigen der Gesundheitsberufe (einschließlich der Pflege) ein wichtiges Thema. Das Umstrukturieren des Gesundheitssystems hat zur Folge, dass ein Abbau in vielen Bereichen einer Reduzierung der krankenhausinternen Versorgung gleichkommt (dazu gehört auch eine Verringerung der Bettenzahl in vielen Krankenhäusern). Australien steht dadurch vor großen Herausforderungen im Hinblick auf ein angemessenes Angebot an qualitativ hochwertigen klinischen Lern- und Lehrmöglichkeiten für Studenten in der Krankenpflege, Medizin und weiteren Bereichen des Gesundheitswesens.

Darüber hinaus wird die Vorbereitung der Absolventen auf die Gemeinde- und Grundversorgung immer bedeutsamer. Staatliche Mittel und

Infrastrukturentwicklungen für die Grund- und Gemeindeversorgung sind jedoch nicht zu erwarten.

Während die Lehrpläne und Lehrinhalte die Entwicklung von Kompetenzen für die kommunale Pflege und die ambulante Versorgung anstreben, scheint die Mehrheit der Absolventen im Bereich der akuten und stationären Langzeitversorgung tätig zu werden. In diesen Bereichen liegt der Fokus weitgehend auf dem Management von Krankheiten und Leiden. Neue Betreuungsmodelle erfordern auch eine viel bessere Teamarbeit und Kommunikation innerhalb der Teams der Gesundheitsberufe, weshalb es einen Schritt zur Entwicklung und Verankerung der interprofessionellen Bildung (IPE) im Gesundheitswesen gibt, um die Teamarbeit, die Qualität und die Sicherheit in den Pflegeeinrichtungen zu verbessern. Die Philosophie, Theorie und Praxis des IPE muss in der Ausbildung und in der klinischen Versorgung wirklich gelebt werden und sein Erfolg erfordert einen positiven kulturellen Wandel sowie Engagement in allen Berufsgruppen des Gesundheitswesens.

Diese Aspekte ergeben sich aus einem stark unter Druck stehenden und dynamischen Gesundheitssystem. Denn wie viele Länder der Welt steht Australien derzeit vor einer Reihe von sehr großen Herausforderungen für den Gesundheitssektor.

Diese Herausforderungen erstrecken sich über eine Vielzahl von Bereichen, einschließlich, aber nicht ausschließlich:

- Im Bereich der Altenpflege sowie anderen Pflegediensten ereignete sich Dramatisches. Im Zuge dieser Krise wurde 2019 eine königliche Untersuchungskommission gebildet, die Berichte erstellte, in denen extrem schlechte Standards, vermeidbare Todesfälle und eine insgesamt erbärmliche Qualität der Versorgung schutzbedürftiger älterer Menschen ersichtlich wurden.
- Eine steigende Nachfrage nach Gesundheitsleistungen im Hinblick auf die steigende Erwartungshaltung der Verbraucher.
- Eine alternde Bevölkerung.

- Veränderungen der epidemiologischen Muster mit Auswirkungen auf den Versorgungsbedarf und die Kosten, insbesondere die zunehmende Prävalenz nicht übertragbarer Krankheiten wie Herzkrankheiten, Adipositas und Diabetes mellitus.
- Ein ungesunder Lebensstil, der notwendige Gesundheitsleistungen steigert.
- Fragen der Qualität und Sicherheit der Pflege.
- Ein konjunkturbedingter Personalmangel im Gesundheitswesen und zeitweise ein übermäßiges Angebot an Fachpersonal (oftmals ausgelöst durch den Austausch von ausgebildeten Fachkräften durch billigere, schlecht ausgebildete Hilfskräfte).
- die indigene Bevölkerung ist immer noch mit sozialer und gesundheitlicher Ungleichheit konfrontiert und braucht einen besseren Zugang zum Gesundheitswesen
- Die Diskrepanz zwischen dem öffentlichen und dem privaten Gesundheitssektor, die Bemühungen um Effizienz und Kostendämpfung und gleichzeitig die Bewältigung der Notwendigkeiten für einen verbesserten Zugang zu hochwertiger Gesundheitsversorgung.
- Alterndes Pflegefachpersonal.
- Es besteht die Notwendigkeit, neue Betreuungsmodelle mit Auswirkungen auf alle Berufsgruppen im Gesundheitswesen einzubinden, die kulturelle und praxisbezogene Veränderungen erfordern, die in den meisten Fällen Widerstand hervorrufen werden.
- Ein Mangel an qualitativer Führung (Daly et al. 2009; Jackson und Daly 2012).
- Der zunehmende Einsatz von Technologien zur Überwachung der Gesundheit und des Wohlbefindens von Menschen, die mit chronischen Krankheiten in der Gemeinschaft leben.

Obwohl die Notwendigkeit von Reformen allgemein akzeptiert ist, stellt das schwerfällige politische System in Australien für Innovation, Wandel und Reform im Gesundheitswesen eine große Herausforderung dar. Dies ist auf eine Reihe von Faktoren zurückzuführen, darunter die traditionelle Aufteilung der Verantwortung für Gesundheitspolitik und Leistungserbringung zwischen Bund und Ländern/Gebieten, die Unterschiede in der politischen Führung im Land auf Bundes- und Landesebene sowie die damit verbundenen Konflikte durch Unterschiede in der politischen Ideologie, den Prioritäten, Werten und Überzeugungen. Trotz dieser Herausforderungen besteht nach wie vor ein starker Wunsch nach einer positiven Veränderung des Gesundheitssystems. Dadurch haben wir in Australien in den letzten 5–10 Jahren viele Reformen in der Gesundheitspolitik und der Regierung erlebt. Diese Änderungen wurden entwickelt, um Innovationen im nationalen Gesundheitssystem und im Gesundheitswesen sowie bei der Reform des Gesundheitspersonals voranzutreiben und zu erleichtern, z. B.:

- Die Bildung einer Kommission für Qualität und Sicherheit im Gesundheitswesen (www.safetyandquality.gov.au) zur Bewältigung zunehmender unerwünschte Ereignisse, der Arbeitsplatzkultur im Gesundheitswesen sowie zu Qualitäts- und Sicherheitsfragen in der nationalen Gesundheitsversorgung.
- Die Health Workforce Australia (HWA) (www.hwa.gov.au) wurde eingerichtet und war verantwortlich für die Sicherstellung von gut ausgebildetem Pflegefachpersonal, um die nationalen Bedürfnisse im Hinblick auf dem vorhergesagten Personalengpass im Pflegebereich bis 2020 entgegenzuwirken. Diese Kommission wurde jedoch anschließend aufgelöst, wobei die Verantwortung auf die Gesundheitsministerien der Bundesstaaten, der Länder und der Territorien sowie auf den Rat der australischen Regierungen übertragen wurde (COAG).
- Die Schaffung der Regulierungsbehörde für Angehörige der Gesundheitsberufe (Australian Health Professional Regulatory Authority, AHPRA, www.ahpra.gov.au) im Jahr 2009, die sich mit professionellen Standards und der Regulierung der Gesundheitsberufe, einschließlich der Kammerangelegenheiten, befasst.

Trotz umfangreicher und weitgehend konstanter systemischer Veränderungen sind die Herausforderungen im Zusammenhang mit der Gesundheitsreform jedoch so groß, dass es zahlreiche öffentliche Untersuchungen und einen kürzlich veröffentlichten Abschlussbericht der Nationalen Kommission für Gesundheit und Krankenhausreform gegeben hat: *Eine gesündere Zukunft für alle Australier: Abschlussbericht* (Bennett 2009) forderte Maßnahmen zu

- den wichtigsten Fragen des Zugangs und der Chancengleichheit angehen, die die Menschen jetzt betreffen,
- der Neugestaltung unseres Gesundheitssystems zur Bewältigung neuer Herausforderungen und
- dem Aufbau eines agilen, reaktionsfähigen und sich selbst entwickelnden Gesundheitssystems für zukünftige Generationen (Bennett 2009: 3).

Weiter stellten die Autoren fest, dass:

> Obwohl das australische Gesundheitssystem viele Stärken hat, befindet es sich doch auch unter enormem Druck, besonders aufgrund der sich verändernden gesundheitsbezogenen Bedürfnisse unserer Bevölkerung. Uns stehen drastische Herausforderungen bevor, etwa ein starker Anstieg der Nachfrage nach und der Ausgaben für die Gesundheitsversorgung, inakzeptable Ungleichheiten in Hinblick auf den Gesundheitszustand und die Zugänglichkeit von Gesundheitsleistungen, wachsende Besorgnis in Hinblick auf Sicherheit und Qualität der Gesundheitsversorgung sowie Personalmangel und Verschwendung. Wir haben ein fragmentiertes Gesundheitssystem mit einer komplexen Aufteilung von Finanzierungsverpflichtungen und Versorgungsverantwortung auf unterschiedlichen Regierungsebenen. Das System ist schlecht darauf vorbereitet, diesen Herausforderungen zu begegnen.
> Bennett (2009)

Ein Teil der Probleme ist auf einige sehr schwerfällige Prozesse zurückzuführen. Dies wurde erkannt, und nun wurden Schritte unternommen, um die Prozesse zu vereinfachen. Neue nationale Registrierungs- und regulatorische berufsspezifische Bestandteile der AHPRA sind beispielsweise das Australian Nursing and Midwifery Board (www.nursingmidwiferyboard.gov.au), das registrierte Pflegekräfte mit mindestens einem Bachelor-Abschluss, registrierte Hebammen und Pflegekräfte ohne Studium aufführt.

Vor der Gründung der AHPRA wurde die Registrierung und Regulierung vieler Angehöriger des Gesundheitswesens von Staaten und Territorien in Australien separat verwaltet. Dies bedeutete viel nationale Doppelarbeit und keine optimalen Vorkehrungen für die einfache Freizügigkeit von Angehörigen der Gesundheitsberufe in allen Staaten und Gebieten. Zum Beispiel musste in der Vergangenheit eine im Bundesstaat New South Wales registrierte Pflegefachkraft (RN), die als RN im Bundesstaat Queensland arbeiten wollte, eine Registrierung in Queensland beantragen und sicherstellen, bevor sie eine Beschäftigung erhalten konnte. Die Akkreditierung von Kursen, die zur Registrierung als Pflegefachkraft, Hebamme oder examinierte Krankenschwester führen, gehörte ebenfalls zu den Aufgaben des Staates und des Territoriums. Seit 2012 hat Australien eine nationale Akkreditierungsbehörde, den Australian Nursing and Midwifery Accreditation Council (ANMAC; www.anmac.org.au).

Ähnlich wie in vielen anderen Ländern stehen die australischen Pflegefachkräfte in den letzten 10 Jahren vor einigen großen Herausforderungen. Es ergeben sich Schwierigkeiten in einer Vielzahl von Themenbereichen wie Arbeitskräftemangel, Gewalt (Luck et al. 2007, 2008), Mobbing und Belästigung, Probleme im Zusammenhang mit einer alternden Belegschaft (Gabrielle et al. 2008), ineffektive Führung, Rekrutierungs- und Bindungsprobleme, Einstiegsschwierigkeiten für neue diplomierte Pflegefachkräfte und anhaltender rascher organisatorischer Wandel (Gabrielle et al. 2008), denen Pflegefachpersonal und Hebammen ausgesetzt sind.

Die Pflege hat viele und vielfältige Antworten auf diese Herausforderungen gegeben. Zu den Antworten gehören

- der Aufbau engerer Beziehungen zwischen dem Umfeld der klinischen Praxis und der Hochschulbildung,
- ein stärkerer Antrieb zur Einbindung der Forschung in die Praxis durch nationale und internationale, führungsorientierte, evidenzbasierte Praxisinstitutionen wie das Johanna Briggs Institute (JBI; www.joannabriggs.edu.au) und die Verbesserung der Qualität der klinischen Ausbildung,
- innovative Projekte, durch die Health Workforce Australia (HWA) finanziert,
- große Fortschritte in Hinblick auf den Einsatz fortschrittlicher Technologien in der klinischen Ausbildung (etwa klinische Simulation),
- gemeinsame Forschungsprogramme zur Förderung der Entwicklung der Qualitätspraxis und zur Verbesserung der Führungsprogramme für Pflegepersonal auf allen Ebenen (Dignam et al. 2012).

Darüber hinaus hat die Pflege engere Arbeitsbeziehungen zur Industrie in Bezug auf die Entwicklung von Kursen aufgebaut und strategische Partnerschaften mit der Medizin und den verwandten Gesundheitsdisziplinen in der Praxis und im Forschungsumfeld geschlossen. Während dieser Zeit hat die australische Pflege auch einige strategische internationale Kooperationen und starke Beziehungen zwischen dem klinischen und dem Universitätssektor durch gemeinsame Berufungen bis hin zur Professorenstelle aufgebaut.

▶ Am wichtigsten ist jedoch, dass die Pflege begonnen hat, die Regierungspolitik zu beeinflussen und Politiker über die Pflege aufzuklären, und dass es ihr gelungen ist, Pflegefachkräfte in wichtige Regierungsstellen wie den National Health and Medical Research Council (NHMRC) und HWA zu bringen. Auf diese Weise hat die australische Pflege ihre Stimme entwickelt und muss sich nicht mehr darauf verlassen, dass andere für sie sprechen wie z. B. der medizinische Beruf.

5.2.2 Steigendes Alter der Pflegefachkräfte

Das Problem der alternden Arbeitskräfte stellt eine zusätzliche Herausforderung dar. Die Pflege verliert in den kommenden Jahren einen nennenswerten Anteil von Pflegefachkräften, die in den Ruhestand gehen, sodass die Anzahl aktiver Pflegefachkräfte weiter abnehmen wird. Darüber hinaus gehören eben diese Pflegefachkräfte zu den

Erfahrensten und Kompetentesten innerhalb der Berufsgruppe. Verschiedene Strategien zur Erhaltung des Fachwissens und des Wissens dieser Pflegefachkräfte wurden in der Literatur angesprochen (Gabrielle et al. 2008a, b). Einige Forschungsergebnisse deuten darauf hin, dass Pflegefachkräfte aufgrund der emotionalen und physiologischen Veränderungen im Alter Schwierigkeiten damit haben, die Anforderungen der Praxis zu bewältigen. Verschiedene Faktoren wie ein schneller Schichtwechsel und körperliche Anforderungen tragen dazu bei (Gabrielle et al. 2008b).

Auch wenn die Pflegefachkräfte im Ruhestand versuchen können, weiterhin Anschluss in der Pflege zu finden und sich hier zu engagieren, führen die Arbeitsintensität und die körperlichen und emotionalen Anforderungen des Pflegeberufs dazu, dass viele Menschen die aktive klinische Arbeit nicht fortsetzen können oder wollen (Jackson 2008). Auch wenn es den Anschein hat, dass die Situation recht düster ist, ist es wichtig, dass wir unseren professionellen Optimismus beibehalten (Jackson 2009). Zudem ist es notwendig, die Themen nicht nur anzuerkennen und darüber nachzudenken, sondern auch Strategien zu entwickeln, die zu einer nachhaltigen und widerstandsfähigen Pflegekapazität beitragen, die den aktuellen und zukünftigen Bedürfnissen gerecht wird.

▶ Um den kontinuierlichen beruflichen Austausch und die Beteiligung der Pflegefachkräfte im Ruhestand zu erhalten, sind daher innovative Strategien erforderlich.

Im Rahmen dieses Beitrags werden wir uns auf die Idee konzentrieren, das Fachwissen und das Potenzial von Pflegefachkräften im Ruhestand als Mentoren für Pflegefachkräfte und Hebammen zu nutzen, die derzeit in stark unter Druck stehenden und sehr ausgelasteten stationären Gesundheitseinrichtungen arbeiten. Wir vertreten die Ansicht, dass diese pensionierten Pflegefachkräfte eine wichtige potenzielle Rolle bei der Entwicklung einer nachhaltigen und resilienten Pflegefachkraft spielen.

5.2.3 Pflegefachkräfte im Ruhestand als reiche Ressource für die Personalentwicklung

Pensionierte Pflegefachkräfte stellen eine reiche Ressource für das Feld der Pflege, die Gesundheitseinrichtungen und die Gesellschaft dar. Trotz der schnell alternden Belegschaft und der Fülle an Literatur dazu hat die Pflege jedoch nur sehr langsam gehandelt, um effektive und nachhaltige Strategien zu entwickeln, um das Fachwissen dieser pensionierten Generation von Pflegefachkräfte so lange wie möglich zu erhalten. Diese pensionierte Generation von Pflegefachkräfte stand vor vielen Herausforderungen, erlebte einen enormen Wandel im Gesundheits- und Sozialbereich und trug enorm zur Entwicklung des Berufsstandes bei (Jackson 2008).

Darüber hinaus ist die Anwesenheit von hochqualifizierten und erfahrenen Pflegefachkräften im klinischen Umfeld eine reiche Ressource für den Beruf. Weniger erfahrene Pflegefachkräfte, die sich noch in einem sehr schnellen beruflichen Lernprozess befinden, können von dem Wissen, der Erfahrung, der Unterstützung und der professionellen Anleitung dieser älteren Pflegefachkräfte profitieren. Diese Pflegefachkräfte haben im Laufe ihrer Karriere wahrscheinlich viele schwierige Probleme und Herausforderungen erfolgreich bewältigt und aufgrund der Tatsache, dass sie noch immer arbeiten, wahrscheinlich einige wichtige berufliche Fähigkeiten entwickelt. Diese Fähigkeiten sind von enormem Nutzen für die Belegschaft.

▶ Da diese älteren Pflegefachkräfte in den Ruhestand gehen, steht australischen Pflegefachkräfte ein großer Verlust an Wissen, Fähigkeiten und Erfahrung bevor.

Obwohl es große Bedenken darüber gibt, wie die Pflege die Herausforderung des bevorstehenden Ausstiegs einer großen Zahl unserer ältesten und erfahrensten Berufskollegen begegnen wird, gibt es überraschend wenig Literatur über das Potenzial, das Pflegefachkräfte im Ruhestand für den Beruf haben. Der größte Teil der Literatur rund um die alternde Belegschaft beschreibt die Herausforderungen, die mit alternden Pflegefachkräfte verbunden sind, die derzeit im Arbeitsfeld tätig sind (Gabrielle et al. 2008a), wie das klinische Umfeld und die Arbeitspraktiken besser an ihre Bedürfnisse angepasst werden können und wie der Beruf auch weiterhin den Bedarf der Belegschaft angesichts hoher Pensionierungszahlen decken wird (Rosenfield 2007). Zudem gibt es Literatur, die sich darauf konzentriert, ältere Pflegefachkräfte durch Hinausschieben des Ruhestandes und andere Strategien länger in der Belegschaft zu halten (Cyr 2005; Leese et al. 2009).

In der Literatur ist eher wenig ersichtlich, wie wir auf die Erfahrung dieser Pflegefachkräfte in unbezahlter (oder pensionierter) Funktion zurückgreifen können (Jackson 2008). Eine Ausnahme bildet ein Bericht über einen innovativen Ansatz, der die berufliche Beteiligung von Pflegefachkräfte im Ruhestand beibehält und zu einem unterstützenderen Berufsleben für Pflegefachkräfte und Hebammen beiträgt, die derzeit im Gesundheitswesen beschäftigt sind (McDonald et al. 2012). Dieses Projekt beschreibt eine Intervention, die in einem großen städtischen Krankenhaus in Australien durchgeführt wurde, in einer stark ausgelasteten klinischen Abteilung innerhalb des Krankenhauses, die mit erheblichen Personalproblemen konfrontiert war.

Die Herausforderungen waren mit der organisatorischen Umstrukturierung verbunden:

- dem anhaltenden Personalmangel, insbesondere von erfahrenem Personal,
- einer umfangreichen negativen Medienberichterstattung über den Tod eines Patienten,
- einem schlechten Arbeitsklima verbunden mit Mobbing am Arbeitsplatz,
- Unhöflichkeit und Konflikten,
- und interdisziplinärer Spannungen zwischen verschiedenen Berufsgruppen und Hierarchien (McDonald et al. 2012).

Darüber hinaus war die Arbeitsplatzkultur so unattraktiv, dass das Gesundheitswesen nur schwer eine vollständige Besetzung von festen klinischen Managern rekrutieren konnte, und so war der Mangel an stabiler Führung ein weiterer Faktor, der zum allgemeinen Klima der Arbeitsunfälle beitrug (McDonald 2010). Es überrascht nicht, dass das Pflege- und Hebammenpersonal angesichts der oben beschriebenen Rahmenbedingungen enttäuscht und die Moral in der Region gering war (McDonald 2010).

Als Konsequenz daraus wurde eine Arbeitsplatzintervention konzipiert und umgesetzt, die darauf abzielte, die persönliche und berufliche Belastbarkeit von Pflege- und Hebammenpersonal zu verbessern (McDonald et al. 2012). Die in der Fachliteratur definierten Merkmale der persönlichen Resilienz wurden als Grundlage für die Intervention herangezogen. Diese Faktoren waren unter anderem:

- Überprüfung des Aufbaus positiver und der Pflege beruflicher Beziehungen,
- Aufrechterhaltung einer positiven Einstellung,
- Entwicklung emotionaler Einsichten,
- Erreichen von ausgeglichener Work Life Balance und Spiritualität und
- Steigerung der Reflexionsfähigkeit (Jackson et al. 2007).

Das Projekt wurde als kollektive Fallstudie konzipiert, und in der Intervention wurden mehrere Strategien zur Personalentwicklung eingesetzt. Diese wurden in der Literatur vollständig beschrieben (McDonald et al. 2012) und umfassten Workshops und die Bildung von erweiterten beruflichen Netzwerken.

▶ Die Bildung professioneller Netzwerke wird als ein entscheidender Aspekt der Resilienz angesehen, da sie eine Reihe von beruflichen Verbindungen bietet, auf die bei Bedarf zurückgegriffen werden kann, um Unterstützung, Beratung und Information zu bieten (Jackson et al. 2007).

Des Weiteren ist es wichtig, dass diese beruflichen Netzwerke Menschen von außen einbeziehen, was im Rahmen dieser besonderen Intervention, die wegen der schlechten Arbeitsmoral, Vertrauensfragen und der schlechten Beziehungen, die es im Arbeitsbereich gab, umso bedeutsamer war (Jackson et al. 2007). Daher ist es essenziell, erfahrene und kompetente Mentoren zu identifizieren, mit denen die Pflegefachkräfte und Hebammen effektiv zusammenarbeiten können und die Zeit haben, die sie in die Unterstützung dieser Mitarbeiter investieren können. Aus diesen Gründen wurde die Entscheidung getroffen, die Bildung von Mentoring-Kooperationen zwischen pensionierten und arbeitenden Pflegefachkräfte und Hebammen zu fördern (McDonald et al. 2010a).

Die Mentorenauswahl erfolgte sorgfältig. Es wurden Menschen gesucht, die in der Lage waren, eine erfolgreiche Pflegekarriere zu gestalten, und so wurden potenzielle Mentoren benötigt, die eine leitende oder ausbildende Position in der Pflege bekleidet haben (McDonald et al. 2010a). Des Weiteren waren die Mentoren verpflichtet, sich mindestens einmal im Monat zu einem regelmäßigen und kontinuierlichen Kontakt mit ihrem Mentee zu verpflichten. Im Anschluss daran mussten sowohl Mentoren als auch Mentees an einem vorbereitenden Trainingsworkshop teilnehmen. Das Ziel dieses Workshops war es, sicherzustellen, dass alle Beteiligten ein gemeinsames Verständnis von Mentoring und Mentoring-Beziehungen haben (McDonald et al. 2010b).

Zu den positiven Aspekten für die Mentees gehörten eine verbesserte berufliche Vernetzung, eine verbesserte berufliche Zielsetzung und das Erreichen beruflicher Ziele, und für die Mentoren ein besseres Verständnis für den Druck, unter dem die Pflege derzeit im klinischen Umfeld arbeitet, sich im Ruhestand nützlich zu fühlen und als Vermittler für Kultur tätig zu sein (McDonald et al. 2010a). Es gab auch Herausforderungen, die in erster Linie mit der Schaffung von Vertrauen und der Wiederherstellung einer positiven Einstellung in einer sehr demoralisierten Gruppe von Mitarbeitern verbunden waren. Ungeachtet der Schwierigkeiten kamen die Autoren jedoch insgesamt zu der Beurteilung, dass die Vorteile der Intervention die Herausforderungen bei weitem überwiegen.

5.2.4 Abschließende Kommentare: vom Projekt lernen

In den kommenden Jahren wird die Pflege in Australien und anderswo mit dem Verlust beträchtlicher Fähigkeiten und Kenntnisse durch den Renteneintritt konfrontiert. Deshalb müssen wir darüber nachdenken, wie wir diese sehr wertvolle Ressource weiterhin nutzen können.

Obwohl die von McDonald et al. (2010b) berichtete Studie eine kleine Einzelstandortstudie ist und nur ein Teil einer viel größeren Studie (McDonald et al. 2010a) umfasst, zeigt sie ein klares Potenzial für pensionierte Pflegefachkräfte, durch einen Beitrag zur Personalentwicklung eine dauerhafte Verbindung zur Pflege und Hebammenarbeit zu haben.

Es ergaben sich viele Vorteile bei der Integration von pensionierten Pflegenden in ihren Bemühungen, die derzeit arbeitenden Pflegenden zu unterstützen. Die arbeitenden Pflegenden profitierten nicht nur von der Unterstützung und Weisheit der pensionierten Kollegen, sondern diese Beziehungen bereicherten auch ihr berufliches Netzwerk. Wenn man sich jedoch auf die Fähigkeiten und das Fachwissen der pensionierten Pflegenden stützt, ist es wichtig, die Attribute und Qualitäten, die für die jeweilige Rolle erforderlich sind, sorgfältig zu berücksichtigen – dabei gibt es mehrere Punkte, die zu berücksichtigen sind.

Was andere Länder aus diesem Projekt lernen können
Siehe die Checkliste in Tab. 5.2.

In unserer Studie hatten die pensionierten Pflegekräfte echte Möglichkeiten, ihr Engagement für den Beruf durch Personalentwicklung und durch die persönliche Unterstützung von Pflegefachkräften „an der Front" fortzusetzen.

Es ist klar, dass die Personalentwicklung in der Pflege auf mehreren Ebenen angegangen werden muss, um die Nachhaltigkeit zu fördern. Dazu gehören die Grund- und Aufbaustudiengänge im Hochschulbereich sowie die Aus- und Weiterbildung am klinischen Arbeitsplatz. Verbesserungen in allen diesen Arbeitsbereichen werden erreicht, wenn starke Partnerschaften zwischen Anbietern von Pflegeausbildung und Personalentwicklung bestehen.

Die Probleme und Herausforderungen, die mit der Sicherstellung eines lebenswichtigen und nachhaltigen Pflege- und Gesundheitsfachkräftewesens und des Gesundheitssystems

Tab. 5.2 Checkliste zur Integration von pensionierten Pflegekräften in die Personalentwicklung

Gegenstand	ja	nein	Maßnahme
Verfügt die potenzielle Pflegekraft im Ruhestand über die notwendigen Fähigkeiten und Eigenschaften?			
Entspricht die zur Verfügung stehende Pflegekraft den Grundanforderungen der Intervention?			
Besitzt die pensionierte Pflegekraft noch eine Pflegezulassung?			
Welche Strategie gibt es für die Integration der pensionierten Pflegekraft in das Team?			
Welchen Bedarf an Einarbeitung und Unterstützung hat die pensionierte Pflegekraft?			
Welche Strategie gibt es für die laufende Unterstützung der pensionierten Pflegekraft?			
Welche Strategie gibt es, um die pensionierte Pflegekraft am Ende des Projekts aus dem Programm zu nehmen?			

in Australien verbunden sind, müssen in einem multidisziplinären Kontext angegangen werden, um die Erfolgsaussichten zu maximieren. Die Themen und Herausforderungen sind zu groß, um von einem Gesundheitsberuf oder einer Fachgruppe allein angegangen und bewältigt zu werden.

Danksagungen Ein Teil des Inhalts dieses Kapitels stammt aus veröffentlichten Ergebnissen eines von der ARC Linkage geförderten Projekts mit dem Titel *Überleben und Gedeihen angesichts von Widrigkeiten am Arbeitsplatz: eine Intervention zur Entwicklung der persönlichen Resilienz bei Pflegefachkräften und Hebammen*, für das die Autorin Debra Jackson Chief Investigator war.

Die Autoren möchten anerkennen: ARC Linkage funding (LP06688750), Co-Investigators Margaret Vickers, Lesley Wilkes und Marie Clarke; wissenschaftliche Mitarbeiterin Shantala Mohan, die bei organisatorischen Verhandlungen assistiert hat, und PhD-Kandidatin Glenda McDonald, die mit diesem Projekt ihre Doktorarbeit geschrieben hat.

5.3 Zukunftsweisende Bildungswege für das Hebammenwesen – FEM

Andrea Bosch, Sonja Wangler, Cornelie Wolf und Anke Simon

5.3.1 Die Duale Hochschule Baden-Württemberg und das Studienzentrum für Gesundheitswissenschaften & Management an der DHBW Stuttgart

Die Duale Hochschule Baden-Württemberg (DHBW) ist 2009 aus der 1974 gegründeten Berufsakademie hervorgegangen und mit 34.000 Studierenden die größte Hochschule Baden-Württembergs (DHBW 2018). Die Hochschule mit ihren 9 Standorten unter einer zentralen Leitung mit Sitz des Präsidiums in Stuttgart ist in Anlehnung an das US-amerikanische Modell der State University aufgebaut.

Das Studienangebot unterscheidet sich von dem anderer Hochschulen und Universitäten durch ein einzigartiges **praxisintegriertes Konzept**. Rund 9000 Unternehmen sowie Institutionen des Sozial- und des Gesundheitswesens sind als **Duale Partner** Mitglieder der Hochschule und leisten durch ihre Beteiligung an der Lehre, der Weiterentwicklung der Lehrpläne, Mitwirkung in den Hochschulgremien und die Vergütung der Studierenden einen wertvollen Beitrag.

▶ Die enge Verzahnung von wissenschaftlichem Studium und praxisorientiertem Lernen bei den Dualen Partnern ist ein besonderes Merkmal der Dualen Hochschule Baden-Württemberg.

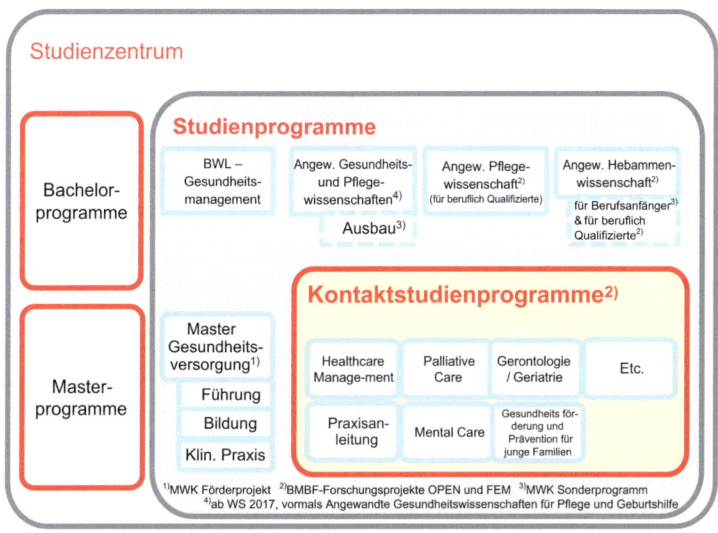

Abb. 5.2 Studienzentrum Gesundheitswissenschaften und Management an der Dualen Hochschule Stuttgart

Theorie- und Praxisphasen sind curricular verknüpft und wechseln im Rhythmus von etwa 3 Monaten. Die Verantwortung für Qualität und Organisation des dualen Studiums liegt in den Händen der Hochschule. Diese ist dafür zuständig, duale Studiengänge zu entwickeln und Curricula zu konzipieren (Simon 2018). Es wird deutlich, dass im Konzept des dualen Studiums alle drei Akteure (Hochschule, Dualer Partner und Studierende) eingebunden sind und aktiv mitwirken.

Die DHBW Stuttgart bietet über 40 Bachelor-Studienrichtungen in den Bereichen Wirtschaft, Technik, Sozialwesen und Gesundheit an. Das Studienzentrum für Gesundheitswissenschaften und Management wurde im Jahr 2013 gegründet. Es vereint gesundheitsökonomische und gesundheitswissenschaftliche Studienprogramme sowohl für Berufsanfängerinnen und -anfänger als auch bereits beruflich Qualifiziert (Abb. 5.2) (DHBW 2018).

Ein besonderer Vorteil des Studienzentrums liegt in der kontinuierlichen Zusammenarbeit der Studiengänge unter einem Dach. Synergieeffekte ergeben sich durch studiengangsübergreifende Module und gemeinsame Lehrveranstaltungen. Gesundheitsexperten und -expertinnen unterschiedlicher Professionen lernen zusammen von- und miteinander. Damit wird einer wesentlichen Anforderung entsprochen, die sich aus dem Wandel in der Gesundheitsversorgung ergibt, einer abgestimmten Verzahnung der unterschiedlichen Sektoren und Akteure.

5.3.2 Akademisierung im Hebammenwesen

Das Gesundheitswesen steht als einer der größten und stetig weiterwachsenden Wirtschaftszweige unter enormem Innovations- und Reformdruck, aber vor allem ist ein erheblicher ökonomischer

Druck festzustellen. Währenddessen sind die Versorgungsbedarfe in der Bevölkerung gestiegen und die Betreuungssituationen zunehmend komplexer geworden (Bundesministerium für Wirtschaft und Energie 2019). Das Tätigkeits- und Aufgabenfeld der Hebammen ist von diesen Veränderungen besonders betroffen.

Gleichzeitig zeigt sich ein Mangel an Hebammen in allen Versorgungssektoren. Die „Landkarte der Unterversorgung" auf der Seite www.unsere-hebammen.de verzeichnet 27.000 Eintragungen. Dort können Frauen, die für ihre Betreuung keine freiberufliche Hebamme gefunden haben, die Versorgungslücke melden (Deutscher Hebammenverband DHV e.V. 2019a). In den Kreißsälen betreut eine Hebamme häufig mehrere Gebärende parallel, offene Stellen können nicht besetzt werden (Wacker 2018).

Die Ursachen des Hebammenmangels sind nicht einfach zu diagnostizieren. Es fehlt an verlässlichen statistischen Angaben über die Anzahl berufstätiger Hebammen und darüber, in welchem Umfang und in welchen Versorgungsbereichen sie tätig sind. Vermutet wird, dass eine erhebliche Zahl von Hebammen wegen Unzufriedenheit mit den Arbeitsbedingungen dem Beruf den Rücken gekehrt hat oder den Ausstieg in absehbarer Zeit plant (Badische Zeitung 2019).

Die hohen Interventionsraten in der klinischen Geburtshilfe werden als eine Ursache der Berufsflucht beschrieben (Scheurer und Hartmann 2017). Der Technisierung der normalen Geburt entgegenzuwirken, erfordert ausgeprägte Kompetenzen der Hebammen, sowohl um die Physiologie der Geburt zu stärken als auch um ihre eigenständige Rolle im geburtshilflichen Team vollständig und wissenschaftlich fundiert auszufüllen. „**Evidenzbasierte Konzepte** sind für die hebammengeleitete Geburtshilfe dringend erforderlich. Hebammen müssen zudem in der Lage sein, ihr eigenes Handeln kritisch zu hinterfragen und zu reflektieren." (BMG Bundesministerium für Gesundheit 2019)

Das Hebammenberufsgesetz, das 1985 verabschiedet wurde, und die Ausbildungs- und Prüfungsverordnung aus dem Jahr 1987 werden den gestiegenen Anforderungen nicht gerecht. Hebammen übernehmen heute in großem Umfang selbstständig Aufgaben in der Gesundheitsversorgung und der Prävention. Der Beratungs- und Betreuungsbedarf von Schwangeren und Familien in der reproduktiven Lebensphase ist gestiegen. Diese Veränderungen verlangen eine Anhebung der Ausbildung auf ein höheres Kompetenzniveau. Außer Ärztinnen und Ärzten arbeitet kein Gesundheitsberuf so eigenständig wie die Hebammen (Deutscher Hebammenverband DHV e.V. 2019b)

Im Jahr 2005 wurden in der **EU-Richtlinie** 2005/36/EG „Automatische Berufsanerkennung" Mindeststandards für die Zulassung zur Ausbildung, die Ausbildung und die Berufsausübung für Berufe im Gesundheitswesen festgelegt. Diese Richtlinie wurde 2013 geändert und die Mindeststandards für den Hebammenberuf angehoben. Unter anderem ist künftig eine 12-jährige allgemeine Schulbildung Voraussetzung für die Ausbildung zur Hebamme. In allen EU-Mitgliedsstaaten, außer Deutschland, werden Hebammen bereits an Hochschulen mit Bachelor-Abschluss, ausgebildet. „Darüber hinaus gibt die Richtlinie 2005/36/EG unter anderem vor, dass eine Hebamme genaue Kenntnisse der Wissenschaften, auf denen die Tätigkeiten der Hebamme beruhen, aufweist" (BMG Bundesministerium für Gesundheit 2019).

Die Richtlinie fordert die Umsetzung der Vorgaben bis 2020. Hierfür sind die rechtlichen Grundlagen geschaffen, um die Hebammenausbildung an Fachschulen durch ein **primärqualifizierendes Bachelor-Studium** zu ersetzen (HebG). Das Kompetenzniveau wird auf Level 6 des europäischen Qualifikationsrahmens angehoben, um damit auch die Berufsausübung in anderen Ländern der EU möglich zu machen.

▶ Es werden also zukünftig Hebammen mit unterschiedlichen Berufsabschlüssen tätig sein. Die Einrichtungen mit geburtshilflichen Abteilungen stehen vor der Herausforderung, klassisch ausgebildete Hebammen mit Fachschulabschluss und Berufsanfängerinnen mit Bachelor-Abschluss in einem Team zu beschäftigen.

Diese weitreichenden Veränderungen gaben den Anstoß, an der DHBW Stuttgart den berufsintegrierenden Bachelorstudiengang Angewandte Hebammenwissenschaft für **beruflich qualifizierte Hebammen** zu konzipieren. Der Studiengang ergänzt die 2011 erstmals angebotenen gesundheitswissenschaftlichen Studiengänge der DHBW im Kontext der Akademisierung der Pflegeberufe.

Dabei konnte auf die Erfahrungen aus dem vorangegangenen Projekt Open Education in Nursing (OPEN) und dem berufsbegleitenden Studiengang „Angewandte Pflegewissenschaften" zurückgegriffen werden (DHBW Stuttgart o. J.). Das Projekt „Zukunftsweisende Bildungswege für das Hebammenwesen – Future Education in Midwifery (FEM)" wurde in enger Zusammenarbeit mit den Dualen Partnern und dem wissenschaftlichen Beirat des Studienzentrums Gesundheit entwickelt. Das Projekt FEM wird wegen seiner innovativen Elemente seit August 2014 vom Bundesministerium für Bildung und Forschung (BmBF) gefördert und im Rahmen des Wettbewerbs „Aufstieg durch Bildung: offene Hochschulen" durchgeführt. Das Projekt endete im Juli 2020.

5.3.3 Konzeption des Studiengangs „Angewandte Hebammenwissenschaft – Erweiterte Hebammenpraxis"

Aufbau und Studienverlauf

> **B.Sc. Angewandte Hebammenwissenschaft**
> - Voraussetzung: Ausbildung zur Hebamme
> - Anrechnung von hochschulisch und außerhochschulisch erworbenen Qualifikationen
> - 6 Semester berufsintegrierend
> - 5 Präsenzwochen in 3 Blöcken pro Semester
> - 210 ECTS

Der idealtypische Verlauf des im Projekt entwickelten **berufsintegrierenden Studiengangs** Angewandte Hebammenwissenschaft – Erweiterte Hebammenpraxis ist auf 3 Studienjahre angelegt. Die Studienzeiten können flexibel auf die beruflichen und familiären Bedürfnisse der Studierenden angepasst und dadurch verkürzt oder verlängert werden. So sind Rahmenbedingungen geschaffen, die eine Vereinbarkeit von Beruf und Familie mit dem Studium ermöglichen.

Der Theorieteil des Studiums ist in Präsenz- und Selbstlernphasen organisiert, die umfangreich durch ein Blended-Learning-Konzept unterstützt werden. Die Präsenzphasen an der Hochschule betragen 5 Wochen pro Semester, die in 3 Blockphasen aufgeteilt sind. Die praktischen Studienanteile erfolgen im Rahmen der Berufstätigkeit der Studierenden. Ein Stellenumfang von etwa 75 % wird empfohlen. Die Belastung des Arbeitgebers ist durch bereits bei Studienbeginn festgelegte Präsenzphasen über die gesamte Studienzeit planbar. Nach einer Regelstudienzeit von 6 Semestern erwerben die Absolventinnen und Absolventen den Abschluss Bachelor of Science mit 210 ECTS-Punkten. Die Hebammenausbildung wird auf Basis einer Äquivalenzprüfung zu Beginn des Studiums mit 60 ECTS-Punkten anerkannt.

Mit dieser Struktur wurde ein Programm geschaffen, das berufstätigen Hebammen den Zugang zu hochschulischer Weiterqualifizierung ermöglicht.

> **Zielgruppen**
> - Berufstätige Hebammen
> - Studierende mit Familienpflichten
> - Berufsrückkehrerinnen
> - Beruflich Qualifizierte ohne formale Hochschulzugangsberechtigung

Kompetenzprofil und Curriculum

Die Perspektive der Praxis hinsichtlich der Akademisierung des Hebammenwesens wurde in einer qualitativen empirischen Vorstudie innerhalb der Begleitforschung des Projektes ermittelt. In Expertinterviews mit Vertreterinnen und Vertretern aus Praxis, Wissenschaft, Lehre und Ausbildung wurden zum einen Einschätzungen über aktuelle und zukünftige Aufgabenfelder und zum anderen die dafür notwendigen Kompetenzen für die hochschulisch qualifizierten Hebammen erfragt (Butz et al. 2017a). Die hieraus erhobenen Anforderungen bildeten – neben den Qualifikationszielen der AG Hochschulbildung der Deutschen Gesellschaft für Hebammenwissenschaft und des „Kompetenzprofils Hebamme" des pädagogischen Fachbeirates des Deutschen Hebammenverbandes – die Grundlage des **Kompetenzprofils** im Studiengang Angewandte Hebammenwissenschaft (AG Hochschulbildung der DGHWi e.V. 2015; Pädagogischer Fachbeirat des Deutschen Hebammenverbandes e.V. 2008).

Das Studium vertieft die in der Ausbildung vermittelten Grundkompetenzen und befähigt:

- zur Betreuung der Frauen und Familien auf aktuellem Stand hebammenwissenschaftlicher, medizinischer, psychologischer und weiterer bezugswissenschaftlicher Erkenntnisse unter ständiger kritischer Reflexion und Evaluation der eigenen Arbeit,
- zur Verantwortung und Steuerung der Planung, Durchführung und Evaluation der Behandlung und Betreuung auf Basis einer wissenschaftlich reflektierten und evidenzbasierten Vorgehensweise,
- die individuellen Bedürfnisse und Interessen der Frauen und Familien im Rahmen einer partizipativen und vertrauensvollen Beziehung und auf Basis der ethischen Grundsätze von Hebammen zu erkennen (ICM 2014).

Aufbauend auf diesem Kompetenzprofil wurden die Studieninhalte entwickelt. Darüber hinaus wurden Best-Practice-Modelle anderer Hochschulen im nationalen und internationalen Vergleich herangezogen (Butz et al. 2017b).

Im **Curriculum** werden folgende zentrale Aspekte fokussiert:

Curriculum
- Anwendungsorientierte Hebammenforschung und deren Implementierung in die Praxis
- Förderung der Physiologie in der Hebammenarbeit
- Beratung und Gesundheitsedukation
- Frauen- und Familiengesundheit
- Freiberuflichkeit und Wirtschaftlichkeit insbesondere in Bezug auf unternehmerische Kenntnisse und Fähigkeiten sowie die Stärkung der ambulanten Versorgung
- Weiterqualifizierung für Lehrkräfte

Einen idealtypischen Studienverlauf fasst Abb. 5.3 zusammen.

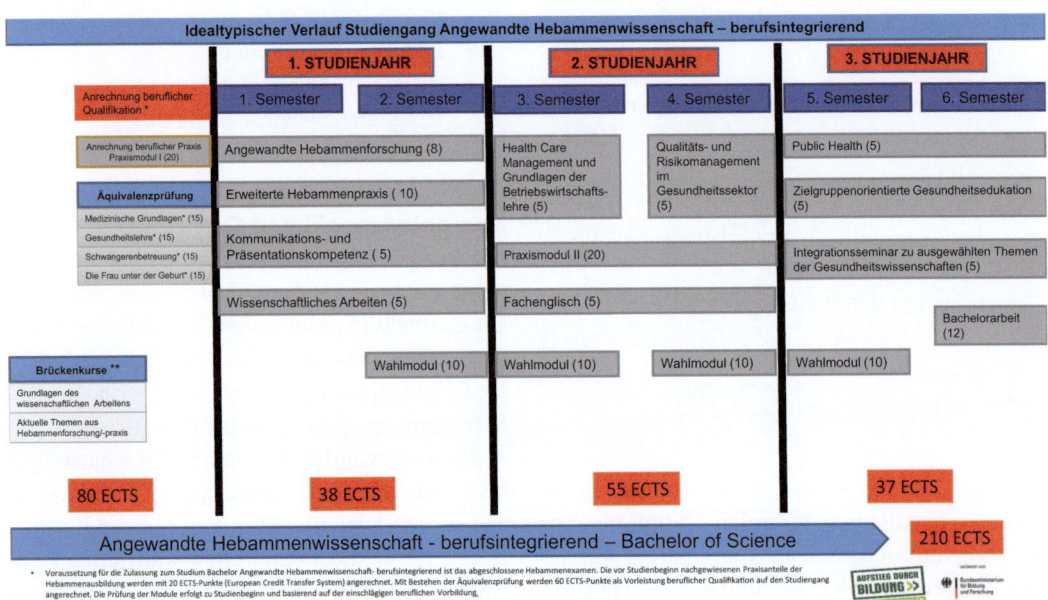

Abb. 5.3 Idealtypischer Studienverlauf

Anmerkung Bislang müssen Lehrkräfte an Hebammenschulen nicht wissenschaftlich ausgebildet sein. Zunehmend wird ein Studium verlangt, um damit den steigenden Anforderungen an evidenzbasiertes Arbeiten auch in der Lehre zu entsprechen (zu Sayn-Wittgenstein 2007).

Zugangsvoraussetzungen

Ein weiterer Punkt der Konzeptentwicklung war es, den Zugang zur Hochschule auch Interessierten ohne formale **Hochschulzugangsberechtigung** zu ermöglichen. Dieser Aspekt wurde bei der Organisation und Konzeption des Studiengangs berücksichtigt, hierbei konnte ebenfalls auf die Erfahrungen des Projektes OPEN zurückgriffen werden. Die Studieninteressierten können durch eine Eignungsprüfung ihre Hochschulzugangsberechtigung erlangen. Außerdem können außerhochschulische Qualifikationen in Anrechnungsverfahren anerkannt werden (DHBW Stuttgart o. J.).

> **Zugangsvoraussetzungen**
> - Abgeschlossene Hebammenausbildung
>
> und
>
> - Allgemeine Hochschulreife
> - Beruflich Qualifizierte mit Fachweiterbildung
> - nach allgemeinem Studierfähigkeitstest und Beratung
>   - mit fachgebundener Hochschulreife
>   - mit Fachhochschulreife
>   - mit mindestens 2 Jahren einschlägiger Berufserfahrung

Neben der Möglichkeit, das Studium als Ganzes zu absolvieren, bietet das Projekt wissenschaftliche Weiterbildung in Form von interdisziplinären **Kontaktstudiengängen** an. Sie eignen sich für alle Hebammen, die Interesse an einer Weiterbildung haben oder sich bei ihrer Studienentscheidung noch unsicher sind. Das Kontaktstudium wird nach einem oder zwei Modulen mit einem Hochschulzertifikat und ECTS-Punkten abgeschlossen, die auf ein späteres Studium angerechnet werden können. Es wird keine formale Hochschulzugangsberechtigung benötigt. Das Kontaktstudium ist gebührenfrei.

> **Kontaktstudiengänge für Hebammen**
> - Gesundheitsförderung und Prävention für junge Familien I und II
> - Berufspädagogik
> - Gesundheitsmanagement I und II
> - 10 ETCS je Modul

Innovative Lehr- und Lernelemente

Neben den Präsenzphasen beinhaltet der Studiengang auch Selbstlern- und Transferphasen. Diese Aufteilung erfordert innovative Lehr- und Lernelemente. Im Folgenden einige Beispiele neu entwickelter Formate:

- eine E-Learning-Plattform,
- zielgruppenspezifische Prüfungsformen,
- Simulationstrainings,
- interdisziplinäre Wahlmodule.

Die E-Learning-Plattform **Moodle** folgt dem Blended-Learning-Format: Der gezielte Einsatz der Lernplattform dient unter anderem der Vor- und Nachbereitung von Veranstaltungen. Sie kann aber auch für themenbezogene Diskussionen oder für Lernzielkontrollen eingesetzt werden. Dies ermöglicht den studierenden Hebammen eine flexible Zeiteinteilung und bietet die Möglichkeit, individuell ihr durch Ausbildung und Berufserfahrung erworbenes Wissen zu erweitern und zu vertiefen.

Für das Modul „Erweiterte Hebammenpraxis" wurde als Prüfungsleistung ein **E-Portfolio** entwickelt, um Praxis und Theorie optimal miteinander zu verbinden (Bräuer 2016; Schmid und Baeßler 2016). Eine im beruflichen Alltag erlebte geburtshilfliche Situation wird unter unterschiedlichen Blickrichtungen wissenschaftlich beleuchtet. Theoretisch fundierte Betreuungsansätze der Salutogenese (Schmid 2015) oder Ressourcenorientierung (Wolf und Fischer 2018) werden herangezogen sowie evidenzbasierte Vorgehensweisen recherchiert und ausgewählt. Die wissenschaftliche Bearbeitung schließt mit einer Reflexion ab. Die Studierenden nutzen das erworbene Wissen, um systematisch alternative Denk- und Lösungsansätze zu suchen sowie im Berufsalltag tradierte Lehrmeinungen kritisch zu hinterfragen. Sie überprüfen, erweitern und vertiefen ihr professionelles Wissen und das Verständnis von Geburtshilfe kontinuierlich.

Im Verlauf des Studiums werden zwei schriftliche **Projektarbeiten** erstellt, die Fragestellungen aus der Praxis aufgreifen. Dies kann sowohl ein Interessenschwerpunkt der Studierenden sein oder auch ein „Auftrag" des Arbeitgebers. Das Erstellen dieser Arbeiten entwickelt Schritt für Schritt das wissenschaftliche Schreiben, vertieft die Qualität des wissenschaftlichen Arbeitens und führt optimal auf die Bachelorarbeit hin.

Strukturierte **Simulationstrainings** führen zu einer Verbesserung der klinischen Ergebnisse in der Geburtshilfe. Nach einer umfassenden Trainingsbedarfsanalyse wurden Unterrichtseinheiten für die Studierenden im Simulationslabor konzipiert. Die Trainings finden in realitätsnaher Arbeitsumgebung statt und werden mittels videogestützter Debriefings durchgeführt. Die Studentinnen erweitern hierdurch sowohl ihre medizinisch-fachlichen als auch kommunikativen und interaktiven Kompetenzen (Kainer und Scholz 2016).

Um den Studierenden ein individuelles Studienprofil je nach Präferenz und Karriereplanung zu ermöglichen, stehen drei **Wahlmodule** zur Auswahl, die jeweils mit einem Zertifikat abschließen. Die Module finden gemeinsam mit den Studierenden des Studiengangs Angewandte Pflegewissenschaft statt. Diese intensive Zusammenarbeit von Pflegenden und Hebammen im Rahmen der Module fördert das Verständnis der Berufsgruppen untereinander. Das Modul „Gesundheitsmanagement" dient der Erweiterung der Management- und Führungskompetenzen und befähigt die Teilnehmenden, z. B. als Stations- oder Bereichsleitung tätig zu werden. Das Modul Berufspädagogik fördert die pädagogischen Fähigkeiten und bedient die gesetzlichen Vorgaben zur Anleitung von Auszubildenden im Gesundheitswesen (BMG Bundesministerium für Gesundheit 2019). Im Modul „Gesundheitsförderung und Prävention für junge Familien" erhalten die Studierenden die Möglichkeit einer Weiterqualifikation zur Familienhebamme und können sich somit nach dem Studium im Berufsfeld der Frühen Hilfen einbringen.

Diese innovativen Lehr- und Lernelemente unterstützen durch die praxisorientierten klinischen Studienschwerpunkte, dass „die Studierenden über das ,Fallverstehen' forschend lernen und dazu beitragen, ihre Fächer auch mit Hilfe dieser reflexiven Praxiserfahrungen zu wissenschaftlichen Disziplinen zu entwickeln" (Friedrichs und Schaub 2011).

5.3.4 Vorstellung der Studierendenkohorte und ausgewählte Evaluationsergebnisse

Zum Wintersemester 2017/18 startete die erste Studierendenkohorte im Studiengang Erweiterte Hebammenpraxis. Die Studienplätze waren, nachdem die Einschreibung möglich war, rasch vergeben.

In diesem Abschnitt wird die erste Kohorte (FEM 2017) beschrieben und ausgewählte Daten aus der **Begleitforschung** im Rahmen des Projekts „Future Education in Midwifery" dargestellt. Sie sieht zu mehreren Erhebungszeitpunkten Befragungen der Studierenden vor. Am Studienbeginn wurden die Ausgangsbedingungen und die Studienmotive der Teilnehmerinnen erhoben.

Merkmale und Motivation der Studentinnen

Im Studiengang sind 31 Studierende eingeschrieben. Etwa 80 % der Studierenden haben ihren höchsten allgemeinbildenden Schulabschluss am Gymnasium erworben. Das durchschnittliche Alter der Hebammenstudentinnen beträgt 37,74. Die älteste Studentin ist 55 Jahre, die jüngste 23 Jahre alt. Im Mittel haben die Studentinnen 12,2 Jahre Berufserfahrung. Dabei ist die Dauer der Berufspraxis nach dem Examen von unter 1 Jahr bis 33 Jahren sehr breit gefächert.

5 New Generation – Vorausschauend qualifizieren

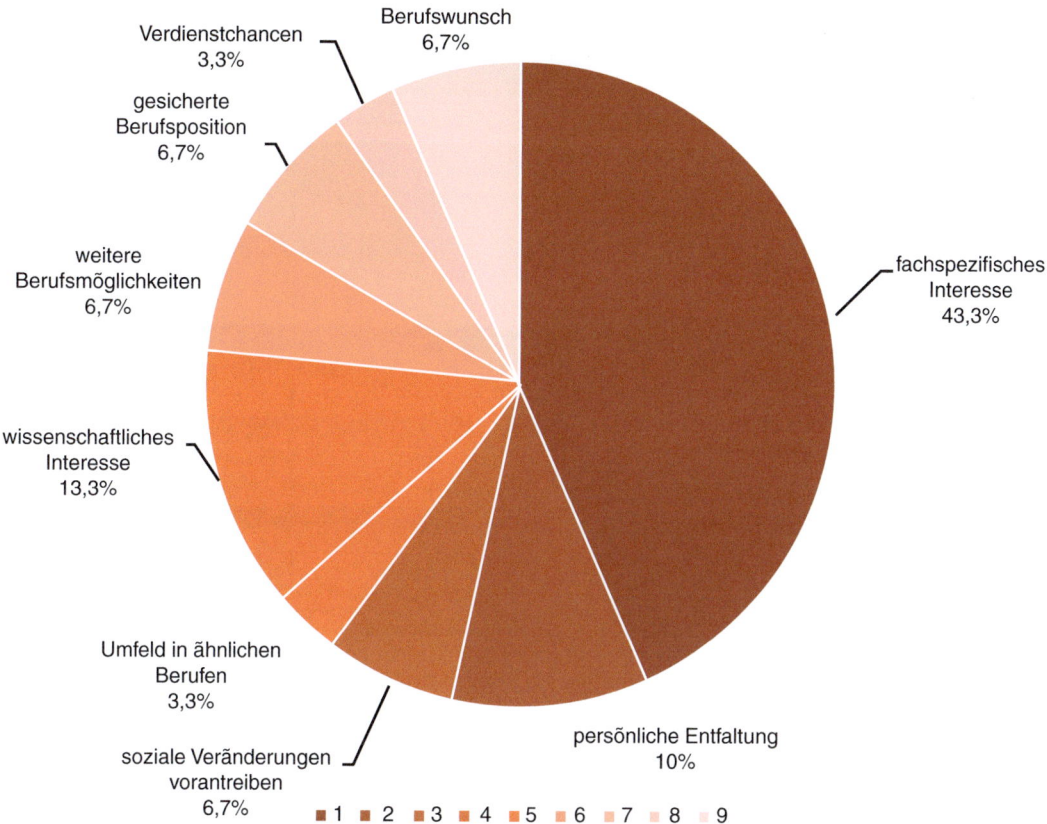

Abb. 5.4 Gründe für die Wahl des Studiums im Studiengang Angewandte Hebammenwissenschaft

Ferner wurden die Studentinnen nach ihrer aktuellen Einschätzung der Leistungsanforderungen im Studium befragt. Ein Drittel der Befragten glaubt nur bedingt, dass sie den Schwierigkeiten des Studiums gewachsen sind (32,3 %), gefolgt von 25,8 %, die sich diesem hingegen gänzlich gewachsen sehen. Fast die Hälfte erachtet das Studium als Herausforderung. Generell ist die Mehrheit jedoch davon überzeugt, die notwendigen Fähigkeiten zur Absolvierung eines Hochschulstudiums zu besitzen.

Die Mehrheit der Studierenden des Studiengangs Angewandte Hebammenwissenschaft hat sich aus fachspezifischem Interesse (41,9 %) für ein Studium entschieden. Weitere Gründe waren Weiterentwicklung, wissenschaftliches Interesse etc. (Abb. 5.4).

Selbsteingeschätzte studentische Kompetenz

In der Mitte des Studiums, nach 3 Semestern, wurden die Studierenden nach ihrem Zuwachs an Kompetenzen durch das Studium befragt. Eingesetzt wurde das „Berliner Evaluationsinstrument für selbsteingeschätzte studentische Kompetenzen" (BEvaKomp). Es wurde von Braun et al. entwickelt und in einer Stichprobe mit insgesamt 988 freiwilligen Befragten entlang der klassischen Testtheorie überprüft und validiert (Braun 2007). Die in der Stichprobe ermittelten Itemkennwerte (Mittelwerte, Standardabweichungen) werden als Referenzwerte für den subjektiven Kompetenzzuwachs der FEM 2017-Studierenden eingesetzt. Das in der Befragung der FEM 2017-Studierenden verwendete Fragebogenkonstrukt wurde leicht modifiziert. Der Datensatz ist

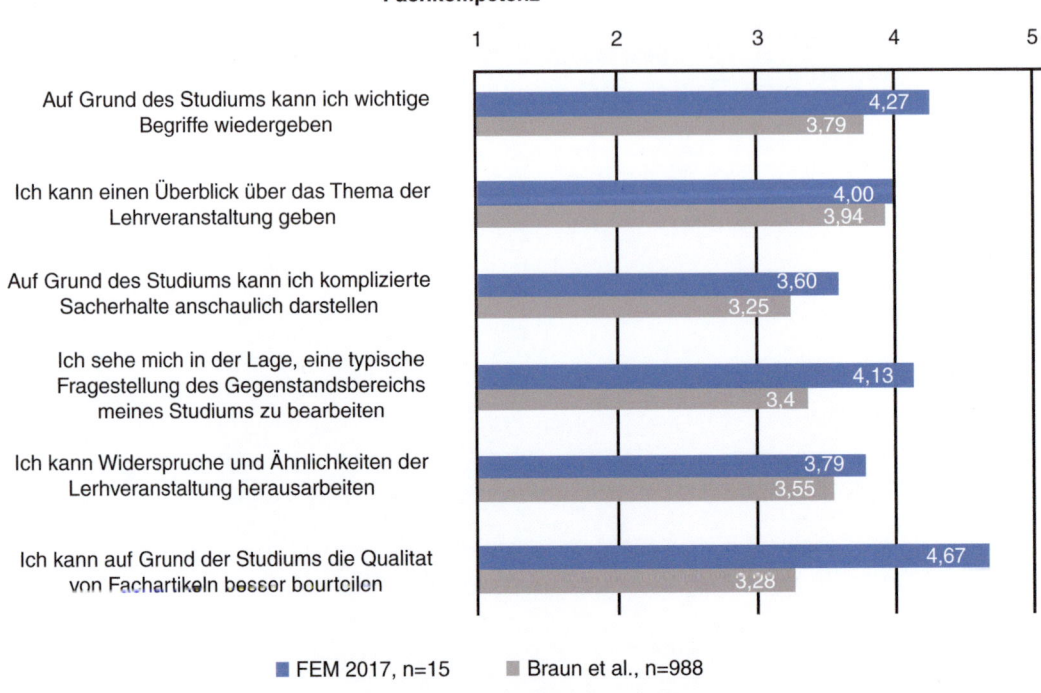

Abb. 5.5 Fachkompetenz (1 = „trifft gar nicht zu" bis 5 = „trifft völlig zu")

in Auswertung, einzelne Ergebnisse liegen vor und können hier in Auszügen dargestellt werden.

Fachkompetenz
Wie Abb. 5.5 zeigt, schätzten die Studierenden ihren Zuwachs an Fachkompetenz positiv ein. So gaben 86,7 % der Befragten an, aufgrund des Studiums wichtige Begriffe und Sachverhalte zu behandelten Themen wiedergeben zu können. 13,3 % berichteten hingegen, dies lediglich „teils/teils" tun zu können. Der Mittelwert von 4,27 (SD = 0,51) liegt somit über dem Referenzwert (M = 3,79; SD = 0,94).

Alle befragten Studierenden stimmen der Aussage „Ich kann aufgrund des Studiums die Qualität von Fachartikeln zum Thema besser beurteilen" zu (33,3 % „trifft zu", 66,7 % „trifft völlig zu"). Der Mittelwert (M = 4,67; SD = 0,47) liegt deutlich über dem Referenzwert (M = 3,28, SD = 1,14). Somit konnten die FEM 2017-Studierenden nach eigenen Angaben den größten subjektiven Zuwachs an der Kompetenz „Beurteilung der Qualität von Fachartikeln" feststellen.

Methodenkompetenz
Aus Abb. 5.6 wird ersichtlich, dass die FEM 2017-Studierenden die Entwicklung ihrer Methodenkompetenz hoch bewerteten. So konnten ca. 73,4 % der Befragten nach eigenen Einschätzungen ihre Arbeit infolge des Studiums besser organisieren. 13,3 % der Studierenden stuften diese Fähigkeit als teils verbessert/teils unverändert ein, und nochmals 13 % halten ihre organisationalen Fähigkeiten für unverändert (M = 3,87; SD = 0,94). Knapp drei Viertel (73,3 %) der befragten Studierenden gab an, aufgrund des Studiums die für das erfolgreiche Lernen benötigten Arbeitstechniken vervollkommnet zu haben, während nur 6,7 % keine Verbesserung der Arbeitstechniken erkennen zu konnten. Mit dem Mittelwert von 4,13 (SD = 0,94) liegen die FEM 2017-Studierenden über dem Referenzwert nach Braun et al. (M = 2,98; SD = 1,27).

Nahezu die Gesamtheit der Studierenden (13,3 % „trifft zu", 73,3 % „trifft völlig zu") gab an, durch das Studium effektiver nach Informationen suchen zu können. Jeweils 6,7 % der Befragten stimmten dieser Aussage nur „teils/teils"

5 New Generation – Vorausschauend qualifizieren

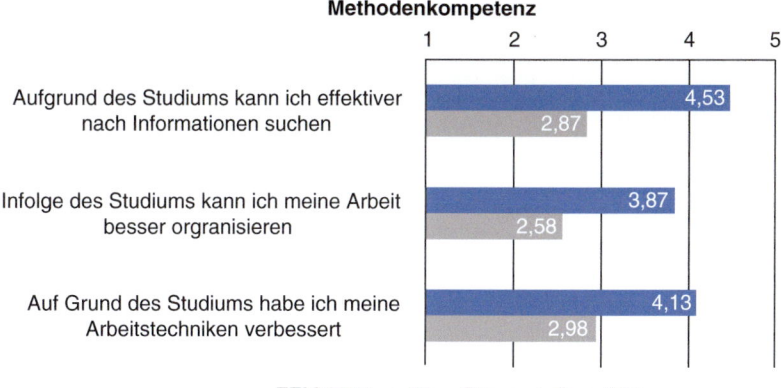

Abb. 5.6 Methodenkompetenz (1 = „trifft gar nicht zu" bis 5 = „trifft völlig zu")

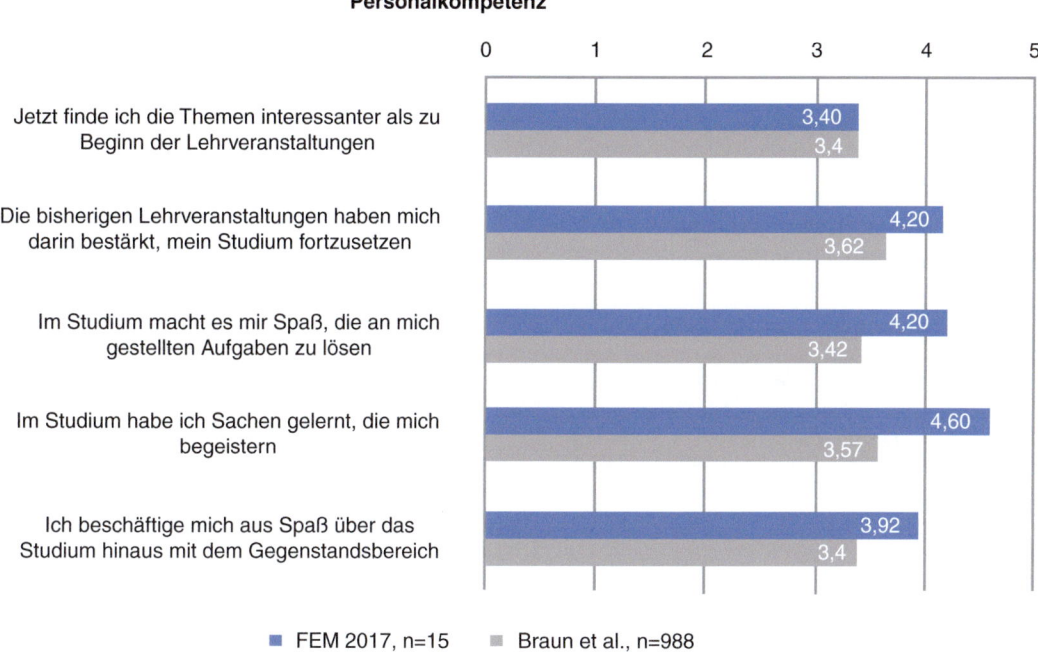

Abb. 5.7 Personalkompetenz (1 = „trifft gar nicht zu" bis 5 = „trifft völlig zu")

oder „weniger" zu. Der Mittelwert von 4,53 (SD = 0,5) liegt deutlich über dem Referenzwert von 2,87 (SD = 1,26).

Personalkompetenz

Aus Abb. 5.7 wird deutlich, dass die FEM 2017-Studierenden ihren Zuwachs an Personalkompetenz positiv einschätzten. So berichteten ca. 86 % der Studierenden, dass die bisherigen Lehrveranstaltungen sie darin bestärkt hätten, ihr Studium fortzusetzen.

Über drei Viertel der Studierenden (78,6 %) gaben an, im Studium Dinge gelernt zu haben, die sie begeisterten. 7,1 % der Befragten stimmten dieser Aussage „weniger" und 14,3 % „teils/teils" zu. Mit ihrem Mittelwert (M = 4; SD = 0,88) liegen die FEM 2017-Studierenden über dem Referenzwert nach Braun et al.

(M = 3,57; SD = 1,16). Die Hälfte der befragten Studierenden (50 %) gab an, sich „aus Spaß" über das Studium hinaus mit dem Gegenstandsbereich beschäftigt zu haben.

5.3.5 Bedeutung des Studiums für die verschiedenen Interessengruppen

Die Studentinnen nehmen die Herausforderungen eines Hochschulstudiums an, obwohl alle über einen Berufsabschluss verfügen, mit dem sie sehr gut auf dem Arbeitsmarkt bestehen können. Hebammen sind gesucht und können auch ohne Hochschulabschluss in allen Bereichen ihres Berufsbildes tätig sein. Der Wunsch, aus der direkten Versorgung auszusteigen, „weg vom Kreißbett", ist kein vorrangiger Grund für die Entscheidung für das Studium. Der Kompetenzzuwachs, den sie, wie im vorangegangenen Abschnitt dargestellt, an sich feststellen, kommt nicht nur den Studentinnen selbst, sondern auch ihren Arbeitgebern und den betreuten Frauen und Familien zugute.

> Hebammen leisten einen unverzichtbaren Beitrag zur gesundheitlichen Versorgung von Frauen während der Schwangerschaft, bei der Geburt, während des Wochenbetts und der Stillzeit sowie von Neugeborenen und Säuglingen. Die Sicherstellung einer flächendeckenden und qualitativ hochwertigen Hebammenversorgung ist insofern ein wichtiges Anliegen.
> (BMG Bundesministerium für Gesundheit 2019)

Mit diesen Worten begründet die Bundesregierung das neue Gesetz über das Studium und den Beruf von Hebammen (HebG), das am 01.01.2020 in Kraft trat. Im Folgenden wird der Nutzen des berufsintegrierenden Bachelor-Studiums für die verschiedenen Interessensgruppen vor dem Hintergrund der aktuellen dynamischen Umgestaltung beleuchtet.

Nutzen für die Versorgung von Schwangeren, Müttern und Familien

> Eine hochwertige Versorgungsqualität im Bereich der Schwangeren- und geburtshilflichen Betreuung bildet das Fundament unseres Lebens und der Gesellschaft.
> (Page 2018)

Dieses Zitat der Hebammenwissenschaftlerin und ehemaligen Präsidentin des Royal College of Midwives verdeutlicht die große Bedeutung der Versorgung von Schwangeren und Familien und die damit einhergehende Verantwortung von Hebammen in ihrem Berufsalltag. Gefordert sind Versorgungsangebote, die den Bedürfnissen und Bedarfen von Schwangeren und Familien angepasst sind (Nationales Gesundheitsziel 2017). Grundlage hierfür bildet eine evidenzbasierte Hebammenarbeit (Deutscher Hebammenverband DHV e.V. 2017).

In keiner Lebensphase sind Menschen empfänglicher für gesundheitsfördernde Veränderungen ihres Lebensstils als in der Schwangerschaft und frühen Elternschaft. Durch gesetzliche Veränderungen wird die **Prävention** ein eigenes Aufgabenfeld der Hebamme (Präventionsgesetz – PrävG 2015). Insbesondere präventive Maßnahmen im frühkindlichen Bereich haben an Bedeutung gewonnen. Die Prägungen und Erfahrungen der frühen Kindheit wirken durch alle Entwicklungsphasen bis ins Erwachsenenalter (Kasten 2014).

Nach Angaben des Deutschen Jugendinstituts wachsen zwischen 5 und 15 % der Kinder in Deutschland in Familien mit großen Belastungen und gleichzeitig geringen Bewältigungsressourcen auf (Hahn und Sandner 2012). Hebammen sind längst nicht mehr „nur" Geburtshelferinnen, sondern tagtäglich mit komplexen Herausforderungen konfrontiert, um die physische und psychische Gesunderhaltung von Schwangeren und jungen Familien zu fördern und deren soziale Integrität zu unterstützen. Des Weiteren sind eine Vernetzung der Akteure im Gesundheitswesen und eine interprofessionelle Zusammenarbeit in der Versorgung und an deren Schnittstellen für die kontinuierliche umfassende Betreuung essenziell (AG Hochschulbildung der DGHWi e.V. 2015)

▶ Das Studium befähigt Hebammen, die beschriebenen Bedarfe aufzunehmen, Vernetzungen zu organisieren und Familien umfassend evidenzbasiert zu betreuen.

Hohe Kaiserschnittraten in der **klinischen Geburtshilfe** werden in Fachkreisen, aber auch auf gesellschaftlicher und politischer Ebene als Problem wahrgenommen. Vielfältige Initiativen zur Senkung der Kaiserschnittrate sind entstanden (Schwarz 2014). Hebammen erwerben im Studium Kompetenzen, die Bedingungen hoher Interventionsraten zu analysieren und wissenschaftlich fundiert Einflussmöglichkeiten zu identifizieren. Angesichts der Technisierung der normalen Geburt in den Kliniken benötigen Frauen Hebammen, die Maßnahmen zur Unterstützung physiologischer Geburtsprozesse ergreifen und unnötige Eingriffe abwenden. Gleichzeitig müssen sie pathologische Geburtsverläufe frühzeitig erkennen und unter Hinzuziehung des Arztes/der Ärztin im Team meistern. Akademisch ausgebildete Hebammen entwickeln und implementieren Versorgungskonzepte zur Förderung der physiologischen Geburt und Senkung der Kaiserschnittrate (z. B. Expertinnenstandard zur Förderung der physiologischen Geburt) (Deutsches Netzwerk für Qualitätsentwicklung in der Pflege DNQP & Verbund Hebammenforschung 2015).

Freiberuflich tätige Hebammen erfüllen den Versorgungsauftrag rund um Schwangerschaft, Geburt und Wochenbett im außerklinischen Bereich. Schwangere, die kontinuierliche Vorsorge und Begleitung durch eine Hebamme in Anspruch nehmen, erleben häufiger eine normale Geburt (McLachlan et al. 2012). Geburtsvorbereitung und Hebammenbetreuung haben das Potenzial, Angst vor der Geburt abzubauen und bereiten bereits in der Schwangerschaft auf das Leben mit einem Neugeborenen und das Stillen vor. Gerade in dieser ersten Zeit nach der Geburt ist eine adäquate und kompetente Betreuung wichtig, um die Mutter-Kind-Bindung auch in Bezug auf die Gesundheit von Mutter und Kind zu fördern und zu erhalten (Dachs et al. 2011).

Zusätzlich sind freiberufliche Hebammen durch die Einführung eines nachweispflichtigen Qualitätsmanagements gefordert, sich tiefgehende betriebswirtschaftliche und organisatorische Kompetenzen sowie Kenntnisse im Bereich der Evaluation und (Selbst-)Reflexion anzueignen, die wiederum den Familien in einer erhöhten Versorgungsqualität zugutekommen.

Das Studienprogramm „Erweitere Hebammenpraxis" ist Teil der **Akademisierung im Hebammenwesen**, die die Voraussetzung ist für die Entwicklung einer eigenständigen wissenschaftlichen Disziplin, der Hebammenwissenschaft.

> Ihr Ziel ist eine Verknüpfung zwischen wissenschaftlicher und praktischer Hebammentätigkeit, um dadurch zu einer bedarfsgerechten und effizienten Versorgung von Frauen und Familien in der Lebensphase von Schwangerschaft, Geburt, Wochenbett und Still-/Säuglingszeit beizutragen. (Greening et al. 2016)

Darüber hinaus ist die **Hebammenwissenschaft** der Aufgabe verpflichtet, Erkenntnisgewinn und -vermittlung zur Physiologie, zu Regelabweichungen und Grenzen zur Pathologie zu unterstützen. Dem Aufgabenspektrum von Hebammen soll durch die Entwicklung der Hebammenforschung ein wissenschaftliches Fundament gegeben werden. Die Deutsche Gesellschaft für Hebammenwissenschaft (DGHWi e.V.) ist als erste nicht-nichtärztliche Fachgesellschaft in die Arbeitsgemeinschaft Wissenschaftlich Medizinischer Fachgesellschaften (AWMF) aufgenommen worden. Damit sind Hebammen an der Entwicklung geburtshilflicher Leitlinien beteiligt und bringen dort Ergebnisse der Hebammenforschung und frauen- und familienorientierte Aspekte der Versorgung ein.

▶ Diese Verantwortungsübernahme im gesellschaftlichen Versorgungsauftrag mittels evidenzbasierten Handelns und kritisch-analytischen Denkens ist zentrales Ziel der Akademisierung der Gesundheitsberufe.

Nutzen für den Arbeitgeber

Das Bundesministerium für Gesundheit sieht die flächendeckende Versorgung mit Hebammenhilfe derzeit gefährdet (BMG Bundesministerium für Gesundheit 2019). Eine Umfrage des Deutschen Krankenhausinstituts im Frühjahr 2016 unterstreicht diese Einschätzung. Demnach hat fast jedes zweite Krankenhaus mit einer Geburtshilfeabteilung Schwierigkeiten, offene Hebammenstellen zu besetzen (DKI Deutsches Krankenhausinstitut 2016).

Der spürbare Hebammenmangel bringt neben der Politik vor allem Krankenhäuser und deren

Geschäftsführung in Zugzwang. Krankenhäuser müssen attraktive Arbeitgeber für Hebammen sein oder werden.

Hinweise auf geeignete Maßnahmen zur **Mitarbeitergewinnung** Deutschen Krankenhaus Instituts **und Mitarbeiterbindung** geben Befragungen von Hebammen. Neben organisatorischen Veränderungen (Entlastung von berufsfremden Tätigkeiten, Arbeitszeitmodelle u. a.) und finanziellen Anreizen sind es Faktoren wie eine gute Kommunikation im geburtshilflichen Team, Unterstützung durch Vorgesetzte, eigenverantwortliche Tätigkeit und Autonomie und Möglichkeiten zur beruflichen und persönlichen Weiterentwicklung, die sich positiv auf die Arbeitszufriedenheit der Hebammen auswirken können (Bode et al. 2016).

Das Studienprogramm bietet eine auf die spezifischen Bedarfe der berufstätigen Hebammen angepasste berufliche Weiterentwicklung. Hebammen werden in ihrer **Autonomie** gestärkt, neue Handlungsspielräume eröffnet. Hebammen mit Bachelor-Abschluss füllen ihr professionelles Tätigkeitsspektrum zum Beispiel im hebammengeleiteten Kreißsaal aus.

Die Unterstützung der Vorgesetzten bzw. des Vorgesetzten bei ihrer Weiterqualifikation zeigt den Studierenden Anerkennung und Wertschätzung, die zentral für die Mitarbeiterbindung sind, von Hebammen aber häufig vermisst werden (Stahl 2016). Die Deutschen Gesellschaft für Personalführung e.V. konstatierte bereits 2009 in ihrem Praxispapier *Integration von berufsbegleitenden Studiengängen in die Personalentwicklung*:

> Die Unternehmen haben einen Wettbewerbsvorteil beim Kampf um die zukünftigen Talente, wenn sie sich frühzeitig auf die Besonderheiten einstellen, die sich mit berufsbegleitenden Studiengängen ergeben.
> (Deutsche Gesellschaft für Personalführung e.V 2009)

Im Studium vertiefen Hebammen ihre Kenntnisse und Kompetenzen und tragen so maßgeblich zur qualitativ hochwertigen Versorgung bei. Von ihnen kann erwartet werden, „dass sie erweiterte Kompetenzen mitbringen. Sie sind befähigt, Daten zu erheben, Kennzahlen zu generieren, aktuelles Wissen zu recherchieren und in den Patientenprozess situativ einzubringen." (Matzke 2017) Diese Fertigkeiten fließen unmittelbar in die tägliche Arbeit in der Geburtshilfe ein und dienen dem Unternehmen in der Optimierung der Prozesse.

Der berufsintegrierende Charakter des Studiengangs „Erweiterte Hebammenpraxis" befördert sowohl einen schnellen **Theorie-Praxis-Transfer** als auch den direkten Transfer der Praxis in die Theorie. Studierende und Bachelorabsolventinnen können mit der Bearbeitung von kleinen Forschungsfragen beauftragt werden oder übernehmen Projekte. Akademisierte Hebammen sind in der Lage, innovative Betreuungsmodelle in der geburtshilflichen Abteilung anzustoßen und umzusetzen. Ihre Kenntnisse im Bereich des Qualitäts-, Projekt- und Change Management befähigen sie zur Übernahme von Führungs- oder Stabstellenaufgaben.

In den **Wahlmodulen** „Berufspädagogik" und „Gesundheitsmanagement" erwerben die Studierenden die von den Fachgesellschaften vorgeschriebene **Qualifikation** zur Praxisanleitung bzw. Leitung einer Station. Insbesondere in der Praxisanleitung besteht ein erheblicher Mangel an weitergebildeten Fachkräften, der mit Inkrafttreten des Hebammengesetzes äußerst brisant wird. 25 % der Praxiszeiten des Hebammenstudiums sollen durch Praxisanleitung abgedeckt werden (§ 3 HebG). Die wissenschaftliche Weiterbildung stattet die Praxisanleiterin mit dem nötigen Instrumentarium aus, um zukünftig auch primärqualifizierende Studierende kompetent zu begleiten.

Diese Wahlmodule werden auch als wissenschaftliche Weiterbildung in Form von **Kontaktstudiengängen** angeboten und bieten daher für Arbeitgeber eine hochwertige Qualifikation ihrer Mitarbeiterinnen und Mitarbeitern. Dieses Angebot wird stark nachgefragt, sowohl von Kliniken als auch von Pflegenden und Hebammen selbst. Wie vom Wissenschaftsrat 2019 konstatiert, können „Weiterbildungsangebote […] vor diesem Hintergrund die Kenntnisse und Kompetenzen der Bevölkerung im Erwerbsalter an neue Wissensstände anpassen und so zur Erhöhung des

Fachkräftepotenzials beitragen." (Wissenschaftsrat 2019)

Arbeitgeber können auf Antrag als **Dualer Partner** des Studiengangs zugelassen zu werden. Sie haben die Möglichkeit, selbst geeignete Mitarbeiterinnen für das Studium auszuwählen. Dadurch halten und gewinnen Kliniken hochqualifizierte und kompetente Nachwuchskräfte, die das Unternehmen kennen. Die Abteilung und die Studierenden profitieren durch die Integration von Theorie und Praxis von tiefem Fach- und Methodenwissen sowie einem hohen Maß an Handlungs- und Sozialkompetenz. Inwieweit das einzelne Unternehmen den Wissens- und Kompetenzzuwachs im Sinne des Konzepts Absorptive Capacity (s. Zusatzinfo) als lernendes Unternehmen nutzt, wird im Rahmen der Begleitforschung nach Abschluss der ersten Studierendenkohorte untersucht.

Absorptive Capacity
Absorptive capacity is the ability of a firm to recognize the value of new, external information, assimilate it, and apply it. (Die Aufnahmekapazität ist die Fähigkeit eines Unternehmens, den Wert einer neuen, äußeren Information zu erkennen, zu intergrieren und anzuwenden) (Cohen und Levinthal 1990).

Nutzen für die studierenden Hebammen

Durch den Studiengang Angewandte Hebammenwissenschaft erhalten die Absolventinnen einen fundierten akademischen Abschluss, der es ihnen ermöglicht, in unterschiedlichen Einsatzfeldern des Hebammenwesens tätig zu sein. Die angestrebten Kompetenzziele befähigen die Absolventinnen, sich den Herausforderungen des beruflichen Handlungsfeldes erfolgreich zu stellen und mit ihren internationalen Kolleginnen auf eine Bildungsstufe zu gelangen. Durch den Bachelor-Abschluss erhalten sie die **Berufszulassung in anderen Ländern der EU** (DHV e.V. und DGHWi e.V. 2017).

Außerdem erreichen die berufserfahrenen Hebammen eine **Gleichstellung** im Abschluss mit ihren zukünftig ausschließlich an Hochschulen ausgebildeten Hebammenkolleginnen. Dieser Aspekt ist nicht zu unterschätzen, da innerhalb der Berufsgruppe die parallele Existenz von Abschlüssen auf unterschiedlichem Qualifikationsniveau auch mit Sorge betrachtet wird.

Für die an Fachschulen ausgebildeten Hebammen wird die **Durchlässigkeit** zwischen beruflicher und akademischer Bildung verbessert. Das Studium eröffnet den Zugang zu Master-Programmen und die Möglichkeit, eine akademische Laufbahn einzuschlagen.

Auch auf nicht-akademischer Ebene öffnen sich neue Berufsperspektiven. So berichten Absolventinnen eines ausbildungsergänzenden Bachelor-Studiengangs von der Übernahme von Positionen im pädagogischen Bereich, im Leitungsbereich, im Qualitätsmanagement oder im Risikomanagement. Durch einen im Studium gewonnenen erweiterten Blickwinkel wird die Zusammenarbeit mit anderen Berufsgruppen erleichtert (Hellmers und Groß 2017).

Bereits während des Studiums erfahren Studierende eine gesteigerte Anerkennung durch andere Berufsgruppen. Sie beobachten an sich ein verändertes Auftreten und gestiegenes berufliches Selbstbewusstsein, das sie darauf zurückführen, im Studium gelernt zu haben, zu hinterfragen und fundiert zu begründen. Sie berichten, dass ihr Wort im fachlichen Austausch mit Ärztinnen und Ärzten mehr Gewicht hat.

Innerhalb der Studierendengruppe stellen die vielfältigen Erfahrungen in unterschiedlichen beruflichen Settings und die Problemlösungsfähigkeiten eine große Ressource dar. Eine Studentin drückt es in einem Interview in einer Hebammenfachzeitschrift so aus:

> Eine große Schatzkiste ist diesbezüglich die geballte Ladung an Hebammenkompetenz in unserem Studiengang. Ich studiere gemeinsam mit Kolleginnen mit meist langjähriger Berufserfahrung. Das erlebe ich als sehr große Bereicherung. (Edmaier 2019)

Die Studierenden nutzen die Möglichkeit, im Studium Fragestellungen zu bearbeiten, die sie in ihrem Hebammenalltag beschäftigen. Die Bearbeitung und deren Ergebnisse haben das Potenzial, ihre Arbeitsweise zu verändern und ihre Handlungsmöglichkeiten zu erweitern.

Lessons Learned

Das Studienangebot erhöht die Attraktivität der Hochschule durch:

- die Ausweitung des Studienangebots,
- die Erschließung des Weiterbildungsmarkts,
- den Aufbau und die Erweiterung der Fachdisziplin.

Herausforderungen für die Hochschule sind:

- die Verbindung von Hochschulstrukturen und besonderen Bedürfnissen von berufsqualifizierten Studierenden,
- der Ausbau von Kommunikationsstrukturen, um die Einbindung der Dualen Partner zu gewährleisten,
- der hohe Unterstützungs- und Beratungsbedarf der Studierenden.

Das Studienangebot erhöht die Attraktivität des Arbeitsgebers durch:

- Personalbindung und -gewinnung,
- evidenzbasierte Versorgung von Frauen/Familien in der Geburtshilfe,
- Umsetzung von innovativen Projekten und neuen Betreuungskonzepten im beruflichen Handlungsfeld.

Herausforderung für den Arbeitgeber sind:

- die wissenschaftliche Betreuung der Studierenden in der Praxis,
- die Freistellung/Dienstplangestaltung der Studierenden.

Hier wird die praxisrelevante und gesundheitsfördernde Auswirkung von Hebammenforschung sehr deutlich. Das hat meine Lust auf Forschung geweckt.
(Edmaier 2019)

5.3.6 Fazit – erfolgreich berufsintegrierend Angewandte Hebammenwissenschaft studieren

Nach 5 Semestern Probelehrbetrieb können folgende Schlüsse gezogen werden:

Das berufsbegleitende Studieren bringt für Hebammen Herausforderungen, aber auch große Chancen mit sich. Sie müssen die Anforderungen durch Studium und Berufsalltag ausbalancieren und häufig gleichzeitig den Bedürfnissen einer eigenen Familie gerecht werden. Mehr als die Hälfte der Studentinnen lebt in einem Haushalt mit Kindern.

Der Umgang mit und gar das Erstellen von wissenschaftlichen Texten ist vielen Studienanfängerinnen fremd und scheint ihnen mühsam und schwer zu meistern. Methoden des wissenschaftlichen Arbeitens sind unbekannt oder nur rudimentär vorhanden, da sie weder in der allgemeinbildenden Schullaufbahn noch in der Berufsausbildung zur Hebamme erlernt wurden. Der Kompetenzzuwachs in diesem Bereich wird als besonders bereichernd erlebt. Beruflich Qualifizierte brauchen deshalb sowohl ausgezeichnete Lehrende wie auch individuelle Unterstützung und Beratung – nicht nur beim Anfertigen wissenschaftlicher Arbeiten, auch bei den Möglichkeiten, ihr Studium flexibel an ihre individuelle Lebenssituation anzupassen und erfolgreich abzuschließen. Die notwendigen personellen Ressourcen sollten innerhalb der Hochschule bereitgestellt werden.

Die Dozierenden im Studiengang erleben eine engagierte, wissensdurstige und diskussionsfreudige Gruppe, die eine hohe Motivation zeigt, selbsttätig zu ihrem Lernerfolg beizutragen. Hebammen sind sehr daran interessiert, eine unmittelbare Verbindung des in der Theorie Gelernten zu ihrer praktischen Tätigkeit herzustellen.

Akademisierte berufserfahrene Hebammen sind ein Gewinn für das Krankenhaus und können dazu beitragen, die geburtshilfliche Abteilung auf die Zukunft vorzubereiten. Arbeitgeber können bei der Umsetzung von innovativen Projekten und neuen Betreuungskonzepten durch die Absolventinnen unterstützt werden. Die studierte Hebamme richtet ihre berufliche Praxis an neuen Evidenzen aus und leistet so einen Beitrag zur qualitativ hochwertigen Versorgung von Frauen und deren Familien in der Abteilung. Eine Erweiterung der Kompetenzen durch das Studium verändert das Bewusstsein der Hebammen bezüglich der Strukturen und Prozesse im Krankenaus und im Gesundheitswesen und bietet damit eine Grundlage für die Verbesserung der interprofessionellen Zusammenarbeit und der Kommunikation zwischen den Berufsgruppen.

Die Möglichkeit zur Weiterentwicklung durch ein Studium, eine qualitativ hochwertige Betreuung umzusetzen, die ethische Grundsätze von Hebammenarbeit berücksichtigt, eine verbesserte interdisziplinäre Zusammenarbeit sowie die Unterstützung durch den Arbeitgeber beeinflussen die Arbeitszufriedenheit von Hebammen nachweislich positiv und leisten so einen wichtigen Beitrag zur Personalbindung. Arbeitgeber setzen dies zum Teil bereits durch eine großzügige Freistellung der Hebammen für ein Studium um.

Die Duale Hochschule Stuttgart konnte mit diesem Programm ihr Studienangebot erweitern und sich auf dem Weiterbildungsmarkt für Hebammen etablieren. Darüber hinaus wird die Fachdisziplin Hebammenwissenschaft am Standort auf- und ausgebaut.

Zum aktuellen Zeitpunkt zeigt sich FEM als ein erfolgreiches Konzept, das eine Überführung in den Regelstudienbetrieb der Hochschule im Sinne einer Akkreditierung nützlich erscheinen lässt, ist doch dieses Angebot unverzichtbar für diejenigen der ca. 20.000 Hebammen deutschlandweit, die derzeit keinen Berufsabschluss auf Hochschulniveau nachweisen können, aber studieren möchten. Die Form des Studienprogramms ist maßgeschneidert auf die Bedürfnisse dieser speziellen Studierendengruppe. Im Oktober 2019 startete die zweite Kohorte. Die Nachfrage nach Studienplätzen ist groß.

Literatur

Literatur zu Abschn. 5.1

van den Berg N, Meinke C, Heymann R, Fiss T, Suckert E, Pöller C et al (2009) AGnES: Hausarztunterstützung durch qualifizierte Praxismitarbeiter. Evaluation der Modellprojekte: Qualität und Akzeptanz. Dtsch Arztebl Int 106(1–2):3–9

Deutscher Berufsverband für Pflegeberufe – DBfK Bundesverband e.V. (2019) Advanced Practice Nursing. Pflegerische Expertise für eine leistungsfähige Gesundheitsversorgung. URL. https://www.dbfk.de/media/docs/download/Allgemein/Advanced-Practice-Nursing-Broschuere-2019.pdf. Zugegriffen am 24.07.2019

Gensichen J, von Korff M, Peitz M et al (2009) Case management for depression by health care assistants in small primary care practices. A cluster randomized trial. Ann Intern Med 151:369–378

Hasseler M (2019) Wie das SGB XI zur #Deprofessionalisierung der #Pflege beiträgt! Oder „Wie man Ableitung und Finanzierung pflegerischer Leistungen in der #Langzeitpflege auch anders definieren kann!". Onlinequelle. https://frausofa.wordpress.com/2019/02/18/wie-das-sgb-xi-zur-deprofessionalisierung-der-pflege-beitraegt-oder-wie-man-ableitung-und-finanzierung-pflegerischer-leistungen-in-der-langzeitpflege-auch-anders-definieren-kann/. Zugegriffen am 27.02.2020

Kalitzkus V, Schluckebier I, Wilm S (2009) AGnES, EVA, VerAH und Co – Wer kann den Hausarzt unterstützen und wie? Experten diskutieren die Zukunft der Medizinischen Fachangestellten in der hausärztlichen Versorgung. In: Zeitschrift für Allgemeinmedizin 10, S 403–405. URL. https://www.online-zfa.de/fileadmin/user_upload/Heftarchiv/ZFA/article/2009/10/E253FF6A-4EBC-4988-8F7F-A442D-B036BD8/E253FF6A4EBC49888F7FA442D-B036BD8_kalitzkus_1_original.pdf. Zugegriffen am 24.07.2019

Mergenthal K, Leifermann M, Beyer M, Gerlach FM, Güthlin C (2016) Delegation hausärztlicher Tätigkeiten an qualifiziertes medizinisches Fachpersonal in Deutschland – eine Übersicht. Gesundhwes 78(08/09):e62–e68

Mergenthal K, Beyer M, Güthlin C, Gerlach FM (2013) Evaluation des VERAH-Einsatzes in der Hausarztzentrierten Versorgung in Baden-Württemberg. Z Evid Fortbild Qual Gesundhwes 107(6):386–393

Ouslander JG, Lamb G, Perloe M, Givens JVH, Kluge L, Rutland T, Atherly A, Saliba D (2010) Potentially avoidable hospitalizations of nursing home residents: frequency, causes, and costs. J Am Geriatr Soc 58:627–635

Schüler G (2013) Neue Tätigkeitsprofile für Arzthelferinnen und medizinische Fachangestellte (MFA) in der Versorgung älterer Menschen (Projekt im Rahmen der Förderinitiative zur Versorgungsforschung der Bundesärztekammer). Gesundhwes 75(08/09):503–509

Sundmacher L, Fischbach D, Schuettig W, Naumann C, Augustin U, Faisst C (2015) Which hospitalisations are ambulatory care-sensitive, to what degree, and how could the rates be reduced? Results of a group consensus study in Germany. Health Policy 119:1415–1423

Literatur zu Abschn. 5.2

Bennett C (2009) A healthier future for all Australians: final report (2009). Commonwealth of Australia, Canberra

Cyr JP (2005) Retaining older hospital nurses and delaying their retirement. J Nurs Adm 35:563–567

Daly J, Jackson D, Nay R (2009) Visionary leadership for a ‚greying' health system. In: Nay R, Garratt S (Hrsg) Older people: issues and innovations in care, 3. Aufl. Elsevier, Sydney

Dignam D, Duffield C, Stasa H, Gray J, Jackson D, Daly J (2012) Management and leadership in nursing: an Australian educational perspective. J Nurs Manag 20(1):65–71

Gabrielle S, Jackson D, Mannix J (2008a) Older women nurses: health, ageing concerns and self-care strategies. J Adv Nurs 61:316–325

Gabrielle S, Jackson D, Mannix J (2008b) Adjusting to personal and organisational change: views and experiences of female nurses aged 40–60 years. Collegian 15(3):85–91

Heath P (2002) National review of nursing education 2002: our duty of care. Commonwealth of Australia, Canberra. http://www.hdl.voced.edu.au/10707/121105

Jackson D (2008) The ageing nursing workforce: how can we avoid a retirement brain drain? J Clin Nurs 17:2949–2950

Jackson D (2009) The importance of optimism. J Clin Nurs 18(10):1377–1378

Jackson D, Daly J (2004) Current challenges and issues facing nursing in Australia. Nurs Sci Q 17(4):352–355

Jackson D, Daly J (2008) Nursing and pre-registration nursing education under the spotlight again. Collegian 15(1):1–2

Jackson D, Daly J (2012) All things to all people: adversity and resilience in leadership. Nurse Lead 3:21–22,30

Jackson D, Firtko A, Edenborough M (2007) Personal resilience as a strategy for surviving and thriving in the face of workplace adversity: a literature review. J Adv Nurs 60(1):1–9

Leese B, Storey C, Cheater F (2009) Retaining primary and community nurses over the age of 50 years: the views of managers. J Nurs Manag 17:975–985

Luck L, Jackson D, Usher K (2007) STAMP: components of observable behaviour that indicate potential for patient violence in emergency departments. J Adv Nurs 59(1):11–19. https://doi.org/10.1111/j.1365-2648.2007.04308.x. Epub 2007 Jun 3.

Luck L, Jackson D, Usher K (2008) Innocent or culpable? Meanings that emergency department nurses ascribe to individual acts of violence. J Clin Nurs 17(8):1071–1078. https://doi.org/10.1111/j.1365-2702.2006.01870.x

McDonald G (2010) Surviving and thriving in the face of workplace adversity: an intervention to improve personal resilience in nurses and midwives. Unpublished PhD thesis, University of Western Sydney, Sydney

McDonald G, Mohan S, Jackson D, Vickers MH, Wilkes L (2010a) Continuing connections: the experiences of retired and senior working nurse mentors. J Clin Nurs 19(23–24):3547–3554

McDonald G, Vickers MH, Mohan S, Wilkes L, Jackson D (2010b) Workplace conversations: building and maintaining collaborative capital. Contemp Nurse 36:96–105

McDonald G, Jackson D, Wilkes L, Vickers MH (2012) A work-based educational intervention to support the development of personal resilience in nurses and midwives. Nurse Educ Today 32(4):378–384

Reid J (1994) Nursing education in Australian universities: Report of the National Review of Nurse education in the higher education sector 1994 and beyond. AGPS, Canberra

Rosenfield P (2007) Workplace practices for retaining older hospital nurses: implications from a study of nurses with eldercare responsibilities. Policy Polit Nurs Pract 8:120–129

Literatur zu Abschn. 5.3

AG Hochschulbildung der DGHWi e.V. (2015) Qualifikationsziele für hochschulisch qualifizierte Hebammen bzw. Entbindungspfleger. (DGHWi, Hrsg.) Zeitschrift für Hebammenwissenschaft (03/2015)

Badische Zeitung (19.06.2019) Es gibt so viele Hebammen wie noch nie – und trotzdem zu wenige. Badische Zeitung. https://www.badische-zeitung.de/es-gibt-so-viele-hebammen-wie-noch-nie-und-trotzdem-zu-wenige. (veröffentlicht am Mo, 10. Juni 2019 um 21:32 Uhr auf ba). Zugegriffen am 17.06.2019

BMG Bundesministerium für Gesundheit (2019) Entwurf eines Gesetzes zur Reform der Hebammenausbildung. Berlin. https://www.bundesgesundheitsministerium.de/fileadmin/Dateien/3_Downloads/Gesetze_und_Verordnungen/GuV/H/Gesetzentwurf_Hebammenreformgesetz.pdf. Zugegriffen am 10.06.2019

Bode A, Braun von Reinersdorff A, Bauer N, Hellmers C (2016) Einflussfaktoren auf die Arbeitszufriedenheit von Hebammen im Kreißsaal. Die Hebamme 29(02):118–123

Bräuer G (2016) Das Portfolio als Reflexionsmedium für Lehrende und Studierende, 2. Aufl. utb, Stuttgart

Braun E (2007) Das Berliner Evaluationsinstrument für selbsteingeschätzte studentische Kompetenzen – BEvaKomp. Vandenhoeck & Ruprecht unipress, Göttingen

Bundesministerium für Wirtschaft und Energie (2019) Gesundheitswirtschaft – Fakten & Zahlen. Ergebnisse der Gesundheitswirtschaftlichen Gesamtrechnung, Ausgabe 2018

Butz J, Walper K, Wangler S, Simon A (2017a) Anforderungen, Mehrwert und Kompetenzen für die Akademisierung der Hebammenausbildung – Ergebnisse einer Expertenbefragung. (DGHWi, Hrsg) Zeitschrift für Hebammenwissenschaft, 05/01 Deutsche Gesellschaft für Hebammenwissenschaft, Eigenverlag, Münster

Butz J, Walper K, Wangler S, Simon A (2017b) Kompetenzprofil: Eckpfeiler der Akademisierung. Dtsch Hebammen Z 69(8):20–24 Elwin Staudeverlag, Hannover

Cohen W, Levinthal D (1990) Absorptive capacity: a new perspective on learning and innovation. Adm Sci Q 35(1):128–152. https://doi.org/10.2307/2393553

Dachs C, Braun E, Fischer C, Frerichs L, Hellmers C, Huhn I, Seifert F (2011) Hebammenausbildung an die Hochschule. Positionspapier des Pädagogischen Fachbeirates im Deutschen Hebammenverband e.V, Karlsruhe

Deutsche Gesellschaft für Personalführung e.V. (2009) Integration von berufsbegleitenden Studiengängen in die Personalentwicklung. Round Table zu den Erfahrungen mit berufsbegleitenden Studiengängen in den Unternehmen

Deutscher Hebammenverband DHV e.V. (2017) Eine Ethik für Hebammen. Karlsruhe

Deutscher Hebammenverband DHV e.V. (2019a) https://www.hebammenverband.de. https://www.hebammenverband.de/beruf-hebamme/akademisierung/. Zugegriffen am 05.06.2019

Deutscher Hebammenverband DHV e.V. (2019b) www.unsere-hebammen.de. https://www.unsere-hebammen.de/mitmachen/unterversorgung-melden/. Zugegriffen am 17.06.2019

Deutsches Netzwerk für Qualitätsentwicklung in der Pflege DNQP, Verbund Hebammenforschung (2015) Expertinnenstandard „Förderung der physiologischen Geburt". Entwicklung – Konsentierung – Implementierung. Schriftenreihe des Deutschen Netzwerks für Qualitätsentwicklung in der Pflege, Osnabrück

DHBW (2018) Die DHBW Stuttgart. Zahlen I Daten I Fakten I. https://www.dhbw-stuttgart.de/fileadmin/dateien/Downloads/Flyer/Flyer_Zahlen_Daten_Fakten_2018_19.pdf. Zugegriffen am 24.04.2019

DHBW Stuttgart (o. J.) BMBF-Projekt OPEN – OPen Education in Nursing. https://www.dhbw-stuttgart.de/themen/forschung/fakultaet-wirtschaft/drittmittelforschung/bmbf-projekt-open/. Zugegriffen am 12.06.2019

DHV e.V. und DGHWi e.V. (2017) Eckpunktepapier des Deutschen Hebammenverbandes e.V. und der Deutschen Gesellschaft für Hebammenwissenschaft e.V. zur Reform des Hebammenberufes

DKI Deutsches Krankenhausinstitut (2016) Krankenhaus Barometer – Umfrage 2016. Von https://www.dki.de/sites/default/files/downloads/2016_12_19_kh_barometer_final.pdf. Zugegriffen am 12.06.2019

Edmaier H (2019) Hoffnung auf eine neue Wertschätzung. In: Leitplanke in der Beratung (T. Franke, Interviewer, & DHZ, Herausgeber) Elwin Staude Verlag, Hannover)

Friedrichs A, Schaub H-A (2011) Akademisierung der Gesundheitsberufe – Bilanz und Zukunftsperspektive. GMS Z Med Ausbild 28(4):1–13

Greening M, Ramsayer B, Spikofski W (2016) Die Mitgliederversammlung der Deutschen Gesellschaft für Hebammenwissenschaft (DGHWi) hat ihr Leitbild verabschiedet. GMS Z Hebammenwiss 03:1–4

Hahn M, Sandner E (2012) Kompetenzprofil Familienhebammen. Nationales Zentrum Frühe Hilfen (NZFH) (Hrsg.), Köln

Hellmers C, Groß V (2017) Wie akademisch ausgebildete Hebammen die Praxis bereichern: Ergebnisse einer Absolventinnenbefragung. Z Hebammenwissenschaft 05:33–39

ICM (2014) International code of ethics for midwives. International Confederation of Midwives. Strengthening Midwifery Globally, London

Kainer F, Scholz C (2016) Simulation in der Geburtshilfe. De Gruyter, Berlin

Kasten H (2014) Entwicklungspsychologische Grundlagen der frühen Kindheit. https://www.kita-fachtexte.de/fileadmin/Redaktion/Publikationen//KiTaFT_kasten_2014.pdf. Zugegriffen am 10.06.2019

Matzke U (2017) Personalgewinnung und -bindung im Wandel. In: Simon A (Hrsg) Akademisch Ausgebildetes Pflegefachpersonal: Entwicklung und Chancen. Springer, Berlin, S 130

McLachlan H, Forster D, Davey M et al (2012) Effects of continuity of care by a primary midwife (caseload midwifery) on caesarean section rates in women of low obstetric risk: the COSMOS randomised controlled trial. BJOG Int J Obstet Gynaecol 119:1483–1492. https://doi.org/10.1111/j.1471-0528.2012.03446.x

Nationales Gesundheitsziel (2017) Nationales Gesundheitsziel. Gesundheit rund um die Geburt. In: Bundesministerium für Gesundheit Referat für Öffentlichkeitsarbeit (Hrsg) Nationales Gesundheitsziel

Pädagogischer Fachbeirat des Deutschen Hebammenverbandes e.V. (2008) Kompetenzprofil. In: Deutscher Hebammenverband e.V. (Hrsg) Rahmencurriculum für eine modularisierte Hebammenausbildung, 1. Aufl

Page L (2018) Hebammenwissen: für einen guten Start ins Leben. (D. Hebammenverband, Hrsg) Berlin. https://www.hebammenverband.de/aktuell/nachricht-detail/datum/2018/06/06/artikel/hebammenwissen-fuer-einen-guten-start-ins-leben-rede-von-prof-lesley-page-zum-parlamentarischen/. Zugegriffen am 10.06.2019

Präventionsgesetz – PrävG (2015) https://www.bgbl.de/xaver/bgbl/start.xav?startbk=Bundesanzeiger_BGBl&start=//*%255B@attr_id=%27bgbl115s1368.pdf%27%255D#__bg-

bl__%2F%2F*%5B%40attr_id%3D%27bgbl115s1368.pdf%27%5D__1625402659243. Zugriff: 4.07.2021

Scheurer C, Hartmann R (Mai 2017) Auf neuen alten Wegen. Deutsche Hebammen Zeitschrift. https://www.dhz-online.de/no_cache/archiv/archiv-inhalt-heft/archiv-detail-leseprobe/artikel/auf-neuen-alten-wegen. Zugegriffen am 16.06.2019

Schmid U, Baeßler B (2016) Strategieoptionen für Hochschulen im digitalen Zeitalter. Arbeitspapier Nr. 29. Hochschulforum Digitalisierung, Berlin

Schmid V (2015) Schwangerschaft, Geburt und Mutterwerden: Ein salutogenetisches Betreuungsmodell. Elwin Staude, Hannover

Schwarz C (2014) Dem Wahnsinn Einhalt gebieten? – Die aktuelle US-amerikanische Leitlinie zur Senkung der Kaiserschnittrate. Hebamme 27(2):84–90. https://doi.org/10.1055/s-0034-1373858

Simon A (2018) Akademisch Ausgebildetes Pflegefachpersonal: Entwicklung und Chancen. Springer, Berlin

Stahl K (2016) Arbeitssituation von angestellten Hebammen in deutschen Kreißsälen – Implikationen für die Qualität und Sicherheit der Versorgung. Z Evid Fortbild Qual Gesundhwes. https://doi.org/10.1016/j.zefq.2016.07.005

Wacker J (2018). www.dggg.de. Wie wir den Hebammenmangel beseitigen können. https://www.dggg.de/fileadmin/user_upload/Wacker_Pressetext_62_DGGG-Kongress_261018.pdf. Zugegriffen am 17.06.2019

Wissenschaftsrat (2019) Empfehlungen zu hochschulischer Weiterbildung als Teil des lebenslangen Lernens. https://www.wissenschaftsrat.de/download/2019/7515–19.pdf. Zugegriffen am 10.05.2019

Wolf C, Fischer C (2018) Die Anwendung in der Hebammenausbildung. In: Friedemann M-L, Köhlen C (Hrsg) Familen- und umweltbezogene Pflege. Hogrefe, Bern, S 433–446

zu Sayn-Wittgenstein F (2007) Geburtshilfe neu denken. Hans Huber, Stuttgart

Dream Team – Die Separation der Berufsgruppen und des Sektorendenkens sind endlich zu überwinden

Thomas Röhrßen, Klaus Wohlmeiner, Christine Straub, Sebastian Bode, Lukas Nock und Irina Cichon

Inhaltsverzeichnis

6.1	**TeamProzessPerformance (TPP) im OP mit Gung Ho**	260
6.1.1	Harte und weiche Erfolgsfaktoren der OP-Organisation	260
6.1.2	Paradigmenwechsel: Die Organisationsphilosophien im historischen Wandel	261
6.1.3	TeamProzessPerformance (TPP) im OP	264
6.1.4	Der subjektive Erfolg der TeamProzessPerformance	270
6.1.5	Implementierung der TeamProzessPerformance (TPP) im OP	271
6.1.6	Lernerfahrungen und Fazit	272
6.2	**Interprofessionelle Ausbildungsstationen: Grenzen überwinden – Zusammen lernen und arbeiten**	272
6.2.1	Hintergrund	272
6.2.2	Entwicklungsstand	274
6.2.3	Das Projekt IPAPÄD: Ein Praxisbeispiel	275
6.2.4	Erkenntnisse und Transfer	281
Literatur		282

T. Röhrßen (✉)
Osnabrück, Deutschland
e-mail: tr@roehrssen-consult.de

K. Wohlmeiner
Krankenhaus Maria Hilf GmbH,
Warstein, Deutschland
e-mail: klaus.wohlmeiner@krankenhaus-warstein.de

C. Straub · S. Bode
Arbeitsgruppe Lehre und Lehrforschung, Klinik für Allgemeine Kinder- und Jugendmedizin,
Universitätsklinikum Freiburg,
Freiburg im Breisgau, Deutschland
e-mail: christine.straub@uniklinik-freiburg.de;
Sebastian.Bode@uniklinik-freiburg.de

L. Nock
Fakultät Sozialwesen, Hochschule Mannheim,
Mannheim, Deutschland
e-mail: lukas.nock@hs-fresenius.de

I. Cichon
Menschen im Gesundheitswesen, Robert Bosch Stiftung, Stuttgart, Deutschland
e-mail: Irina.cichon@bosch-stiftung.de

© Springer-Verlag GmbH Deutschland, ein Teil von Springer Nature 2021
R. Tewes, U. C. Matzke (Hrsg.), *Innovative Personalentwicklung im In- und Ausland*,
https://doi.org/10.1007/978-3-662-62977-2_6

6.1 TeamProzessPerformance (TPP) im OP mit Gung Ho

Thomas Röhrßen und Klaus Wohlmeiner

6.1.1 Harte und weiche Erfolgsfaktoren der OP-Organisation

Die OP-Minute wird immer leistungsdichter, kostenintensiver und knapper. Und das OP-Prozessmanagement wird immer mehr zu einem zentralen Erfolgsfaktor für das Krankenhaus.

Doch die Situation in den Krankenhaus-OPs ist häufig problematisch. Ohneiser (2019) beschreibt recht anschaulich die alltäglichen Probleme, die sich in vielen Krankenhäusern zeigen und die sich in ihrer Wechselwirkung noch verstärken:

> In vielen Krankenhäusern ist der OP-Betrieb unorganisiert und weist Lücken auf […]. Ärzte, Pfleger und OP-technische Assistenten monieren oft die Wartezeiten, die sie in einem vorbereiteten Operationssaal verbringen, weil entweder der Operateur, der Anästhesist, der Patient noch nicht da sind oder die Untersuchungsergebnisse des Patienten fehlen. Dadurch kann eine OP-Planung für den gesamten Tag zusammenfallen. OP-Säle bleiben ungenutzt, Überstunden können am Tagesende zustande kommen, die Unzufriedenheit der Mitarbeiter wächst und Leerkosten sowie Personalkosten entstehen. Die ungeschriebene Regel in deutschen OPs weist darauf hin, dass jeder Operateur ‚seinen' Saal belegt und bestimmt, zu welchem Zeitpunkt dies geschieht. Die restlichen Mitarbeiter im OP halten sich bereit. Neben dem pünktlichen Beginn sind effiziente Wechselzeiten im Tagesverlauf für die wirtschaftliche Leistungserbringung essentiell. Die Voraussetzungen sind exakte Terminierungen und das Ineinandergreifen einer Vielzahl von Prozessen. Diese Komplexität macht den Wechselprozess störungsanfällig. Hier bedarf es einer intelligenten und transparenten Ablaufstruktur innerhalb und zwischen den beteiligten Professionen.
> Ohneiser (2019, S. 2)

Inzwischen sind einige der zentralen **Erfolgsfaktoren** einer **effektiven OP-Organisation** schon klar identifiziert:

- die Etablierung eines **professionellen OP-Managements** (OP-Manager*in und OP-Koordinator*in mit klarem Führungsprofil und umfassenden Weisungsbefugnissen),
- eine strategische und bedarfsgerechte **Leistungs- und Kapazitätenplanung in den Sälen** – ohne pauschale Territorialansprüche einzelner Kliniken,
- der Aufbau eines **aussagefähigen OP-Controllings und -Reportings**, bei denen Zahlen nicht nur berichtet, sondern daraus zielführende Maßnahmen abgeleitet werden,
- die Beherrschung der **prästationären und präoperativen Planungsprozesse** in den Ambulanzen mit optimal genutzten IT-Planungsinstrumenten,
- die Sicherstellung eines **pünktlichen OP-Beginns am OP-Tag** mit Synchronisierung der Abläufe im Bereich von Kliniken, Stationen und OP,
- die systematische Analyse und Bearbeitung **organisations- und verhaltensbedingter Ursachen von Wechselzeitverzögerungen** sowie die Einführung eines **präzisen Abrufmanagements mit Festsetzung eines minutengenauen OP-Beginns der Folge-OP (t_0)**,
- die Implementierung eines **verbindlich gelebten Regelsystems** (Statut, Dienstordnung, Geschäftsordnung etc.) einschließlich des konsequenten Umgangs mit kritischen Abweichungen.

Auffällig ist, dass bei fast allen OP-Projekten im Krankenhausbereich die **Soft Skills im OP** eher selten als Erfolgsfaktoren erkannt und in ihrer Tiefenstruktur analysiert wurden, obwohl mangelnde Mitarbeiterzufriedenheit und hohe Krankenstände in OP-Bereichen immer schon ein Thema sind und obwohl die Alltagspraxis im OP belegt, wie perfekt der Workflow bei einem Saalteam mit „**Teamspirit**" funktioniert. Eine optimale OP-Organisation liegt nach unserer neuen Auffassung also erst dann vor, wenn der „Funke auf den Saal übergesprungen ist". Dieser „Funke" liegt in einer speziellen Teamdynamik, die durch geeignete Rahmenbedingungen unterstützt, aber nicht durch organisatorische Strukturen und Prozesse allein evoziert werden kann.

Im Mikrokosmos OP-Saal zeigt sich „pars pro toto" die gelebte Organisationsphilosophie eines Krankenhauses. Doch welche Organisationsphilosophien prägen das Krankenhaus gestern, heute und in Zukunft?

6.1.2 Paradigmenwechsel: Die Organisationsphilosophien im historischen Wandel

Wir sind der Auffassung, dass wir uns in den aktuellen Umbrüchen in der OP-Organisation wieder viel mehr mit Kulturfaktoren befassen müssen. Dabei sind die Werte und Grundhaltungen sowie das Selbstverständnis, die Rollenerwartungen und Organisationsphilosophien in den Köpfen der Führungskräfte von entscheidender Bedeutung. Die Veränderung der Organisationsphilosophie von Krankenhäusern in den letzten 30 Jahren kann idealtypisch in 4 Stufen beschrieben werden:

Das personenzentrierte Krankenhaus 1.0 „Chefkultur" (traditionale Organisation)
Im Stadium 1.0 herrscht eine personengebundene Expertenorganisation mit autoritär-direktiver Führung in Medizin, Pflege und Administration vor. Chefärzte, pflegerische Leitungen und Krankenhausmanager verzichten auf definierte Strategien, Strukturen und Prozesse. Sie führen qua Autorität oder persönlichem Charisma. Als „mithelfende Meister ihres Fachs" initiieren, steuern und kontrollieren sie den Tagesablauf in ihrem Bereich. Es gilt eine „Rule of Man" – die Werte und Regeln sind personenabhängig und wechseln mit den Chefs, die sie vertreten. Es gibt keine Übertragung von Aufgaben und Verantwortung, die nicht jederzeit wieder persönlich entzogen werden kann. Im OP ist der Operateur der „Held des Saales". Manche Krankenhausorganisationen zeigen heute noch Relikte aus dieser Zeit.

Das verantwortungsstrukturierte Krankenhaus 2.0 „Management by Objectives and Delegation" (moderne Strukturorganisation)
In diesem Stadium setzen sich die Prinzipien der Zielvereinbarung („Management by Objectives") und der Delegation („Management by Delegation") von der Spitze der Pyramide über die einzelnen Führungsebenen nach unten durch. Mit Zielvereinbarungen, Aufgaben- und Kompetenzregelungen sowie Geschäftsordnungen und Geschäftsverteilungsplänen werden die einzelnen Funktionen und Verantwortungsbereiche im klinischen Betrieb definiert und ausgerichtet. Die Phase der „Rule of Man" geht nun über in das neue Zeitalter der „Rule of Law"; die Regeln stehen jetzt über den Führungskräften. In diesem Stadium verlagert sich die Verantwortung von den obersten Führungsebenen zunehmend in die 2. und 3. Führungsebene. Das mittlere Management wird als bisher „unsichtbarer Leistungsträger" endlich entdeckt. Bereichs-, Abteilungs-, Stations-, Funktions-, Team- und Gruppenleiter in Pflege und Administration sowie Sektionsleiter und Oberärzte im ärztlichen Dienst erhalten eigene profilierte Delegations- und Kompetenzbereiche, die respektiert werden müssen. Führung wird nicht mehr einfach akzeptiert, sondern muss sich bewähren. Leadership Performance-Programme durchziehen das Krankenhaus. Im OP-Bereich entsteht in dieser Phase die eigenständige Führungsverantwortung von OP-Managern und OP-Koordinatoren mit organisatorisch klar definierten Weisungsbefugnissen im Auftrag der Geschäftsführung. Die OP-Dienstordnung wird zum Gesetz im OP.

Das prozessorientierte Krankenhaus 3.0 „QM und Prozessverantwortung" (moderne Prozessorganisation)
Mit dem Fokus auf die externen gesetzlichen, wirtschaftlichen und fachlichen Anforderungen sowie die Ansprüche von Patienten, Einweisern, Gesetzgeber und Kostenträgern entwickelt sich in dieser Phase ein Qualitätsmanagementsystem, das an externen Regelwerken und Normen ausgerichtet ist. Compliance als Regeltreue gegenüber den zahlreichen gesetzlichen und betrieblichen Vorgaben wird als neue Grundhaltung definiert, die über die Loyalität zum eigenen Unternehmen hinaus die gesellschaftliche Verantwortung betont. In den letzten Jahren verlagerte sich der Schwerpunkt von den normativen QM-Regelwerken (Krankenhaus 3.1) hin zu einem dynamischen klinischem Prozessmanagement (Krankenhaus 3.2): Prozesslandkarten und Prozessdokumentationen werden erstellt; klinische Prozesse werden analysiert, optimiert, auditiert und evaluiert. Neue Berufsbilder und Funktionen, wie z. B. „Prozesskoordinatoren" und „Case Manager" ergänzen die bisherige Strukturorganisation. In dieser Phase entstehen auch in den präoperativen und

prästationären Ambulanzbereichen neue Steuerungsfunktionen bezogen auf die administrative und organisatorische Planung und Steuerung des OP-, Diagnostik- und Aufnahmemanagements. In den Ambulanzen entstehen Planungsstellen und -zentren für die Planung der OP- und Ambulanztermine. Diese Planungsfunktionen können als „präoperative Disponenten" gelten, während der OP-Koordinator als „Dispatcher" für die konkrete Umsetzung des OP-Programms im Tagesablauf einschließlich der Anpassung von Reihenfolgen und Saalzuordnungen zuständig ist.

Der OP-Koordinator entwickelt sich in dieser Phase weiter vom Supervisor und „trouble shooter" zum Prozessmanager mit dem Ziel der Implementierung effizienter und verlässlicher Abläufe.

Das postmoderne Krankenhaus 4.0 „Agile Teams und Selbstorganisation" (postmoderne Hybrid-Organisation)
Zurzeit befindet sich die deutsche Krankenhauslandschaft wieder in einem radikalen Umbruch. Die Komplexität der Krankenhausorganisation mit fast unüberschaubaren Prozesslandkarten und Schnittstellen steigt weiter. Die Arbeitsteilung im Zusammenspiel zahlreicher Berufsgruppen, Bereiche und Funktionen, die sich um diese Prozesse organisieren müssen, wird immer differenzierter. Ein Prozess, der gerade neu analysiert, optimiert und beschrieben worden ist, muss in kurzer Zeit aufgrund von neuen Anforderungen schon wieder in Frage gestellt werden. Es entwickelt sich in vielen Kliniken eine schier unübersichtliche Zahl von Prozessdokumenten, die ständig aktualisiert werden müssen. QM und klinisches Prozessmanagement stehen vor einem Kollaps der Übersteuerung, und das Ende der digitalen Prozesshandbücher naht. Hinzu kommen die Erwartungen der neuen Generationen Y und Z, die sich in dem engen Korsett der klassischen Führungs-, Struktur- und Prozessansätze nicht mehr wohlfühlen.

Im Krankenhaus 4.0 werden nur noch einige wenige Trigger-Prozesse identifiziert, um die sich teilautonome Teams selbst organisieren. Der Erfolg ihrer Arbeit ist – hier und jetzt – erlebbar und auch in einfachen Kennzahlen transparent, die wir Short-cut-Prozessziele nennen. Freiheit und organisationale Selbststeuerung werden mit einem neuen Teamspirit verbunden. Im oberen und mittleren Führungsbereich wird sich ein werteorientierter Führungsstil mit flacher Hierarchie und hoher Partizipation durchsetzen. An der Basis entwickelt sich die Selbstorganisation teilautonomer Teams (Hybrid-Organisation). Im OP werden OP-Manager und OP-Koordinatoren sich stärker auf die Gestaltung und Erhaltung optimaler Rahmenbedingungen für die Selbststeuerung der Klinik- und OP-Teams sowie die Implementierung neuer Grundhaltungen und gelebter Werte in der Kultur der Säle konzentrieren.

▶ Für die neue Ära der Krankenhausorganisation ergeben sich neue Sichtweisen der Kultur, der Prozessgestaltung, der Teamarbeit und der Führung, die wir im nächsten Abschnitt konkretisieren wollen.

Das postmoderne Krankenhaus: Gung Ho, Selbstorganisation, Generationen YZ und Hybrid-Organisation
Die Story der erfolgreichen Managerin Peggy Sinclair, die am Unternehmensstandort eines amerikanischen Konzerns einen Turnaround in einem Jahr mithilfe von Gung Ho, eines neuen Teamansatzes, schaffte, dient als Grundlage unserer postmodernen Organisationsphilosophie (vgl. Blanchard und Bowles 2013). „Gung Ho" ist der Anfeuerungsruf eines besonders begeisterungs- und leistungsfähigen Teams der US-Marines, der den Teamspirit weckt.

Der Gung Ho-Ansatz beruht auf 3 zentralen Kernelementen:

Sinnvolle Arbeit („Warum") – Persönliche Motive und Missionen, Haltungen und Werte, die wirklich Sinn machen! Die erste und wichtigste Frage an die Mitglieder eines Teams ist die Frage nach dem „Warum arbeite ich hier?" – die Frage nach dem Sinn und Zweck der eigenen Tätigkeit im Unternehmen und in der Abteilung.

Einfache Vorgaben („Was") – Aufgaben und Regeln, Ziele und Prozesse mit viel Handlungsspielraum! An die erste, sinnstiftende Frage knüpft nun die zweite, strukturbildende

Frage an. Es wird nun wie in einem Fußballteam geklärt, wer auf welcher Position spielt, welche Regeln für das Team gelten und welche Ergebnisse erbracht werden sollen. Einige Standardsituationen müssen zwar noch eingeübt werden, aber das „Spiel" ist innerhalb dieses Rahmens dann völlig frei, intuitiv und produktiv.

Direktes Feedback („Wie") – Anfeuern mit Fordern, Fördern, Feedback Enthusiastische Teams leben von einer zeitnahen Erfolgsrückmeldung sowie der täglichen Anerkennung des Einzelnen. In erfolgreichen Teams fordern und bestätigen sich die Teammitglieder gegenseitig. Sie feuern sich an und feiern ihre guten Ergebnisse. Das Team legt einfache Kennzahlen fest, an denen die Teamleistung gemessen werden kann. Und das Team etabliert Feedback-Rituale, in denen Leistungen, Ergebnisse und Fähigkeiten Einzelner geschätzt und mögliche Verbesserungspotenziale erkannt werden.

Mit Blick auf den zunehmenden Fachkräftemangel sowie aktuelle Anforderungen in der Gewinnung und Bindung neuer Generationen ist die Veränderung der Unternehmenskultur in Richtung von Selbstorganisation, agilen Teams und Gung Ho von großer Bedeutung. Gerade hatten wir uns an die Generation Y mit ihrem Anspruch auf „Work-Life-Balance" gewöhnt, und schon kommt die neue flotte Generation Z der Jahrgänge ab 1995. Sie werden von ihren teilweise überfürsorglichen Helikopter-Eltern an den Klinikbetrieb abgegeben. Sie wollen offen, ehrlich, transparent, frei und unkontrolliert arbeiten – und zwar in selbstorganisierten Teams und in internetbasierten Working-out-Loud-Zirkeln, in denen sie ihr Wissen und ihre Erfahrungen mit anderen teilen. Sie leben mindestens in drei Welten: erstens in ihrer privaten Welt, dann noch am Zweitwohnsitz „on the job" und drittens als „digital natives" in den „social network communities", mit denen sie am Tag viel Zeit verbringen. Sie sind flexibel und fühlen im Vergleich zu anderen Generationen keine so hohe Loyalität gegenüber ihrem Unternehmen mehr. Sie leben in einer Welt wechselnder sozialer Gruppen und Netzwerke.

Gerade für diese Generation brauchen wir neue Unternehmenswelten, in denen Selbstorganisation und Digitalisierung mit einem neuen Führungsstil verbunden werden. Auch agile Teams brauchen Führung, aber eine andere als Mitarbeiter in spitzhierarchischen Unternehmen.

Frederic Laloux hat nach einer Analyse mehrerer erfolgreicher Unternehmensorganisationen der postmodernen Ära die neuen Prinzipien dargelegt:

> Postmoderne Organisationen behalten die leitungsorientierten hierarchischen Strukturen moderner Organisationen bei, geben aber die Mehrheit der Entscheidungen an die Arbeiter und Angestellten weiter, die so weitreichende Entscheidungen treffen können, ohne sich die Genehmigung des Managements einzuholen. Die Menschen, die direkt mit den Anforderungen der täglichen Arbeit zu tun haben, kennen die unzähligen kleinen Probleme im Arbeitsablauf am besten. Deshalb sollte ihnen das Vertrauen entgegengebracht werden, dass sie bessere Lösungen finden können als Experten, die aus weiter Ferne auf die Situation schauen. […] Dezentralisierung und Empowerment in einer großen Organisation zu implementieren ist schwierig. Das leitende und mittlere Management muss seine Macht mit allen Mitarbeitern teilen und einen Teil seiner Kontrolle aufgeben. […]. Den Mitarbeitern wird das Vertrauen entgegengebracht, dass sie die richtigen Entscheidungen treffen, wobei sie sich an einer Reihe gemeinsamer Werte orientieren, statt an dicken Regelbeschreibungen und Absprachen.
>
> Laloux (2014, S. 32 f.)

In postmodernen Unternehmen setzen sich Hybrid-Organisationen durch. Diese Organisationen sind im oberen und mittleren Führungsbereich ganz klar strukturiert – allerdings mit eher flachen Hierarchien und Partizipationsmöglichkeiten. An der Basis sind sie anders gestaltet, nämlich innerhalb eines definierten Regelwerks flexibel, frei und selbstorganisiert. Wie bei einem Hybridmotor liegt das Primat zunächst auf einem Motor (Team unter Strom = Selbstorganisation). Ist der Primärmotor extremen Anforderungen ausgesetzt und kommt ins Stocken oder verfügt er nicht mehr über ausreichend Energie, dann muss der Sekundärmotor einspringen (Führung gibt Benzin = systemisch-transformationale Führung). Der Sekundärmotor bietet Unterstützung an und zieht sich zurück, wenn die primäre Eigendrehung wieder funktioniert.

6.1.3 TeamProzessPerformance (TPP) im OP

Ausgehend von unseren Projekterfahrungen in den letzten Jahren haben wir den Ansatz der postmodernen Hybrid-Organisation nun auf den Krankenhaus-OP übertragen. Dabei wollen wir auch verdeutlichen, dass Teambildung im OP nicht einfach gruppendynamisch abgekoppelt vom organisatorischen Prozess geschehen darf. Ganz im Gegenteil: OP-Teams erhalten ihren Sinn und Auftrag aus den Zielsetzungen des OPs in Verbindung mit ihren persönlichen Motiven. Deshalb sind ihre Soft Skills nicht freischwebend im eigenen Kommunikations- und Beziehungsraum der Gruppe zu entwickeln, sondern inhaltlich auf den OP-Prozess auszurichten. Am OP-Prozess können Sinn für den Einzelnen sowie unternehmersicherer Erfolg und Qualität in der Patientenversorgung gemessen werden.

Wir zeigen mit unserer TeamProzessPeformance (TPP) anhand eines Sechsecks auf, wie man einen entsprechenden Entwicklungsprozess modellieren kann (Abb. 6.1):

Die TeamProzessPerformance gliedern wir in 3 Ebenen: Sinnstiftung, Teamagilität und Prozesserfolg.

- Auf der ersten Ebene liegt die **Sinnstiftung**, die Frage nach dem „Warum? Wieso? Weshalb?" der Tätigkeit im OP. Alle Aktivitäten sind vom Grundauftrag der Organisation und dem Engagement der Einzelnen getragen. Eine systemisch-transformationale Führung fördert die intrinsische Motivation der einzelnen Mitarbeiter sowie den „Spirit" und die Selbstorganisation agiler Teams.
- Auf der zweiten Ebene liegt die **Teamagilität**, die einerseits durch eine hohe Teamverantwortung und Selbstorganisation geprägt ist und andererseits kommunikativ durch Team-Checks, die wir „Huddle" nennen, unterstützt wird.
- Auf der dritten Ebene liegt der **Prozesserfolg** als sachliches Ergebnis sinnstiftender Arbeit, professioneller Führung und agiler Teamarbeit. Wir konzentrieren uns auf ganz wenige Prozesse, die wir „Trigger-Prozesse" nennen, und wir messen den Erfolg von Trigger-Prozessen an sofort verfügbaren Prozesskennzahlen, die wir „Short-cut-Prozessziele" nennen.

Sinn, Auftrag und intrinsische Motivation
Grundlage für eine gute Teamperformance ist zunächst eine intrinsische Motivation jedes einzel-

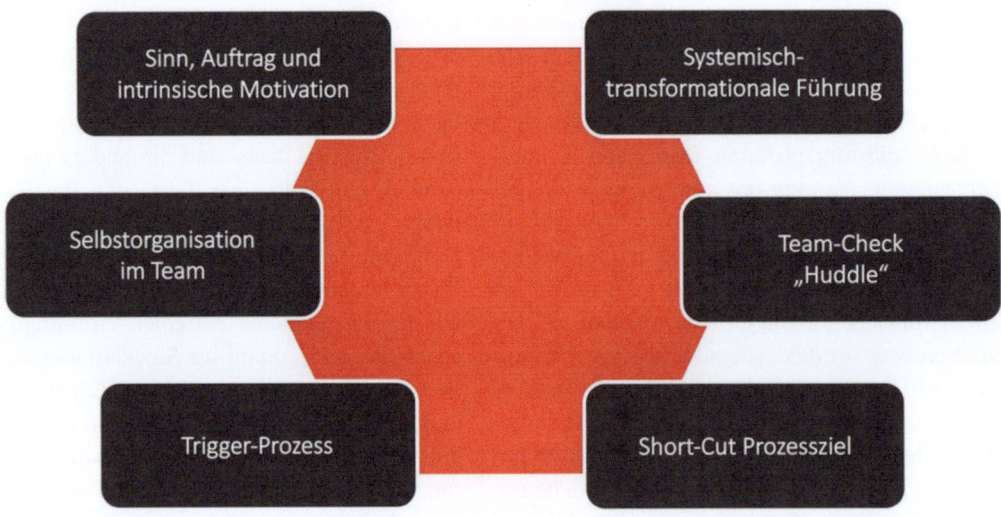

Abb. 6.1 Hexagon der TeamProzessPeformance (TPP)

nen Teammitglieds, die sich aus der Reflexion und Identifikation mit dem Auftrag ergibt („Ich erkenne einen Sinn in meiner Tätigkeit und nehme meinen Auftrag im OP an"). Die Motivstrukturen einzelner Teammitglieder, auf die die TeamProzessPerformance aufbauen kann, können sehr vielfältig sein wie z. B. sinnvolle Arbeit erleben, sich an guter Qualität in der Arbeit erfreuen, starke Leistungen erbringen, selbständig sein und Verantwortung übernehmen dürfen, soziale Beziehungen in der Arbeit genießen, Zusammenhalt im Team erfahren, Struktur und Sicherheit im OP-Tagesablauf bekommen, Verbindlichkeit und Verlässlichkeit zwischen den Berufsgruppen wahrnehmen usw.

Innerhalb eines Teamentwicklungsprozesses werden die einzelnen Motivationen herausgearbeitet, als Treiber für die TeamProzessPerformance reflektiert und durch die Organisation und Führung unterstützt. Es sollte unbedingt eine Beziehung zwischen diesen Motivatoren und dem Trigger-Prozess hergestellt werden, denn dieser Prozess sollte für alle Beteiligten einen tieferen Sinn machen und nicht als fremd erlebt werden.

Systemisch-transformationale Führung im OP

Mit den neuen Anforderungen an selbstorganisierte Teams verändert sich auch die Rolle der Führungskraft stark.

> Die Arbeitsfähigkeit von Teams ist weder ein Selbstläufer, noch lässt sie sich alleine über eine differenzierte Rollenklärung und ein detailliertes Regelwerk für die einzelnen Prozessschritte bewerkstelligen. Notwendig ist eine darüberhinausgehende Sensibilität für das implizit immer mitlaufende gruppendynamische Geschehen. Der fast immer beobachtbare Primat der Aufmerksamkeit auf den sachlichen Dimensionen […] belässt die realitätsbestimmende, weil emotional besonders wirksame soziale Dynamik häufig im blinden Fleck der Verantwortlichen (gemeint sind persönliche Kränkungen, ungleiche Einflussverteilungen, tabuisierte Themenbereiche etc.).
> Schumacher und Wimmer (2019, S. 17)

Die Managementliteratur der letzten Jahrzehnte leidet nach unserer Auffassung sehr daran, dass die Erkenntnisse der über 100 Jahre alten Grundlagenwissenschaft der Psychologie wenig berücksichtigt worden sind. Wir erwarten für die Zukunft Führungsansätze, die sich stärker evidenzbasiert auf wissenschaftliche Grundlagen der Psychologie beziehen.

▶ Führungskräfte können über Training und Coaching in der Entwicklung eines psychologisch fundierten systemisch-transformationalen Führungsansatzes unterstützt werden.

Dabei gehen wir von 4 zentralen Prinzipien aus:

Werte, Grundhaltungen und Eigenmotivation fokussieren

Die Führungskraft unterstützt die Mitarbeiter darin, ihren eigenen Sinn in der Arbeit zu finden. Sie fördert die Entwicklung von intrinsischer Motivation (Eigenmotivation) und vermeidet so weit wie möglich, gewünschte Verhaltensweisen einfach nur über Anordnung oder externe Anreize und Sanktionen zu steuern, weil sie dann wenig nachhaltig sind.

Das Arbeitsverhalten der Mitarbeiter wird nicht einfach nur oberflächlich bestätigt oder korrigiert (Lob und Tadel). Es wird vor allem die zugrunde liegende Grundhaltung herausgearbeitet und – wenn nötig – hinterfragt. Kritikgespräche sind immer verbunden mit Ursachenanalysen in der Tiefstruktur der Persönlichkeit – ihrer Motive, Kompetenzen und Sichtweisen („Wurzelbehandlung").

Emotional intelligent führen

Das in den 1990er-Jahren entwickelte psychologische Konzept der emotionalen Intelligenz (vgl. Goleman 2011) sollte von Führungskräften in postmodernen Organisationen verstanden und gelebt werden. Emotionale Intelligenz umfasst 5 Basiskompetenzen:

- **Innere Selbstwahrnehmung (Introspektion):** Emotional intelligente Führungskräfte nehmen in einem parallelen Bewusstseinsstrom ergänzend zur Außenbeobachtung immer die eigenen Körperempfinden (somatische Marker), Gefühle (spontan gefühlte Gesamtbewertung) und Gedanken (automatisierte Selbstdialoge) wahr.

- **Eigene Emotionen beeinflussen (Regulierung):** Emotional intelligente Führungskräfte nutzen ihre Selbstwahrnehmung als Basis zur Selbstbeeinflussung. Sie können eigene starke Impulse kontrollieren, negative Einstellungsmuster und Denkweisen konstruktiv verändern (kognitive Umdeutung) und die eigene Stimmung positiv beeinflussen.
- **Emotionen im Dialog gezielt einsetzen:** Emotional intelligente Führungskräfte können ihre (regulierten) Emotionen authentisch einbringen und gezielt zur professionellen Bewältigung der Situation nutzen.
- **Empathie:** Emotional intelligente Führungskräfte können über die direkte Wahrnehmung ihres Gegenübers (unbewusste Spiegelung des Ausdrucks) oder über die Perspektivübernahme und kognitive Rekonstruktion („Theory of Mind") einen Menschen gut innerlich erfassen.
- **Erfolgreiche Beziehungsgestaltung:** Emotional intelligente Führungskräfte nutzen ihre empathischen Fähigkeiten, um einen Dialog empfängerorientiert zu gestalten. Sie treffen und berühren mit ihren Botschaften die innere Welt des Gegenübers an den richtigen Stellen und erzielen damit gewünschte Ergebnisse.

Mentale Wirklichkeiten und Kulturen verändern

Eine systemisch-transformationale Führungskraft weiß, dass alle Menschen (auch sie selbst natürlich) sich ihre eigene Welt im Kopf konstruieren. Langjährig gewachsene Sichtweisen und Überzeugungen geben Sicherheit und werden nicht einfach über Bord geworfen. Rhetorische Überzeugungsarbeit und Verhaltensinstruktionen helfen wenig bei der Veränderung von Kulturen, die im Kopf tief verankert sind. Deshalb arbeiten systemisch-transformationale Führungskräfte mit Führungs- und Dialogmethoden, die hartnäckige Sichtweisen, Glaubenssätze und Haltungen herausfordern, hinterfragen und nachhaltig verändern.

Die Eigendrehung teilautonomer Teams fördern

Systemisch-transformationale Führungskräfte greifen nur sehr sparsam operativ und regulativ in das Tagesgeschäft ein. Sie gestalten den organisationalen Rahmen für die autonomen Handlungsspielräume der Teams und konzentrieren sich in der Führungsarbeit weniger auf die sachliche Steuerung der Teamarbeit, sondern stärker auf die Motivation, Grundhaltung und Persönlichkeitsentwicklung des Einzelnen sowie die Beziehungsdynamik in der Gruppe. Sie geben Hilfe zur Selbsthilfe und lassen soweit wie mögliche keine Redelegation zu. Der Fokus liegt vor allem auf der emotional-motivationalen Unterstützung sowie der Konfliktbewältigung im OP. Systemisch-transformationale Führungskräfte im OP sorgen dafür, dass die Saalteams Probleme als gemeinsame Probleme sehen und angehen.

Selbstorganisation im Team

Die Selbstorganisation eines Teams ist in der Krankenhausorganisation 4.0 ein zentraler Schlüssel für den Erfolg.

Wichtige Merkmale der Selbstorganisation im OP sind:

- Dezentralisierung von Planungs- und Steuerungsprozessen im OP – weg vom OP-Management und der OP-Koordination hin zum OP-Saalteam,
- höhere Verantwortung des Einzelnen im OP-Saalteam bezogen auf die Durchführung von Aufgaben und die Erreichung von Zielen,
- Reduzierung von langen Informations- und Abstimmungsprozessen bzw. von aufwendigen Rücksprachen mit Führungskräften und Funktionen außerhalb des Saals,
- agile Anpassung der OP-Tagesstruktur und der OP-Abläufe an die ständig sich verändernden Anforderungen und Turbulenzen im OP-Tagesprogramm,
- höhere Arbeitszufriedenheit durch Steigerung der persönlichen Prozesskontrolle, Teamintegration und Erfolgsmotivation.

Es werden folgende Aufgaben an das OP-Saalteam delegiert:

- Morgendliche Kurzbesprechung des OP-Programms (Team-Check 1/„Huddle"; s. unten) –

Klärung wesentlicher Aspekte in der Arbeitsvorbereitung zu einzelnen OPs/ggf. auch Feinjustierung der Reihenfolge und Vorgehensweise in Absprache mit den planungsverantwortlichen Ärzten der operativen Klinik/en, der Anästhesie und/oder den Operateuren zur Sicherstellung einer optimalen fachlichen Umsetzung und Auslastung im OP; die vorgeschlagenen Feinjustierungen von Reihenfolgen und Vorgehensweisen bei den OPs werden dem OP-Koordinator gemeldet bzw. mit ihm abgestimmt.
- Optimale Integration von Nachmeldungen und Notfällen im Dialog mit dem OP-Koordinator.
- Durchführung des OP-Abrufmanagements (Abruf Patient/Operateur) und der Wartezeitdokumentation im OP-Saal unter Nutzung des Whiteboards (Trigger-Prozess).
- Steuernder Eingriff in alle den Trigger-Prozess beeinflussenden Sekundärprozesse wie Patientenvorbereitung, Patiententransport, Management im Bereich Holding-Area, Schleuse und Aufwachraum, Ein- und Ausleitung, Saalreinigung und -vorbereitung, Lagerung, Zentralsterilisation etc.
- Kurzbesprechung kurz vor Dienstende (Team-Check 2/„Huddle") – Feedback zum OP-Tag mit Rückmeldung über Erfolge und Optimierungspotenziale; kleiner Ausblick auf den nächsten OP-Tag.

Ein **Team-Check** entspricht dem sogenannten „**Huddle**" (engl. „Haufen") im American Football. Ein Huddle kann zu jeder Zeit des Tagesablaufs erfolgen. Für den Bereich einer Bettenstation wurde ein Huddle bereits in Krankenhäusern erprobt und in der Literatur vorgestellt. Der Huddle kann in Zentralen Notaufnahmen und OP-Bereichen aber ebenso gut umgesetzt werden.

> Das Konzept des Huddle stammt aus dem American Football. Vor jedem Spielzug stecken die Spieler kurz die Köpfe zusammen [...] und besprechen ihre Taktik. Die Anzeigetafel gibt dazu Anhaltspunkte: Ist das Team auf dem Weg, das Spiel zu gewinnen? Wie viel Zeit verbleibt, um das Resultat zu beeinflussen? Entscheidend dabei ist, dass man gemeinsam als Team nach vorne schaut, zielgerichtet kommuniziert und konkrete Handlungen ableitet. Im Krankenhaus bedeutet das, dass sich ein Behandlungsteam mehrmals täglich für einen kurzen Austausch trifft. Die Bezeichnung Huddle ist wichtig, um den Unterschied zu anderen Treffen aufzuzeigen: Ein Huddle ist kein Rapport und keine Sitzung. Und: Man sitzt nicht, sondern man steht. Das beschleunigt das Ganze.
> Es geht darum, sich in kurzer Zeit (maximal 7 Minuten) gemeinsam als interprofessionelles Team einen Überblick über das Geschehen basierend auf Kennzahlen zu verschaffen. Besprochen werden die tägliche Auslastung, die Abweichungen vom Standard und besondere Ereignisse. Als ‚Anzeigentafel' dient das Huddleboard. Stimmt die Leistung in einem Bereich nicht oder tauchen Probleme auf, werden konkrete Gegenmaßnahmen definiert. Falls ein Problem vom Team nicht innerhalb von 24 Stunden gelöst werden kann, wird es auf die nächste Führungsstufe eskaliert.
> Walker et al. (2017, S. 98)

In einer postmodernen OP-Organisation dienen Team-Checks („Huddles") der kontinuierlichen Teamentwicklung und Prozessverbesserung.

Am Ende des OP-Tags versammelt sich das Team zu einem tagesabschließenden Manöver-Feedback vor dem Whiteboard im Saal. Es ergeben sich folgende Aufgaben für diesen Team-Check am Ende des OP-Tags (Abschluss-Huddle):

- Bewertung der Prozesseffizienz anhand der auf dem Whiteboard dokumentierten Delta-Abweichungen zwischen t_0 und t_1,
- differenziertes Feedback zur Wertschätzung und Anerkennung besonderer individueller Beiträge sowie der gesamten Teamleistung,
- Diskussion von Lösungsansätzen und Verbesserungsvorschlägen für die nächsten OP-Tage einschließlich Vereinbarung und Delegation von entsprechenden Maßnahmen,
- Identifizierung von Problemen, die innerhalb der letzten 24 Stunden nicht eigenständig im Team gelöst werden konnten; Meldung an OP-Management/-Koordination.

Trigger-Prozess
Ein Trigger-Prozess ist nach unserer Definition ein Prozess, der im Zentrum vieler weiterer Prozesse steht, die von ihm ausgelöst und beeinflusst werden. Die Kunst besteht darin, auf der Grund-

lage einer gemeinsamen Analyse den geeigneten Trigger-Prozess herauszuarbeiten und möglichst einfach zu definieren.

Als Trigger-Prozess eines OP-Saal-Teams haben wir den Prozess der präzisen Planung, des Abrufs und der Abweichungsdokumentation einer Folge-OP identifiziert, der viele Prozesse im OP beeinflusst und ein zentraler Aspekt der Wechselzeitoptimierung darstellt (Abb. 6.2). Dieser Prozess wird im Ablauf, den Zuständigkeiten und den geltenden Regeln beschrieben. Das ist alles!

Der Prozess wird folgendermaßen beschrieben:

Das Saalteam legt noch während einer laufenden OP mit angemessenem Vorlauf zur Folge-OP in einem interprofessionellen Saal-Commitment (Operateur, Anästhesist, OP-Funktionspflege, OP-Anästhesiepflege) fest, wann auf die Minute genau die nächste OP beginnen soll. Als Beginn gilt nicht der Schnitt, sondern die erste Intervention des operativen Teams am Patienten nach Freigabe durch den Anästhesisten (z. B. Lagerung mit Präsenz des operativen Teams im Saal). Das ist der geplante Beginn der Folge-OP, den wir t_0 nennen und der gut sichtbar für alle auf einem Whiteboard im Saal dokumentiert wird (s. unten). Auf diesen Zeitpunkt konzentriert sich dann das Abrufmanagement.

Weitere vorbereitende Prozesse werden auf diesen minutiös definierten Zeitpunkt fokussiert. Alle anderen mit dem Saalcommitment und Abrufmanagement verbundenen Prozesse werden nicht beschrieben (z. B. Patientenvorbereitung, Patiententransport, Holding-Area- und Schleusenmanagement, Ein- und Ausleitung, Saalreinigung und -vorbereitung, Lagerung etc.), um den freien Handlungsspielraum agiler OP-Teams zu erhöhen.

Bei der Festlegung eines Zeitpunktes t_0 geht es nicht unbedingt um die Notwendigkeit einer Punktlandung, sondern um eine präzise Planungsgröße als Orientierung, bei der fachliche bzw. „natürliche" Schwankungen akzeptiert sind, aber organisations- und verhaltensbedingte Fehlzeiten kritisch hinterfragt werden sollen.

Short-cut Prozessziel

Ein Short-cut Prozessziel ist nach unserer Definition ein präzises und messbares Ergebnis eines Ablaufs, das direkt nach Abschluss des Prozesses anhand einer einfachen Kennzahl gemessen wird. Mit dem Prozessziel sind eine zeitnahe Evaluation und Erfolgsmotivation für das Team verbunden. Als Short-cut-Prozessziel haben wir den pünktlichen Beginn einer Folge-OP definiert, und dabei arbeiten wir nur mit einer einzigen Kenn-

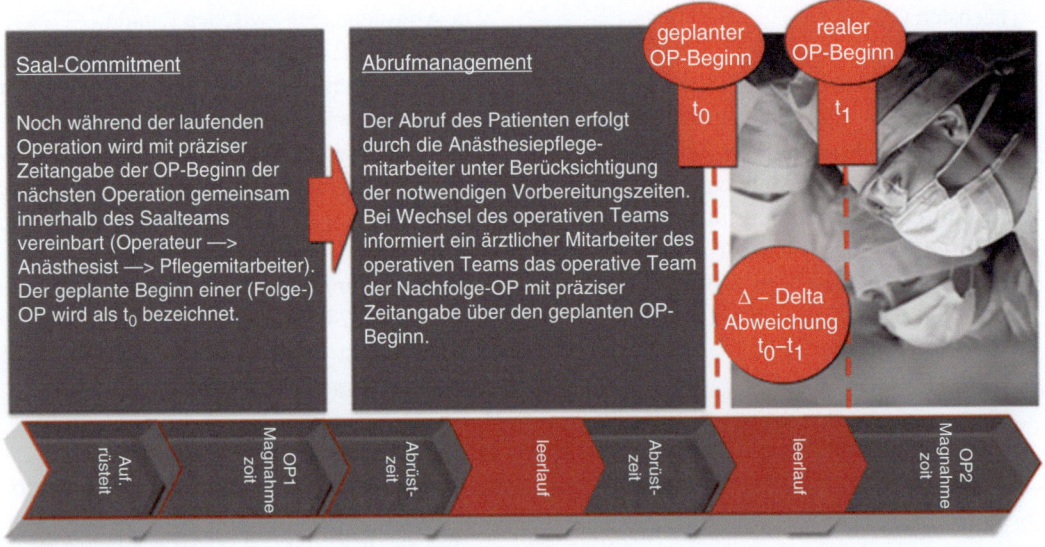

Abb. 6.2 Trigger-Prozess eines OP-Saal-: ein präzises Abrufmanagement

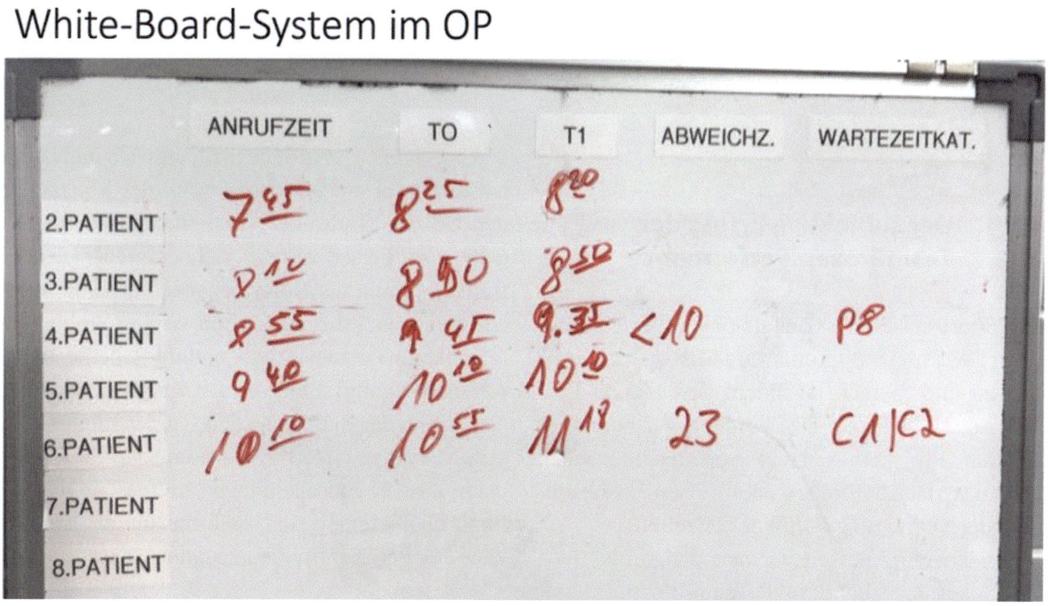

White-Board-System im OP

Abb. 6.3 Whiteboard-System im OP

zahl: der Abweichung (Delta) zwischen dem geplanten Beginn einer Folge-OP t_0 und dem realen Beginn der Folge-OP t_1.

Das OP-Saalteam dokumentiert die Planung und Realisierung des Short-cut-Prozessziels sowie den Umfang (in Minuten) und die Gründe von Abweichungen (verschlüsselt nach festgelegten Wartezeitkategorien) auf einem Whiteboard im Saal (Abb. 6.3). Damit hat das Team eine hohe und zeitnahe tägliche Übersicht über die Short-cut-Prozessziele und die diesbezüglichen Erfolge von OP zu OP.

Die systematische Auswertung der Abweichungen wird zur weiteren Prozessoptimierung im OP genutzt. Dabei werden die Abweichungskategorien herausgefiltert, die eher als fachliche bzw. „natürliche" Schwankungen anzusehen sind (z. B. Fehleinschätzung der OP-Dauer, fachlich notwendige Änderungen während der OP, Komplikationen bezogen auf OP/Anästhesie etc.), sodass letztendlich nur verhaltens- und organisationsbedingte Abweichungen analysiert werden (z. B. Verzögerungen im Bereich stationärer Patientenvorbereitung und Transport, Schleusenstau, mangelnde Patientenvorbereitung, fehlende oder unvollständige Dokumente, Warten auf Anästhesist, Warten auf OP-Pflege, Warten auf Operateur etc.).

> **Plan-Do-Check-Act-Zyklus im OP**
>
> In der agilen OP-Teamorganisation werden Probleme zeitnah erkannt und analysiert; es werden gemeinsame Lösungsansätze und Maßnahmen direkt im Saal gesucht, geplant und vereinbart (Plan). Diese werden dann selbstverantwortlich von Einzelnen umgesetzt (Do), im Anschluss gemeinsam überprüft (Check) und, wenn sie funktionieren, in die Routine übernommen (Act).

Idealerweise ergeben sich im Tagesgeschäft des OP immer wieder kleine Plan-Do-Check-Act-Zyklen in den Sälen, die durch Huddles unterstützt werden. Die gemeinsame Analyse und Planung sollte nicht zu kompliziert und zeitintensiv sein; die Umsetzung entspricht häufig eher einem Schnellversuch bzw. einem überschaubaren Spontanexperiment („Do it, try it, fix it").

▶ Eine erfolgreiche Organisation entsteht so quasi emergent aus den vielen kleinen Verbesserungen in der täglichen Teamarbeit an der Basis.

6.1.4 Der subjektive Erfolg der TeamProzessPerformance

Das Short-cut-Prozessziel als objektiver Parameter der Wechselzeitoptimierung lässt sich gut evaluieren und messen, nachdem der Trigger-Prozess gut etabliert ist. Das konnten wir bereits in unseren Projekten anhand von resultierenden Produktivitätskennzahlen nachweisen (insbesondere der Verkürzung von Wechselzeiten).

Aber woran messen wir nun den subjektiven Erfolg aus der Sicht der OP-Teams?

Hierzu haben wir erste Ansätze entwickelt, die sich am Konzept der „Core Self-Evaluations" (zentrale Selbstbewertungen) ausrichten. Das psychologische Konzept wurde von Judge, Locke und Durham Ende der 1990er-Jahre entwickelt (vgl. Judge et al. 1997).

Der organisationspsychologische Erfolg einer OP-Optimierung kann nach unserer Auffassung gut an einem Merkmal gemessen werden, das in einschlägigen Studien in den letzten 10 Jahren als Ursachenfaktor für psychisches Wohlbefinden, Gesundheit, Motivation, Leistung und Erfolg im beruflichen Kontext wissenschaftlich nachgewiesen wurde: die vierdimensionalen Zentralen Selbstbewertungen/Core Self-Evaluations – kurz CSE genannt (vgl. Weiherl et al. 2007, S. 316 ff.).

Der CSE-Ansatz geht davon aus, dass es sich bei den 4 Dimensionen um eher stabile Persönlichkeits- und Einstellungsmuster bei Mitarbeitern handelt („personality traits"). Wir gehen aber davon aus, dass über die gezielte Entwicklung von Organisations- und Teamumfeldern sowie über Führung, Qualifizierung und Coaching derartige Grundhaltungen und Einstellungsmuster positiv veränderbar sind, und haben diese Effekte bezogen auf Qualifizierungsmaßnahmen über einschlägige Fragebögen bereits gemessen (vgl. Demir 2016).

Die Core Self-Evaluations (Zentrale Selbstbewertungen) nach Judge, Locke und Durham (1997) bestehen aus 4 Faktoren:

Kontrollüberzeugung („locus of control")

Ich stehe im Mittelpunkt meiner Arbeitswelt und habe die Kontrolle darüber.

Eine hohe Unzufriedenheit und Demotivation entsteht insbesondere dann, wenn der Mitarbeiter den Ort der Kontrolle („locus of control") außerhalb seiner Person verortet, d. h. er erlebt sich eher fremdbestimmt als Opfer bezogen auf einflussreiche Personen, kritische Ereignisse oder Problemsituationen in seinem Arbeitsumfeld (externe Kontrollüberzeugung). Eine positive Verarbeitung ergibt sich, wenn der Betroffene den Ort der Kontrolle in sich selbst verankert (Selbstkontrolle). Er sieht dann, dass er Entscheidungen treffen, Verantwortung übernehmen und selbstbestimmt handeln kann (interne Kontrollüberzeugung).

Selbstwirksamkeitserwartung („perceived self-efficacy")

Ich kann Anforderungen am Arbeitsplatz mit meiner Kompetenz oder den mir zur Verfügung stehenden sozialen Ressourcen meistern.

Eine Unzufriedenheit ergibt sich, wenn der Betroffene sich aufgrund seiner Fähigkeit und der Ressourcen in seinem Arbeitsumfeld nicht mehr in der Lage sieht, die Probleme am Arbeitsplatz aus eigener Kraft erfolgreich zu meistern. Eine positive Verarbeitung ergibt sich, wenn er überzeugt ist, dass er in seiner Arbeit über Fähigkeiten und Möglichkeiten verfügt, Probleme erfolgreich zu bewältigen. Das kann auch durch den Rückgriff auf Ressourcen im Team oder der Führung geschehen.

Selbstwertgefühl („self-esteem")

Ich nehme mich so an, wie ich bin, und hadere nicht.

Bei der Verarbeitung von kritischen Ereignissen am Arbeitsplatz kommt es auch darauf an, ob der Betroffene mit sich selbst im Reinen ist sowie eine angemessene Selbstakzeptanz hat. Ist der Betroffene in seinem Selbstwert zu sehr gekränkt, so konzentrieren sich seine Aktivitäten eher auf die Verarbeitung der Kränkung und eine kompensatorische Selbstwertstabilisierung als auf die erfolgreiche Bewältigung der Situation am Arbeitsplatz.

6 Dream Team – Die Separation der Berufsgruppen und des Sektorendenkens sind endlich zu überwinden

Emotionale Stabilität („emotional stability")

Ich bin auch in kritischen Arbeitssituationen echt gelassen.

Emotionale Störbarkeit, Labilität und Neurotizismus (Ängste, Nervosität, Sorgen, Depressivität, Zukunftsangst etc.) schränken die erfolgreiche Stress- und Krisenbewältigung am Arbeitsplatz erheblich ein. Wem es in Krisen über Selbstbeobachtung und -steuerung gelingt, destruktive emotionale Prozesse im Ansatz zu erkennen und positiv zu verändern, der kann sich stärker auf die Bewältigung der Probleme in der Arbeit konzentrieren (→ emotionale Intelligenz).

▶ Wir gehen davon aus, dass über Befragungen im OP nachgewiesen werden kann, dass eine interne Kontrollüberzeugung und eine positive Selbstwirksamkeitsüberzeugung bei den Mitarbeitern signifikant mit der Einführung der TeamProzessPerformance verbessert werden kann. Weiters wird nach unserer Auffassung das Selbstwertgefühl und die emotionale Stabilität der Mitarbeiter durch einen systemisch-transformationalen Führungsansatz unterstützt.

6.1.5 Implementierung der TeamProzessPerformance (TPP) im OP

Die Implementierung der TeamProzessPerformance innerhalb eines OPs beginnt initial mit einem Auftakt-Workshop unter Beteiligung der ärztlichen, pflegerischen und unterstützenden Mitarbeiter im OP einer Klinik. Die Workshop-Agenda konzentriert sich vor allem auf die Werte, Regeln und Selbstorganisation des OP-Saalteams (s. Übersicht und Abb. 6.4).

Einführender Workshop

- **Einführung in die TeamProzessPerformance** – Wie wird sich das Krankenhaus in den nächsten Jahren durch selbstorganisierte Teams verändern?
- **Input: Darstellung der Projektziele** – Welche Ziele verfolgen Unternehmensführung und OP-Führung mit der Erhöhung der Selbstorganisation von OP-Teams?

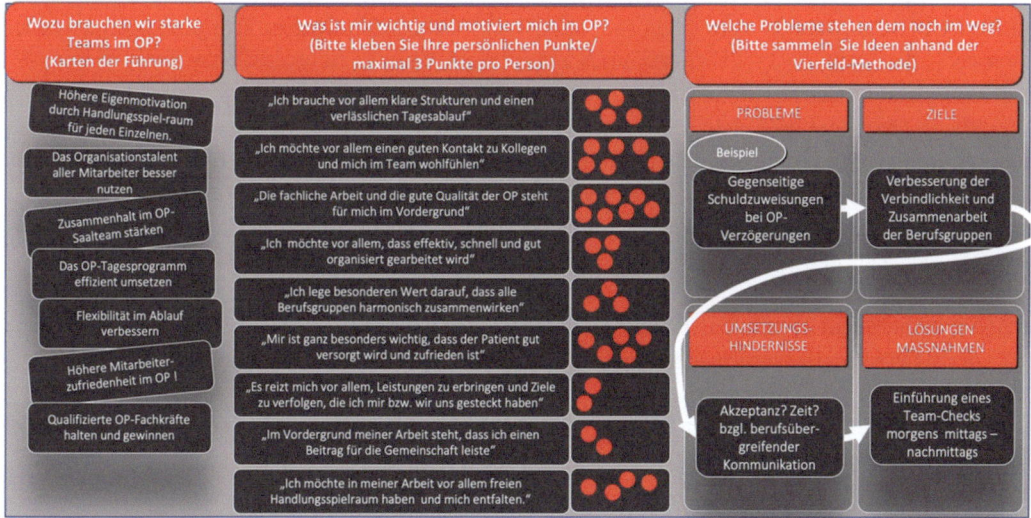

Abb. 6.4 Moderationsschema für TeamProzessPerformance (TPP)

- **Moderation: Meine Motivation und Maßstäbe** – Was treibt mich persönlich an? An welchen Werten soll sich meiner Meinung nach das Saalteam orientieren?
- **Input: Selbstorganisierte Teams und Prozesse** – Teamverantwortung des teilautonomen Saalteams, Trigger-Prozess, Short-cut-Prozessziel, Whiteboard und Huddle.
- **Moderation: Erarbeitung eines gemeinsamen Regelkatalogs** – Nach welchen Regeln wollen wir im Saal arbeiten, uns informieren und kommunizieren?
- **Commitment und Implementierung der TeamProzessPerformance** – Ziele, Vereinbarungen, Maßnahmen (Aktionsplan).

6.1.6 Lernerfahrungen und Fazit

In unseren OP-Projekten haben wir in den letzten 30 Jahren vor allem die oben genannten strukturellen und prozessualen Aspekte des OP-Managements betont. Letztendlich haben wir bestimmte Trigger-Prozesse identifiziert, die großen Einfluss auf die OP-Effizienz haben. Wir haben aber auch festgestellt, dass sich die Produktivität durch ein entsprechendes Prozessmanagement zwar deutlich steigern lässt, aber dies nicht in allen OPs zu einer höheren Mitarbeiterzufriedenheit führte und letztendlich auch die Nachhaltigkeit der Verbesserungen auf lange Sicht immer wieder fraglich war. Das war natürlich eine wichtige Lernerfahrung für uns.

Seit einiger Zeit arbeiten wir an dem neuen Ansatz der TeamProzessPerformance, bei dem „harte" Prozessfaktoren und „weiche" Kulturfaktoren im OP praxisnah integriert werden. Das Saalteam wird zur „Keimzelle" des OP-Workflow. Das klinische Prozessmanagement wird maximal vereinfacht; es liegt in der Verantwortung agiler Teams. Der Teamerfolg ist von OP zu OP an „harten" Short-cut-Prozesszielen konkret messbar. Die Optimierung der „harten" Prozessfaktoren über den Trigger-Prozess und das Short-cut-Prozessziel (Verringerung der Delta-Abweichung zwischen t_0 und t_1) haben wir durch Erhebungen bereits evaluieren können. In der Zukunft wollen wir auch Soft Skills in den OP-Projekten genauer messen. Wir sehen als messbare Erfolgsfaktoren für eine zufriedene, produktive und gesunde Mitarbeiterkultur im OP die aus der Organisationspsychologie entwickelten „Core Self-Evaluations" (CSE) als zentrale Faktoren der Persönlichkeit und Kultur, die es zu messen gilt.

Wir befinden uns in den Projekten noch ganz am Anfang der Implementierung einer neuen Teamkultur im OP. Die größten Herausforderungen liegen in der Vertrauensbildung zwischen den einzelnen Funktionen und Berufsgruppen im OP sowie in der Etablierung einer saalbezogenen Regelkommunikation im hektischen OP-Alltag. Die Tagesablaufstruktur im OP bietet nur wenig Raum für berufsgruppenübergreifende Kurzbesprechungen („Huddles"), aber genau diese sind essenziell und unverzichtbar.

Bei der Umsetzung von TeamProzessPerformance-Projekten sollte das Krankenhausmanagement bereits im Vorfeld bezogen auf die Ziele und grundsätzlichen Maßnahmen eine hohe Akzeptanz bei den zentralen Führungskräften schaffen. Mögliche Hindernisse und Widerstände gegen Veränderungen sollten vorab ausführlich diskutiert werden sowie das Commitment über einen gemeinsamen Projektkontrakt sichergestellt werden.

6.2 Interprofessionelle Ausbildungsstationen: Grenzen überwinden – Zusammen lernen und arbeiten

Christine Straub, Sebastian Bode, Lukas Nock und Irina Cichon

6.2.1 Hintergrund

Der anhaltende Diskurs um die Zukunftsfähigkeit des deutschen Gesundheitssystems ist von dem Bemühen gekennzeichnet, eine bedarfsgerechte Versorgung einer zunehmend älter werdenden

Bevölkerung mit Gesundheitsgütern und Versorgungsleistungen sicherzustellen. Besondere Herausforderungen dieser Entwicklung liegen u. a. in gestiegenen Patientenzahlen, komplexer werdenden Fällen, aber auch Behandlungsoptionen, durch die das Fachwissen ganz unterschiedlicher Gesundheitsberufe gleichermaßen gefragt ist. Dabei halten sich weder die Bedarfslagen der Patienten noch die komplizierter werdenden Anforderungen moderner Versorgungsprozesse an Sektoren- und Berufsgrenzen.

Darüber hinaus sind zahlreiche Länder bereits jetzt mit einem Fachkräftemangel im Gesundheitswesen konfrontiert. Auch Deutschland bleibt von diesem Megatrend nicht verschont – in nahezu allen Bundesländern zeigen sich schon heute deutliche Engpässe bei den Gesundheits- und Pflegeberufen (Bundesagentur für Arbeit 2018). Einer Studie im Auftrag des Sachverständigenrates zur Begutachtung der gesamtwirtschaftlichen Entwicklung zufolge wird sich diese Situation weiter zuspitzen, sodass für das Jahr 2030 von einem zusätzlichen Fachkräftebedarf von knapp 1,3 Mio. Vollzeitäquivalenten ausgegangen werden kann (Augurzky und Kolodziej 2018, S. 4). Gleichzeitig wachsen Anforderungen an alle Gesundheitsberufe stetig, sie müssen den starken Zuwachs an Wissen und Technologien in ihre Tätigkeit integrieren und gleichzeitig ein erweitertes Aufgabenspektrum bewältigen.

Neben in erster Linie ökonomisch getriebenen Lösungsansätzen (vgl. Simon 2008; Buhr und Klinke 2006), technischen Innovationen in der Patientenbehandlung und -pflege (vgl. Hielscher et al. 2015) sowie der kontinuierlichen fachlichen Weiterentwicklung der einzelnen im Gesundheitswesen vertretenen Berufsgruppen rückt in den letzten Jahren mehr und mehr eine neue Perspektive in den Vordergrund, wenn es um die Bewältigung der oben skizzierten Herausforderungen geht: Die interprofessionelle Zusammenarbeit. Der interprofessionelle Fokus reflektiert das Problem, dass die berufsübergreifende Zusammenarbeit im Gesundheitswesen nur mangelhaft entwickelt ist. Stattdessen bildet eine segmentierte Multiprofessionalität die vorherrschende Praxis. Diese ermöglicht zwar eine Koexistenz – so der kritische Einwand –, jedoch keine regelrechte Kooperation der Berufsgruppen (vgl. SVR-Gesundheit 2009).

Dabei hängen nicht nur Versorgungsprozesse entscheidend vom engen Ineinandergreifen der involvierten Akteure ab.

▶ Gelingende Zusammenarbeit und ein positives soziales Arbeitsumfeld sind gleichermaßen zentrale Faktoren mit Blick auf Personalgewinnung und -bindung.

So belegen zahlreiche nationale und internationale Studien die Relevanz solcher „weichen" Faktoren etwa im Zusammenhang mit dem Berufsausstieg von Pflegekräften (vgl. zum Überblick Hasselhorn et al. 2005). Das Konzept der Interprofessionalität hebt hierbei darauf ab, dass sich die im Versorgungskontext beteiligten Berufsgruppen „auf ein gemeinsames Ziel einigen und ihre Arbeit unter dieser gemeinsamen Perspektive koordinieren" (Voelker 2011, S. 141).

Angesichts der institutionellen, strukturellen und rechtlichen Verfasstheit des Gesundheitssystems gestaltet sich die interprofessionelle Verzahnung der Fachkräfte jedoch als sehr voraussetzungsvoll: Zum einen bestehen historisch gewachsene und rechtlich verankerte Asymmetrien zwischen den Berufsgruppen (vgl. Rohde 1962). So verfügt die Medizin nicht nur über weitreichende Direktions- und Delegationsrechte gegenüber Gesundheitsfachberufen; gleichermaßen werden die Arbeitsteilung und das hierarchische Gefüge – insbesondere im stationären Sektor – von genuin medizinischen Ordnungsprinzipien dominiert, was sich nicht zuletzt in der Konzeption von Pflege, Hebammenkunde, Logopädie, Ergo- und Physiotherapie als „Heilhilfsberufe" widerspiegelt. Die auf diese Weise formalisierte „Prädominanz medizinischer Aufgaben und Kultur" (a.a.O., S. 289) erschwert den interprofessionellen Dialog.

Zum anderen verstärken ein strukturell induzierter Zeitdruck und erhöhter Patientendurchlauf die Kommunikationsschwierigkeiten zwischen den einzelnen Berufsgruppen im Gesundheitswesen (Nock et al. 2013), fördern Tendenzen zur aufgabenbezogenen „Subsystemoptimierung" (vgl. Zwack et al. 2009) und begünstigen dadurch die berufliche Segmentierung im Gesundheitswesen zusätzlich. Schließlich gehen aber auch von den Berufen selbst Entwicklungen aus, die ein partizipatives Verhältnis zueinander und die Ausgestaltung ihrer Zusammenarbeit weiter verkomplizieren: Die fortschreitende Professionalisierung und Akademisierung der Gesundheitsberufe mag zwar unweigerlich zu Verbesserungen in der Qualifizierung und zur Erweiterung des Spezialwissens sowie der Handlungskompetenz der Einzelberufe beitragen. Doch die ziel- und lösungsorientierte Zusammenarbeit und Kommunikation zwischen den Disziplinen wird im Zusammenhang mit den je eigenen Professionalisierungsbestrebungen mitunter auch von der Verfolgung beruflicher Partialinteressen, der Etablierung von Kompetenz- und Kontrollansprüchen einzelner Berufsgruppen sowie der Reklamation von Zuständigkeiten überlagert (vgl. Sieger et al. 2010, S. 201; Pfadenhauer 2003, S. 55 ff.).

▶ Eine „interprofessionelle Öffnung" des Gesundheitswesens scheint vor diesem Hintergrund nur unter Beteiligung des Ausbildungssystems und innovativer Personalentwicklung realisierbar.

Angehende Mediziner, Pflegekräfte, Physio- und Ergotherapeuten, Logopäden und Hebammen müssen bereits in ihrer beruflichen Primärsozialisation an die Zusammenarbeit im interprofessionellen Team herangeführt und mit den hierfür notwendigen Kompetenzen ausgestattet werden. Dies kann etwa im Rahmen berufsübergreifender Lehrveranstaltungen oder auf interprofessionellen Ausbildungsstationen geschehen.

6.2.2 Entwicklungsstand

International finden sich zahlreiche erfolgreiche Ansätze für interprofessionelle Curricula und Bildungsangebote in den diversen Gesundheitsberufen, wobei sich deren Entwicklungsgrad durchaus heterogen darstellt (Cichon und Klapper 2017; Reeves 2016). Interprofessionelle Ausbildung und Zusammenarbeit haben in Ländern wie Kanada, Australien, Schweden und Norwegen bereits eine längere Tradition (You et al. 2017; Barr 2015; Dunston et al. 2009), weswegen deren Gesundheits- und Ausbildungssysteme mit Blick auf Interprofessionalität als weltweit führend angesehen werden. Von den deutschsprachigen Ländern erscheint die Schweiz in diesem Kontext derzeit als am weitesten entwickelt (vgl. Kaap-Fröhlich 2018). Einen Überblick zum europäischen Entwicklungsstand geben Walkenhorst et al. (2015) sowie Herinek (2019) speziell für interprofessionelle Projekt- und Vernetzungsaktivitäten in den DACH-Ländern.

In Deutschland gab und gibt es eine historisch gewachsene Trennung zwischen Medizin und anderen Gesundheitsberufen sowohl in der Praxis als auch in der Ausbildung. Erst im Zuge der Bologna-Reformen um die Jahrtausendwende und des dadurch beschleunigten Akademisierungsprozesses nicht-medizinischer Gesundheitsberufe entstanden auch hierzulande vereinzelte Ansätze interprofessioneller Ausbildung, wobei „[…] interprofessional education and collaboration in Germany remained predominantly dependent on the initiatives of individuals or teams" ([…] die interprofessionelle Ausbildung und Zusammenarbeit in Deutschland war vorwiegend von den Initiativen von Einzelpersonen oder Teams abhängig) (Barr 2015, S. 12). Erst in den letzten Jahren hat Deutschland auf diesem Themenfeld stark aufgeholt, indem zahlreiche Projekte initiiert und unterschiedliche interprofessionelle Ansätze im Ausbildungs- und Qualifizierungsbereich der Gesundheitsberufe und im Medizinstudium erprobt und evaluiert wurden. Dabei gewinnt seit einiger Zeit sowohl bei den Lehrenden als auch bei Studierenden und Auszubildenden ein neues Ausbildungsformat verstärkte Aufmerksamkeit – interprofessionelle Ausbildungsstationen (IPSTA).

Dieses Ausbildungsformat hat seinen Ursprung in Linköping und wurde bereits in den 1990er-Jahren in Schweden erfolgreich implementiert. 1996 wurden weltweit die ersten „interprofessional training wards" ins Leben gerufen, die bis heute einen obligatorischen Teil der interprofessionellen Ausbildung für Studierende der Bereiche Medizin, Pflegewissenschaft, Physiotherapie, Ergotherapie, Soziale Arbeit und Labormedizin in Linköping darstellen. In den „training wards" liegt die Verantwortung bei den interprofessionellen Teams von Studierenden im letzten Studienabschnitt, die unter Supervision von Fachkräften die Versorgung und Behandlung der Patienten in einem zweiwöchigen Einsatz auf einem orthopädischen oder geriatrischen „training ward" übernehmen. Ende der 1990er-Jahre übernahm das Karolinska Institutet das Linköping-Modell, auch weitere Krankenhäuser in Stockholm implementierten unter dem Motto „Learning together to be able to work together" („zusammen lernen, um zusammen arbeiten zu können") interprofessionelle „training wards". Nach der erfolgreichen Implementierung in Schweden fand dieses Modell über das „Nordic Interprofessional Network (Nipnet)" eine rege Verbreitung in ganz Skandinavien (vgl. Sottas et al. 2016).

Die Konzeption und Umsetzung der ersten interprofessionellen Ausbildungsstationen nach skandinavischem Vorbild in Deutschland waren mit zahlreichen Herausforderungen verbunden, die je nach Standort sowie je nach thematischer Ausrichtung und Teilnehmerzusammensetzung variierten (Nock 2018). Die ersten IPSTAs wurden 2017 in Heidelberg (HIPSTA: Heidelberger Interprofessionelle Ausbildungsstation) und in Freiburg (IPAPÄD: Interprofessionelle Ausbildungsstation in der Pädiatrie) mit Förderung der Robert Bosch Stiftung eingerichtet. Kurz danach folgte die MIA (Mannheimer Interprofessionelle Ausbildungsstation) in Mannheim.

Die Idee überzeugt und breitet sich weiter aus. Mit Unterstützung der Robert Bosch Stiftung wird dieses Ausbildungsformat aktuell nach München, Bonn und Nürnberg transferiert. Mehrere weitere Standorte in Deutschland greifen diese Idee auf und starten die entsprechenden Vorbereitungsmaßnahmen.

6.2.3 Das Projekt IPAPÄD: Ein Praxisbeispiel

Institutioneller Rahmen und Konzeption

Die interprofessionelle Ausbildungsstation in der Pädiatrie: „Grenzen überwinden: gemeinsam lernen und arbeiten" (IPAPÄD) wird seit Oktober 2017 integriert in einer allgemeinpädiatrischen Station durchgeführt. Nach einer fast einjährigen Vorbereitungs- und Konzeptionsphase fand die IPAPÄD als Kooperationsprojekt des Zentrums für Kinder- und Jugendmedizin des Universitätsklinikums Freiburg (ZKJ) und der Klinik für Kinder- und Jugendmedizin des St. Josefskrankenhaus/RKK Klinikum Freiburg (SJK) statt. Das Universitätsklinikum Freiburg gehört mit etwa 11.500 Mitarbeiter*innen zu den größten Universitätskliniken in Deutschland. Rund 2900 Pflegekräfte sowie 1300 Ärzte versorgen pro Jahr rund 69.900 Patienten stationär. Das ZKJ ist als Kinderklinik für die Primärversorgung von Patienten von 0 bis 18 Jahren aus Freiburg und der Region ebenso wie als Zentrum der Maximalversorgung für Kinder und Jugendliche aus ganz Deutschland und dem Ausland zuständig. Das RKK Klinikum ist der größte außeruniversitäre Gesundheitsdienstleister im Großraum Freiburg, jährlich werden über 26.000 stationäre Patienten behandelt. Die Klinik für Kinder- und Jugendmedizin des St. Josefskrankenhaus ist neben dem Zentrum für Kinder- und Jugendmedizin Freiburg die wohnortnahe stationäre kinderklinische Versorgung für die Stadt Freiburg, den Landkreis Breisgau-Hochschwarzwald und die angrenzenden Landkreise. Beide Kinderkliniken haben eine gemeinsame chefärztliche Leitung. Das St. Josefskrankenhaus Freiburg ist akademisches Lehrkrankenhaus der Albert-Ludwigs-Universität Freiburg und hat eine eigene Gesundheits- und Krankenpflegeschule sowie eine Gesundheits- und Kinderkrankenpflegeschule.

Das Universitätsklinikum Freiburg verbindet in seiner originären Aufgabe Forschung, Lehre und Krankenversorgung. Dieser Grundsatz wurde von den Kooperationspartnern der IPAPÄD sowohl bei der Vorbereitung und Konzeption als auch bei der Durchführung des Lehrprojekts stets berücksichtigt, um eine gute und patientenzentrierte klinische Versorgung sowie eine innovative interprofessionelle Ausbildung in der Praxis für die Auszubildenden der Gesundheits- und Kinderkrankenpflege und für die Medizinstudierenden im Praktischen Jahr zu gewährleisten.

In der Arbeitsgruppe Lehre, Lehrforschung und Lehrentwicklung des Zentrums für Kinder-

und Jugendmedizin des Universitätsklinikums Freiburg wurde unter Federführung eines Facharztes für Pädiatrie und einer Sozialwissenschaftlerin mit grundständiger Ausbildung und Berufserfahrung in der Kinderkrankenpflege im Sommer 2016 eine Projektsteuergruppe konstituiert. Neben verantwortlichen Personen aus Pflege und Medizin des SJK und des ZKJ waren Auszubildende der Gesundheits- und Kinderkrankenpflege (AGKKP), Medizinstudierende im Praktischen Jahr mit Wahlfach Pädiatrie (PJ), pflegerische Praxisanleiter und Stationsärzte von Beginn an am Projektplanungsprozess beteiligt. Aus dem koordinierten interprofessionellen Austausch der Beteiligten und unter Berücksichtigung der Erfahrungen aus der ersten Förderphase von „Operation Team" der Robert Bosch Stiftung (Nock 2016) wurde folgendes Konzept für die IPAPÄD entwickelt:

Die IPAPÄD ist in eine allgemeinpädiatrische Station mit 16 Betten integriert. Auf der IPAPÄD versorgen AGKKP und PJ als interprofessionelle Teams 4–6 Patienten ab dem vollendeten 1. Lebensjahr. Sie werden dabei von Lernbegleitenden aus Pflege und Medizin betreut. Die Lernbegleitenden tragen zwar die fachliche Verantwortung, ermögliche jedoch den AGKKP und PJ eine möglichst selbstständige Betreuung der Patienten und von deren Eltern (Abb. 6.5). Jedes Team besteht aus 2 PJ und 2 AGKKP, die jeweils in ihren regulären Arbeitszeiten auf der IPAPÄD eingesetzt sind und für 2 Wochen gemeinsam arbeiten. Diese blockweisen Einsatzzeiten beruhen auf den Praxiseinsatzzeiten der AGKKP und haben sich in der Durchführung bewährt. Nachts und am Wochenende erfolgt die Betreuung der Patienten durch das reguläre Team der Station, die IPAPÄD-Teilnehmenden sind für die Übergaben verantwortlich.

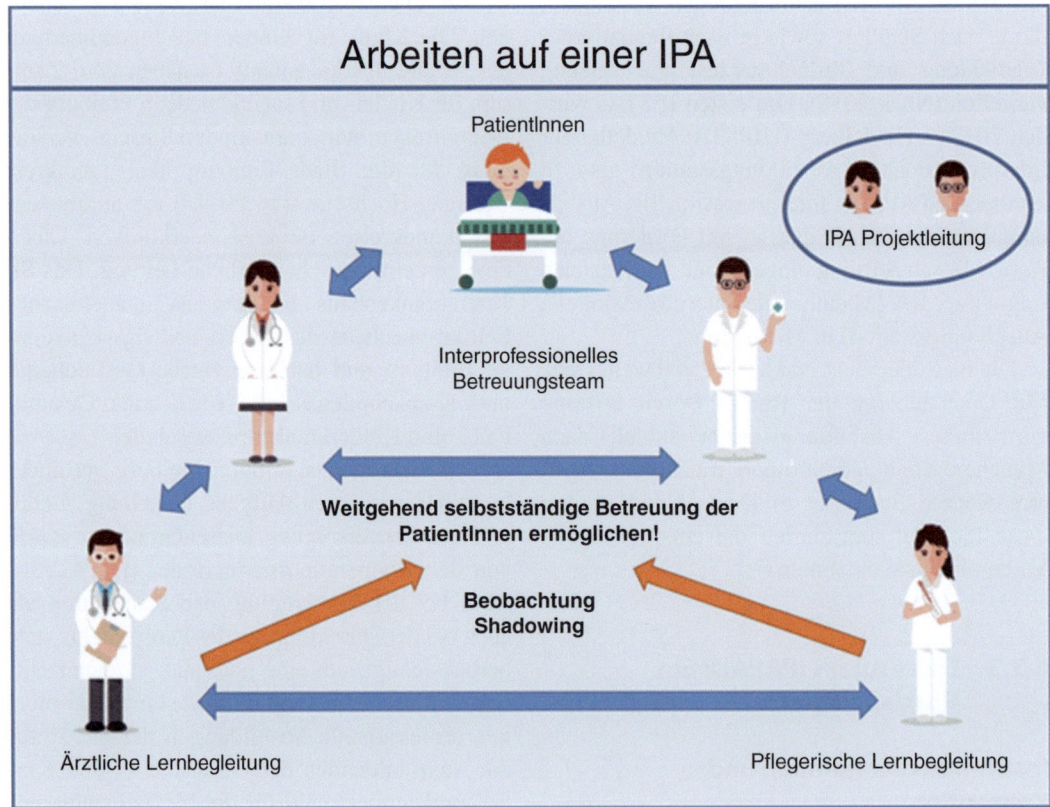

Abb. 6.5 Interprofessionelles Lernen, Arbeiten und Lernbegleitung auf der interprofessionellen Ausbildungsstation in der Pädiatrie: „Grenzen überwinden: gemeinsam lernen und arbeiten" (IPAPÄD) (Quelle: Bode & Straub, eigene Darstellung 2017. Gestaltung: Medienzentrum/Universitätsklinikum Freiburg)

Um den Fokus auf die interprofessionelle Zusammenarbeit zu legen, werden Patienten mit ausgewählten allgemeinpädiatrischen Krankheitsbildern vom Team der IPAPÄD betreut. So soll sichergestellt werden, dass nicht die fachspezifischen Arbeitsanteile bestimmend sind, sondern vielmehr die interprofessionelle Teamarbeit und Kommunikation Beachtung finden.

Wichtigster Teil im Tagesablauf ist die Visite. Zunächst erfolgt die interprofessionelle Kurvenvisite. Vor der Bettvisite werden die akuten Herausforderungen und Ziele der Patienten mit allen am Versorgungsprozess Beteiligten vor dem Patientenzimmer vorbesprochen. Die Gesprächsführung im Zimmer liegt bei den AGKKP und den PJ. Anschließend wird die Visite nachbesprochen, und es erfolgt ein situationsbezogenes Feedback durch die Teilnehmenden untereinander und durch die Lernbegleitenden. Mittags ist eine halbe Stunde für eine strukturierte Reflexion oder eine fallbezogene Peer-Teaching-Einheit reserviert.

Eltern und Patienten werden mündlich über die Teilnahme auf der IPAPÄD aufgeklärt und erhalten zusätzlich schriftliche Informationen hierzu. Es muss kein explizites Einverständnis zur Betreuung auf der IPAPÄD eingeholt werden, eine Ablehnung ist möglich, jedoch bisher nicht vorgekommen.

Relevanz für die Personalentwicklung im Gesundheitswesen

Der seit Jahren bestehende bundesweite Fachkräftemangel in der Pflege (ver.di 2013, Blum et al. 2011) stellt auch das ZKJ und SJK vor die große Herausforderung, Pflegefachkräfte zu gewinnen und zu binden. Neben intensiven Bemühungen wie z. B. einem Programm zur Anwerbung ausgebildeter Pflegefachkräfte durch Mitarbeitende (Universitätsklinikum Freiburg 2019) werden verstärkt Strategien zur Rekrutierung und Bindung von Auszubildenden der Gesundheits- und (Kinder-)Krankenpflege entwickelt. Mehr Auszubildende am „Lernort Praxis" (Mamerow 2016) bedeutet jedoch, dass mehr pflegerische Praxisanleiter auf Station benötigt werden, um für die Auszubildenden einen gelingenden Theorie-Praxis-Transfer zu gewährleisten. Derzeit ist dies jedoch noch nicht der Fall, da Pflegefachkräfte mit Weiterbildung zur Praxisanleitung häufig auf Station für originäre pflegerische Tätigkeiten benötigt werden, z. B. um Krankheitsausfälle oder Stellenbesetzungsprobleme zu kompensieren.

▶ Die Umsetzung einer engagierten, guten und damit nachhaltigen Pflegeausbildung ist eine notwendige Voraussetzung, um den Auszubildenden den Übergang in den beruflichen Alltag am Ausbildungsort zu erleichtern. Ausbildungsabbrüche und der Weggang Auszubildender nach abgeschlossener Ausbildung stellen einen enormen Kostenfaktor und Verlust an pflegerischer Kompetenz dar.

Dies führt zu Defiziten in der stationären Versorgung von Patienten und zu einer Mehrbelastung der vorhandenen Pflegefachkräfte.

Für den ärztlichen Bereich ist die Personalsituation derzeit weniger prekär. Möglicherweise ist dies auf das Inkrafttreten des Arbeitszeitgesetzes am 1. Juli 1994 zurückzuführen, wodurch die im ärztlichen Bereich weitverbreitete Praxis von 24-stündigen oder noch längeren Dienstzeiten unterbunden und für die Sicherstellung der ärztlichen Patientenversorgung im Krankenhaus eine Anpassung der Personalschlüssel notwendig wurde (Deutscher Ethikrat 2016). Allerdings zeigt eine aktuelle Umfrage des Marburger Bundes, dass Medizinstudierende im Praktischen Jahr sich als billige Arbeitskräfte fühlen, deren Ausbildung zu wenig Rechnung getragen wird (Deutsches Ärzteblatt 2018).

Eine entscheidende Herausforderung im Rahmen der Personalentwicklung am ZKJ und SJK ist es, Ausbildungs- und Arbeitsbedingungen zu schaffen, die es den verschiedenen Berufsgruppen, die an der stationären Patientenversorgung beteiligt sind, ermöglichen, ihre Expertisen und Kompetenzen zu synchronisieren und zu bündeln. Denn nur so kann eine effektive, effiziente und patientenzentrierte stationäre Versorgung und gleichzeitig die berufliche Zufriedenheit der Mitarbeitenden gewährleistet werden. Ziel des Projekts IPAPÄD ist, dass die angehenden Pflegefachkräfte und Ärzte diese interprofessionelle Zusammenarbeit bereits in der jeweiligen Ausbildungsphase intendiert und strukturiert während des Praxiseinsatzes lernen.

Innovationspotenzial und Umsetzungserfahrungen

Omachonu und Einspruch (2010, S. 5) beschreiben Innovation im Gesundheitswesen folgendermaßen:

> Healthcare innovation can be defined as the introduction of a new concept, idea, service, process, or product aimed at improving treatment, diagnosis, education, outreach, prevention and research, and with the long term goals of improving quality, safety, outcomes, efficiency and costs. (Innovationen im Gesundheitswesen können definiert werden, als die Einführung eines neuen Konzepts, einer Idee, eines neuen Serviceangebotes, eines neuen Prozesses oder eines Produkts, was eine verbesserte Behandlung, Diagnostik, Ausbildung, Sozialarbeit, Prävention und Forschung anstrebt mit dem langfristigen Ziel, die Qualität, Sicherheit, Ergebnisse, Effizienz und Kosten zu verbessern.)

Das Projekt IPAPÄD beruht auf einem neuartigen Konzept für die gemeinsame Ausbildung von AGKKP und PJ in der Praxis. Innovativ und mutig ist insbesondere der Prozess der Konzeptentwicklung unter der Leitung eines interprofessionellen Leitungstandems. Da das interprofessionelle Lernen und Lehren sowie das fachspezifische Anleiten auf der IPAPÄD unmittelbar im realen Stationsalltag stattfinden, war es unbedingt erforderlich, alle beteiligten Akteure aus Medizin und Pflege von Beginn an in die Konzeption einzubeziehen. Eine Projektumfeld- und Stakeholder-Analyse erfolgte zur Identifizierung der relevanten Personen, der strukturellen und räumlichen Gegebenheiten. Dies war notwendig, da sich eine wirkungsvolle und nachhaltige Zusammenarbeit, insbesondere über berufliche und institutionelle Grenzen hinweg, nicht von alleine ergibt, sondern initiiert, ausgehandelt, gestaltet (Nock 2018) und immer wieder im Prozess evaluiert und angepasst werden muss. Es wurden 30 relevante Personen identifiziert:

- die Entscheidungsträger aus Medizin (ärztliche Direktorin/leitender Oberarzt/Oberarzt),
- die Entscheidungsträger aus dem Bereich Pflege (Pflegedirektorin/Pflegedienstleiter/Stationsleitung) und
- der Leiter der Gesundheits- und (Kinder) Krankenpflegeschule des SJK,
- AGKKP,
- PJ,
- ärztliche und pflegerische Stationsmitarbeiter,
- pflegerische Praxisanleiterinnen,
- eine Pflegepädagogin und
- die lehrbeauftragte Oberärztin des ZKJ.

In einem gemeinsamen Workshop wurden mit diesem Personenkreis Ziele, Wünsche und Befürchtungen thematisiert, Arbeitsgruppen, Arbeitsaufträge und Arbeitspakete festgelegt sowie die Zeit- und Kommunikationsstruktur vereinbart. Förderlich für den Austausch zwischen den Angehörigen der unterschiedlichen Hierarchieebenen und Berufsgruppen war die Moderation des Workshops durch eine externe professionelle Moderationsperson.

Das Thema „IPAPÄD" war für die Workshop-Teilnehmenden ein neues, bisher unbekanntes Thema. Alle Beteiligten waren jedoch offen dafür, dieses neue und vielversprechende Projekt in der Praxis umzusetzen.

Von Beginn an wurden sämtliche Prozesse und Projektschritte sowohl Top-down als auch Bottom-up gestaltet. In allen Projektphasen (Initiierung, Konzeption, Pilotierung, Durchführung, Evaluation, Anpassung) wurden sämtliche Stakeholder einbezogen. Die Projektkoordinatorin übernahm hierbei die Aufgabe, eine transparente und strukturierte Kommunikation zwischen den Mitgliedern der operativen Ebene („Steuergruppe") und den Entscheidungsträgern aus Pflege und Medizin herzustellen und zu pflegen. Die Steuergruppe ist interprofessionell mit Personen aus allen beteiligten Institutionen besetzt und war im Sinne einer „lernenden Organisation" (Senge 1995) für alle inhaltlichen und organisatorischen Aufgaben zuständig. Um eine transparente und zielgerichtete Kommunikation zwischen den Mitgliedern der Steuergruppe zu gewährleisten, wurden für alle Treffen Ergebnisprotokolle angefertigt. In regelmäßigen Abständen hat das Projektleitungstandem sowohl an die Entscheidungsträger aus Pflege und Medizin als auch an die Mitglieder der Steuergruppe einen „Newsletter" über den aktuellen Projektstand und die nächsten Projektschritte versendet.

Über das Projekt IPAPÄD wurden sehr unterschiedliche berufsgruppenspezifische Interessen und Ziele transportiert, die aber ausschließlich durch interprofessionelle Kooperation erreicht werden konnten. Beispielsweise waren die verantwortlichen Personen beider Berufsgruppen sehr an einem gelingenden Theorie-Praxis-Transfer für die Teilnehmenden auf der IPAPÄD interessiert. Durch die koordinierte Kooperation von Praxis (Stationsleitung) sowie schulischer (GKKP-Schule) und akademischer Ausbildungsinstitution (Medizinische Fakultät) konnten Lehr- und Lernmaterialien aus dem Medizinstudium und der Pflegeausbildung für die Ausbildung auf der IPAPÄD integriert und so als Grundlage für einen gelingenden interprofessionellen Theorie-Praxis-Transfer im stationären Arbeitsalltag genutzt werden (z. B. Feedback geben und nehmen, Assessment-Instrumente, Visitenschema, Übergabeschema). Hiervon haben sowohl die Teilnehmenden als auch die Patienten und deren Eltern profitiert.

▶ Die AGKKP und PJ lernen unmittelbar in der Praxis von-, mit- und übereinander. Das bedeutet, sie erleben aktiv im Arbeitsprozess die eigene Rolle, Verantwortlichkeit und Expertise in Abgrenzung zur Rolle, Verantwortlichkeit und Expertise der anderen Berufsgruppe.

Durch den kontinuierlichen Austausch und das arbeitsverbundene Feedback unter Anleitung und Supervision geschulter Lernbegleiter gehen Informationen nicht verloren bzw. werden mögliche Fehler in der Behandlung rechtzeitig erkannt, besprochen und entsprechend gehandelt. Die Patienten und deren Eltern werden vom behandelnden IP-Team in die Entscheidungsfindung einbezogen, jederzeit werden pflegerische und ärztliche Aspekte der Versorgung gemeinsam besprochen und im Anschluss berufsgruppenspezifisch dokumentiert. Dieses Vorgehen schont die zeitlichen Ressourcen beider Berufsgruppen und dient gleichzeitig der Sicherheit der Patienten im Kontext der stationären Versorgung.

Neu und innovativ ist auch die Betreuung und Supervision der AGKKP und PJ durch geschulte ärztliche und pflegerische Lernbegleiter (vgl. Straub et al. 2020). Die fachliche Lernbegleitung erfolgt punktuell berufsgruppenspezifisch. Der interprofessionelle Austausch, die Identifikation interprofessioneller pflegerischer und ärztlicher Schnittstellen (z. B. interprofessionelle Anamneseerhebung und Visite) sowie die kontinuierliche Begleitung im Sinne eines „Shadowing" (s. Zusatzinfo) erfolgt durch die pflegerische Lernbegleitung.

Shadowing
Unter Shadowing bzw. dem fachlichen Anleiten „mit den Händen auf dem Rücken" wird das Beobachten der Handlungen und Interaktionen der Teilnehmenden auf einer IPSTA ohne aktives Eingreifen der Lernbegleitenden verstanden. So sollen die AGKKP und PJ die Gelegenheit haben, primäre Ansprechpartner für die Patienten und deren Eltern zu sein und unmittelbar selbstständig die medizinische und pflegerische Versorgung zu übernehmen.

Ein wesentlicher Gewinn des Projekts ist die Integration des interprofessionellen Kompetenzerwerbs in die praktische Ausbildungsphase der AGKKP und PJ. Bisher findet der interprofessionelle Kompetenzerwerb überwiegend noch nicht intendiert in der Ausbildung statt, sondern in der Regel implizit nach der Einmündung in die berufliche Tätigkeit (Bode et al. 2016). Dies betrifft insbesondere interprofessionelle Kompetenzen, die sich auf die Arbeitsorganisation, die Teamarbeit und die Teamkommunikation beziehen. Für den Bereich der Pflege wird in der Ausbildungs- und Prüfungsverordnung für die Berufe in der Krankenpflege (Dielmann 2004) gefordert, dass Kompetenzen, die für die spätere interprofessionelle Zusammenarbeit benötigt werden, bereits in der Ausbildung vermittelt werden sollen. Für die ärztliche Ausbildung beschreiben der Masterplan Medizinstudium 2020 (Masterplan Medizinstudium 2020 2017) und der Nationale Kompetenzbasierte Lernzielkatalog Medizin (NKLM 2015) die Notwendigkeit des interprofessionellen Kompetenzerwerbs bereits in der Ausbildungsphase als wichtigen Beitrag für eine zukunftsfähige, patientenzentrierte klinische Versorgung. Die Empfehlungen des Wissenschaftsrats (Wissenschaftsrat 2012) beinhalten für alle Gesundheitsversorgungsberufe, neben neuen fachlichen Qualifikationen, auch relevante, übergreifende Qualifikationen wie die Fähigkeit zur interprofessionellen Zusammenarbeit.

Die IPAPÄD bietet eine ideale Grundlage und vielfältige Lernsituationen, die oben genannten Forderungen und Empfehlungen umzusetzen, ohne hierfür zusätzliche zeitliche Ressourcen in den jeweiligen Curricula bzw. Lehrplänen zu beanspruchen. Die Teilnehmenden lernen und arbeiten unmittelbar im klinischen Arbeitsalltag, sie sind dabei in die regelrechten Abläufe der Station eingebunden und übernehmen Verantwortung für die stationäre Versorgung von bis zu 6 Patienten. Das interprofessionelle Lernen findet nicht als simulierte Situation im theoretischen Kontext statt, sondern unter realen pflegerischen und ärztlichen Arbeitsbedingungen in der Praxis. Diese konkreten praktischen Lernerfahrungen im interprofessionellen Team unter Supervision und Begleitung erfahrener Lernbegleiter aus Pflege und Medizin trägt zur Stärkung des beruflichen Handelns und zum Verständnis der beruflichen Rollen und Expertisen bei.

Durch strukturierte und begleitende Reflexion der eigenen Rolle innerhalb des interprofessionellen Teams im Sinne einer lösungsorientierten Beratung (vgl. Walter und Peller 1994) gelingt es den Teilnehmenden, eigene und fremde Stereotype zu verstehen und zu hinterfragen sowie die Ergebnisse und Erfahrungen dieser Reflexion auf den Berufsalltag zu übertragen. Die AGKKP und PJ sind auf der IPAPÄD Mitglieder eines Teams, sie bilden eine Handlungsgemeinschaft mit einem gemeinsamen Ziel. Dadurch lernen sie, den eigenen Standpunkt kompetent darzulegen und den anderen Mitgliedern des Teams aktiv zuzuhören, um gemeinsam pflegerische und ärztliche Behandlungspläne und die Organisation der Arbeit abzustimmen.

Da auf der IPAPÄD die Patienten im Mittelpunkt der interprofessionellen Versorgung stehen, sind alle Handlungen und auch das Feedback darauf ausgerichtet, mit den Patienten und deren Eltern als Partner nachhaltig kooperativ zusammenzuarbeiten. Hiervon profitieren nicht nur die Patienten und deren Familien. Die Arbeitszufriedenheit der AGGKP und PJ wird durch diese Vorgehensweise ebenfalls gestärkt. Gemeinsame Anamnesegespräche, Visiten und ein gemeinsames Entlassmanagement tragen hierzu bei.

Von Oktober 2017 bis Februar 2019 konnten 5 IPAPÄD-Durchführungsphasen zu je 4 Wochen Dauer (je 2 Teams für 2 Wochen) durchgeführt werden. Weitere Durchführungsphasen finden regelmäßig statt. Das Konzept wurde entsprechend den Evaluationsergebnissen und Rückmeldungen nach jeder Durchführungsphase angepasst. Sowohl von den Teilnehmenden, den Stationsmitarbeitenden als auch von den Patienten und deren Eltern wurde das Projekt bzw. die Betreuung im Rahmen der IPAPÄD sehr positiv bewertet. Besonders die kommunikativen Kompetenzen der Teilnehmenden, die zeitnahe verständliche Informationsweitergabe, aber auch die fachliche pflegerische und medizinische Betreuung wurden positiv hervorgehoben.

Es gelang, das Projekt IPAPÄD in den Stationsalltag zu integrieren und die Teilnehmenden an ihre berufsspezifische Verantwortungsübernahme und Rolle im interprofessionellen Team heranzuführen. Durch die Schulung der pflegerischen und ärztlichen Lernbegleitenden konnte der Fokus auf die fachliche Anleitung, den Theorie-Praxis-Transfer und dabei insbesondere auf das interprofessionelle Lernen und Lehren gelegt werden.

▶ Entscheidend für den Erfolg der IPAPÄD waren eine transparente Kommunikation mit allen Beteiligten und klar definierte Kommunikationswege. Die positiven Rückmeldungen der Teilnehmenden und insbesondere auch die sehr guten Bewertungen durch die Patienten und deren Eltern trugen dazu bei, zunächst eher skeptische Personen von der Durchführbarkeit einer interprofessionellen Ausbildungsstation in der Pädiatrie zu überzeugen.

Die Teilnehmenden hoben hervor, dass die tägliche halbstündige Mittagsreflexion sehr dazu beigetragen habe, den Lernprozess innerhalb des 2-wöchigen Einsatzes optimal zu gestalten. Die

Mittagsreflexion wurde lösungsorientiert (vgl. Spiess 1998) gestaltet. In geschütztem Rahmen bot sich hier für die AGKKP und PJ die Gelegenheit, sowohl die gelingende interprofessionelle Zusammenarbeit als auch Konflikte und Unsicherheiten zu diskutieren und gemeinsame Lösungsstrategien zu erarbeiten. Auch das gegenseitige Peer-Feedback sowie das Feedback durch die Lernbegleitenden wurden sehr gerne angenommen.

▶ Das interprofessionelle Projektleitungstandem war das Schlüsselelement für die erfolgreiche Überführung der IPAPÄD in den Regelbetrieb. Vor allem die klaren Kommunikationswege und Rollenverteilung sind als positiv hervorzuheben.

Essenziell war die Unterstützung der IPAPÄD durch die pflegerische und medizinische Leitung am SJK und ZKJ sowie durch die GKKP-Schule. Durch die regelmäßige interne Schulung der Lernbegleitenden anhand hierfür entwickelter eigener Schulungskonzepte (Sottas et al. 2016)[1] gelang es, erste Multiplikatoren für die interprofessionelle Ausbildung zu gewinnen. Hier leisten Absolventen der IPAPÄD, die mittlerweile als Pflegefachkräfte und Ärzte am SJK und ZKJ arbeiten, ebenfalls einen wichtigen Beitrag zur interprofessionellen Ausbildung und interprofessionellen Zusammenarbeit.

6.2.4 Erkenntnisse und Transfer

Die Koordination der Steuergruppe und aller Stakeholder benötigte zunächst deutlich mehr personelle und zeitliche Ressourcen als geplant. Die Wichtigkeit dieser Arbeit und der regelmäßigen, offenen Kommunikation können jedoch nicht hoch genug eingeschätzt werden. Eine entsprechende Koordinationsperson sollte frühzeitig die Projektkoordination übernehmen.

Die Schulung der Lernbegleitenden war wesentlich, insbesondere da die Art des fachlichen Anleitens „mit den Händen auf dem Rücken" ungewohnt ist und von allen Beteiligten ein Umdenken und Verantwortungsübergabe erfordert. Hilfreich war es, bereits in ihren professionellen Rollen gefestigte Pflegefachkräfte und Ärzte als Lernbegleitende weiterzubilden und neue Lernbegleitende während ihres ersten Einsatzes auf der IPAPÄD intensiv zu begleiten.

▶ Wichtigster Erkenntnisgewinn des Projektes IPAPÄD ist, dass interprofessionelle Ausbildung in Deutschland auf einer interprofessionellen Ausbildungsstation im Regelbetrieb einer allgemeinpädiatrischen Station möglich ist.

Der Einsatz auf der IPAPÄD wurde nicht nur von den teilnehmenden GKKP und PJ als sehr positiv beurteilt, auch Patienten und deren Eltern bewerteten die Betreuung auf der IPAPÄD hervorragend. Eine ausführliche Vorbereitung und Beteiligung aller Stakeholder ist unbedingt erforderlich, auch um die langfristige Unterstützung eines solchen innovativen Projektes zu sichern. Eine weitere Voraussetzung ist ein motiviertes und beruflich erfahrenes interprofessionelles Projektleitungsteam, das „auf Augenhöhe" kooperiert.

Projekte wie die IPAPÄD müssen immer an lokale Gegebenheiten angepasst werden, weshalb grundsätzlich eine entsprechende Analyse zum Start der Planungsphase erfolgen sollte. Die Unterstützung durch das Stationsteam sowie durch die Entscheidungsträger auf sämtlichen Leitungsebenen sollte unbedingt gegeben sein. Widerstände, auch einzelner Personen, können die Implementierung verkomplizieren bzw. verzögern. Das Einbeziehen aller Beteiligten schon in der Projektplanungsphase ist hilfreich, um etwaige Befürchtungen direkt anzusprechen und gemeinsam Lösungsvorschläge zu erarbeiten. Rechtliche Aspekte wie ein Votum der Ethikkommission und des Personalrates, möglicherweise Patienteninformations- und Einverständnisfor-

---

[1] Sottas B et al.: Handbuch für Lernbegleiter auf interprofessionellen Ausbildungsstationen. Stuttgart 2020: Robert Bosch Stiftung (i.E.) Das Handbuch fasst die praktischen Erfahrungen aus der Umsetzung der interprofessionellen Ausbildungsstationen und entsprechender Schulungskonzepte an verschiedenen Standorten in Deutschland zusammen und bietet ein fundiertes Methodentool für die Lernbegleiter auf den interprofessionellen Ausbildungsstationen.

mulare sowie Zugriff auf Patientendaten, in Einklang mit der Datenschutzgrundverordnung und der Schweigepflicht, benötigen möglicherweise Vorlauf, welcher eingeplant werden sollte.

Hilfreich ist es, bereits etablierte interprofessionelle Lehrprojekte zu besuchen und ggf. dort zu hospitieren. Das Projektleitungsteam der IPAPÄD konnte viele Erfahrungen aufgrund eines Besuches einer interprofessionellen Ausbildungsstation am Karolinska Institutet in Stockholm mitbringen und dann auf die lokalen Gegebenheiten anpassen. Nach dieser Anpassung an den eigenen Standort ist ein erneuter Austausch mit Kollegen, die gleiche oder ähnliche Projekte verfolgen, hilfreich, um Ideen und Erfahrungen zu reflektieren, sich auszutauschen und so das eigene Projekt weiterzuentwickeln. Der interprofessionelle Austausch der „Operation Team"-Projekte bot einen herausragenden Rahmen hierfür und hat zur Weiterentwicklung aller Projekte beigetragen. Eine formative Evaluation des Projektes sollte selbstverständlich sein, um notwendige Veränderungen zu identifizieren und vorzunehmen.

Mit Blick auf die Personalentwicklung im Gesundheitswesen weisen die praktischen Erfahrungen aus den bisherigen Durchführungsphasen der IPAPÄD darauf hin, dass interprofessionelle Ausbildungsstationen nicht nur den individuellen Wünschen angehender Fachkräfte nach verbesserter Ausbildung und interprofessioneller Teamarbeit entgegenkommen und damit einen Beitrag zur Steigerung der Arbeitgeberattraktivität leisten können. Vielmehr berichten die Lernbegleitenden und Teilnehmenden vor Ort von positiven Effekten auf Motivation und Zufriedenheit sowie auf die fachliche, methodische, soziale und personale Qualifikation der angehenden Fachkräfte. Interprofessionelle Ausbildungsstationen können daher als innovative Lernorte im Sinne einer neigungs- und eignungsgerechten und damit nachhaltigen Personalentwicklung verstanden werden.

Literatur

Literatur zu Abschn. 6.1

Blanchard K, Bowles SM (2013) Gung Ho! Wie Sie jedes Team in Höchstform bringen. Rowohlt, Berlin

Demir N (2016) Evaluation eines Führungskräftetrainings bei der UNIVEG Deutschland GmbH, unveröffentlichte Bachelorarbeit. Literatur beim Autor

Goleman D (2011) EQ – Emotionale Intelligenz.dtv, München

Judge TA, Locke EA, Durham CC (1997) The dispositional causes of job satisfaction: a core evaluations approach. Res Organ Behav 19:151–188

Laloux F (2014) Reinventing Organizations: Ein Leitfaden zur Gestaltung sinnstiftender Zusammenarbeit. Vahlen, München.

Ohneiser A (2019) Klinische Struktur- und Prozessoptimierung – Wechselzeitoptimierung mit präzisem Abrufmanagement und strategischer OP-Kapazitätenplanung am Beispiel des Evangelischen Krankenhauses Lippstadt, unveröffentlichte Masterarbeit

Schumacher T, Wimmer R (2019) Der Trend zur hierarchiearmen Organisation. Organisationsentwicklung – Zeitschrift für Unternehmensentwicklung und Change Management 2/2019. Handelsblatt Media Group, Düsseldorf

Walker D, Alkalay M, Kämpfer M, Roth R (2017) Mehr Zeit für Patienten – Lean Hospital im Einsatz auf der Station und in der Abteilung. MWV, Berlin

Weiherl P, Emmermacher A, Kemter P (2007) Gesundheitsmanagement, Präsentismus und Core Self-Evaluations. In: Richter PG, Rau R, Mühlpfordt S (Hrsg) Arbeit und Gesundheit – zum aktuellen Stand in einem Forschungs- und Praxisfeld. Pabst Science Publisher, Lengerich

Literatur zu Abschn. 6.2

Augurzky B, Kolodziej I (2018) Fachkräftebedarf im Gesundheits- und Sozialwesen 2030. Arbeitspapier 06/2018 des RWI – Leibniz-Institut für Wirtschaftsforschung. Verfügbar unter: https://www.sachverstaendigenrat-wirtschaft.de/fileadmin/dateiablage/gutachten/jg201819/arbeitspapiere/Arbeitspapier_06–2018.pdf. Zugegriffen am 24.05.2019

Barr H (2015) Interprofessional education. The genesis of a global movement. Verfügbar unter: https://static.websitecreator.eu/var/m_f/fd/fd4/3631/153622-Genesis_of_global_IPE_movement_2015.pdf?download. Zugegriffen am 14.05.2019

Blum K, Löffert S, Offermanns M, Steffen P (2011) Krankenhaus Barometer – Umfrage 2011. Düsseldorf, S 6 ff

Bode SF, Giesler M, Heinzmann A, Krüger M, Straub C (2016) Self-perceived attitudes toward interprofessional collaboration and interprofessional education among different health care professionals in pediatrics. GMS J Med Educ 33(2):Doc17

Buhr P, Klinke S (2006) Qualitative Folgen der DRG-Einführung für Arbeitsbedingungen und Versorgung im Krankenhaus unter Bedingungen fortgesetzter Budgetierung. Eine vergleichende Auswertung von vier Fallstudien. Veröffentlichungsreihe der Forschungsgruppe Public Health. Forschungsschwerpunkt Arbeit, Sozialstruktur und Sozialstaat. Wissenschaftszentrum Berlin für Sozialforschung (WZB), Berlin

Bundesagentur für Arbeit, Statistik, Arbeitsmarktberichterstattung, Berichte (2018) Blickpunkt Arbeitsmarkt – Fachkräfteanalyse, Nürnberg, Juni 2018

Cichon I, Klapper B (2017) Interprofessionelle Ausbildungsansätze in der Medizin. Bundesgesundheitsbl Gesundheitsforsch Gesundheitsschutz 2:195–200

Deutsches Ärzteblatt (2018) Verdruss im Krankenhaus. 115(25), 22. Juni 2018

Dielmann G (2004) Krankenpflegegesetz und Ausbildungs- und Prüfungsverordnung für die Berufe in der Krankenpflege. Mabuse, Frankfurt/Main

Dunston R, Lee A, Matthews L, Nisbet G, Pockett R, Thistlethwaite J, White J (2009) Interprofessional health education in Australia: the way forward. University of Technology, Sydney and The University of Sydney, Sydney

Ethikrat, Deutscher (2016) Patientenwohl als ethischer Maßstab für das Krankenhaus. Stellungnahme 5. April 2016. Deutscher Ethikrat, Berlin

Hasselhorn H-M, Müller B-H, Tackenberg P, Kümmerling A, Simon M (2005) Berufsausstieg bei Pflegepersonal. Arbeitsbedingungen und beabsichtigter Berufsausstieg bei Pflegepersonal in Deutschland und Europa. In: Schriftenreihe der Bundesanstalt für Arbeitsschutz und Arbeitsmedizin. BauA, Dortmund

Herinek D (2019) Projekt- und Vernetzungsaktivitäten in den DACH-Ländern. In: Ewers M, Paradis E, Herinek D (Hrsg) Interprofessionelles Lernen, Lehren und Arbeiten. Gesundheits- und Sozialprofessionen auf dem Weg zu kooperativer Praxis. Beltz Juventa, Weinheim/Basel, S 304–309

Hielscher V, Nock L, Kirchen-Peters S (2015) Technikeinsatz in der Altenpflege. edition sigma, Nomos Verlagsgesellschaft, Berlin

Kaap-Fröhlich S (2018) Interprofessional education for tomorrow's healthcare – a Swiss perspective. Public Health Forum. https://doi.org/10.1515/pubhef-2017-0074

KrPflAPrV (2003) Ausbildungs- und Prüfungsverordnung für die Berufe in der Krankenpflege

Mamerow R (2016) Praxisanleitung in der Pflege, 5. Aufl. Springer, Berlin

Masterplan Medizinstudium 2020 (2017). https://www.bmbf.de/files/2017-03-31_Masterplan%20Beschlusstext.pdf. Zugegriffen am 03.04.2019

NKLM (Nationaler Kompetenzbasierter Lernzielkatalog Medizin) (2015). In: GMA, MFT (Hrsg) vol 1. GMA & MFT, Kiel

Nock L (2016) Handlungshilfe zur Entwicklung von interprofessionellen Lehrveranstaltungen in den Gesundheitsberufen. Robert Bosch Stiftung, Stuttgart

Nock L (2018) Interprofessionelle Ausbildungsstationen – Ein Praxisleitfaden. Robert Bosch Stiftung, Stuttgart

Nock L, Hielscher V, Kirchen-Peters S (2013) Dienstleistungsarbeit unter Druck: Der Fall Krankenhauspflege. Arbeitspapier 296. Hans Böckler Stiftung, Düsseldorf

Omachonu VK, Einspruch NG (2010) Innovation in healthcare delivery systems: a conceptual framework. Innov J 15(1):1–20

Pfadenhauer M (2003) Professionalität. Eine wissenssoziologische Rekonstruktion institutionalisierter Kompetenzdarstellungskompetenz. Springer, Wiesbaden

Reeves S (2016) Why we need interprofessional education to improve the delivery of safe and effective care. Interface – Comunicação, Saúde, Educação 20(56):185–196

Rohde JJ (1962) Soziologie des Krankenhauses. Ferdinand Enke, Stuttgart

Sachverständigenrat zur Begutachtung der Entwicklung im Gesundheitswesen (SVR-Gesundheit) (2009) Koordination und Integration – Gesundheitsversorgung in einer Gesellschaft des längeren Lebens. Sondergutachten 2009. Kurzfassung. Verfügbar unter: http://www.svr-gesundheit.de/index.php?id=14. Zugegriffen am 24.05.2019

Senge P (1995) Die fünfte Disziplin. Klett-Cotta, Stuttgart

Sieger M, Ertl-Schmuck R, Bögemann-Großheim E (2010) Interprofessionelles Lernen als Voraussetzung für interprofessionelles Handeln – am Beispiel eines interprofessionell angelegten Bildungs- und Entwicklungsprojektes für Gesundheitsberufe. Pflege Ges 15(3):197–216

Simon M (2008) Sechzehn Jahre Deckelung der Krankenhausbudgets. Eine kritische Bestandsaufnahme von Prof. Dr. Michael Simon, Fachhochschule Hannover. Studie im Auftrag von ver.di

Sottas B, Mentrup C, Meyer PC (2016) Interprofessional education and practice in Sweden. Int J Health Prof 3(1):3–13

Spiess W (1998) Beratung: Definitionen, Klassifikationen, Modelle, …. In: Spiess W (Hrsg) Die Logik des Gelingens. Lösungs- und entwicklungsorientierte Beratung im Kontext von Pädagogik, 2. Aufl. 2000. Borgmann, Dortmund

Straub C, Duerkop A, Bode SFN (2020) Lernbegleitung auf einer interprofessionellen Ausbildungsstation. PADUA – Fachzeitschrift für Pflegepädagogik, Patientenedukation und -bildung. 15:95-100. Hogrefe, Göttingen

Universitätsklinikum Freiburg (2019) Mitarbeiter-werben-Mitarbeiter-Programm. Ihre Empfehlung ist uns viel wert! Strategische Personalentwicklung. Stabsstelle beim Klinikumsvorstand. https://www.uniklinik-freiburg.de/index.php?id=13347&ADMCMD_editIcons=1. Zugegriffen am 15.05.2019

Voelker C (2011) Physiotherapie Berufliches Selbstverständnis. Cornelsen, Berlin

Walkenhorst U, Mahler C, Aistleithner R et al (2015) Positionspapier GMA-Ausschuss – „Interprofessionelle Ausbildung in den Gesundheitsberufen". GMS Z Med Ausbild 32(2):Doc22

Walter JL, Peller JE (1994) Lösungs-orientierte Kurztherapie, 6. unveränderte Aufl. 2004. modernes lernen, Dortmund

Wissenschaftsrat (2012) Empfehlungen zu hochschulischen Qualifikationen für das Gesundheitswesen. Geschäftsstelle des Wissenschaftsrates, Köln

You P, Malik N, Scott G, Fung K (2017) Current state of interprofessional education in Canadian medical schools: Findings from a national survey. J Interprof Care 31(5):670–672. https://doi.org/10.1080/13561820.2017.1315060. Epub 2017 May 8

Zwack J, Nöst S, Schweitzer J (2009) Zeitdruck im Krankenhaus. Individuelle Lösungsstrategien provozieren oft neue Probleme. Arzt Krankenhaus 82(03):68–75

Mutige Zukunft der Personalentwicklung im Gesundheitswesen

7

Renate Tewes

Inhaltsverzeichnis

7.1	**Mut tut gut**	286
7.2	**Gesundheitswirtschaft als Wachstumsmotor**	287
7.3	**Technik als Zukunftstreiber im Gesundheitswesen**	289
	7.3.1 Blick in die Glaskugel	289
	7.3.2 Technik auf der Überholspur	290
	7.3.3 Sammeln und Auswerten großer Datenmengen	290
	7.3.4 Individualisierter Patientensupport	291
	7.3.5 Was uns Wissenschaftler vorhersagen	293
	7.3.6 Künstliche Intelligenz in Deutschland	294
7.4	**Generationswechsel und beziehungsbasiertes Arbeiten**	295
	7.4.1 Die Folgen des Generationswechsels	297
	7.4.2 Paradigmenwechsel für die Personalentwicklung	298
	7.4.3 Megatrend: Beziehungen	298
	7.4.4 Integrative Methoden haben Zukunft	299
7.5	**Erfolgsgeheimnis Kommunikation**	299
	7.5.1 Fehlerhafte Kommunikation produziert Behandlungsfehler	301
	7.5.2 Kommunikative Demotivation verstehen und ändern	302
	7.5.3 Was Kommunikation mit Hormonen zu tun hat	302
	7.5.4 Warum Jammern schädlich ist	305
	7.5.5 Warum wir lästern	306
	7.5.6 Umgang mit belastenden Emotionen	306
7.6	**Interprofessionelle Zusammenarbeit als entscheidende Weiche der Zukunft**	307
	7.6.1 Interprofessionelle Zusammenarbeit als ökonomische Stellschraube	309
	7.6.2 Warum die Zusammenarbeit bisher nicht klappt	310
	7.6.3 Wenn interprofessionelle Zusammenarbeit gelingen soll	311
	7.6.4 Notwendigkeit der interprofessionellen Edukation (IPE)	313

R. Tewes (✉)
Crown Coaching International, Dresden, Deutschland
e-mail: tewes@crown-coaching.de

7.7	**Erfolgsfaktor Transitionsmanagement**	314
	7.7.1 Transitionsmanagement	315
	7.7.2 Die drei Gründe für Widerstand bei Veränderungen	316
	7.7.3 Nachhaltigkeit von Veränderungsprozessen	317
7.8	**Erfolgsgeheimnis Krisenmanagement**	318
	7.8.1 Krisen werden größer	321
	7.8.2 Was ist eine Krise?	321
	7.8.3 Was braucht ein gelingendes Krisenmanagement?	322
	7.8.4 Medientraining	323
	7.8.5 Krisenmanagement	324
	7.8.6 Wahrnehmung in der Krise	325
	7.8.7 Technikhilfe bei Katastrophen	326
	7.8.8 Verantwortung übernehmen	326
7.9	**Zukunft der Personalentwicklung: mutig und innovativ**	327
	7.9.1 Kommunikation als erlösrelevanter Faktor	327
	7.9.2 Technikkompetenz und emotionale Intelligenz als Zukunftssieger	327
	7.9.3 Führungskompetenz als nachhaltiger Erfolgsfaktor	328
	7.9.4 Personalentwicklung als Zukunftsgestaltung	328
	7.9.5 Physiologisches Wissen als Basiskompetenz	329
	7.9.6 Akademisierung des Pflegeberufes als Basis für faire interprofessionelle Zusammenarbeit	329
	7.9.7 Sinnvolle Tätigkeiten als Motivationstreiber	329
	7.9.8 Individualisierte Laufbahnentwicklung als Motivationstreiber	330
	7.9.9 Emotionale und Krisenkompetenz für den Veränderungserfolg	330
Literatur		331

7.1 Mut tut gut

> Wenn du etwas wagst, wächst dein Mut. Wenn du zögerst, deine Angst.
> Mahatma Gandhi

Mut tut gut und hat viele Facetten. Zuviel des Guten sind Hochmut und Übermut. Zuwenig des Guten sind Demut und Armut. Mut liegt praktisch genau in der Mitte und ist damit weder zu viel noch zu wenig. Bei Hochmut fehlt die Demut. Übermut kann leichtsinnig sein, wenn fahrlässig Risiken eingegangen werden, die Andere betreffen. Demut allein kann Passivität auslösen.

Für Anja Förster ist Mut „den Antrieb und die Ausdauer zu haben, außergewöhnliche Dinge in die Tat umzusetzen, und zwar ohne Netz und doppelten Boden" (Förster 2020, S. 34). Mut kann als wagendes Vertrauen in die eigene Kraft verstanden werden (Tilk 2020).

Bei einer mutigen Handlung muss immer Angst überwunden werden, so der Psychologe Patrick Herrmann (2020). Mut zahlt sich aus! Mutige Mitarbeiter gehen Probleme eher an und treffen die besseren Entscheidungen. Dagegen sind ängstliche Mitarbeiter teuer. Winfried Panse und Wolfgang Stegmann (2001) erforschten in einer Langzeitstudie, was es Unternehmen kostet, wenn ihre Mitarbeiter mit Angst zur Arbeit kommen. Sie unterscheiden Existenzängste (Angst vor Alter, Krankheit, Verarmung), soziale Ängste (Angst vor Vorgesetzten, Kollegen, Meinungsäußerung) und Leistungs- bzw. Versagensängste. Wenn Mitarbeiter regelmäßig Angst erleben, wirkt sich das negativ auf den Körper und/oder die Psyche aus und wird teuer für das Unternehmen (Panse und Stegmann 2001).

Angst wirkt sich negativ auf die Entscheidungsfindung aus. Eine Studie ermittelte die Treffsicherheit beim Befunden von Röntgenbildern. Ängstliche Mitarbeiter waren weniger genau in ihren Diagnosen (Cumming und Harris 2001). Statt sich der Angst zu stellen, entwickeln Mitarbeiter Angstabwehrstrategien, welche die Wahrnehmung verengen und Fehlentscheidungen wahrscheinlicher machen (Panse und Stegmann 2001).

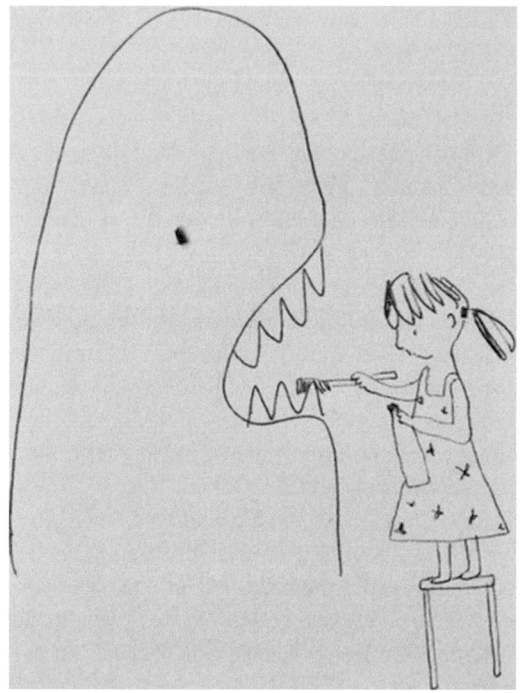

Abb. 7.1 Bild „Mut" von der irischen Künstlerin Fiona Dowling

Um sich Mut anzutrainieren, muss die Komfortzone verlassen werden (Abb. 7.1). Persönliche Entwicklung bedeutet, dorthin zu gehen, wo die Angst ist (Tewes 2015a) – raus aus den Sicherheiten, die unsere Gesellschaft mit sich bringt, und stattdessen Ängste überwinden. Das ganze Sicherheitsnetz westlicher Industrienationen hat uns den Mut verlernen lassen. Kinder dürfen sich nicht mehr unbegrenzt ausprobieren, sondern müssen „sicher" aufwachsen. Die Deutschen scheinen ein besonderes Bedürfnis nach Sicherheit zu haben und geben im europäischen Vergleich mehr Geld für Versicherungen aus als andere Nationen (Handelsblatt 2014).

Es kann mutig sein, für die eigenen Werte einzustehen oder ein Trennungsgespräch mit einem Mitarbeiter zu führen, der entlassen werden muss. Peinliche Momente auszuhalten kann genauso Mut erfordern wie eigene Fehler einzugestehen. Besonders mutig ist es, jemandem zu vergeben (Abramovic 2020).

Veränderungen im Gesundheitswesen brauchen Mut. Es gilt, Altes aufzugeben und die neutrale Zone auszuhalten, in der das Alte schon weg, aber das Neue noch nicht da ist. Nur im Zusammenspiel mit Selbstreflexion entfaltet Mut seine besondere Kraft. Sonst könnte es auch Übermut gewesen sein, der zufällig glücklich ausging.

Ohne Selbstreflexion ist Mut nichts wert.
Endres (2020, S. 47)

Der Ökonom mit psychoanalytischer Ausbildung Manfred Kets de Vries sagt: „Wer sich mutige Mitarbeiter wünscht, muss ihnen erlauben, zu widersprechen und zu scheitern", und stellt nüchtern fest, dass zwischen Mut und Dummheit nur ein sehr schmaler Grat verläuft (Kets de Vries 2020, S. 49).

7.2 Gesundheitswirtschaft als Wachstumsmotor

The future belongs to those who believe in the beauty of their dreams.
Eleanor Roosevelt (1884–1962)

Die Gesundheitswirtschaft zählt zu den stärksten Wachstumsmotoren. Etwa 5,6 Millionen Menschen sind im Gesundheitswesen tätig, also jeder achte Beschäftigte (Statistisches Bundesamt 2019). Wenn die Definition für Gesundheitswesen noch etwas weiter gefasst wird und Wellness und Gesundheitstourismus dazu kommen, sind es sogar 7,6 Millionen Personen und damit jeder sechste Beschäftigte (BMWI 2018). Mit Blick auf die 20 Millionen Babyboomer, die sich in den nächsten 2 Jahrzehnten in die Rente verabschieden, steigt der Bedarf an pflegerischer und gesundheitlicher Fürsorge noch einmal deutlich an (Specht 2019). Eine echte Herausforderung für das Personalmanagement und die Personalentwicklung. Hier sind mutige Innovationen gefragt.

Wie wird die Zukunft werden? Die pessimistisch Begabten nehmen hierzu als erstes die Probleme wahr, und davon gibt einige, wie beispielsweise die zunehmende Personalnot bei gleichzeitig steigendem Versorgungsbedarf. Die rheinische Frohnatur mag dagegenhalten: *„et is noch immer allet jut jegangen"*.

Zukunftsforscher orientieren sich an Megatrends und entwickeln Szenarien. Spannend bleibt die Frage: Können wir hierbei der Wissenschaft trauen? Tatsächlich schneiden Wissenschaftler im Vergleich zu Science-Fiction-Autoren bei der Zukunftsvorhersage schlechter ab. Der Zukunftsforscher Bernd Flessner erklärt diesen Umstand damit, dass Wissenschaftler oft einen Tunnelblick haben und somit betriebsblind sind, während die Autoren von Science-Fiction-Romanen mehr das große Ganze sehen, da sie in ihren Büchern immer eine komplett stimmige Welt entwerfen müssen (www.welt.de). Zukunft passiert nicht, sondern wird gemacht. Große Veränderungen stehen bevor, daran gibt es keinen Zweifel, doch der Umgang damit dürfte unterschiedlich ausfallen. Während Gewinner diese neue Welt in die Hand nehmen und gestalten, lassen Verlierer sich eher gestalten, so die Zukunftsexperten Sven Gabor Jánszky und Abicht (2018).

Die heutige Personalentwicklung legt neben den Zielen von Wissensvermittlung und Fähigkeitsentwicklung stärker denn je den Fokus auf Einstellungsänderung.

▶ Damit kommen der Haltungsarbeit und notwendigen Perspektivenwechseln eine zentrale Rolle zu.

Im idealen Fall findet diese Haltung ihren Ausdruck in den Unternehmenszielen und wird zur treibenden Kraft bei der Entwicklung von Personal. 3 Bereiche gilt es hier in den Blick zu nehmen:

- Weiterbildung und Qualifizierung von Mitarbeitern,
- Teamentwicklung (interprofessionelle Zusammenarbeit) und
- Organisationsentwicklung (Strukturen und Prozesse).

Bestimmt wird die aktuelle Situation der Personalentwicklung durch 3 Dimensionen, so Hans-Joachim Gergs, der in der freien Wirtschaft Veränderungsprozesse begleitet (2016, S. 18):

- Beschleunigung (zeitlich),
- Digitalisierung (sachlich) und
- Globalisierung und Vernetzung (sozial).

Besondere Freude bereitet die Entwicklung von Personal, wenn das Ergebnis einer Maßnahme nicht bei gefühlten Werten bleibt, sondern der Erfolg gemessen wird. Exemplarisch sei hier ein evidenzbasiertes Personalentwicklungsprojekt genannt mit dem Ziel, die Trefferquote der Triagierung in der Notaufnahme zu erhöhen. Während vorher 26 % der Patienten nicht oder fehlerhaft triagiert wurden, waren es nach dem Emergency Severity Index Training nur noch 9,3 % (Bronsinski et al. 2017).

Im Folgenden werde ich näher auf einige Herausforderungen der Personalentwicklung im Gesundheitswesen eingehen und mögliche Lösungen dazu erkunden. Zentral soll es hier um die notwendigen Kompetenzen gehen, die es zu entwickeln gilt.

▶ Zu den wichtigsten Herausforderungen zählen

- der technische Fortschritt,
- der Generationswechsel (Stichwort: demografischer Wandel),
- tradierte Fehlkommunikation,
- die Tendenz zum Individualismus,
- die Zunahme an Komplexität und beschleunigte Veränderungsprozesse sowie
- die Gefahr internationaler Krisen.

Für mögliche Lösungen braucht es einen gesellschaftlichen Wandel mit einem neuen Verständnis von Kommunikation als ökonomischem Faktor und dem Fokus auf beziehungsbasiertes Arbeiten. Es gilt, die neue Technik zu erforschen und sinnvoll zu nutzen (Stichwort Datenschutz) sowie echte interprofessionelle Kooperation zu erlernen. Wir brauchen ein neues Führungsverständnis, welches sowohl Führen auf Zeit ermöglicht als auch autonome Teams sowie echte Einflussnahme auf allen Ebenen, eben auch auf gesundheitspolitischer Ebene.

7 Mutige Zukunft der Personalentwicklung im Gesundheitswesen

Zu den wichtigsten Kompetenzen, die zukünftig notwendig sind (Abb. 7.2), zählen

- die Reflexionsfähigkeit,
- technische, emotionale und moralische Kompetenz,
- die Fähigkeit zur interprofessionellen Zusammenarbeit,
- die Fähigkeit Krisen, Veränderungen und Netzwerke nachhaltig zu managen und Verantwortung zu übernehmen.

Die Herausforderungen und Lösungen der Personalentwicklung der Zukunft fasst Abb. 7.2 zusammen.

7.3 Technik als Zukunftstreiber im Gesundheitswesen

7.3.1 Blick in die Glaskugel

> **Beispiel**
>
> Mit einem leichten „ping" wird die Personalchefin Samira Pfefferkorn auf den eingehenden Call aufmerksam. Auf der Wand in ihrem Büro erscheint der Name vom neuen Teamleiter der Ambulanz: Paul Smith. Ein Lächeln huscht über Samiras Gesicht. Sie mag Pauls britische Höflichkeit sehr und ist stolz darauf, ihn direkt aus einer Londoner Klinik abgeworben zu haben. Er hat sich hier in Berlin zu ei-

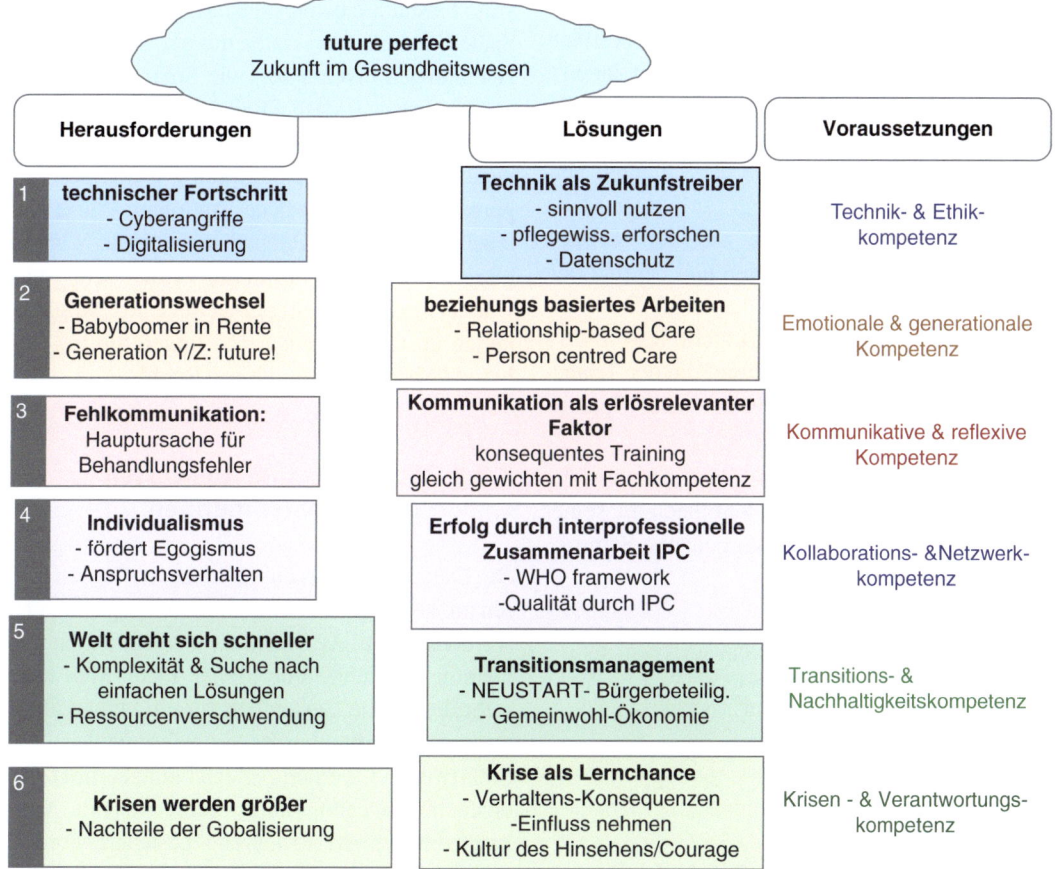

Abb. 7.2 Herausforderungen und Lösungen der Personalentwicklung der Zukunft

nem 2-jährigen Projekt verpflichtet und wird den Change-Prozess in der Ambulanz leiten.

Kaum hat Samira die magischen Worte „Call annehmen" ausgesprochen, erscheint Paul lebensgroß holographisch in ihrem Büro. „Hi Paul, what can I do for you?". Paul räuspert sich und bemüht sich mit unverkennbarem Akzent in deutscher Sprache: „Guten Morgen Samira, ich brauche deine Hilfe. Der Triage-Assistent Rob TA 17 muss mit Swahili aufprogrammiert werden. Wir haben einen Patienten aus Mosambik, der in einer halben Stunde in den OP soll und vorab noch aufgeklärt werden muss."

„Ich kümmere mich darum", sagt Samira. „Danke", entgegnet Paul.

Samira weist ihren Computer an: „Rob TA 17 in Aufnahmemodus versetzen." Der Computer antwortet: „Rob TA 17 bereit." „Gut", sagt Samira, „Swahili Grund- und Aufbauwortschatz Schwerpunkt Gesundheit laden". Auf der Wand erscheint das Bild von Rob TA 17, ein wirklich gutaussehender Roboter mit einer sonoren Stimme, die bei Patienten Vertrauen weckt. Vor ihm liegt ein junger Mann mit einer Armverletzung auf der mobilen Trage. Rob öffnet die Augen und begrüßt den Patienten auf Swahili: shikamoni!" Der Patient lächelt erleichtert und stellt Rob TA 17 Fragen zu seiner Behandlung, die der Triage-Assistent nun problemlos in seiner Sprache beantworten kann.

Auch Paul verfolgt das Geschehen auf der Bürowand mit, welches zeitgleich in seiner Ambulanz passiert, und sagt „danke Samira". „Gern, Paul." ◄

Würden die Menschen nach ihrem eigenen vernünftigen Interesse handeln, wäre die Welt ein Paradies im Vergleich zu ihrem tatsächlichen Zustand.
Bertrand Russel

7.3.2 Technik auf der Überholspur

Die technische Entwicklung wird den gesamten Gesundheitsmarkt binnen kürzester Zeit komplett verändern. Eine neue Wissenskultur wird als Megatrend ausgemacht. Entscheidend für den Erfolg der einzuführenden neuen technischen Möglichkeiten ist das Vertrauen der Patienten in die Mitarbeiter des Gesundheitswesens, welche diese Technik nutzen. Damit gewinnt die Beziehungsarbeit mit dem Patienten noch mehr als bisher an Bedeutung.

Mit der Digitalstrategie ist das Bundesministerium für Bildung und Forschung angetreten, um die anstehenden tiefgreifenden Veränderungsprozesse zu steuern. Die Digitalstrategie soll dabei den Menschen dienen, wobei ihre Autonomie und Sicherheit (Datenschutz) im Mittelpunkt stehen. Die digitale elektronische Patientenakte wird für das Gesundheitswesen als Kernstück ausgemacht, der als persönlicher Datenspeicher zukünftig sämtliche Informationen von Gesundheitsdienstleistern speichern soll. Später können diese Daten mit persönlichen Aufzeichnungen (Wearables, wie Smartwatches) ergänzt werden (BMBF, Digitalstrategie 2019). Für die Pflege wurden ein Pflegeinnovationszentrum benannt sowie 4 Praxiszentren mit den Schwerpunkten: häusliche Pflege, stationäre Pflege, Intensivpflege und Pflegedienstzentrale (www.pflegeinnovationszentrum.de). Eine sehr gute Übersicht der vielfältigen technischen Möglichkeiten im Gesundheitswesen finden Sie bei Elsbernd (Abschn. 4.3 in diesem Buch).

7.3.3 Sammeln und Auswerten großer Datenmengen

Big Data meint hier, dass in dezentralen Strukturen unfassbar große Mengen an Daten gesammelt werden, deren Auswertung uns zu neuen Erkenntnissen führt. Für immer mehr Menschen steht die eigene Gesundheit für ein gutes Leben, was es zu schützen gilt. Mit Schrittzählern und Smartwatches werden Aufzeichnungen über den eigenen Bewegungsstatus gemacht, mit Apps kann die tägliche Ernährung gesteuert werden, und für Patienten wurde Telemonitoring (RPM) entwickelt, um Vitalparameter zu kontrollieren. Alle diese Informationen werden zukünftig in zentralen großen Datenbanken eingespeichert, um Algorithmen zu entwickeln, mit denen dann neue ungeahnte Verbindungen hergestellt werden können. Damit werden sich neue Diagnose- und Therapiemethoden ergeben, von denen heute noch niemand eine Vorstellung hat.

Um aus diesen großen Datensätzen sinnvolle Ergebnisse abzuleiten, haben sich einige innovative Blockchain-Start-ups gegründet. Den Begriff Blockchain kennen wir eigentlich aus der Kryptowährung, Blockchain geht im Gesundheitswesen jedoch weit über Bitcoin & Co. hinaus (Czeschik 2018). Hier werden Datensätze in Blöcken gespeicherten und dann zu sinnvollen Ketten aneinandergehängt. Der Vorteil der Blockchain besteht darin, dass neue Blöcke nur dann angehängt werden können, wenn ihr Inhalt mit den vorigen Blöcken kompatibel ist, diesen also nicht widerspricht. Um keine Fehlinformationen einzuspeisen, sind nur bestimmte Personen berechtigt, sinnvolle neue Blöcke anzuhängen.

Wichtig ist die Sicherung der Datenautonomie für die Patienten. Das israelische Start-up *patient-first* mit den Gründern Suter und Aharonovsky hat hierzu eine Lösung entwickelt. Wenn Patienten einverstanden sind, ihre Daten in das System einzuspeisen, können diese selbst bestimmen, welche Unternehmen darauf zugreifen dürfen und damit beispielsweise regeln, dass ein Pharmaunternehmen gegen Bezahlung Zugriff bekommt (Czeschik 2018). Andere Start-ups ermöglichen lediglich Ärzten und Krankenhauspersonal Zugriff auf die Daten. Das gilt beispielsweise für *SimplyVital Health* von der Gründerin Kat Kuzmeskas, die ihre Blockchain erst zu einem späteren Zeitpunkt der Entwicklung auch Patienten zur Verfügung stellen will (Schiller 2017).

7.3.4 Individualisierter Patientensupport

Ein Traum wird wahr! Der sofortige Zugriff auf Patientendaten durch Telemonitoring und Weiterleitung an Praxen und Kliniken ermöglicht eine umgehende Intervention. Gefährdete Patientengruppen wie beispielsweise Herzpatienten können mit intelligenter Technik nicht nur sich selbst besser kontrollieren, sondern ihre Daten zeitgleich an ihre Gesundheitspartner (Hausarzt, ambulanter Pflegedienst, Herzklinik) übermitteln. Ärzte und Pflegefachkräfte könnten diese individuellen Daten ohne Zeitverlust mit großen Datenmengen vergleichen und daraus sofortige Interventionen ableiten. Damit werden lästige Besuche mit langen Aufenthalten in Wartezimmern oder Notaufnahmen vermieden.

Eine ganze Reihe unterschiedlicher Sensoren wurde im Rahmen des MoreCare-Projekts untersucht, mit dem Ziel, die aktivierende Pflege in der ambulanten Versorgung zu verbessern. Die Sensoren befinden sich eingenäht in Kleidungsstücken, in Bildern an der Wand, Tablet, Handy und Smartwatch. Dabei handelt es sich um Licht-, Ton- und Umgebungssensoren. Alle Geräte sind dabei intelligent vernetzt und feedbacken die Bewegung des Patienten. Bei diesem ambulanten Reha-Projekt im ländlichen Bereich wurden sämtlichen Beteiligten (Logopäden, Physiotherapeuten, Pflegefachkräfte, Ärzte etc.) berufsgruppenspezifische Zugriffe auf das System freigeschaltet, sodass relevante Informationen in Echtzeit abgerufen werden konnten. Die teilweise automatische Dokumentation wird dabei als besonders entlastend erlebt. Die eingesetzte Technik wurde während des Projektes laufend überprüft, verbessert und den Alltagsbedingungen eines Reha-Patienten angepasst (Ruß et al. 2019).

Elektronische Kommunikations- und Informationstechnologie muss insbesondere auf zwei Bereiche abzielen:

- Unterstützung von Menschen, möglichst lange selbstständig in ihren eigenen vier Wänden leben zu können, und
- einen Beitrag leisten, dem Fachkräftemangel entgegenzuwirken (Studie des BMG 2017).

Weitere Beispiele technischer Produktentwicklung für das Gesundheitswesen finden sich u. a. bei Pfannstiel et al. (2019). Für einen flächendeckenden Einsatz solcher Technik muss das gesamte Gesundheitspersonal umgeschult werden. Zwei Bereiche sind hier von besonderer Bedeutung:

- Der Fokus muss von der Krankheit weg stärker auf die Prävention gelenkt werden.
- Die Haltung der Mitarbeiter im Gesundheitswesen muss sich ändern vom Fokus auf Anordnung hin zu einem Coaching des Patienten.

Es reicht also nicht, dem adipösen Patienten einen Flyer für eine Selbsthilfegruppe zum Abnehmen in die Hand zu drücken, oder dem Raucher zu erklären, er müsse halt aufhören. Gesundheitsmitarbeiter müssen hier verstärkt die pädagogische Begleitung übernehmen und Patienten bei ihrer Verhaltensänderung direkt unterstützen. Es können nur dann Herzinfarkte verhindert werden, wenn nicht nur Patientendaten erhoben und vermittelt werden, sondern wenn mit dem Patienten aktiv an seinem Gesundheitsverhalten gearbeitet wird. Hier lässt sich der normale Spieltrieb nutzen. Durch interaktive Spiele im sozialen Netzwerk mit Gleichgesinnten können sich die Mitglieder gegenseitig ermutigen, ihr Verhalten zu verändern. Damit erleben sie einerseits, dass sie nicht allein sind mit ihrem Bluthochdruck oder der Adipositas, und können andererseits spielerisch dagegen vorgehen. Im Vergleich mit Anderen wird oft der menschliche Ehrgeiz geweckt, es auch zu schaffen oder gar besser zu werden.

Empfehlenswert ist hier die Methode der motivierenden Gesprächsführung. Sie wurde zunächst speziell für Suchtkranke entwickelt, denen es schwerfiel, ihr Verhalten zu verändern und bei denen die bis dahin üblichen Gesprächstechniken keine Wirkung zeigten. Heute kommt die motivierende Gesprächsführung zum Einsatz, wenn es darum geht, Verhalten zu stabilisieren oder Verhalten zu verändern (Rollnick et al. 2012). Alle Menschen im Gesundheitswesen sollten darin beschult sein.

Das von Matthias Horx 1998 gegründete Zukunftsinstitut sagt vorher, dass bereits 2040 die individualisierte Medizin umgesetzt sei und Medikamente und Therapieverfahren nur noch nach vorherigem Gentest zum Einsatz kommen, wodurch individuelle und teure Komplikationen vermieden werden (www.zukunftsinstitut.de).

Patientengesteuerte Untersuchungen

Viele Untersuchungen sind für Patienten unangenehm. So erleben viele Frauen ihre Mammographie als schmerzhaft und fühlen sich nicht selten der Situation ausgeliefert. GE Healthcare hat den *Senographe Pristina* auf den Markt gebracht, ein Mammographiegerät, welches mithilfe der untersuchten Frau gesteuert wird. Mit einer Fernbedienung kann die Untersuchte die Kompression der Brust während der Aufnahme mit steuern. Diese Patientinnenautonomie reduziert Stress und Ängste, was sich positiv auf die Bildqualität auswirkt

Die neue Ära der Pflegeroboter

Eine ganze Reihe unterschiedlicher Pflegeroboter erobert derzeit das Gesundheitswesen. Sie heißen beispielsweise Pepper, Dinsow, Terapio, Paro oder Robear und unterstützen die Pflege auf ganz verschiedene Weise (Abb. 7.3). Zu unterscheiden sind zwei Arten von Robotern:

- Assistenzroboter, die dazu erschaffen wurden, physikalische Arbeit zu verrichten und
- Gesellschafts- oder Gefährtenroboter, die Patienten oder Bewohner unterhalten und deren Emotionen widerspiegeln (Bendel 2018).

Der Roboter Pepper wurde mehr für den klinischen Bereich konzipiert und hilft, Termine auszumachen, Patienten zu schulen und Vitalzeichen sowie Laborparameter in einem medizinischen Kontext auszuwerten. Pepper spricht die Menschen direkt an und errät beispielsweise das Alter des Gegenübers. Er zählt zu den humanoiden Robotern und sieht die Menschen durch Kameras in seinen „Augen". Pepper antwortet auf Fragen und wird beispielsweise im Uniklinikum Halle für das MRT-Aufklärungsgespräch eingesetzt. Dabei übernimmt Pepper den informativen ersten Teil des Gespräches, sodass Mediziner im Anschluss nur noch auf abschließende Rückfragen eingehen müssen.

Terapio sieht eher aus wie ein grüner Mülleimer und assistiert bei der Visite. Er erkennt die Patienten anhand ihrer Gesichter und liefert die entsprechenden Untersuchungsergebnisse. In Brusthöhe befindet sich eine Klappe, aus der Tera-

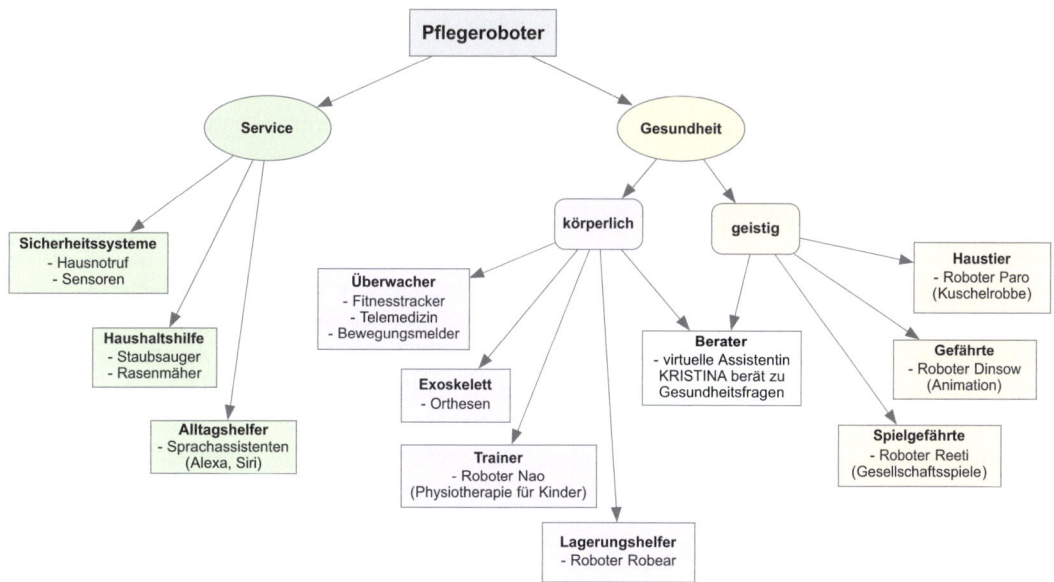

Abb. 7.3 Arten von Pflegerobotern (eigene Darstellung)

pio Werkzeuge wie Pinzette und Verbandszeug sowie eine Reihe von Medikamenten liefert. Das Gespräch zwischen Patient und Personal wird von Terapio aufgezeichnet, sodass mögliche Unklarheiten stets zurückverfolgt werden können.

Die Gefährtenroboter, wie beispielsweise Dinsow sind schon recht weit entwickelt. Dinsow wurde für einsame Menschen entwickelt und eignet sich zum Einsatz im Pflegeheim. Dinsow animiert die Bewohner zu körperlichen Übungen, erinnert an die Medikamente und ermuntert zur Selbstpflege.

Der Kuschelroboter Paro wurde einer Baby-Robbe nachempfunden und macht entsprechende Geräusche, wenn er berührt wird. Paro ist etwa 60 cm lang, 3 Kilo schwer und hat ein kuscheliges weißes Fell. Paro kann die großen Kulleraugen auf und zumachen und findet großen Anklang bei Demenzkranken. Während Pflegewissenschaftler die Vorzüge dieses Angebots zu schätzen wissen, warnen Ethiker vor einer gefühlskalten Welt (www.welt.de). Ein australisches Forscherteam konnte nachweisen, dass die Verwendung von Paro bei Demenzkranken eine schmerzsenkende Wirkung hat (Pu et al. 2020).

Der Roboter Robear gehört mit seinen 140 kg zu den größeren Geräten. Er kann Menschen tragen und sie dabei dennoch sanft berühren. Robear wurde bereits mehrfach überarbeitet, sodass die ersten „Kinderkrankheiten" schon technisch ausgemerzt werden konnten. Robear unterstützt die Pflege beim Mobilisieren der Patienten, wenn diese umgebettet oder in den Rollstuhl gesetzt werden sollen. Damit wird einer wesentlichen Ursache von Rückenschmerzen bei Pflegefachkräften sinnvoll entgegengewirkt (www.rinken.jp).

Interessant ist, wie schnell sich die Gesellschaft an Roboter gewöhnt. So gaben bereits 2016 in einer repräsentativen Forsa-Umfrage 83 % der Deutschen an, dass sie im Alter Serviceroboter im eigenen Haushalt nutzen wollen, um dort länger wohnen zu können (Forsa Politik- und Sozialforschung GmbH 2016).

7.3.5 Was uns Wissenschaftler vorhersagen

Adrian Monti und Claire Coleman haben 2016 für den Telegraph führende Gesundheitsforscher befragt, was die Zukunft bringen wird (http://tgr.ph/futureofhealth).

So geht Professor John Moore-Gillon von der British Lung Foundation davon aus, dass es schon sehr bald einen effektiven Impfstoff gegen Asthma geben wird. Er sagt der Immuntherapie eine große Zukunft voraus, welche die Bestrahlung, Chemotherapie oder Chirurgie in ihre Grenzen weisen wird.

Sonia Trigueros, Gruppenleiterin der Nano-Bio-Systeme an der Oxford University, ist davon überzeugt, dass es mit der Nanotechnologie möglich sein wird, eine angeborene Erblindung zu heilen. Hierzu werden Nanopartikel, die 100.000× kleiner sind als die Dicke eine Zeitungsseite, in die DNA eingeschleust, wodurch die genetische Information verändert wird. Die Wissenschaftlerin sagt vorher, dass bereits innerhalb der nächsten 10 Jahre Nanostrukturen an die Medikamente der Chemotherapie angehängt werden können, um dann effektiv nur gegen den Krebs zu wirken und nicht noch gesundes Gewebe in Mitleidenschaft zu ziehen.

Dr. Emily Burns, zuständig für Forschungskommunikation bei Diabetes UK erklärt, dass zukünftig keine Transplantation von Bauchspeicheldrüsen mehr erfolgen müssen, sondern Diabetes durch Stammzellentherapie geheilt werden kann. Bei Diabetes attackieren die Betazellen des Pankreas das Immunsystem. Mittels Stammzelltherapie sollen künftig schützende Schichten um die Betazellen gelegt werden, sodass Diabetespatienten einer gesunden Zukunft entgegensehen können, so Burns.

Prof. Peter Johnson vom Cancer Research UK will die Krebstherapie revolutionieren. Dies soll einerseits durch frühzeitige Diagnostik geschehen, da zukünftig der Krebs durch Blutproben ermittelt werden soll. Andererseits soll der Krebsherd genauer dargestellt werden können, was dazu führt, dass bei Bestrahlung höhere Dosen auf die malignen Stellen abgegeben werden können, ohne gesundes Gewebe zu schädigen (http://tgr.ph/futureofhealth).

7.3.6 Künstliche Intelligenz in Deutschland

Auch in Deutschland wird viel geforscht, um Technik für das Gesundheitswesen zu entwickeln und Prozesse effizienter und erfolgreicher zu machen. Am Essener Uniklinikum leitet der Radiologe Felix Nensa eine Arbeitsgruppe zur künstlichen Intelligenz (KI), um die „Smart Hospital Information Platform" zu entwickeln. Dieses Gemeinschaftsprojekt aus Radiologie, Nuklearmedizin und zentraler Informationstechnik hat zum Ziel, sämtliche Patientendaten zusammenzuführen und zu strukturieren. Dabei muss u. a. ermittelt werden, wer auf welche Patientendaten zugreifen darf. Nensa sieht schon die nächste Stufe dieser Technik voraus, bei der Patienten auch nach der Entlassung noch von ihren Ärzten überwacht werden können, beispielsweise mit einer Gewichts-App, die das Entstehen von gefährlichen Ödemen bei Patienten mit Nierenerkrankungen anzeigen kann (Telgheder 2019).

Internet of Things (IoT)

Dem Internet der Dinge (IoT) kann jetzt schon eine industrielle Revolution vorausgesagt werden. Dabei handelt es sich um elektronische Systeme, die mit dem Menschen interagieren. Hierzu zählen die sogenannten Wearables, also tragbare Minicomputer, wie beispielsweise Smartwatches. Beim IoT werden relevante Informationen aus der realen Welt automatisch miteinander verknüpft und im Netz verfügbar gemacht. Das ist praktisch, wenn Zustandsänderungen ermittelt werden wie Temperatur, Puls oder die Füllmenge von Medikamentenpackungen.

Eine Studie von Aruba Networks (2017) kommt zu dem Ergebnis, dass bereits über 60 % der Organisationen im Gesundheitswesen IoT-Geräte anwenden, und der Bedarf steigt täglich. So können beispielsweise Zeit und Stress in Notfallsituationen verringert werden, wenn mit der Bluetooth Low Energy-Ortungstechnologie ein Gerät gefunden wird, das jemand verlegt hatte.

HeartMath-Technologie

Das Erleben von positiven Beziehungen beeinflusst unsere Wahrnehmung. In einer experimentellen Studie konnte aufgezeigt werden, dass die Einschätzung über die Höhe eines Berges, der bestiegen werden soll, maßgeblich davon beeinflusst wird, ob die Probanden mit guten Freunden, Fremden oder gar allein vor dem Berg standen. Je besser die Beziehungsqualität (Beziehungsdauer, Beziehungsnähe, Herzlichkeit), desto geringer wurden die Entfernung und Berghöhe eingeschätzt. Für Probanden, die mit Fremden oder allein die Gipfelhöhe einschätzten, war diese größer und die Besteigung damit schwerer (Schnall et al. 2008).

HeartMath hat das praktikable Biofeedbackgerät *emWave*2 entwickelt, mit dem die Erfolge von Stressmanagement-Methoden mittels eines Kohärenzwertes angegeben werden (Abb. 7.4). Mit einem Ohrsensor wird dabei die Herzratenvariabilität gemessen, also die Fähigkeit des Herzens bei Veränderungen zu adaptieren. Durch Trainieren von Techniken wie *Quick Coherence* oder *Shift & Lift* gelingt es auch in Stresssituationen immer schneller wieder in den kohärenten Bereich zu kommen. Mit der kostenlosen *Inner Balance App* kann über den Ohrsensor der aktuelle Zustand ermittelt werden. Das Ampelsystem zeigt rot für Stress und grün für optimale Adaption des Herzens (Näheres dazu in Abschn. 3.4 „Stress war gestern" von Sue Smith und Gawin Andrews in diesem Buch).

Mit der *Global Coherence App* kann eine virtuelle Gruppe eröffnet werden, zu der sich Menschen zu einer bestimmten Uhrzeit verabreden, die gelernten Stressmanagementtechniken gemeinsam zu praktizieren. Dabei können sich die Teilnehmer sowohl in einem Raum befinden als auch international zuschalten. Beim gemeinsamen Praktizieren steigen die Kohärenzwerte schneller an, als wenn die Übungen allein durchgeführt werden. Mit dieser App lässt sich auch die Fähigkeit eines Teams ermitteln, miteinander in Kohärenz zu gehen. So konnte McCraty (2017) nachweisen, dass die gemeinsame Synchronisierung des Herzrhythmus von Gruppenmitgliedern die Gruppenkohärenz steigert, was wiederum den Stress reduziert. Damit ist es erstmals möglich, die Beziehungsarbeit von Teams zu ermitteln und Zusammenarbeit transparent zu machen.

Neben technischer Kompetenz ist insbesondere ethische Kompetenz gefragt. Welche Daten dürfen von wem eingesehen werden? Welche Netzwerke entstehen durch Datenverknüpfungen? Wer trägt die Verantwortung für autonome Entscheidungen von sogenannten Blockchains? Wie kann die Patientenautonomie erhalten bleiben, wenn seine Daten in Netzwerke zur Verbesserung der Diagnostik und Therapieentwicklung eingespeist werden?

Hier würde eine 70/30-Regelung Sinn machen.

▶ Für jede technische Aus-, Fort- oder Weiterbildung müssten 30 % der Zeit zur Entwicklung ethischer Kompetenz eingerichtet werden.

7.4 Generationswechsel und beziehungsbasiertes Arbeiten

Beispiel

Samira Pfefferkorn hat sich mit einigen Kollegen des Hauses zum Essen im Genusszentrum verabredet.

Als sich die Glastüren zum Zentrum geräuschlos öffnen und Samira sich nach bekannten Gesichtern umsieht, winkt ihr der neue Forschungsleiter Tino aus Thailand schon zu. Er hat eine schöne Sitzgruppe mit bunten Polsterstühlen gewählt und sieht von seinem Tablet

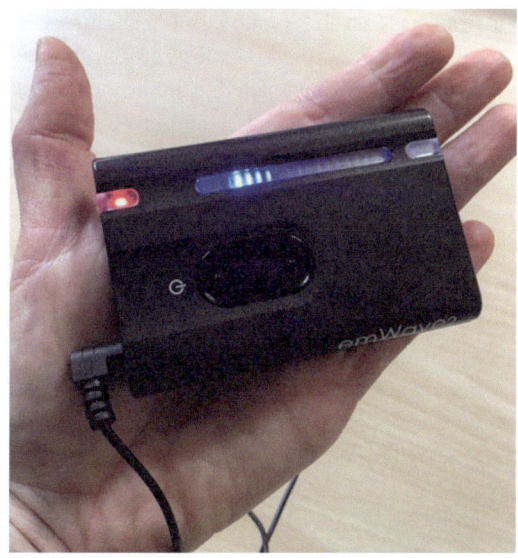

Abb. 7.4 Biofeedbackgerät emwave2

auf, in dem er gerade noch gelesen hatte. „Hi Tino, how are you?", eröffnet Samira das Gespräch. Tino lächelt sie an: „Großartig! Hast Du schon von unserem neuen Game gehört?" Samira zieht neugierig die Augenbrauen hoch: „Was für ein neues Game, Tino?" Hinter ihnen räuspert sich Paul aus der Ambulanz, der freundlich nickt und sich dazu setzt. Auch Isabelle aus dem Datenschutz ist eingetroffen, und alle sehen Tino auffordernd an.

Doch bevor er startet, erscheint die attraktive Servicekraft Rob SK 31 auf dem 3D-Monitor in der Tischmitte. Sie begrüßt alle persönlich und nimmt die Bestellung auf. „Tino, darf es für Dich thailändischen Reis mit süß-saurem Gemüse geben?" Tino nickt in die Richtung von Rob SK 31. Auch allen anderen macht sie individuelle Vorschläge, die sich einerseits auf die tagesaktuellen Scanwerte der Besucher beziehen (welche beim Eingang, mit dem Einverständnis der Mitarbeiter, automatisch ermittelt werden) und andererseits am Geschmack der Personen ausrichten (welche von den Bestellungen der letzten Wochen ableitet und neu variiert werden). Für jeden hat sie ein Foto der Mahlzeit, das auf dem Display ihres Oberkörpers erscheint. Es dauert keine 2 Minuten, da stehen für alle die Gerichte auf dem Tisch. Der neue 3D-Drucker der Küche macht es möglich. Die Grundsubstanzen des jeweiligen Essens werden in den Drucker als kleine Patrone eingelegt, und binnen Sekunden taucht die gedruckte Mahlzeit auf.

„Köstlich", schwärmt Samira über ihr indisches Fischgericht mit Safran. Paul genießt sein Roastbeef und Yorkshire Pudding, während Isabelle sich für den bunten Salat entschieden hat.

„Hast Du einen Gig vorbereitet?", fragt Paul in Richtung Tino. Der grinst breit: „Ja klar". „Dann leg mal los" ermuntert Samira Tino. Mit einem leisen Klick auf Tinos Tablet erscheint in der Mitte des Tisches nun ein Kurzvideo, welches in 3D abgespielt wird. Einige von Tinos Kollegen sind zu sehen, wie sie miteinander clevere Forschungsfragen entwickeln. Jede ausgesprochene Frage erscheint dabei auf der Wand des Forschungslabors und lässt sich leicht mit kleinen Handbewegungen hin- und herschieben. Die tagesbeste Frage zum Projekt wird gewählt und einem internationalen Publikum an Forschern weltweit zugespielt. Heute lautet sie: „Welche Zusammensetzung an Proteinen und Mineralien entfalten bei 120-jährigen Herzpatienten die stärkste Heilungswirkung?" Die Forschungscommunity ist weltweit sehr rege und freut sich über herausfordernde Forschungsfragen. Der Gig wird vorgespult, und 10 Minuten später erreichen das Berliner Forschungslabor Antworten aus Mexiko, Senegal, Australien, Iran und Russland. Nun gehen Tinos Kollegen daran, die unterschiedlichen Hypothesen auszuwerten. Für jeden Vorschlag wird ein Reagenzglas mit der entsprechenden Mischung an Proteinen und Mineralien angelegt und die Elementarsubstanz von 120-jährigen Herzpatienten eingefüllt. Die Reaktionen werden nun wissenschaftlich überprüft, und der internationale Kollege oder die Kollegin, welche die richtige Antwort zugespielt hat, darf mit auf die Liste der Veröffentlichungen. Sobald das Ergebnis vorliegt, werden die Daten an Rob Script 19 geleitet, der den Text schreibt und im Namen der Beteiligten publiziert. Paul nickt anerkennend: „ein cooles Game, was ihr da entwickelt habt!" Tino nickt freundlich und wird ernst: „Ganz ehrlich? Ich bin wirklich froh, dass die internationale Forschungscommunity sich auf diese Games und Zusammenarbeit einlässt, statt sich in Konkurrenz gegenseitig auszuspannen. Ein älterer Kollege hat mir berichtet, wie das früher war, als Forschungsteams sich gegenseitig ausspioniert haben. Das muss furchtbar gewesen sein!"

Jetzt schaltet sich Isabelle ein, die das Ganze aufmerksam verfolgt hat. „Ja, mein Vater war auch eine gewisse Zeit seines Lebens im Datenschutz tätig, so wie ich heute. Der hat mir manchmal Dinge erzählt, die ich gar nicht fassen konnte. Es gibt ja auch heute noch Diebe, die sich in Netze hacken, um die Daten meistbietend zu verkaufen. Doch die Verfolgung der Täter ist ja mittlerweile so erfolgreich, dass es sich kaum mehr lohnt. Mein Vater hat erzählt, dass sie damals die Hacker manchmal gar nicht gefasst haben, weil der Datenschutz einfach noch nicht so weit war." Die anderen nicken zustimmend.

„Nachtisch?" fragt Samira in die Runde. Und schon erscheint die gutaussehende Rob SK 31 in der Tischmitte. „Samira", setzt sie an, „für dich habe ich heute einen leckeren Buttermilch-Muffin". Jetzt erinnert sich Samira, dass sie beim Eingang in das Genusszentrum gescannt wurde und ihr mehrere Proteine empfohlen wurden, die sie zu sich nehmen sollte. Deshalb wohl Buttermilch. „Okay", gibt sich Samira geschlagen, „aber bitte, Rob SK 31, lass es aussehen und schmecken wie Schokolade". „Sehr gern", antwortet Rob SK 31 mit einem Lächeln und verschwindet. Samira atmet hörbar aus: „ich finde sie heute überengagiert!" Plötzlich erscheint Rob SK 31 wieder in der Tischmitte und verkündet in Richtung Samira: „Das habe ich gehört!", und verschwindet erneut. Perplex fragt Samira in die Runde: „Wer hat ihr denn diesen Zusatz programmiert, ohne namentlich Ansprache zu reagieren?" Isabelle vom Datenschutz grinst breit und gesteht: „Sorry, aber ich war heute in Programmierlaune." ◄

7.4.1 Die Folgen des Generationswechsels

Das Problem ist heute nicht die Atomenergie, sondern das Herz des Menschen.
Albert Einstein

Der demographische Wandel führt zu einem Generationswechsel in den Unternehmen. Viele der Babyboomer, die sich nun in die Rente verabschieden, bekleiden Führungspositionen, welche es nun nachzubesetzen gilt. Weniger Geburten reduzieren die Anzahl der jüngeren Menschen, und die große Kohorte der Babyboomer (Generation vor dem Pillenknick) führt zu einer großen Zunahme älterer Menschen. Während 2013 noch 27 % der Bevölkerung älter als 60 Jahre war, gehen die Hochrechnungen für 2030 von 35 % aus (13. koordinierte Bevölkerungsvorausberechnung). Diese Entwicklung hat große Auswirkungen auf das Gesundheitswesen. Die Zunahme der Hochaltrigkeit (80+) mit den typischen Begleiterscheinungen von körperlichen Beschwerden und Demenz wird zu einer echten Herausforderung. Demgegenüber reduziert sich die Zahl der Mitarbeiter im Gesundheitswesen, insbesondere in der Pflege. Und gerade diese werden dringend benötigt.

Bei den Krankheiten zeichnen sich Verschiebungen ab, wie die Global Burden of Disease-Studie für Deutschland aufzeigt. Während bei Frauen Herzkrankheiten, Apoplexie und Brustkrebs rückläufig sind, sehen wir eine Zunahme an Rückenschmerzen, Depressionen und COPD (chronisch obstruktive Lungenerkrankung). Bei Männern kommt es seltener zur Leberzirrhose. Herzerkrankungen, Lungenkrebs und Apoplex bleiben aber die häufigste Krankheitsursache, während Diabetes und Depression zunehmen (Plass et al. 2014).

Eine große Verschiebung wird es auch in der Betreuung durch pflegende Angehörige geben. Derzeit werden etwa zwei Drittel der Pflegebedürftigen von Angehörigen zu Hause versorgt. Durch das Altern der Babyboomer kommt es hier zu einer exponentiellen Zunahme an Menschen, die auf pflegerische Versorgung angewiesen sind und nicht mehr durch eigene Familienmitglieder betreut werden können. Das hat verschiedene Ursachen, wie beispielsweise eine zu große räumliche Entfernung zwischen Eltern und Kindern oder die Zunahme der Berufstätigkeit von Frauen aus den alten Bundesländern. Auch der Status sozialer Berufe in unserer Gesellschaft mag dazu beitragen, dass es weniger attraktiv erscheint, sich um die kranken Angehörigen zu kümmern.

Der Generationswandel im Gesundheitswesen führt zu einer neuen Wertediskussion. Bei den Babyboomern sind Funktionen, Titel oder hierarchiebewusste Aufgaben wichtig, sie übernehmen Verantwortung für die gesamte Organisation (springen ein, wenn jemand ausfällt) und leben, um zu arbeiten. Die Generation Y ist hoch technikaffin und vernetzt. Sie arbeiten entsprechend effektiv und hinterfragen sinnlose Tätigkeiten. Neben der Arbeit ist ihnen auch ihr Privatleben wichtig, und somit arbeiten sie, um zu leben. Es wird deutlich, dass hier Welten aufeinandertreffen, und damit sind Spannungen vorprogrammiert.

Trotz der sich anbahnenden Führungslücke kann der Weggang der Babyboomer aber auch eine Chance mit sich bringen. Für die jüngere Generation ist Führung nicht unbedingt eine Lebensaufgabe, sondern kann auch auf Zeit angelegt sein, wie beispielsweise bei einer Projektleitung. Das gute Vernetzungspotenzial und der Fokus auf effektives Erledigen kann zu neuer Teamarbeit führen, bei denen die Rollen nicht festgeschrieben, sondern je nach Aufgabenstellung immer wieder neu verteilt werden. Zusammenarbeit soll auch Spaß machen, die eigene Beteiligung will als Erfolg erlebt werden.

7.4.2 Paradigmenwechsel für die Personalentwicklung

Für die Personalentwicklung bedeutet das, dass zukünftig weniger auf fixe Rollen hin qualifiziert wird, sondern auf die jeweiligen Kenntnisse, die für den nächsten Aufgabenbereich benötigt werden.

Wie bei den Piloten, die immer wieder neu trainieren müssen, wenn sie den Flugzeugtypus wechseln und beispielsweise von einer Boing 747 auf einen Airbus A 350–900 umsteigen. Hierzu bekommen sie alle technischen Daten und Informationen zur neuen Maschine mit einem Programm auf ihr Tablet gespielt, welches es zu bearbeiten und anschließend mit einem Test zu bestehen gilt. So wird die Sicherheit des Fliegens gewährleistet, wenn Piloten andere Routen und/oder andere Maschinen fliegen. Diese Umschulungsmaßnahme inklusive Prüfung findet online statt.

Führungstrainings gilt es nicht nur für Führungskräfte anzubieten, sondern für alle, die hin und wieder an Leitungsaufgaben interessiert sind. Damit wird das starre Oben-Unten-Denken durchbrochen und ermöglicht den Beteiligten, stärker als bisher, nach ihren Kompetenzen eingesetzt zu werden.

▶ Wir kommen also weg von der Frage „wer darf das?" und hin zu „wer kann das?".

7.4.3 Megatrend: Beziehungen

Mit der zunehmenden Dominanz von Technik in unserem Leben wächst das Bedürfnis nach den typisch menschlichen Dingen, wie Kontakt und Beziehungen. Kein Wunder also, dass im Gesundheitswesen Verfahren einen hohen Zulauf haben, welche den Menschen und seine Beziehungen in den Mittelpunkt stellen. In den USA ist „Relationship-Based Care" kurz RBC, eines der erfolgreichsten Change Management-Programme geworden (siehe Wessel et al. in Abschn. 2.1 in diesem Buch). Bei diesem Programm werden die folgenden 6 Aspekte in der Organisation auf beziehungsbasiertes Arbeiten hin analysiert: Leadership, Teamwork, interprofessionelle Zusammenarbeit, Versorgungsstrukturen, System Design und Evidenz. Mit verschiedenen Programmen, wie „See me as a Person" oder „Re-Igniting the Spirit of Caring" wird die gesamte Kultur eines Unternehmens in berufsgruppenübergreifenden Teams reflektiert und gemeinsam strategisch geändert (Koloroutis und Abelson 2017; Koloroutis 2011). Alle 4 Jahre treffen sich Führungskräfte und Mitarbeiter aus den Kliniken, die RBC erfolgreich implementiert haben, und tauschen ihre unglaublichen Ergebnisse auf einem Symposium aus. Immer wieder berichten die Teilnehmer dabei, wie sehr der Organisation durch RBC neues Leben eingehaucht wurde und sich die Unzufriedenheit des Personals wandelte in eine neue Form befriedigender Zusammenarbeit. So berichtet die 638-Betten Klinik Mississippi Baptist in Jackson, dass durch die Einführung von Relationship-based Care die Fluktuation der Pflegekräfte reduziert wurde, sodass allein in einem Jahr etwa 1,64 Millionen US-Dollar eingespart wurden. Die Kosten für Leiharbeiter sanken von 4,65 Millionen auf 0 US-Dollar. Damit hat sich die Investition von RBC um ein Vielfaches ausgezahlt (https://chcm.com).

In Europa setzt sich der Ansatz „Person-centred Care" durch, der in Irland seinen Anfang nahm und mittlerweile in vielen europäischen Ländern auf Resonanz gestoßen ist (McCormack et al.; s. Abschn. 2.4 in diesem Buch). Brendan McCormack ist selbst in Lehre und Forschung aktiv und hat für seinen personenzentrierten Ansatz nicht nur die praktische Umsetzung beschrieben, sondern auch ein theoretisches Modell dazu entwickelt (McCormack und McCance 2017). Dieses Modell wurde bereits von Wissenschaftlern in Holland, Norwegen und Schottland beforscht und weiterentwickelt (McCormack et al. 2017). Das norwegische Gesundheitsministerium hat sich sogar entschieden, den personenzentrierten Ansatz landesweit einzuführen mit dem Ziel, die Würde aller Bürger zu garantieren (Eide und Cardiff 2017).

Und die Politik in Niederösterreich hat sich entschieden, personenzentrierte Pflege in allen Pflegeheimen einzuführen. Dieses Projekt wurde und wird von der Pflegewissenschaftlerin Hannah Meyer begleitend erforscht (www.noebetreuungszentren.at). Der Mensch mit seinen Bedürfnissen steht dabei im Mittelpunkt. Dieses Konzept macht sowohl die Bewohner als auch das Personal zufrieden.

Die Ev. Hochschule Dresden bietet hierzu ein Bachelor-Studium an, welches unter dem Namen „Praxisentwicklung" die Konzepte von Personcentred Care vermittelt (www.ehs). Hier studieren Pflegefachkräfte tätigkeitsbegleitend und lernen, ihre berufliche Praxis systematisch und mit Blick auf die Mitarbeiter und Patienten zu verändern. Die Fokussierung auf Menschen und Beziehungen wird dabei praktisch umgesetzt und bleibt nicht als leere Blase auf Leitbildern zurück.

Studien mit der Generation Z (nach 1995 geboren) zeigen, dass diese Personen bei Arbeitgebern großen Wert legen auf soziale Unterstützung im Team und ein gutes Unternehmensklima. Sie gewichten diese kulturellen und sozialen Aspekte in Organisationen als deutlich mehr gesundheitsfördernd als beispielsweise Stressmanagement-Trainings oder Sportangebote (Steck et al. 2019).

7.4.4 Integrative Methoden haben Zukunft

Gesamtgesellschaftlich entwickelt sich ein größeres Interesse an der eigenen Gesundheit, und neben der Schulmedizin sind immer mehr integrative Verfahren gefragt. Dabei handelt es sich um Methoden, welche die Schulmedizin ergänzen, wie Homöopathie, Aromatherapie, Pranaheilung und vieles mehr. Auch hier wird der Mensch in den Mittelpunkt der Betrachtung gestellt, was Patienten gern in Anspruch nehmen, da die Mitarbeiter im Gesundheitswesen immer weniger Zeit für sie finden. So findet sowohl das International Integrative Nursing Symposium als auch der Integrative Medizinkongress großen Zulauf. Immer mehr renommierte Universitäten eröffnen ein eigenes Forschungsdepartment für Integrative Care, wie z. B. Harvard oder Stanford (mehr dazu im Abschn. 2.5 „Perlen der Weisheit" von Emily Witrak Nowak und Val Lincoln in diesem Buch).

Die notwendigen Voraussetzungen für beziehungsbasiertes und personenzentriertes Arbeiten sind emotionale und generationale Kompetenzen. Beides lässt sich lernen und erfordert ein großes Maß an Reflexionsfähigkeit. Eine gute Leitfrage ist hierzu: „Was trage ich in mir, was mich an dir stört?"

7.5 Erfolgsgeheimnis Kommunikation

Beispiel

Nachdenklich starrt Samira auf die Feedback-Ergebnisse des OP-Teams. Der neue Handchirurg Dr. Abdul Darzi schneidet alles andere als gut ab. Er leitet seine Operationen aus Medina in Saudi-Arabien und ist nie in Deutschland gewesen. Seine Kenntnisse in der Handchirurgie sind beeindruckend, und Samira war froh, ihn für fernassistierte komplizierte Eingriffe bekommen zu haben. Doch sie hatte schon geahnt, dass es nicht leicht mit ihm werden würde. Abdul hatte sich nicht den Ruf eines Teamplayers erworben, galt unter Personalern als eigensinnig und arrogant. Alle Teammitglieder der gestrigen OP hatten ihm schlechte Bewertungen für die Kooperation gegeben. Hier bestand sofortiger Handlungsbedarf.

Sie verschaffte sich einen Überblick: Von den insgesamt 3 ausgeführten Operationen mit Abdul als Teamchef waren 2 in der Beurteilung der Zusammenarbeit mittelmäßig und die von gestern bedenklich. Insgesamt hatten drei Personen (Martin, Mia und Swetlana) und drei Roboter mit Abdul zusammengearbeitet. Sie meldete bei den drei betroffenen Kollegen einen Gruppen-Call an und bat um Terminvorschläge. Statt eines Vorschlags meldete sich Swetlana sofort. Ein leuchtender Punkt mit ihrem Bild, Namen und Arbeitsort erschien auf der Bürowand. Samira atmete einmal tief aus und nahm das Gespräch an. „Swetlana, wie schön, dass Du Dich sofort meldest!" Swetlana schaute grimmig ins Display. „Ich bin immer noch wütend, Samira! Abdul hat gestern seine schlechte Laune an Rob OP 33 ausgelassen. Auch wenn die Gute ein Roboter ist, habe ich das Ganze ja auch mitbekommen und Abdul mehrfach darum gebeten, sich respektvoller zu äußern. Aber nichts hat geholfen."

„Ja, Swetlana, das ist ärgerlich. Sag mal, wie sieht dein Einsatzplan heute aus? Kann ich vorbeikommen?" Swetlana liest die anstehenden Termine aus ihrer Brille ab und antwortet: „In 4 Minuten beginnt die nächste OP, doch heute Mittag könnte ich mir Zeit mit dir einrichten."

„Prima Swetlana, ich werde den Termin gleich mal an Martin und Mia weitergeben. Wäre klasse, wenn wir uns dazu gemeinsam austauschen könnten!"

Mittags schleust sich Samira, wie verabredet, in den OP und wird von Martin und Swetlana im Meeting Room empfangen. „Mia hat noch eine Online-Fortbildung und kommt in 8 Minuten dazu", sagt Swetlana. Unaufgefordert stellt Martin für alle drei einen Soja-Softdrink hin und kommentiert: „Das ist gut für unsere Nerven."

„Lieben Dank Martin! Dann hast Du sicher auch den Meeting Room präpariert?", hakt Samira nach. Der Raum ist in warme Lichttöne gehüllt und bietet den Ausblick auf einen stilvoll angelegten Innenhof, in dem ein Brunnen vor sich hinplätschert. Der holographisch sichtbare Patio mit Bäumen und schönen Hecken in sämtlichen Grüntönen verleiht Ruhe und Kraft. Es ist offensichtlich, dass hier jemand eine beruhigende Stimmung initiieren wollte. Martin lächelt ertappt: „Etwas Entspanntes kann ja nicht schaden."

Samira hat sich vorbereitet und einiges an Informationen mitgebracht. Dr. Abdul Darza hatte in den letzten Jahren auch mit zweien ihrer klinischen Kontraktpartner gearbeitet, mit denen sie sich untereinander mit Personal behilflich sind. Von beiden liegen die Auswertungen vor. Von insgesamt 32 Operationen hat Abdul Feedbacks von gut (8×), ganz okay (14×) über mittelmäßig (8×) bis hin zu bedenklich (2×) bezüglich seiner Kompetenz in der Zusammenarbeit bekommen. Sie schauen sich die Arten der Operationen, die Teamkonstellationen und Tageszeiten an, um zu analysieren, ob es hier Übereinstimmungen gibt. Bei allen Bewertungen von „gut" und „ganz okay" fällt auf, dass die OP-Besetzung fast ausschließlich männlich war.

Um das Muster besser zu verstehen, ruft Samira zusätzliche biografische Daten auf. Seine aktuellen Kongressbeiträge erscheinen sowie Angaben aus seiner Familie. Abdul hatte als Kind erlebt, wie sein Bruder bei einem Autounfall verletzt wurde und dabei eine Hand verlor. Damals war seine ältere Schwester gefahren. Er hatte sich dann entschlossen, Handchirurg zu werden. Als einer der besten seines Faches gelang es ihm später, seinem Bruder zu einer gut funktionierenden Ersatzhand zu verhelfen.

„Okay", setzt Samira an, lasst uns Hypothesen bilden. Martin meldet sich zu Wort: „Anscheinend kann Abdul nicht gut kommunizieren, wenn Frauen anwesend sind." Samira fragt in Richtung Swetlana und Mia, die mittlerweile dazu gestoßen war: „Gibt es Ausnahmen?" Mia setzt nachdenklich an: „Wenn ich recht überlege, wurden seine Kommentare erst respektlos, als ich Vorschläge zum weiteren Vorgehen gemacht habe. Das kann bei ihm so angekommen sein, als würde ich mich ans Steuer setzen, wie seine Schwester damals."

„Stimmt", setzt Swetlana nach, „auch ich habe ihn anfangs als freundlich erlebt. Das änderte sich erst, als die gute Kollegin Rob OP 33 vorschlug, zunächst die Sehnen freizulegen und sich danach um die Epidermis zu kümmern."

Samira fasst zusammen: „Das hört sich nach einem unverarbeiteten Trauma an. Was schlagt ihr als Lösungen vor?"

„Wir können für seine Operationen zukünftig nur noch männliche Kollegen und männliche Roboter einteilen", schlägt Mia vor. „Lässt sich das machen?", fragt Samira. Jetzt schaltet sich Martin ein: „Das kriegen wir hin. Ich habe aber noch eine andere Idee. Abdul referiert ja in 6 Wochen auf einer Konferenz in London. Dort würde ich auch gern teilnehmen. Vielleicht kann ich mal das persönliche Gespräch mit ihm suchen und ihn vorsichtig auf das Thema Traumatherapie ansprechen. Ich habe selbst eine Traumatherapie gemacht, nachdem bei einer Flutkatastrophe auf einer Reise vor meinen Augen Menschen starben, die ich nicht retten konnte. Diese Bilder im Kopf haben mich lange beschäftigt und mich im Alltag eingeschränkt. Seit der Therapie kann ich wieder angstfrei Herausforderungen angehen. Wenn sich der richtige Moment ergibt, könnte ich das bei Abdul ansprechen."

Samira nickt anerkennend: „Das wäre natürlich toll, wenn Du mit Abdul diese persönliche Erfahrung teilen könntest."

Mia lächelt Martin an: „Ganz lieben Dank für diesen Vorschlag. Das ist wirklich lobenswert. Dennoch bitte ich darum, zukünftig nicht mit Abdul gemeinsam eingeteilt zu werden."

„Aber klar", setzt Martin an, „wir bleiben dabei, bei den weiteren Operationen mit Abdul nur männliches Personal einzusetzen."

„Prima", kommt es von Swetlana, „dann kann ich ja endlich wieder Kaffee statt beruhigende Soja-Softdrinks trinken". ◄

7.5.1 Fehlerhafte Kommunikation produziert Behandlungsfehler

Am Anfang war das Wort. Gleich danach kam das Missverständnis.
Reinhard Sprenger

Der häufigste Grund für Behandlungsfehler liegt in mangelhafter Kommunikation (Hannawa 2018; Nagpal et al. 2012). „Jede Minute sterben fünf Menschen weltweit an vermeidbaren Behandlungsfehlern", so der WHO-Chef Tedros Adhanom Ghebreyesus (www.who.intent). 40 % der Patienten erfahren Schädigungen bei ambulanten Behandlungen und 10 % im Krankenhaus. Bei Operationen führen nicht eingehaltene Sicherheitsmaßnahmen bei etwa 25 % der Patienten zu Komplikationen, welche für etwa 1 Millionen Menschen tödlich enden. Behandlungsfehler sind teuer. Allein durch Medikamentenfehler entstehen beispielsweise in den USA geschätzte 42 Billionen US-Dollar zusätzliche Kosten jährlich. Der Schlüssel zu mehr Sicherheit liegt in der stärkeren Beteiligung der Patienten, so die WHO (www.who.intent).

Der Schweizer Theologe Markus Ronner bezeichnet die Kommunikationswissenschaft als die Lehre von den Missverständnissen (Ronner 2000). Es braucht also gelingende Kommunikation. Das bisherige Gesundheitswesen ist stark am linearen Denken einer Ursache-Wirkungs-Logik ausgerichtet, was sich beispielsweise im Wort „Anordnung" ausdrückt. Dabei stehen das Befolgen und Gehorchen im Vordergrund. Notwendig ist allerdings der Dialog, was einem zirkulären Denkmuster entspricht. Miteinander zu reden, sich gegenseitig zuzuhören, Interesse am anderen zu bekunden, Verständnis und Empathie zu zeigen ist die Voraussetzung für gelingende Kommunikation.

▶ Kommunikation ist das Transportmittel für professionelles Arbeiten und damit ein wesentlicher Teil der sogenannten Fachkompetenz! Die fällt nicht vom Himmel, ist aber lernbar.

In eher techniklastigen Bereichen, wie Intensivstationen oder Operationssälen, wird oft noch weniger Wert auf kommunikative Kompetenz gelegt, was fatale Folgen hat. So mehren sich hier Konflikte, welche einerseits die Patientensicherheit gefährden und andererseits die Kosten erhöhen (Fassier und Azoulay 2010; Nagpal et al. 2012). In einer Studie mit 7498 Teilnehmern von Intensivstationen aus 24 Ländern geben 72 % an, in der letzten Woche einen Konflikt erlebt zu haben. Davon beschreibt die Hälfte der Teilnehmer (53 %) den Konflikt als ernst und schädigend für die Teamarbeit. 44 % geben sogar an, dass bei der erlebten Auseinandersetzung das Überleben von Patienten potenziell bedroht war (Azoulay et al. 2009).

In einer Studie über Kommunikation im Operationssaal fanden sich 30 % Kommunikationsfehler, welche die Patientensicherheit gefährdeten (Lingard et al. 2004). In den USA ist der Tod eines Patienten durch einen medizinischen Fehler die dritthäufigste Todesursache nach Herzerkrankung und Krebs (Chowdhury und Habib 2015).

7.5.2 Kommunikative Demotivation verstehen und ändern

Dem Gesundheitswesen wäre schon sehr geholfen, wenn die dort tätigen Mitarbeiter nicht ständig demotiviert würden. Unprofessionelle Kommunikation, insbesondere durch Führungskräfte, steht ganz oben auf der Liste der Motivationskiller.

Oft ist es den Vorgesetzten selbst nicht bewusst, welche Wirkung ihre Worte haben. Wenn die Führungskraft beispielsweise aus einem Meeting mit dem Topmanagement kommt und dem Team mitteilt: „Ihr glaubt nicht, was die da oben sich wieder Blödes haben einfallen lassen …", wird den Mitarbeitern suggeriert, dass die oberste Führungsspitze nicht weiß, was sie tut, mit der Folge, dass die Mitarbeiter sich nur schwer mit ihrer Organisation identifizieren können. Denn wer möchte schon Teil eines Unternehmens von Unfähigen sein. Dabei ist die Identifikation mit der Organisation der stärkste intrinsische Motivationsfaktor, der durch diesen o. g. fatalen Satz der Führungskraft ruiniert wird. Solange Vorgesetzte solche unbedachten Formulierungen wählen, macht jegliches Training zur Mitarbeitermotivation keinen Sinn.

In diesem Fall heißt Personalentwicklung, die Führungskräfte darin zu trainieren, sich in Meetings mit dem Topmanagement zu positionieren und sich aktiv am Entscheidungsprozess zu beteiligen. Hier können Workshops zu gezieltem Verhandlungsmanagement oder Strategien der Einflussnahme wahre Wunder wirken. Letztlich erweitert das aktive Engagement mit der Geschäftsführung auch den Handlungsspielraum, was sich positiv auf die berufliche Autonomie und damit auf die Berufszufriedenheit auswirkt.

Es gibt allerdings auch Situationen, in denen Führungskräfte ihrem Team Entscheidungen mitteilen müssen, hinter denen sie selbst nicht stehen. Hier heißt es, Contenance wahren, die Informationen überschlafen und selbst für sich so lange zu „verdauen", bis sie einigermaßen wertfrei mitgeteilt werden können. Das erfordert echte Emotionsarbeit und benötigt Einiges an Training. Die dafür notwendige emotionale Intelligenz lässt sich lernen.

Das weit verbreitete Oben-Unten-Denken wird durch hierarchische Strukturen genährt, die nicht mehr zeitgemäß sind.

Konflikte durch mangelhafte Kommunikation der verschiedenen Berufsgruppen sind verantwortlich für schwerwiegende Burn-out-Symptome, sowohl bei Pflegefachkräften als auch bei Ärzten (de Heer und Kluge 2012).

7.5.3 Was Kommunikation mit Hormonen zu tun hat

Ein weiteres Beispiel für unprofessionelle Kommunikation ist das Erlauben von Lästern und Jammern.

▶ Professionelle Kommunikation im Team ist Führungsaufgabe.

Das bedeutet nicht nur, dass Vorgesetzte hier mit gutem Beispiel vorangehen, sondern auch ihr Team dazu anzuleiten, professionell zu kommunizieren. Überforderte Führungskräfte beklagen sich häufig, es sei „wie im Kindergarten". Damit distanzieren sie sich vom Team und machen gleichzeitig deutlich, dass ihnen die passenden Führungsinstrumente fehlen, sinnvoll zu intervenieren.

Jammern ist nicht nur kräftezehrend für alle Beteiligten, sondern lässt auch das Hirn schrumpfen. Zu diesem Ergebnis kommen einige Studien, welche die Auswirkung von Stress auf das Gehirn untersuchten. Posttraumatischer Stress beispielsweise lässt eine bestimmte Stelle im Hippocampus, die für Erinnerungen und rationale Entscheidungsfindung steht, um bis zu 26 % schrumpfen (Gurvits et al. 1996), bei frühkindlicher sexualisierten Gewalterfahrungen um 16 % (Bremner et al. 1997).

Jammern ist negatives Denken und Beklagen kann zu einer Gewohnheit werden, die das Hirn auf Dauer schädigt (Winch 2011). Natalie Marchant konnte mit ihrem Forschungsteam nachweisen, dass wiederholtes negatives Denken bei Menschen im Alter von 55 Jahren die Entstehung von Alzheimer positiv beeinflusst (Marchant et al. 2020).

Um den Einfluss positiver und negativer Gedanken zu verstehen, machen wir einen kleinen Ausflug in die Physiologie. Praktisch jeder Gedanke löst eine ganze Kaskade von körperlichen Reaktionen aus (Abb. 7.5).

Zunächst kommen Informationen aus der Umwelt über die Sinneswahrnehmung bei der Großhirnrinde an. Von dort aus werden sie ans limbische System weitergeleitet, das auch als Zentrum für emotionale Intelligenz bezeichnet wird (Bauer 2018). Hier wird die Information mit früheren Erfahrungen verglichen und bewertet. Werden die eingehenden Daten negativ bewertet, wird der Mandelkern (Amygdala) aktiv, der alle negativen Erfahrungen des gesamten Lebens speichert. Der feuernde Mandelkern bringt den Hypothalamus zur Produktion von Hormonen, wie beispielsweise CRH (Corticotropin Releasing Hormon), was die Hypophyse zur Ausschüttung von Neurotransmittern wie ACTH veranlasst. ACTH dockt an der Nebenniere an, die dann Cortisol ausschüttet. Wenn wir nicht nur denken, sondern unsere Gedanken sogar aussprechen, reagiert der Körper entsprechend intensiver. Normalerweise stoppt das Cortisol den Hypothalamus. Wenn aber nega-

Abb. 7.5
Hirnphysiologie bei negativen Gedanken (Grafik von Sketch Artist Dr. Anna Maritus)

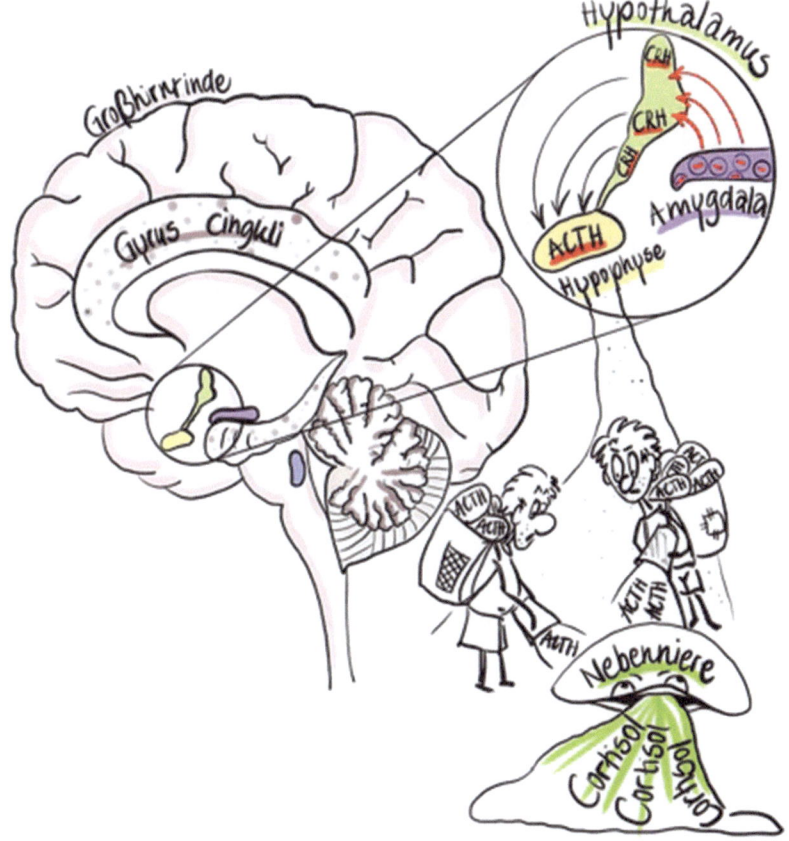

tive Gedanken zu oft vorkommen, wie bei häufigem Jammern, Depressionen, Burn-out oder PTSD, kann diese Notbremse nicht mehr aktiviert werden. Dann schüttet der Körper hohe Dosen von Cortisol aus, welche dem Körper schaden (Linz et al. 2018; Engert et al. 2014).

Interessant ist hierzu auch eine Untersuchung mit pflegenden Angehörigen, die ein krebskrankes Familienmitglied versorgen. Nicht die Interaktion mit ihrem kranken Familienmitglied führt zu erhöhten Cortisolwerten bei den pflegenden Angehörigen, sondern ihr wiederholtes negatives Denken (Pössel et al. 2019). Und hohe stressbezogene Cortisolwerte schränken die Denkfähigkeit ein, die das Gedächtnis, die Organisation und visuelle Wahrnehmung betreffen, was in einer Studie mit 2000 Teilnehmern nachgewiesen wurde (Weintraub 2019).

Auch die positiven Gedanken kommen in Form von Sinneswahrnehmungen an der Großhirnrinde an und werden dann im limbischen System bewertet. Wenn diese nun positiv beurteilt werden, kommt es zu einer ganzen Reihe von Reaktionen im Gehirn. Der Hypothalamus produziert nun Dopamin, Oxcytocin und Endorphin. Durch weitergeleitete Botenstoffe der Hypophyse wird der Darm dazu aktiviert, Serotonin zu produzieren. Wir kennen diese Substanzen als sogenannte Glückshormone. Sie geben uns ein gutes Gefühl, machen zufrieden oder sogar glücklich. Durch Sport können wir unseren Serotoninspiegel anheben und mit dem Setzen und Erreichen realistischer Ziele den Dopaminspiegel. Dopamin ist an das Belohnungszentrum gekoppelt und macht bei Belohnung zufrieden (Abb. 7.6).

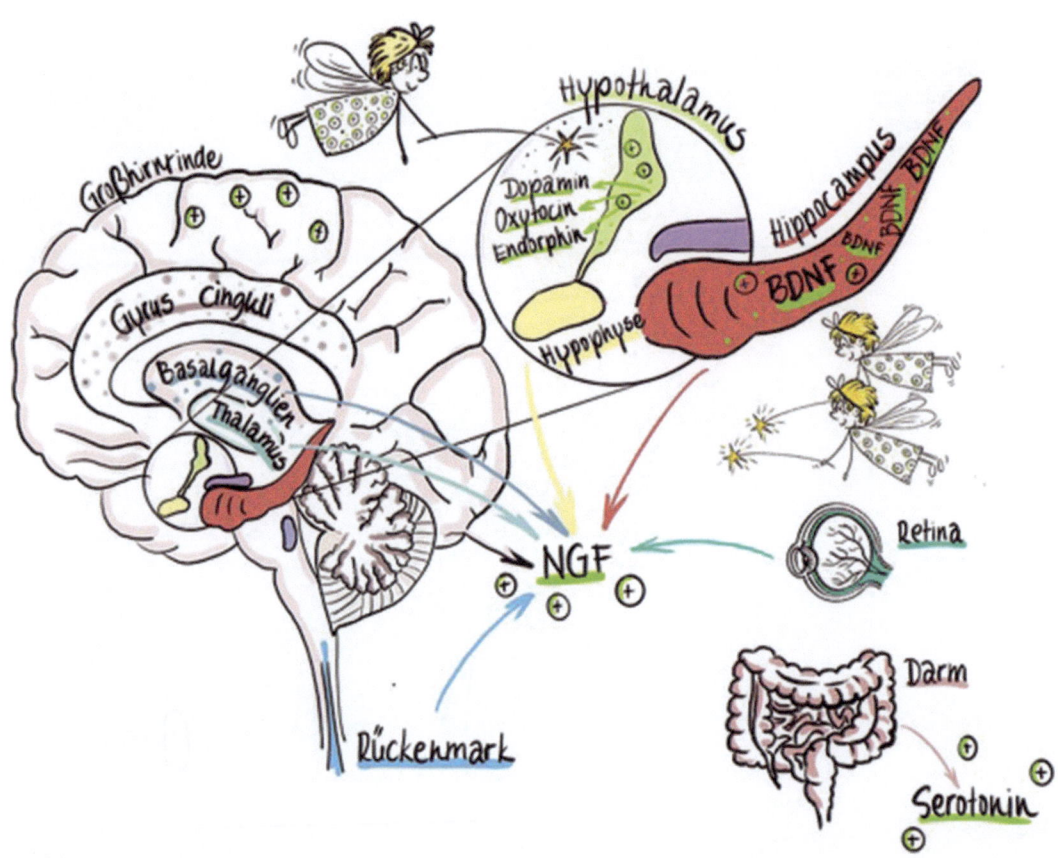

Abb. 7.6 Hirnphysiologie bei positiven Gedanken (Grafik von Sketch Artist Dr. Anna Martius)

Viel aufregender ist jedoch, was im Hippocampus (ebenfalls ein Teil des limbischen Systems) passiert. Hier werden nun zwei Neurotransmitter freigesetzt, die eine unglaubliche Wirkung für unseren Körper haben. Sie heißen BDNF (Brain-Derived Neurotropic Factor) und NGF (Nerve Growth Factor). Die vermehrte Ausschüttung von BDNF und NFG führt zu einer Erhöhung der Verknüpfungen von Nervenzellen (Synapsen) untereinander und steigert die Funktionsleistung der Nervenzellen. Nachgewiesen ist auch die Vermehrung von Nervenzellen durch diese beiden Botenstoffe. BDNF schützt Neuronen und Synapsen und fördert das Wachstum von Nervenzellen (dies nennt sich Neuroneogenese). Da NGF sehr wichtig für unseren Körper ist, wird es auch noch an anderen Orten produziert, wie den Basalganglien, der Hypophyse oder im Rückenmark.

NGF reguliert das Immunsystem, verringert die neuronale Degeneration und ist vermehrt bei Verliebten vorhanden. Außerdem wirkt es gegen Alzheimer, muss allerdings intrakranial injiziert werden, da NGF nicht die Blut-Hirn-Schranke passiert (Aloe et al. 2012). Wir können die Produktion von NGF auch selber steuern. Eine Studie von Wissenschaftlern der Medical University of South Carolina konnte nachweisen, das NGF durch Yoga (Omchanting und Pranayama) vermehrt produziert werden kann (Balasubramanian et al. 2015).

Zusammenfassend lässt sich sagen, dass Informationen, die vom limbischen System negativ bewertet werden (z. B. negative Gedanken), die Gehirnkoordination verlangsamen, kreative Fähigkeiten behindern, die Aktivität des Hirnes reduzieren und sich negativ auf die Stimmung, das Gedächtnis und die Impulskontrolle auswirken, während die als positiv bewerteten Informationen die Synapsen stärken, Nervenzellen zum Wachsen bringen, die Aufmerksamkeit und Gedächtnisfähigkeit verstärken, die Fähigkeit der Informationsanalyse und der Problemlösung verbessern sowie die Kreativität erhöhen. Stresshormone wie Cortisol schädigen auf Dauer den Körper, während Glückshormone wie Oxytocin, Endorphin oder Dopamin dem Körper guttun und Heilungsprozesse unterstützen.

7.5.4 Warum Jammern schädlich ist

Wenn vor Publikum gejammert wird und jemand anderes das mitbekommt, reagiert auch dessen Körper entsprechend. Jedes Jammern von Kollegen muss als Angebot verstanden werden, mitzujammern oder auszusteigen. Beim Mitjammern werden dann die belastenden Prozesse im Körper angetriggert. Das ist auch oft spürbar: Nach einem ausgiebigen Bad im Jammerpool fühlen sich die Beteiligten oft kraft- oder energielos und machen sich eher Sorgen als fröhliche Gedanken. Sobald gejammert wird, geht also Energie verloren. Je länger oder häufiger gejammert wird, desto kraftloser sind die Beteiligten. Regelmäßiges Jammern wird damit zum Raubbau am eigenen Körper. Doch auch wenn nicht mitgejammert wird, kann das Jammern Anderer nerven und den eigenen Cortisolspiegel erhöhen.

Dieser pathophysiologische Prozess, mit dem wir unseren Körper durch Jammern schädigen, muss verstanden werden, damit er sich ändern lässt. Mitarbeiter können lernen, auf Jammerangebote nicht einzugehen und damit ihre Energie behalten, statt sie zu verschwenden. Die Führungskraft ist als Mentor oder Coach gefragt, um professionelle Kommunikation mit den Teammitgliedern einzuüben.

Jammern kann auch ein Zeichen für eine unreflektierte Opferrolle sein, die Schutz vor Verantwortung bieten soll. Diese Haltung sehen wir vorzugsweise in Teams, die lange autoritär geführt wurden. Hier braucht es Einiges an Geduld der neuen Leitung, um das Team nach und nach an die Vorzüge der Selbstverantwortung zu gewöhnen.

▶ Da die professionelle Kommunikation für die Patientensicherheit, die Mitarbeiterzufriedenheit und die Ökonomie im Gesundheitswesen so wichtig ist, gewinnt sie an Stellenwert. Der lang eingenommene Platz professioneller Kommunikation nur als Soft Skill und deshalb als „nice to have" wird verlassen zugunsten einer ernstzunehmenden Position als harter Kostenfaktor; professionelle Kommunikation wird damit zum „must have".

7.5.5 Warum wir lästern

Das ständige Verändern fällt Mitarbeitern im Gesundheitswesen erfahrungsgemäß schwer, was in dem Satz „Das haben wir aber immer so gemacht" zum Ausdruck kommt. Wie lässt sich das erklären?

Der berufliche Alltag im Gesundheitswesen gleicht einem Kessel voller Emotionen. Patienten haben Schmerzen oder Angst vor anstehenden Eingriffen. Schwere Unfälle bringen ihr Leben durcheinander und führen zu unerwarteten Sorgen und Nöten. Die Ungewissheit mobilisiert Ängste, mit denen das Personal im Gesundheitswesen ständig konfrontiert wird. Das löst auch bei den Mitarbeitern Gefühle aus, die jedoch selten reflektiert und verarbeitet werden. Denn Orte der Gefühlsarbeit bietet das Gesundheitswesen nicht an. Als Ausnahmen seien hier regelmäßige Supervision in der Psychiatrie zu nennen oder tiefenpsychologische Besprechungen in Hospizen und onkologischen Abteilungen.

In aller Regel werden die durch Patienten ausgelösten unangenehmen Gefühle verdrängt und auf Andere projiziert. Statt also zu reflektieren, welche Emotionen Patienten bei mir auslösen (z. B. Hilflosigkeit, Ohnmacht, Wut), werden diese idealisiert (ich bin ein guter Mensch und habe keine bösen Gefühle) und auf andere projiziert (vorzugweise die böse Geschäftsführung oder die unfähigen Politiker). Damit kann das weit verbreitete Lästern in Organisationen verstanden werden als ein Abwehrmechanismus gegen die angstmachenden Unsicherheiten, denen sich die Mitarbeiter ausgesetzt sehen (Obholzer und Roberts 2019a). Die Projektion konnte in einer Studie sowohl bei Pflegefachkräften als auch bei Ärzten als bevorzugter Abwehrmechanismus bestätigt werden (Kanning 1999).

Die fehlende Auseinandersetzung mit den eigenen Gefühlen hat im Gesundheitswesen eine lange Tradition und führt in den Teams zu rigiden Verhaltensmustern (Halton 2019). Die permanente Ungewissheit im Gesundheitswesen wird also kompensiert, indem der Alltag kontrolliert und ritualisiert wird. Damit wird suggeriert, dass man die unangenehmen Gefühle mit Kontrollmechanismen in den Griff bekommen kann. Nicht umsonst bestimmen Qualitätskontrollen den beruflichen Alltag. Die unbewussten Dynamiken in Organisationen stressen die Mitarbeiter und fördern unbewusste Abwehrprozesse (Obholzer und Roberts 2019b).

7.5.6 Umgang mit belastenden Emotionen

Wie lässt sich der gemeinsam große blinde Flecken verkleinern? Zunächst braucht es die Einsicht, dass die Gefühlsverlagerungen (Patienten schützen wollen und dafür Geschäftsführung oder Politiker zu beschuldigen) eine unangemessene Energieverschwendung ist. Denn bei jedem Schimpfen, Jammern oder Lästern über Andere wird Cortisol produziert, was sich nachhaltig auf die Stimmung auswirkt und Kraft kostet. Wir müssen lernen, mit der Ungewissheit zu leben, statt diese zu verdrängen. Die Vorstellung, rigide Kontrolle helfe gegen überflutende Gefühle, gilt es als Illusion zu enttarnen. Und auch der Lieblingsmechanismus der Projektion muss geopfert werden. Der Soft-Skill Reflexionsfähigkeit muss Voraussetzung für die Arbeit im Gesundheitswesen werden.

Um das zu erreichen, brauchen wir Methoden und Orte der Reflexion. Oder um mit Gary Hamel und Michel Zanini (2014) zu sprechen: „Build a platform, not a change program". Zu den bekanntesten Reflexionsmethoden im Gesundheitswesen zählen Fallbesprechung, Supervision, Reflecting Team, Coaching, Balint-Gruppe, Blitzlicht oder Stimmungsbarometer. Allen diesen Methoden gemeinsam ist ihre Anwendung in einer Gruppe. Dies ermöglicht einen Perspektivenwechsel und erweitert das eigene Sichtfeld. Ehrliches und angemessenes Feedback kann hier eingeübt, und blinde Flecken können dadurch verkleinert werden. Durch Reflexion können Frustration, Ängste und Unsicherheiten bearbeitet und deren Energie gezielt genutzt werden, um Ärgerquellen zu beheben und Dinge zu ändern, statt sie zu beklagen.

Neben den Gruppenmethoden gibt es auch Instrumente, um das eigene Handeln allein zu reflektieren, wie beispielsweise die Spiegelarbeit

(Tewes 2011, S. 144 ff.). Diese Verfahren sind allerdings nur ausgesprochen reflektierten Menschen zu empfehlen, da die meisten Menschen in der Selbsteinschätzung eher zur rosa Brille greifen, statt sich ehrlich und schonungslos den Spiegel vorzuhalten.

„Je instabiler die Umfeldbedingungen sind, umso wichtiger wird die Reflexionsfähigkeit eines Unternehmens", so der Experte für kontinuierliche Selbststeuerung Hans-Joachim Gergs (2016, S. 56). Die Reflexion schafft Distanz und ermöglicht so einen Überblick, der im Taumel der hohen Arbeitslast leicht verloren geht. Abstand muss dabei als wichtiges Denkwerkzeug verstanden werden (Jullien 2010, S. 35).

Es braucht also Orte, an denen Denk- und Fühlpausen nicht nur gestattet, sondern explizit erwünscht sind. Das gemeinsame Bearbeiten unangenehmer Gefühle ermöglicht ein ehrliches und vertrauensvolles Miteinander und reduziert das Reden übereinander. Mit Blick auf die Zukunft versteht Gergs die Selbstreflexion als ein Metaprinzip, welches die Basis für eine effektive Fehler- und Feedbackkultur legt (Gergs 2016, S. 56).

Die fehlende Selbstreflexion in der Führungsetage einiger Unternehmen fördert deren narzisstische Überheblichkeit und zementiert das Oben-Unten-Denken in Organisationen. Aus Studien über Kommunikation im Operationssaal wissen wir, dass starke Hierarchien in den Teams die Fehlerquote nach oben schnellen lassen (Waleczek und Hofinger 2012; Lingard et al. 2004). Denn Rangniedrige sehen oft schon früher, was schiefläuft, trauen sich aber nicht, das mitzuteilen. Der Mut zur Gegenrede wird international mit dem Konzept „challenging authority" belegt und ist für den OP gut untersucht (Pattni et al. 2019). In partnerschaftlich arbeitenden Teams fällt es allen Beteiligten leichter, Feedback mitzuteilen, was sich positiv auf die Fehlerquote auswirkt. Der Unternehmensforscher Hans Hinterhuber warnt vor narzisstischen Topmanagern, die ein Risiko für die Organisation darstellen (2010). Gerade Unternehmen in Krisen fallen auf Selbstdarsteller herein, denen es letztlich nur um das eigene Wohl geht, denn hier wird oftmals ein Retter gesucht. Doch gerade in Krisenzeiten sind Gespräche auf Augenhöhe und Beteiligung der Belegschaft wichtig.

▶ Die kommunikative und reflexive Kompetenz ist die wichtigste Grundlage in der Zusammenarbeit und darf nicht als gegeben vorausgesetzt werden. Die gute Nachricht: Beides lässt sich lernen und sollte deshalb ein Leben lang trainiert und somit in sämtliche Fort- und Weiterbildungen einfließen.

7.6 Interprofessionelle Zusammenarbeit als entscheidende Weiche der Zukunft

Beispiel

Paul aus der Ambulanz erscheint holographisch in Samiras Büro und räuspert sich. „Paul, wie schön, dich zu sehen", begrüßt Samira ihn freundlich. „Hallo Samira, ich möchte gern ein Leadership-Training machen. Meine britischen Soft Skills sind zwar passabel, aber manchmal verstehe ich mein Team nicht. Während Lina von den Philippinen ängstlich reagiert, wenn ich ihr gegenüber meine Erwartungshaltung äußere, fordert mich Jens fast täglich auf, ihm sein Verhalten kritisch zu spiegeln. Patrick aus Nigeria scheint mit mir in Konkurrenz zu gehen, jedenfalls erklärt er mir ständig, was ich besser machen kann. Ich bräuchte ein Programm, bei dem ich etwas über Persönlichkeiten und Kultur lernen kann."

Samira nickt, „Ja, das kann ich gut verstehen. Als ich aus Indien herkam, musste ich mich nicht nur mit der deutschen Kultur vertraut machen, sondern war in ständig wechselnden internationalen Teams. Und jeder Kollege hat so seine Eigenheiten. Wir haben übrigens eine tolle Führungstrainerin, die praxisnahe Persönlichkeitstrainings anbietet. Sie heißt Tabea Groß und bekommt von den Teilnehmern die besten Evaluationen." Von ihrem Display liest sie ab: „praktikabel, lehrreich und humorvoll!" und führt weiter aus: „Wir haben drei neue Mitarbeiter, die aus anderen Ländern zu uns gekommen sind. Christopher ist Chirurg und kommt aus Neuseeland, Samantha leitet ein Projekt zur Verknüpfung der Physiotherapie aus dem stationären Bereich, der Rehabilitation und dem ambulanten Sektor und kommt aus Uganda. Und Tino hat für zwei Jahr die Forschungsabteilung übernommen und hat thailändische Wurzeln." „Ja", hakt Paul ein, „Tino kenne ich schon von der Welcome-Party. Seine spielerischen Forschungsmethoden sind wirklich beeindruckend."

„Stimmt", sagt Samira, „soll ich bei den Dreien mal anfragen, ob die auch Bedarf am Thema haben, oder möchtest du lieber ein Einzeltraining, Paul?"

„Eine kleine Gruppe wäre fantastisch. Dann lerne ich auch gleich die neuen Kollegen besser kennen."

„Super Idee, Paul, ich melde mich bei Dir, sobald ich mehr weiß."

„Herzlichen Dank, Samira."

Das Hologramm mit Paul verschwindet, und Samira meldet einen Video-Call bei Tabea Groß an. Auf dem Display erscheint die Information: „Bin in 27 Minuten für Dich da." „Okay", denkt Samira „dann schicke ich den neuen Kollegen erst mal ein Angebot. Dazu mache ich ein Kurzvideo, mit dem ich alle drei persönlich anspreche".

Samira holt sich ein paar Trainingsunterlagen von Tabea auf das Display und switcht sie hinüber zu ihrer Bürowand.

„Videoaufzeichnung jetzt! Ansprachen individualisieren", sagt Samira und stellt sich vor ihre Bürowand.

„Ansprache 1: Hallo Christopfer, Ansprache 2: Hallo Samantha, Ansprache 3: Hallo Tino".

„Paul ist unser neuer Teamleiter in der Ambulanz". Mit einer Handbewegung erscheint ein Foto von Paul neben ihr. „Er hat soeben angefragt, ob auch du Lust hättest, ein Training mit dem Fokus auf Kultur- und Persönlichkeitsverständnis zu machen. Ich versuche dazu eine kleine Gruppe zu mobilisieren, sodass ihr höchstens 4 Teilnehmer seid." In einer Laufleiste erscheinen die Namen der jeweils anderen zwei neuen Kollegen mit der jeweiligen Abteilung dazu. Samira blendet eine Videonachricht von Tabea ein. Hier stellt sich Tabea vor und berichtet in ihrer typisch humorvollen Art, dass sie es liebt, mit Menschen über Menschliches zu sprechen und ihre Workshops gern interaktiv ausrichtet. Dann zieht Samira mit einer Armbewegung nacheinander verschiedene Persönlichkeitsmodelle auf die Wand und berichtet, dass die Auswahl der jeweiligen Modelle an die Fragen der Teilnehmergruppe angepasst wird. Samira blendet ein Kurzvideo von einer Teilnehmerin ein, die darüber berichtet, wie sehr sie von dem Training bei Tabea profitiert hat und welchen der gelernten Aspekte sie heute im beruflichen Alltag berücksichtigt.

Abschließend lächelt Samira in die Kamera und sagt: *„Falls du Lust hast, dabei zu sein, melde dich einfach bei mir."* In der Laufleiste erscheinen Samiras Kontaktdaten.

„Videoaufzeichnung beenden", sagt Samira und schaut auf die Uhr des Displays. Die gesamte Aufnahme mit Einspielern dauert nun 3 Minuten und 12 Sekunden. „Naja", denkt sich Samira, „etwas lang, aber okay. Beim nächsten Werbevideo werde ich versuchen, auf exakt 2 Minuten 55 zu kommen. Denn soviel Zeit hat jeder zum Ansehen der Nachricht." Mit ein paar Tastengriffen verschickt sie die individualisierten Videos und lässt Paul eine Kopie zukommen.

Es ertönt ein „ping", und auf der Wand wird ein Anruf von Tabea angekündigt. Samira nimmt sofort an, und Tabea erscheint holographisch im Büro. „Hallo Samira, gut siehst du aus! Trainierst du wieder für die Schwimmmeisterschaften?" „Hallo Tabea, nein, Schwimmen ist gerade nicht so wichtig, ich habe andere Pläne." Demonstrativ stellt sie sich seitlich und streichelt sich über ihren Bauch. Tabea guckt zunächst ungläubig und strahlt dann über das ganze Gesicht. „Wie schön, Du bist schwanger! Das ist ja wirklich eine Überraschung!" „Ja", lächelt Samira, „wir freuen uns auch sehr auf diesen Zuwachs." Mit einem Zwinkern fragt Tabea „Und? Durfte dein Steffen aktiv werden oder habt ihr euch für die Variante aus dem Tiefkühler entschieden?" Typisch Tabea, immer frech direkt. Ob man das im Psychologiestudium lernt? Aber mit ihrem unvergleichlichen Charme will man ihr einfach alles erzählen. Dennoch zögert Samira und wechselt das Thema „Wo steckst du gerade?" Tabea zeigt auf ihre quietschbunten Sandalen und sagt: „Die trage ich immer nur in Shanghai. Hier darfst du so bunt rumlaufen, wie du willst, und keiner zieht die Brauen hoch. Habe morgen noch den letzten Tag Life-Coaching und komme dann zurück nach Berlin". Samira sieht ihre Chance: „Bei uns hat gerade ein ganz netter Kollege in der Ambulanz als Teamleiter angefangen. Paul fragt nach einem Persönlichkeitstraining bei dir."

Da taucht auf der Wand die Nachricht von Tino auf: „bin dabei". Samira kommentiert weiter: „Und auch Tino, der neue Forschungsleiter wäre gern dabei." Tabea legt die Stirn in Falten und ruft ihre Kalendereintragungen auf. „Aha", sagt sie, „wird eng". Samira legt noch mal nach, denn Verhandeln hat sie gelernt: „Wenn du ein Life-Coaching für meine neuen Leute anbietest, verrate ich dir auch das Geheimnis der wundervollen Befruchtung". „Super, na dann!" Tabea wird geschäftlich: „Die beiden Herren sollen sich schon mal selbst vorbereiten. Habe ja einige Videomodule zum Thema erstellt. Lasse dir die ersten beiden zukommen. Es sind jeweils 30 Minuten mit anschließender Reflexion, für die noch mal 30 Minuten eingeplant werden sollten. Die Auszüge der gemeinsamen Reflexion können sie mir in einer Kurznachricht zuschicken. Die beiden können das gemeinsam life oder per Video-Talk miteinander machen. Dann sollen sie Kontakt zu mir aufnehmen, und ich mache einen Termin mit ihnen. Vielleicht bekommen wir es sogar life hin. Ich werde sehen, was ich tun kann." Dann kommt wieder dieser schelmische Blick von Tabea: „Und, wer wird Patentante?". ◄

7.6.1 Interprofessionelle Zusammenarbeit als ökonomische Stellschraube

Wer alleine arbeitet, addiert, wer zusammen arbeitet multipliziert.
(Arabisches Sprichwort)

Die gelingende Zusammenarbeit sämtlicher Berufsgruppen wird international unter dem Begriff *Interprofessional Collaboration*, kurz IPC erforscht. Scott Reeves hat hierzu viele Studien angeregt und durchgeführt und 1999 die Fachzeitschrift *Journal of Interprofessional Care* ins Leben gerufen.

Interprofessionelle Zusammenarbeit (IPC) bedeutet, dass sich die unterschiedlichen Berufsgruppen im Gesundheitswesen auf Augenhöhe begegnen und in einen Schulterschluss gehen, um Entscheidungen gemeinsam zu treffen. Das klingt einfach, ist aber eine echte Herausforderung in einer Zeit, die geprägt ist von Individualismus und Anspruchsverhalten. Beim IPC werden Lösungen im echten Dialog entwickelt, ohne dass eine Person oder eine Berufsgruppe dominiert oder ihr mehr Entscheidungsrechte zugestanden werden. In einer Welt von „Anordnungen" kommt IPC einem Paradigmenwechsel gleich. Die typisch hierarchischen Strukturen von Kliniken wirken oft gegen ein wirkliches Miteinander. Selbst in Operationssälen, wo wir klassischerweise von einem OP-Team sprechen, herrscht oft noch die Vorstellung, dass hierarchisches Arbeiten Fehler verhindert. Dabei ist es genau umgekehrt. Studien belegen, dass Hierarchie im OP der häufigste Grund für Fehlkommunikation ist und die Fehlkommunikation im OP wiederum der häufigste Grund für erhöhte Erkrankungs- und Sterberaten von Patienten in der Chirurgie (Nagpal et al. 2012).

Neben den unterschiedlichen Berufsgruppen gilt es zukünftig auch mit den neuen Roboter-„Kollegen" zu kooperieren. Die Bedeutung gelingender Mensch-Maschine-Kollaboration (HMC) wird die Zukunft im Gesundheitswesen stark beeinflussen. Somit ist bei interpersonaler Zusammenarbeit (IPC) immer auch die Mensch-Maschine-Kollaboration gemeint.

Es gibt viele gute Gründe, warum im Gesundheitswesen auf interprofessionelle Zusammenarbeit („interprofessional collaboration", IPC) gesetzt werden sollte. Hier die wichtigsten:

- IPC erhöht die Patientensicherheit (Reeves et al. 2010; Petri 2010).
- IPC reduziert Behandlungsfehler (Nagpal et al. 2012).
- IPC senkt die Kosten von Behandlungsfehlern (Kim et al. 2010).
- IPC erhöht die Versorgungsqualität (Reeves et al. 2010; Virani 2012; Jacobson 2012).

- IPC reduziert die Krankheitsrate und Fluktuation von Mitarbeitern (Meuerling et al. 2013).
- IPC senkt die Patientenmortalität auf Intensivstationen signifikant (Kim et al. 2010).
- IPC reduziert Konflikte (Azoulay et al. 2009).

Die Forschungsergebnisse zu IPC sprechen eine deutliche Sprache und belegen, dass es dabei nicht mehr um eine Nice-to-have-Option geht, sondern dringend erforderlich ist. Ist eine Zusammenarbeit auf Augenhöhe erst einmal gelernt, macht sie Spaß. Denn echte Zusammenarbeit löst Resonanzerfahrungen aus, welche die Freude an guter Arbeit und an Leistung steigern (Rosa 2018).

7.6.2 Warum die Zusammenarbeit bisher nicht klappt

Wenn sich die Zusammenarbeit der Berufsgruppen so sehr auszahlt, stellt sich natürlich die Frage, warum sie so schwer zu gewährleisten ist. Das größte Spannungspotenzial liegt im Gesundheitswesen zwischen den beiden Berufsgruppen Pflegefachkräfte und Ärzte. Hibbeler (2011) spricht im Deutschen Ärzteblatt von einem chronischen Konflikt. Beiden Professionen fehlt etwas Entscheidendes, was zur Zusammenarbeit notwendig ist. Um das zu verstehen, werfen wir einen Blick auf die Konzeptanalyse zur interprofessionellen Zusammenarbeit (IPC) von Laura Petri (2010). Sie ermittelte die Vorbedingungen, die notwendig sind, damit IPC möglich wird.

Neben der Unterstützung durch die Organisation (strukturelles Empowerment) bedarf es der Rollenklarheit und der interpersonalen Beziehungsfähigkeit (Petri 2010). Während es den Pflegefachkräften an Rollenklarheit fehlt, liegt das Defizit bei den Ärzten an der interpersonalen Beziehungsfähigkeit.

Zunächst zu den Pflegefachkräften: Die fehlende Rollenklarheit führt zu fehlenden Selbstschutzmechanismen in Situationen, die als Angriffe erlebt werden.

Pflegefachkräfte erfahren immer wieder, dass ihre Grenzen überschritten werden. Hierzu zählt beispielsweise respektloses Verhalten, Unter-Druck-Setzen, unhöflicher Umgang oder stark forderndes Auftreten. In den Momenten, in denen dies geschieht, ziehen Pflegefachkräfte oft keine Grenze und schützen sich somit nicht. Anstatt zu sagen: „Ich möchte nicht, dass Sie in diesem Ton mit mir reden", wird oft „stillgehalten", um dann hinterher mit Kollegen darüber zu lästern. Für denjenigen, der sich im Ton vergriffen hat, bedeutet ein solches Stillhalten allerdings: „okay so, weiter so". Die Pflegefachkräfte geben nach einer unangemessenen Kommunikation oft kein Feedback an den „Grenzüberschreiter". Mit dieser fehlenden Rückmeldung wird jedoch leider das Verhalten des Grenzüberschreiters bestätigt. Für diesen gilt also: „war okay, weiter so".

▶ Rollenklarheit ist ein entscheidender Faktor in der interpersonalen Zusammenarbeit (Chiocchio et al. 2016; Josi et al. 2020). Je klarer die eigene Rolle ist, desto stärker kann diese nach außen vertreten werden (Mafuba et al. 2015). Die Verunsicherung bezüglich der beruflichen Grenzen überträgt sich damit auf den Umgang mit persönlichem Schutzverhalten.

Interessanterweise stärkt die gemeinsame interprofessionelle Ausbildung von Medizinern, Pflegefachkräften und Therapeuten die berufliche Identität (McGettigan und McKendree 2015; Furseth et al. 2016). Mit George Herbert Mead könnte man hier formulieren, dass erst mit einem Gegenüber das eigene Ich klar wird (Joas 1987).

Nun zu den Ärzten. Sie verlernen durch ihr Studium und später im Beruf ihre Fähigkeit zur Empathie, was viele Studien belegen (Igde und Sahin 2017; Mandel und Schweinle 2012). Empathie von Medizinern ist eine entscheidende Voraussetzung für Zusammenarbeit und für eine patientenzentrierte Versorgung (Wimmers und Stuber 2010). Die gute Nachricht: Empathie ist für Ärzte wieder erlernbar. In 15 von 18 Studien konnte nachgewiesen werden, dass Mediziner nach einem Empathietraining signifikante Verbesserungen aufzeigen (Batt-Rawden et al. 2013).

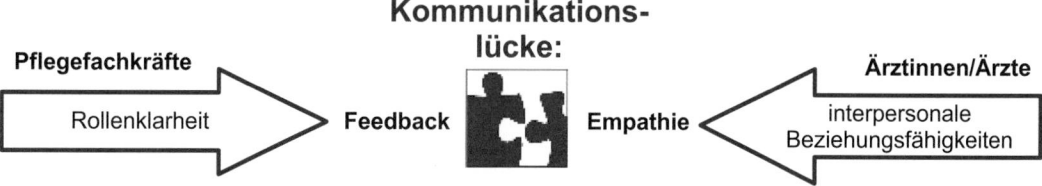

Abb. 7.7 Kommunikationslücke zwischen Pflege und Medizin (eigene Darstellung)

▶ Es lässt sich also resümieren: Um die Kommunikationslücke zwischen Pflegefachkräften und Ärzten (Abb. 7.7) zu schließen, müssen die Pflegefachkräfte lernen, klares sofortiges Feedback zu geben, und die Ärzte müssen ihre Empathie (wieder) trainieren.

Erst wenn diese Voraussetzungen gegeben sind, ist es beiden Professionen möglich, miteinander in Resonanz zu gehen und echte Zusammenarbeit herzustellen. Diese Resonanz lässt sich sogar mittels der *Global Coherence App* vom HeartMath Institute technisch messen (mehr dazu in Abschn. 3.4 „Stress war gestern" von Smith & Andrews in diesem Buch).

7.6.3 Wenn interprofessionelle Zusammenarbeit gelingen soll

Wenn interprofessionelle Zusammenarbeit (IPC) gelingt, reduziert dies nicht nur Behandlungsfehler und spart Kosten, sondern hat noch jede Menge weiterer positiver Effekte wie

- gutes Teamklima und
- die Fähigkeit, sich sowohl mit seinem Beruf als auch mit dem Team zu identifizieren (Kebe et al. 2020),
- kollaborative Führung,
- interprofessionelle Konfliktklärung,
- personenzentrierte Versorgung (Josi et al. 2020),
- beziehungsbasiertes Arbeiten,
- konstruktive Feedbackkultur,
- stärkenbasierte Praxis (Wei et al. 2019) und
- eine Kommunikation, die geprägt ist vom Bemühen, einander zu verstehen sowie dem Anderen behilflich sein, den Sinn zu begreifen (Fox et al. 2019).

Die gute Nachricht zuerst: Interprofessionelle Zusammenarbeit lässt sich lernen (Tewes 2015b). IPC gelingt allerdings nicht, wenn die Organisation nicht bereit ist, in Trainings zu interprofessioneller Zusammenarbeit zu investieren (Gilles et al. 2019) und wenn Ärzte an hierarchischen Strukturen und eingefahrenen Kommunikationsstilen festhalten oder die Zeit für wirkliche Zusammenarbeit nicht vorgesehen ist (Mertens et al. 2019).

Auch das Unternehmen muss seinen Beitrag leisten, damit IPC gelebt werden kann. Denn es kommt zu Machtkämpfen, die nachweislich auf Kosten der Patienten gehen, wenn die konstruktive Zusammenarbeit der Berufsgruppen im Gesundheitswesen von den jeweiligen Organisationen nicht strukturell unterstützt und gefördert wird (Miller und Kontos 2012; Nugus et al. 2011; Kebe et al. 2020). Es reicht nicht aus, wenn Geschäftsführer sagen: „Ich erwarte, dass Sie zusammenarbeiten", wenn die interprofessionelle Kollaboration nicht strukturell verankert ist.

Obwohl die Führungs- und Managementstrukturen einen großen Einfluss auf die interprofessionelle Zusammenarbeit haben, gibt es kaum Studien, die sich damit beschäftigen, wie Pflegekräfte und Ärzte in Führungsrollen darauf vorbereitet werden, miteinander zu leiten (Clausen et al. 2017). Im Gegenteil: Oft wurden die Augen vor Statuskämpfen geschlossen und die Konsequenzen mangelhafter Kooperation nicht unter ökonomischen Gesichtspunkten betrachtet. Es reicht also nicht, wenn die Unternehmensleitung eine gute Zusammenarbeit einfach erwartet oder einfordert. Es müssen auch Strukturen geschaffen werden, die dies ermöglichen.

Oft agieren Arbeitgeber hier widersprüchlich. Wenn beispielsweise einerseits erwartet wird, dass die verschiedenen Berufsgruppen an einem Strang ziehen sollen, jedoch andererseits gleichzeitig Konkurrenz belohnt wird. Dies ist beispielsweise der Fall, wenn Chefärzte Sonderzulagen für eine gewisse Anzahl an bestimmten Eingriffen oder Untersuchungen bekommen und der Rest des Teams leer ausgeht, obwohl sie maßgeblich an diesen Eingriffen oder Untersuchungen beteiligt sind. Die Motivation durch Boni für Chefärzte führt nicht selten zu Überstunden, die das ganze Team betreffen und die Arbeitslast aller unnütz erhöht.

Notwendig ist hier strukturelles Empowerment, bei dem die bisherigen Praktiken der Personalentwicklung systematisch analysiert werden. Alle üblichen Sitzungen, Regeln und Vorgehensweisen müssen auf den Prüfstand gestellt werden, um herauszufinden, ob sie die Zusammenarbeit oder die Konkurrenz fördern. Erst die strukturelle Ausrichtung der Organisation für Kollaboration und gegen Konkurrenz macht interprofessionelle Teamarbeit möglich. Nur so kann verhindert werden, dass wir das eine sagen und das andere tun. Dieses strukturelle Empowerment ist maßgeblich für den Erfolg der Magnetkliniken verantwortlich.

Beim Implementieren von IPC empfiehlt es sich, zunächst die Ausgangssituation zu ermitteln. Hierfür bietet sich eine Vielfalt von Instrumenten an. Für den deutschsprachigen Raum übersetzten Fabio Vittadello, Maria Mischo-Kelling und ihr Team (2018) die Skala der interprofessionellen Zusammenarbeit. Eine schöne vergleichende Übersicht anderer englischsprachiger Instrumente findet sich bei Sue Bookey-Bassett und ihren Mitarbeitern (2016).

Um interprofessionelle Teamarbeit besser zu verstehen, sind die in Abb. 7.8 dargestellten 4 Schwerpunkte in den Blick zu nehmen.

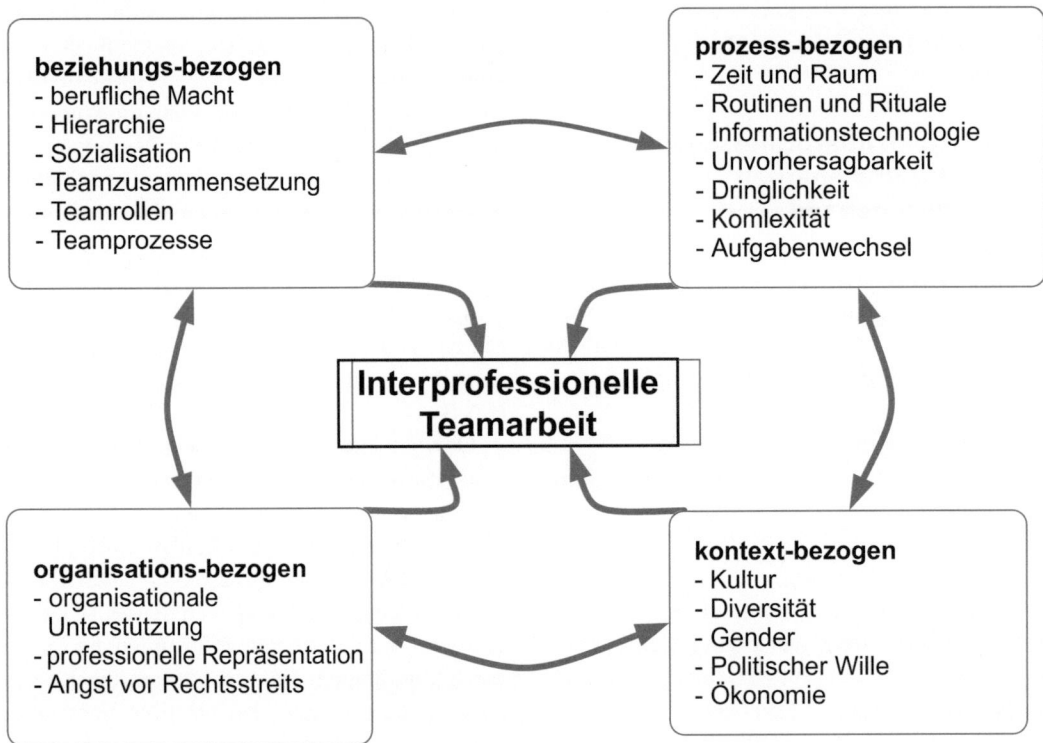

Abb. 7.8 Rahmen zum interprofessioneller Teamarbeit (Reeves et al. 2010) Seite: 58

In Abb. 7.8 wird deutlich, dass die interprofessionelle Zusammenarbeit von der Unternehmensführung zentral unterstützt werden muss und es einer gemeinsamen Ausrichtung aller Professionen bedarf, die zu formalisieren ist, damit sie internalisiert werden kann. In ihrer Studie fanden Samuelson et al. (2012) heraus, dass die Faktoren Vertrauen, Respekt und Kollaborationskompetenz den größten Einfluss auf die interpersonale Zusammenarbeit haben.

Folgende 3 Vorgehensweisen sind erforderlich, um interprofessionelle Kollaboration (IPC) im Gesundheitswesen umzusetzen (Laschinger und Smith 2013):

- Unternehmensentscheidung zur systematischen Umsetzung von IPC mit der Schaffung notwendiger Strukturen (Empowerment und Belohnung von Teams, die IPC betreiben, statt einzelnen Personen für ihre individuelle Leistung),
- Schulung der Führungskräfte mit Ausrichtung auf interprofessionelle Kollaboration,
- interprofessionelle Aus-, Fort- und Weiterbildungen als Regel.

▶ Wenn Organisationen die konstruktive Zusammenarbeit der verschiedenen Berufsgruppen im Gesundheitswesen nicht systematisch unterstützen, kommt es zu Machtkämpfen, bei denen im Zweifel das Wohl der Patienten billigend in Kauf genommen wird (Miller und Kontos 2012).

7.6.4 Notwendigkeit der interprofessionellen Edukation (IPE)

Die gemeinsame Fort- und Weiterbildung sämtlicher Berufsgruppen im Gesundheitswesen ist selbstverständlich eine entscheidende Voraussetzung zur Fehlervermeidung und ermöglicht eine bessere Zusammenarbeit. Der Grundstein für das Erlernen von Fachsprache, Berufskultur und Standesdünkel wird jedoch in der Erstausbildung gelegt. Die hier internalisierten Differenzen sind später nur schwer wieder auszugleichen.

Eine Begegnung der Gesundheitsberufe auf Augenhöhe ist nur dann möglich, wenn auch der Pflegeberuf grundständig akademisiert ist und Medizin- und Pflegestudierende bereits im Studium gemeinsame Module belegen. Der Qualitätszuwachs durch akademisierte Pflege steigert die berufliche Zufriedenheit (Zurmehly 2008). Der Zuwachs an Pflegefachkräften mit einem Bachelor-Abschluss reduziert nachweislich Patientenstürze und Infektionsraten (Swanson und Tidwell 2011). Akademisierte Pflege beeinflusst direkt die Versorgungsqualität (Gokenbach und Drenkard 2011) und zahlt sich aus: Sie reduziert die Burn-out-Quote (Kelly et al. 2011), Kosten durch Versorgungsfehler (Jayawardhana et al. 2011), Kosten für Patientenstürze (Lake et al. 2010) und Krankheitskosten durch Verletzungen mit Kanülen (Mark et al. 2007). Nur Menschen, die sich nie der Pflegewissenschaft genähert haben, bringen gern regelmäßig ein, dass ein Pflegestudium praxisfern sei. Der Erfolg gemeinsamer Ausbildung von Studierenden der Medizin, Pflege, Pharmazie und anderen Gesundheitsberufen wurde an anderer Stelle ausgiebig beschrieben (Tewes 2014). Neben der Leistungsorientierung gilt es systematisch eine interprofessionelle Wir-Orientierung zu etablieren und dieser ein Gewicht zu geben (Schuss und Blank 2018).

Entscheidend im gemeinsamen Training zur Verbesserung der interprofessionellen Zusammenarbeit ist die Entwicklung von kommunikativen Kompetenzen. Hierzu zählen:

- das sinnvolle Nachfragen,
- Reflektieren des eigenen Anteils im Debriefing
- positives Verstärken der Teammitglieder,
- echtes Zuhören ohne Vorurteile,
- das Erklärenkönnen von Zusammenhängen,
- sich selbst verletzlich zeigen,
- Interaktionen starten und positiv zum Abschluss bringen,
- den eigenen Einfluss geltend machen und
- überzeugend verhandeln (Hargie 2017).

All das kann nicht einfach vorausgesetzt werden, sondern bedarf regelmäßiger Übung.

Die Kommunikation der verschiedenen Berufsgruppen miteinander wird von unterschiedlichen

Einflussgrößen bestimmt, die es zu analysieren und deuten gilt. So bringt jede *Person* ihren individuellen „Rucksack" in die Interaktion, der „bepackt" ist mit Erfahrungen, Kenntnissen, Motiven, Einstellungen, Persönlichkeit, Gefühlen, Alter und Geschlecht. Zu den *situativen Faktoren* zählen Rollen, Regeln, Kultur, Sprache, räumliche Umgebung, Hierarchie, übliches Vermeidungsverhalten und Dominanzstrukturen. Auch das K*ommunikationsziel* spielt eine Rolle. So macht es einen Unterschied, ob das Ziel von hoher Wichtigkeit ist, zeitlich limitiert, die Präzision bedeutsam ist oder Instrumente der Zielerreichung in der Vergangenheit bereits erarbeitet wurden. Zu den *vermittelnden Prozessen* zählen sowohl kognitive Kompetenzen, wie die Fähigkeit, auf den Punkt zu kommen, Entscheidungen treffen und umsetzen zu können oder den Kontext zu begreifen, als auch affektive Fähigkeiten, wie das Treffen eines angemessenen Tones oder das Ausgleichen von Spannungen im Team. Weitere Einflussgrößen sind die Fähigkeit zum angemessenen *Feedback* und ein Verständnis über die persönliche und menschliche Wahrnehmungsfähigkeit (Hargie 2017).

Um die Erfolge von interprofessioneller Zusammenarbeit feiern zu können, bedarf es sowohl kollaborativer als auch Netzwerkkompetenzen. Vorbedingung hierfür ist, dass Pflegefachkräfte lernen, sofortiges, klares und direktes Feedback zu geben, wenn jemand ihre Grenze überschritten hat, und dass die Ärzte lernen, sich empathisch in die anderen Berufsgruppen hineinzudenken und einzufühlen. Das fällt nicht vom Himmel, kann aber gelernt werden. Hierzu muss das Management der Organisation ihr Reward-System verändern und zukünftig Teamleistungen statt Einzelleistungen belohnen. Das ist auch insgesamt fairer, denn oft steht ein gesamtes Team hinter einer Leistung, mit der ein einzelnes Teammitglied auffällt.

7.7 Erfolgsfaktor Transitionsmanagement

Beispiel

Samira verlässt ihre Wohnung in Berlin-Treptow und wird von der Haustür gefragt: „Alles sichern?". „Ja", antwortet Samira, „alles sichern." Diese Information wird von ihrer Haustür an die gesamte Wohnungstechnik weitergegeben, sodass die Geräte, wie Bildschirme, Herd, Heizung, Wohnungsbutler in einen Sparmodus gehen, während die Reinigungsgeräte wie beispielsweise der Staubsauger oder Bettenlüfter aktiv werden und die Datensicherheit scharfgestellt wird.

Der bestellte Wagen hält pünktlich vor ihr. Mittels Iris-Scan öffnet sich die Tür, und Samira macht es sich auf dem Sofa bequem. Jetzt hat sie 31 Minuten Zeit bis zu ihrem Office in der Klinik und kann in Ruhe ihre Mails checken und sich die für sie tagesrelevanten Nachrichten abrufen, die ihr persönlicher Roboter für sie zusammengestellt hat. Diese selbstfahrenden Wagen sind wirklich eine angenehme Art der Fortbewegung. Die Fahrkunden können dabei machen, was sie wollen: essen, schlafen, Gymnastik oder sich mit Kollegen zum Gemeinsamreisen verabreden, die eine ähnlichen Fahrweg haben.

Im Terminkalender ist für heute „Nett" eingetragen, die Kurzform für Networking-Day. „Okay", redet Samira mit ihrem Roboter, „dann werde ich jetzt mal ganz nett meine Netzwerkpartner kontakten." In Mumbai sind die Menschen schon seit 4,5 Stunden munter, ein guter Zeitpunkt, um sich bei ihrer Freundin und Kollegin Sheila zu melden. In London haben sie gemeinsam „International Human Relations" studiert und sich in der Zeit eine Wohnung geteilt. Eine unvergesslich schöne Zeit, in der Sheila sich in Jay aus Mumbai verliebte. Als Sheila schwanger wurde, beschloss das Paar, gemeinsam zurück nach Mumbai zu gehen, um ihren Eltern die Enkelfreude life zu ermöglichen.

„Call Sheila aus Mumbai" weist Samira ihr Display an. Sheila taucht darauf in einer Hängematte liegend auf. „Hi Sheila", lächelt Samira ihre Freundin an „,'ne Hängematte würde mir jetzt auch gefallen." „Ach Samira, wie schön, dich zu sehen! Ich mache gerade eine Mittagspause. Es sind hier 39 Grad, da ist es ganz angenehm, die Füße hochzulegen. Wo steckst du gerade?" Samira blendet sich sichtbar für Sheila ein: „lümmele gerade auf dem Sofa im Wagen und fahre in die Klinik. Was macht euer Goldschatz Leela?" Sheila lächelt ihr stolzes Mutterlächeln: „Du müsstest sie sehen, mit ihren 3 Jahren ist sie ein sehr munteres Kind. Das Lernen fällt ihr leicht, sodass sie neben English und Hindi im Kindergarten noch Thai lernt, die Sprache ihrer Kinderbetreuerin. Nachdem sie bis vor einem halben Jahr eher ‚maulfaul' war, haben Jay und ich uns für das Cognition-Implant entschieden. Nur eine kleine Injektion mit großer Wirkung. Seitdem lernt sie mit großer Freude und redet wie ein Wasserfall."

„Aha", sagt Samira skeptisch. „Samira, ich hätte auch nicht gedacht, dass wir uns zu diesem Schritt entscheiden. Jetzt sind wir allerdings froh darüber. Unglaublich, womit man sich als Eltern alles auseinandersetzen muss. Bin schon gespannt, von dir zu hören, welche Entscheidungen du mit Steffen zu treffen hast. Geht es dir gut in deiner Schwangerschaft?"

Nachdem die beiden sich über persönliche Angelegenheiten ausgetauscht haben, wird Sheila geschäftlich: „Bevor du fragst, ich habe was für dich!"

„Was?", platzt Samira heraus. „Auf dem International Security Day habe ich Malou aus dem Senegal kennengelernt. Sie ist Datensicherheitsbeauftragte und hat mit ihren 32 Jahren eine beeindruckende Karriere. Die war in Los Angeles und Sidney und weiß Gott wo, aber das Beste ist: sie ist schwanger!"

„Aha", kommt es zögernd von Samira.

„Und rate mal, von wem?", setzt Sheila nach. „Ich kenne den Partner von Malou?", fragt Samira.

„Genau!", trompetet Sheila, „er arbeitet bei euch in der Ambulanz und heißt Patrick."

Ein Adrenalinstoß durchfährt Samira, und sie sitzt plötzlich kerzengerade auf dem Sofa, welches sich mit leichtem Sensordruck in eine Art Bürosessel verwandelt. Vor ihr taucht der Personalplan auf, und mit einem Blick kann sie sehen, dass Patrick sich für weitere 1,5 Jahre verpflichtet hat.

Neugierig fragt Samira nach: „Bestehen Chancen auf Familienzusammenführung in Berlin?" Sheila lacht: „Das solltest du sie selbst fragen. Hier ihre Kontaktdaten." Auf Samiras Display erscheint ein Foto von Malou Abara mit Lebenslauf und Adressdaten.

„Du bist ein Schatz", freut sich Samira. „Ich weiß", lächelt Sheila.

Kaum ist Samira in ihrem Office angekommen, meldet sie einen Call bei Malou an. Wenn sie einmal im Headhunter-Modus ist, kann sie nichts mehr bremsen. Samira legt sämtliche Fotos von Mitarbeitern und deren Kindern auf die Bürowand, um schon mal einen guten visuellen Eindruck bei Malou zu hinterlassen. Und natürlich werden auch Bilder von Patrick an die Wand gezaubert. Gut, dass sie an ihrem Klinikum über einen erstklassigen Betriebskindergarten verfügen, damit wird sie punkten können. Wenn beide Elternteile am Klinikum arbeiten, erhöht sich die Chance, Mitarbeiter länger zu binden. Eine schwangere Bewerberin ist ein Geschenk und wird auch wie ein solches behandelt. Jetzt heißt es schnell sein, bevor ihr andere Kliniken zuvorkommen. ◄

7.7.1 Transitionsmanagement

Nach Ägypten wär's nicht so weit. Aber bis man zum Südbahnhof kommt …
Karl Kraus

Dank der technischen Revolution (Digitalisierung) und dem gesellschaftlichen Wandel (Generation Y, Z) werden Veränderungen in Unternehmen zukünftig noch schneller als bisher vorangetrieben. Deshalb wird, gerade in der Personalentwicklung, das Transitionsmanagement ein gewichtiger Schwerpunkt sein. Während der Begriff Transformation das Ergebnis eines Change-Prozesses beschreibt, bezeichnet Transition die Überleitung von einem Zustand in einen anderen. Die große Kunst bei der Begleitung von Change Management-Prozessen liegt einerseits im Steuern der Emotionen und andererseits im Manövrieren durch die sogenannte neutrale Zone (Bridges und Bridges 2018). Bei jedem Veränderungsprozess gilt es, etwas Altes loszulassen und das Neue einzuladen. Doch genau dazwischen befindet sich die „neutrale Zone". Das Alte hat seine Gültigkeit verloren, und das Neue ist noch nicht wirklich sichtbar. Wie bei der Fahrt mit einem Schiff lasse ich das Ufer zurück und befinde mich einige Zeit auf offener See, bevor wieder Land in Sicht kommt.

Und diese Zeit „auf offener See" ist bei Unternehmen im Change-Prozess schwierig. Die Mitarbeiter sollen Vertrautes, Gewohntes und vielleicht Liebgewonnenes aufgeben, ohne zu wissen, was letztlich kommt. Sicherheiten aufzugeben und den Verlust von Kontrolle in Kauf zu nehmen, verlangt allen Beteiligten viel ab. Die damit einhergehenden Verunsicherungen können Ängste wecken und zu Überforderungen führen, die sich dann im Krankenstand oder durch Fluktuation zeigen. Während die Komplexität zunimmt, wächst das Bedürfnis nach einfachen Lösungen. Hier ist ein gutes Überleitungsmanagement gefragt.

7.7.2 Die drei Gründe für Widerstand bei Veränderungen

Transitionsprozesse rufen bei den Mitarbeitern Widerstand auf den Plan. Das hat drei Gründe:

- Veränderungen kosten Kraft (mehr als bisher);
- sie dauern länger und
- das Neue fühlt sich zunächst ungewohnt und damit nicht „richtig" an.

Veränderungen sind anstrengend, weil unsere Gehirne neue Synpapsenschaltungen produzieren müssen. Alte, eingefahrene Handlungsabläufe sind neuronal gut vernetzt und kosten uns als Routinen wenig Energie. Erfahrene Autofahrer reagieren bereits unbewusst auf den Verkehr und müssen nicht mehr darüber nachdenken. Doch genau dieses erneute Nachdenken und neues Verschalten im Gehirn ist notwendig, wenn etwas Neues gelernt oder entwickelt wird, und das kostet natürlich Kraft. Während wir nach unseren ersten Fahrstunden noch mit Müdigkeit reagieren, ist es für uns als erfahrene Autofahrer keine Anstrengung mehr.

Auch das dazu notwendige Verlernen ist ein aktiver Prozess. Haben wir einmal etwas gelernt und diese Info entsprechend „verdrahtet", springt dieses Wissen sofort an, wenn wir auf das Thema kommen. Wir müssen also aktiv überholtes Wissen ignorieren und mit weiterer Energie die neuen Kenntnisse abrufen.

Bis wir uns an neue Handlungsabläufe gewöhnt haben, dauern sie zunächst länger, da uns die Routine hierzu fehlt. Das ist im Gesundheitswesen oft das „Totschlagargument", denn Zeit ist hier eine sensible Größe. Während die alten Handgriffe routiniert und damit zeitsparend waren, müssen nun die neuen erst eingeübt werden. Bis der neue Ablauf in den Alltag integriert ist, dauert es länger, da immer noch mal nachgedacht werden muss, bevor das neue Verhalten „drin ist".

Doch besonders „gemein" ist der dritte Aspekt, der zu Widerstand führt. Denn unser Handeln ist von Emotionen begleitet, und neue Dinge fühlen sich oft zunächst nicht „richtig" an. Routiniertes Handeln gibt uns das Gefühl, dass es so „in Ordnung" ist, weil wir es gewohnt sind. Verändertes Vorgehen kann dieses Gefühl noch nicht „produzieren". Da wir als Menschen emotionale Wesen sind, lassen wir uns hier oft „unbewusst" steuern. Bis sich ein neues Verhalten „richtig" anfühlt, gilt es eine Durststrecke (neutrale Zone) zu durchwandern.

Veränderungen kosten Kraft, dauern länger und fühlen sich nicht „richtig" an. Drei gute Gründe, es nicht zu tun. Transitionsmanagement erfordert Führungsstärke und Emotionsarbeit. Um ein Team auf diese Reise mitzunehmen, reichen kognitive Erklärungen nicht aus. In der neutralen Zone sollten die Mitarbeiter aktiv einbezogen werden. Es gilt hier gemeinsam herauszufinden, welche neuen Rollen notwendig sind, welche Regeln zukünftig Sinn machen und welches Wissen notwendig ist, um auf „hoher See" neu zu navigieren. Zur Überleitung gehört auch, dass Raum für Gefühle gegeben wird. Es darf getrauert werden, wenn Liebgewonnenes aufgegeben werden musste. Ängste dürfen thematisiert werden, wenn Aspekte der Zukunft noch ungewiss sind. Auch Wut hat ihren Platz, wenn viel Engagement in eine Tätigkeit gegeben wurde, die nun nicht mehr gebraucht wird. Wenn Führungskräfte diese Emotionen nicht ernst nehmen oder als Kinderkram abtun, fällt ihnen das später wieder auf die Füße. Auch Gefühle wollen bei Veränderungen mitreisen. Sie haben allerdings ein anderes Tempo als der Verstand. Führungskräfte sind hier gefordert, das auszuhalten und mitzutragen. Sich von diesen unangenehmen Emotionen zu distanzieren oder sie auszublenden führt bei den Mitarbeitern dazu, diesen Gefühlskessel woanders explodieren zu lassen. Zum Beispiel im Lästern über die Führungsspitze. Damit distanzieren sich die Mitarbeiter von der Führungskraft, was mit Vertrauensverlusten einhergeht. Doch gerade in Veränderungsprozessen ist Vertrauen gefragt, denn Vertrauensverluste blockieren den Prozess.

Emotionsarbeit ist eine große Kunst, die es zu lernen gilt.

Leider qualifizieren wenig Managementstudiengänge für diese Kompetenz. Die Vorstellung mancher Change Management-Beauftragter, mit dem richtigen Plan eine Veränderung ohne Kontrollverlust bewältigen zu können, muss als Illusion entlarvt werden. Mit offenen Karten die neutrale Zone zu thematisieren mag zunächst „schockieren", ist jedoch langfristig weniger frustrierend für die Mitarbeiter, die einen geordneten Plan erwartet haben und dann enttäuscht werden. Bridges und Bridges (2018) empfehlen, die neutrale Zone als etwas Normales zu sehen und entsprechend zu beschreiben. Starke Führung ist gefragt und zeichnet sich aus durch

- das Halten von Versprechen,
- aufmerksames Zuhören der Mitarbeiter,
- verstehen, was diesen wichtig ist,
- das Einholen von Feedback zur eigenen Führungsarbeit und
- das Schaffen von Vertrauen.

Hier gilt mehr denn je die Regel:

▶ Wer führen will muss zuhören.

7.7.3 Nachhaltigkeit von Veränderungsprozessen

Transitionsprozesse sind leichter auszuhalten, wenn das Ergebnis von Dauer ist. Nachhaltigkeit wird in unserer schnelllebigen Zeit zu einem hohen Gut. Deshalb hat das Bundesministerium für Gesundheit einen Ressortbericht vorgelegt, mit dem mehr Nachhaltigkeit im Gesundheitswesen geschaffen werden soll (BMG 2019). Dieser Bericht sieht 6 Schwerpunkte vor, zu denen Maßnahmen ergriffen werden:

- nachhaltige Versorgung durch Digitalisierung (mehr Vernetzung, größere Transparenz, bessere Information),
- Investition in Gesundheitsfachberufe, inklusive der Stärkung des Pflegeberufs und der Akademisierung des Hebammenberufs,
- nachhaltiges und wirksames Bekämpfen von Krankheiten,
- Gesundheitskompetenz durch Prävention und Gesundheitsförderung,
- Pflege nachhaltig stärken, insbesondere im Krankenhaus und der Altenpflege,
- international Verantwortung übernehmen.

Im Folgenden werden zwei Beispiele von nachhaltigen Veränderungen besprochen:

- das innovative Projekt NEUSTART der Robert Bosch Stiftung und
- die Gemeinwohl-Ökonomie, die Christian Felber auf den Weg gebracht hat.

NEUSTART: Veränderungen im Gesundheitswesen in Deutschland
Um in Unternehmen Veränderungen nachhaltig zu schaffen, müssen die Mitarbeiter frühzeitig beteiligt werden. Um das Gesundheitswesen in Deutschland nachhaltig zu verändern, müssen die Bürger frühzeitig beteiligt werden. Deshalb lud die Robert Bosch Stiftung für ihr Gesundheitsreformprojekt „Neustart" Bürger ein, um mitzudiskutieren. In diesem bisher einmaligen Projekt konnten Bürger und Experten Impulse für ein innovatives und zukunftsfähiges Gesundheitswesen in Deutschland setzen, das die nächsten 20 Jahre im Blick hat. Dabei liegt der Fokus auf einem Gesundheitssystem, das dem Menschen zugewandt, patientenorientiert, multiprofessionell, qualitätsgeprägt und offen für Innovationen ist (www.bosch-stiftung.de).

Bei diesem Projekt sind drei Aktivitäten parallelgeschaltet: Bürgerdialoge, Expertengespräche und gesundheitspolitische Podien. So debattierten am 25. Mai 2019 etwa 500 zufällig ausgewählte Menschen, die einen Querschnitt der Bevölkerung abbildeten (Alter, Bildung, Geschlecht) in Köln, Rostock, Fürth, Kiel und Freiburg über ihre Ideen zur Reformierung des Gesundheitswesens. Heraus kamen 6 Interessenschwerpunkte: Digitalisierung, Finanzierung, Versorgungsqualität, Gemeinwohl, Prävention und Bildung sowie Organisation des Gesundheitswesens. Während eine Reihe der Ideen praktikabel sind, hatten einige wenige eher einen ideellen Wert.

Das Engagement der Teilnehmer war größer aus erwartet. Nach zwei Bürgertreffen in Foren kam es zu Gesprächen mit Experten. Hier konnten die Bürger ihre Ideen direkt mit den Experten diskutieren, was für beide Seiten fruchtbar war. Ziel des Projekts ist es, bis zur Bundestagswahl 2021 konkretisierte Vorschläge erarbeitet zu haben, um den Politikern eine Arbeitsgrundlage für zukünftige Entscheidungen im Gesundheitswesen zu geben (www.bosch-stiftung.de).

Gemeinwohl-Ökonomie
Christian Felber aus Wien denkt über eine Neuordnung der Wirtschaft nach und entwickelte den spannenden Ansatz der Gemeinwohl-Ökonomie. Dabei steht nicht die Konkurrenz zu anderen Unternehmen im Vordergrund, sondern das größtmögliche Gemeinwohl. Die Unternehmen verpflichten sich selbst dazu, sozial verantwortlich, demokratisch, ökologisch und solidarisch zu handeln (Felber 2014). Was wie eine verrückte Idee im Jahr 2010 startete, hat heute großen Zulauf bei Unternehmen gefunden. Weltweit beteiligen sich über 2000 Organisationen. Für die Entwicklung dieses alternativen Wirtschaftsmodells hat Felber viele Preise bekommen wie den Preis „Mut zur Nachhaltigkeit" von Zeit-Wissen (2017), und der Ansatz wurde von Top 100 Changemaker Business (2019) als Erfolgsmodell benannt.

Felber legt eine Gemeinwohl-Matrix vor, in der Unternehmen sich hinsichtlich Menschenwürde, Solidarität, ökologische Nachhaltigkeit, soziale Gerechtigkeit und demokratischer Mitbestimmung sowie Transparenz beurteilen werden. Eine umfangreiche Tabelle dazu prüft die oben genannten Aspekte in Bezug auf Lieferanten, Geldgeber, Mitarbeiter, Kunden und gesellschaftliches Umfeld. So gibt es beispielsweise Pluspunkte (+70), wenn die Organisation sich solidarisch mit Dienstleistern oder Mitunternehmen zeigt, und Minuspunkte für feindliche Übernahmen (−200) oder Sperrpatente (−100). Angedacht ist der demokratische Gedanke, dass Unternehmen, die im Sinne der Gemeinwohl-Matrix erfolgreich sind, rechtliche Vorteile erhalten (Felber 2014).

Auch vor dem Hintergrund der dringend gesuchten Mitarbeiter im Gesundheitswesen ist die Gemeinwohl-Ökonomie ein durchaus attraktives Modell. Denn die jungen Mitarbeiter der Generation Y und Z sind für diese Idee zu begeistern. Sie suchen sich gezielt Arbeitgeber, die ihre Werte vertreten. Die positiven Effekte der Gemeinwohl-Ökonomie für die Mitarbeiterbindung und -gewinnung konnten von Mischkowski et al. (2018) in ihrer Studie nachgewiesen werden.

7.8 Erfolgsgeheimnis Krisenmanagement

Beispiel

„Samira Pfefferkorn, Code Red", ertönt es mitten in der Nacht in Samiras Schlafzimmer. Der Kontrollblick auf das Armband am Handgelenk bestätigt: Das ist kein Traum! Sofort ist Samira hellwach. „Bin bereit" lässt sie verlauten. Das Krisentool ihrer Klinik ist aktiviert und liefert einen Kurzbericht der Ereignisse, während Samira sich anzieht.

Ist-Situation: „Programmierte Bots haben sich Zugriff auf die Software der Klinik verschafft und Daten manipuliert. Betroffen sind Informationen, die zwischen externen Netzwerkpartnern ausgetauscht werden. Derzeit kein Eingriff auf Patientendaten registriert."

Hintergrund: „Tino aus der Forschungsabteilung sind gestern die überschwänglich positiven Feedbacks einiger Netzwerkpartner aufgefallen, was er verdächtig fand. Zusammen mit Isabelle vom Datenschutz konnten Trolle und Sockenpuppen ausgemacht werden. Soeben wurde der Verdacht bestätigt, dass auch Bots eingesetzt wurden. Eine erste Welle negativer Kritik an sämtlichen Abteilungen unserer Klinik wurde gegen 23:52 von Servern weltweit gestartet."

To do: „Krisenstab wurde bereits über Krisentool informiert. Erste Zusammenkunft per Videocall mit extra gesicherter Leitung ist für 00:06 angesetzt. Frischer Kaffee steht in der Küche für dich bereit. Du hast noch 3 Minuten bis zum Call."

Okay, denkt sich Samira und macht sich auf ins Bad. Ihre Toilettenschüssel vermeldet „auffallend hohe Adrenalinwerte" und Samira kommentiert „dann funktioniert ja alles richtig". Kurz die Haare gebürstet, und dann sitzt sie mit ihrem Kaffee in der Arbeitszimmersimulation, die sich im Wohnzimmer automatisch aktivierte. Als der Call beginnt, erscheinen alle Mitglieder des Krisenstabs im holographischen Halbrund vor ihnen. Samira schaut in besorgte, verschlafene, muntere und mürrische Gesichter. „Gut", beginnt die Datenschutzbeauftragte Isabelle, „noch jemand im Pyjama?" Damit zaubert sie sofort ein Lächeln auf einige Gesichter. Das humorvolle Intro bei angespannter Lage entpuppt sich als netter Weckgruß inmitten der Nacht. Isabelle fasst die Ereignisse und erste Interventionen zusammen und übergibt dann an die Leiterin des Krisenstabes, die stellvertretende Klinikdirektorin Chloé Dubois. Chloé bedankt sich bei Isabelle und Tino für ihren nächtlichen Einsatz und die schnelle Reaktion auf diesen Angriff und wendet sich dann an Isabelle: „Sind Patientendaten oder medizinische Technik betroffen?" „Bisher nicht, die Firewall ist stabil." Mit einem Blick ins digitale Krisenhandbuch fragt Chloé in die Runde: „Gibt es derzeit noch Fragen, oder weiß jeder, was er zu tun hat?" Als keine Reaktion kommt, teilt Chloé namentlich die Zuständigkeiten mit, damit auch die auditiven Typen informativ bedient sind. „Isabelle arbeitet mit ihrem Team an der Eindämmung des Hackerangriffs, Roland von der Unternehmenskommunikation holt die Presse ins Boot und Sylvia verantwortet die interne Kommunikation mit allen Mitarbeitern, Tino und Samira bitte ich alle unternehmensrelevanten Ereignisse, die zeitlich mit dem Erscheinen der ersten Aktivitäten der Trolle zusammenfallen, zu analysieren, alle anderen bearbeiten ihre eingespielten To-Dos und stellen alle 30 Minuten ein Update ein. Der nächste Call ist um 1:20.". Chloé schaut noch mal alle einzeln in der Runde an und verabschiedet sich mit „Gemeinsam werden wir das schaffen."

Kaum hatte Samira den Call beendet, meldet sich auch schon Tino bei ihr mit den Worten: „Ich dachte, ich komme zu dir, bei mir ist nicht aufgeräumt". Dabei grinst er sie schelmisch an. „Wie wollen wir vorgehen, Tino?" „Also", setzt Tino an, „ich schlage vor, ich checke die Daten, wann genau in welchen Abteilungen angegriffen wurde, und du listest zu diesen Daten Change-Prozesse. So können wir herausfinden, welche Prozesse wir selbst installiert haben und was uns von außen vorgegaukelt wird." Samira nickt, „Okay, dann lass uns auf der gleichen Plattform des Krisentools arbeiten. Ich greife dann umgehend auf deine Daten zu."

„1:19 Uhr, für den nächsten Call wird automatisch eine sichere Verbindung hergestellt." Als diese Nachricht Samira und Tino erreicht, schauen sich erstaunt von ihren Laptops aus an. Die Zeit ist wie im Flug vergangen.

1:20 Uhr. Chloé erscheint nun geschminkt, wie wir sie kennen, in der virtuellen Runde und bittet alle um ein kurzes Update. Isabelle beginnt. Alle schauen zu ihren Ausführungen auf die aktuell berichteten Informationen im Krisentool, die sich während ihres Berichts noch weiter aktualisieren. Ihr Team arbeitet emsig. „Die Aktivitäten des Trolls konnten unterbunden werden, ebenso die Angriffe der Sockenpuppen. Wir arbeiten derzeit daran, den Verursacher aufzuspüren. Etwa 60 % der Bots-Angriffe konnten unterbunden werden, an den restlichen arbeitet mein Team. Mit etwas Glück haben wir es bis 6:30 geschafft. Die Angriffe begannen vor 11 Tagen. Ein erster Späher wurde aber schon früher installiert." Hier schaltet sich Tino ein: „Der erste Späher in unserem Netz konnte auf den 15.12.2032 lokalisiert werden." Chloé schlussfolgert, „… dann liegen zwischen dem ersten Späher und den Angriffen 4 Wochen. Wissen wir, ob es die gleiche Handschrift ist?" Tino speist seine Daten ein. Eine Reihe langkettiger kryptischer Zeichen taucht für alle sichtbar auf. Isabelle legt ihre ermittelten Daten darüber und sagt „Ja, eindeutig, gleicher Absender. Das Muster sieht eher nach einer persönlichen Rache aus denn als digitaler Angriff auf die Reputation unserer Klinik".

Sylvia teilt mit, dass sie alle internen Kanäle mit der Information des Hackerangriffs bespielt habe und jedem Mitarbeiter auch die Möglichkeit eines persönlichen Gesprächs geben werde, wenn das nötig sei. Sie habe ein Kurzvideo mit den wichtigsten Daten entwickelt und jedem Mitarbeiter eingestellt. Bisher habe sie 12 Rückmeldungen zur Kenntnisnahme, jedoch keine weiteren Rückfragen. „Der Nachtdienst hat sofort reagiert, in 4 Stunden werden sich die Mitarbeiter der Frühschicht melden. Da erwarte ich eine große Resonanz."

Roland von der Unternehmenskommunikation hat allen nationalen Medien eine Pressemeldung und ein Kurzvideo zugespielt und das Gleiche in englischer Sprache für die internationale Presse. „Der nationale Newsticker hat die Nachricht vor 4 Minuten erstmals vermeldet. Eine virtuelle Pressekonferenz ist für 7:00 angesetzt".

Samira und Tino erscheinen in einer gemeinsamen Einspielung, als würden sie gerade zusammen an einem Schreibtisch sitzen, dabei ist Tino virtuell eingeblendet. Samira setzt an: „Okay, bisher haben wir folgende Informationen: vom Angriff sind alle Abteilungen betroffen, mit Ausnahme der Ambulanz. Zum Zeitpunkt des ersten Spähers haben wir mit 9 Personen aus anderen Kliniken Bewerbungsgespräche geführt. 14 Tage vor dem ersten Angriff haben wir die Arbeitsverträge unterschrieben mit dem Chirurgen Christopher Weller aus Neuseeland, Paul Smith aus London, Leiter der Ambulanz, und Tino Klahan aus Thailand, der hier neben mir sitzt und das Forschungszentrum leitet." Tino meldet sich zu Wort: „Ich versichere, keine Leichen im Keller zu haben. Solange wir noch keine konkreten Hinweise haben, suchen wir weiter nach Verbindungen und melden uns bei Christopher und Paul um 7:00, wenn sie ihre Schicht beginnen."

Chloé spricht Sylvia an: „Schick doch bitte an Christopher und Paul eine Nachricht, dass ich sie in dieser Angelegenheit um 7:00 in meinem Büro erwarte." Sylvia nickt. „Merci à tous", rutscht es Chloé raus, bevor sie übersetzt: „Herzlichen Dank Euch allen. Roland, du kannst dann schon mal ins Bett gehen und morgen früh weitermachen. Isabelle, Tino und Samira, darf ich euch bitten, weiter am Ball zu bleiben?" Alle drei nicken. „Merci", bedankt sich Chloé noch einmal. „Dann reicht der nächste Call um 6:00 Uhr, es sei denn, es gibt Neuigkeiten."

Um 7:33 meldet Sylvia an alle Mitarbeiter, dass die Ursache ermittelt und die Gefahr vorüber ist und zu keinem Zeitpunkt sensible Daten gefährdet gewesen sind.

Um 7:45 teilt Roland der Presse mit, dass der Spuk vorüber ist, der Täter dingfest gemacht und angezeigt wurde. Da ein Täter-Opfer-Ausgleich angestrebt werde, werden keine Namen genannt.

Was war passiert?

Der stille und höfliche Paul Smith hatte sich an seinem letzten Arbeitsplatz in London auf eine Frau eingelassen, die die Trennung nicht akzeptieren wollte. Für Paul auch ein Grund, nach Berlin zu wechseln. Diese Frau hatte ihre PC-Kenntnisse im Hacken eindeutig überschätzt. Fast hatte es den Eindruck, sie wollte gefunden werden. Sie wollte der Klinik schaden, die ihr „ihren Paul genommen hat". Deshalb hatte sie bei den Angriffen auch die Ambulanz ausgespart, in der Paul tätig ist.

Derzeit gibt es eine Aussprache von Paul und seiner Ex-Freundin mithilfe der Führungstrainerin Tabea Groß. Für den entstandenen Schaden wird sie aufkommen müssen, und psychologische Begleitung zur Regulierung ihrer Emotionen sind ein Muss. Paul wird mit Tabea Groß weiterarbeiten, um zu lernen, sich deutlicher abzugrenzen, um nicht nach jeder unglücklichen Liebe fliehen zu müssen. Die Justiz ist informiert und wird mit allen Beteiligten an einem sinnvollen Täter-Opfer-Ausgleich arbeiten. ◄

7.8.1 Krisen werden größer

An den Scheidewegen des Lebens stehen keine Wegweiser.
Charlie Chaplin

Der Fortschritt durch Technik und Globalisierung bringt auch neue Verletzlichkeiten mit sich. Bisher konnten Naturkatastrophen oder Unfälle in der Industrie eine Krise auslösen. Die Globalisierung ermöglicht eine schnellere Verbreitung von Seuchen, wie das Covid-19-Virus uns 2020 lehrte. Die Vorzüge der technischen Vernetzung bringen den Nachteil mit sich, dass Sicherheitslücken für Anschläge genutzt werden können, um beispielsweise ganze Kliniken lahmzulegen. So mussten das Klinikum Fürstenfeldbruck (2018) und das Klinikum Fürth (2019) bitter erfahren, wie sich ein Hackerangriff auf den gesamten Klinikablauf auswirkte. Und auch Terroranschläge stellen eine Bedrohung war.

Als *Troll* wird eine Person bezeichnet, die im Netz gezielt auf Provokationen setzt, um den betreffenden Netzwerkpartner auszubremsen und sein Vertrauen zu unterminieren. *Sockenpuppen* dagegen sind erfundene, kopierte oder gestohlene Identitäten, mit denen die Meinungsbildung im Netz beeinflusst wird. Oft agieren Sockenpuppen zunächst freundlich, bis sie sich ins Netz des Gegenübers eingehackt und dort ausgebreitet haben. Mit den Anfeindungen beginnen sie erst, wenn sie sich ihres Erfolgs sicher sind und im Netz des Gegenübers viel Schaden angerichtet haben. Mit *Bots* sind Maschinen gemeint, die nach einem Algorithmus arbeiten und selbstständig agieren, ohne dass sie von Menschenhand gesteuert werden. Wir kennen sie beispielsweise als automatische Staubsauger, der die Haushalte erobert (Bruno 2019).

Für Deutschland gibt es Krisenstäbe, die vom Bundesministerium für Inneres organisiert werden.

Stabsarbeit meint ein abgestimmtes und eingeübtes Vorgehen einer feststehenden Anzahl von Beteiligten. Dies umfasst beispielsweise bestimmte Melde- und Kommunikationswege oder auch Befehlsketten. Die Stabsarbeit wird regelmäßig geübt. Bundesministerium für Inneres (www.bmi.bund.de)

Bei Unternehmen sprechen wir von *organisationaler Resilienz*, um die Fähigkeit zu beschreiben, mit Risiken, Widerständen, Krisen und dem Unbekannten umzugehen. Die organisationale Resilienz lässt sich in fünf Reifegrade einteilen. Während die Stufe 0 eine Organisation bezeichnet, bei der weder ein Risikomanagement noch eine Krisenmanagement-Organisation vorhanden sind, liegen bei Stufe 5 vollständig durchdeklinierte Risikoszenarien vor, die auch trainiert sind. Je nach Ausgangssituation benötigen die Unternehmen in der Krise ein unterschiedliches Vorgehen (Washausen und Meißner 2019). So gilt es zu klären, wie schnell kritische Prozesse wieder funktionsfähig sein müssen, damit ein Minimalbetrieb erreicht werden kann. Die maximal tolerierte Ausfallzeit wird mit *„recovery time objective"* (RTO) beschrieben.

7.8.2 Was ist eine Krise?

Krisen kommen unerwartet und werden zumeist als unangenehm oder gar aufgezwungen erlebt. Sie führen zu Prozessunterbrechungen und markieren damit einen Wendepunkt in der Entwicklung, die neue Entscheidungssituationen hervorbringt. Während für Merten (2014) die Krise eine Störung der Gewohnheit ist, beschreibt Sandhu (2014) diese als eine gesellschaftliche Konstante, welche jedes Unternehmen irgendwann erfährt. Krisen sind gekennzeichnet durch Zeitdruck, Existenzbedrohung, Ambiguität (also zunächst kein klarer Ursache-Wirkungs-Mechanismus sichtbar) und die Tatsache, dass sie unerwartet kommen (Schreyögg und Ostermann 2014).

In einer Studie zeigen Hansen, Ibarra und Peyer (2013), dass erfolgreiche Unternehmen nicht länger nur finanziell gut dastehen, sondern auch das Wohl ihrer Mitarbeiter im Blick haben, sowie das der Gemeinde, in der das Unternehmen angesiedelt ist (Hansen et al. 2013,

S. 89). In diesem Band beschreibt Mary Jo Kreitzer in ihrem Kapitel „Wohlbefinden am Arbeitsplatz produziert wichtige Messergebnisse", wie eine gesunde Organisation entwickelt werden kann.

Diese erweiterte Perspektive löst den Gedanken ab, eine Organisation sei lediglich seinen Shareholdern, also dem Vorstand verpflichtet. Gerade in Krisenzeiten zahlt es sich aus, wenn zuvor bereits sämtliche Stakeholder als gleichberechtigte Anspruchsgruppen bedacht wurden. Wenn ein Unternehmen in eine Krise gerät, haben nicht nur die Aktionäre und Vorstände das Recht auf Information, sondern auch die Mitarbeiter, Kunden, Lieferanten, Gemeinde etc.

7.8.3 Was braucht ein gelingendes Krisenmanagement?

Statt Energie damit zu verschwenden, sich um die Zukunft zu sorgen, gilt es, so gut es geht vorausschauend zu planen. Das aktive Krisenmanagement beinhaltet vier Basiskriterien (Immerschitt 2015):

Das Managen von Issues
Das Managen von Issues bezieht sich auf Fragen und Probleme von gesellschaftlichem Interesse, welches Konfliktpotenzial birgt. Im besten Fall geht eine Organisation dieses proaktiv und damit präventiv an. Wenn Universitäten beispielsweise Tierversuche betreiben, gilt es diese nicht zu leugnen, sondern deren gesellschaftlicher Benefit regelmäßig herauszustellen.

Das Krisenhandbuch
Wenn in einer Krise die Nerven blank liegen, agieren Menschen oft angstgesteuert und damit irrational. Um im Notfall einen geregelten Ablauf sicherstellen zu können, greifen Unternehmen auf das Krisenhandbuch zurück, welches sie bereits entwickelt haben und auch regelmäßig trainieren. Im Krisenhandbuch sind Verantwortlichkeiten, Abläufe und Verständigungsketten sowie Kontaktdaten und Leitfäden gelistet.

Der Krisenstab
Auf den umgehend einberufenen Krisenstab kommen nun viele Aufgaben zu, von denen Einige bereits im Handbuch geregelt sind. Die Zusammensetzung des Krisenstabs orientiert sich am Organigramm des Unternehmens und arbeitet immer interprofessionell. Die Leitung des Krisenstabs wird von allen ihren Mitgliedern unterstützt. Hier kommen die wichtigsten Entscheidungsträger der Organisation zusammen, wie Geschäftsführung und Direktion der Organisation. Darüber hinaus kommen, je nach Krisenschwerpunkt, noch weitere Personen in Frage, wie Qualitätsbeauftrage, IT-Beauftragte, Leitungen der betroffenen Abteilungen, Pressesprecher, Hausmeister, Pforte, Forschungsleiter etc. Wichtig ist, dass eine personelle Trennung erfolgt zwischen denjenigen, die für das Lösen der Krise zuständig sind, und denjenigen, die intern und extern kommunizieren.

Die Krisenkommunikation
Der Krisenkommunikation, insbesondere mit Behörden und Journalisten, kommt eine besonders wichtige Bedeutung zu. Allen Beteiligten des Krisenstabs muss klar sein, dass nur eine Person (das „Gesicht der Krise", s. unten) Informationen mit den Medien teilt. Gefährlich kann es werden, wenn sämtliche Mitglieder des Krisenstabs unterschiedliche Informationen über die Ursachen und den Bearbeitungsstand an die Presse weitergeben. Hier gilt das Kommunikationsmonopol für den damit Beauftragten, um Kontinuität und Verlässlichkeit zu signalisieren.

Krisenkommunikation ist keine Kompetenz, die sich über Nacht erlernen lässt. Übung und Vorbereitung auf mögliche Krisensituationen zahlen sich hier aus. Im Umgang mit den Medien gilt es kurz, knackig und präzise zu sein und sich an den folgenden Dreischritt zu halten (Immerschitt 2015, S. 29):

> **Der Dreischritt der Krisenkommunikation**
> - Emotionaler Einstieg
> - Maximal 3 Argumente
> - Zielsatz

Das Unternehmen legt ein oder zwei Personen fest, die in der Krise die Kommunikation mit den Medien aufrechterhalten, das sogenannte „Gesicht der Krise". Der Zeitdruck und offene Ausgang der Situation fordern ein hohes Maß kommunikativer Kompetenz. Schweigen wirkt sich negativ auf das Vertrauen der Bevölkerung aus, und die Salamitaktik hat ausgedient. Es gilt nun, proaktiv das Gespräch zu suchen, statt Journalisten als Feinde zu sehen. Deshalb muss die Information widerspruchsfrei und wahrhaftig sein (Merten 2014). Während im traditionellen Krisenmanagement der Kommunikationsfokus auf dem Sender lag mit dem Motto „Erzähle und predige", steht bei der postmodernen Krisenkommunikation die Öffentlichkeit im Fokus mit der Aufgabe „Verstehen, verbinden und integrieren" (Falkmeier und Heide 2009).

Ein grundlegendes Verständnis für die mediale Logik zahlt sich aus (Drews 2018). Die Meinungsbildung der Gesellschaft ist ein hohes Gut und wird maßgeblich durch die Aufbereitung der Information von Journalisten beeinflusst. Journalisten konstruieren damit Wirklichkeiten, deren Auswirkungen wiederum die Krise beeinflussen können (Merten 2014).

Entscheidende Faktoren für die Wahl des „Gesichts der Krise" sind das Verfügen über Autorität (also eine wichtige Person des Unternehmens), die Fähigkeit zur empathischen, authentischen und kongruenten Kommunikation, die Verlässlichkeit zeigt (Kappe 2019). Besonders wichtig ist die Fähigkeit, sich zu entschuldigen. Der korrekte Ablauf hierzu erfolgt in 6 Schritten:

- 1. Sich entschuldigen.
- 2. Erklären, was schiefgelaufen ist.
- 3. Verantwortung dafür übernehmen.
- 4. Reue bekunden.
- 5. Ein ernstgemeintes Angebot formulieren, wie der Schaden behoben werden kann, und
- 6. um Vergebung bitten (Jiménez 2016).

▶ In einer Krise falsche Informationen zu veröffentlichen ist ein Fehler. So gibt es eine Reihe von Strategien zur Desinformation, wie die Manipulation oder das Setzen eines falschen Kontextes, auf die es zu verzichten gilt (Schulz und Neelson 2019).

Die laufende Pflege und Aktualisierung der Website und Social Media-Plattformen muss ebenso gesteuert werden wie die Absprache über kommunikative Verantwortlichkeiten (wer darf redaktionelle Texte erstellen, und wer gibt sie frei?). Im Ernstfall ist eine sogenannte Dark-Site einzustellen. Hier wird auf der ersten Homepage-Seite über die Krise berichtet. Bei international agierenden Unternehmen sind belastbare Kontakte zu politischen Stakeholdern, Verbänden, Behörden und Influencern notwendig (Fink 2019).

Selbst bei professioneller Vorbereitung und Durchführung von Krisenkommunikation kann es passieren, dass die Kommunikation eine Eigendynamik erhält. Ein missverstandener Satz kann zu einer medialen Schlammschlacht führen, die nur schwer wieder einzufangen ist. Wenn Sätze aus dem Kontext gerissen oder stark verkürzt wiedergegeben werden (Motto: Wir haben nur eine Minute Sendezeit), dann können sie eine andere Bedeutung erfahren. Auch die Kleidung des Krisensprechers oder der Ort einer Aufnahme können Inkongruenzen erzeugen, die Doppelbotschaften senden. All das lässt sich nicht immer kontrollieren, aber immer wieder ins richtige Bild setzen. (Meißner und Schach 2019).

▶ Solche Dynamiken gilt es am Krisenende zu analysieren, um daraus zu lernen. Völlig vermeidbar sind sie leider nicht.

7.8.4 Medientraining

Die Bedeutung professioneller Kommunikation bekommt in einer Krise noch zusätzliches Gewicht. Deshalb empfiehlt sich, dass alle potenziellen Mitglieder eines Krisenstabes den Umgang mit Medien trainieren. Es gilt dabei, sich in die Journalisten hineinzuversetzen und sich zu fragen: Was will die Öffentlichkeit wissen? Und nicht alle Journalisten sind gleich, wie Julia Drews (2018) in ihrer Studie über die Erwartung von Journalisten in Krisenzeiten an die Kommunikation mit Behörden herausarbeiten konnte. So sind Journalisten mit ökonomischem Interesse in Krisenzeiten deutlich mehr daran interessiert, von den Behörden Ratschläge zur Bewältigung zu bekommen (88 %), als Journalisten ohne ökonomische Interessen (65,7 %). Da Tageszeitungen ein deutlich höheres Interesse haben, ihre Leserschaft zu binden (80 %), als Online-Medien (47 %), müssen diese ihre Informationen auch viel stärker an ihren Kunden ausrichten. Diese vermeintliche Freiheit der Online-Medien kann in Krisen zu schärferen Formulierungen oder Provokationen führen.

> **Cave**
>
> Erfahrene Journalisten bringen jeden zum Reden! Dazu haben sie vielfältige Techniken entwickelt wie das Überfallinterview, die verdeckte Ermittlung, das besonders empathisch geführte Gespräch, Provokation oder fiktionale Beschreibung (Messer 2019). Deshalb muss der Krisenstab die 3 Cs der Krise verinnerlicht haben (Fink 2019):
>
> - „concern": Mitgefühl für die Betroffenen zum Ausdruck bringen,
> - „commitment": das Unternehmen übernimmt Verantwortung für die Krise,
> - „control": das Unternehmen behebt den Schaden und informiert laufend über den Stand der Dinge.

Die Macht der Sprache gilt es gerade in Krisenzeiten effektiv zu nutzen. Formulierungen, Metaphern und gewählte Frames haben hohes Wirkungspotenzial (Schach 2019). Als Negativbeispiel sei hier das Wort „Asyltourismus" genannt, mit dem der CSU-Politiker Markus Söder 2018 Bayern vor weiteren Asylbewerbern „schützen" wollte. Ein positives Beispiel lieferte Ursula von der Leyen in ihrer Rede am 26.03.2020 vor der Europäischen Kommission. Sie schwor Europa auf ein gemeinsames Handeln gegen das Coronavirus ein. Nachdem von der Leyen die Abschottung einzelner Staaten kritisiert hatte, forderte sie auf, dass sich Europa dem Coronavirus gemeinsam entgegenstellen müsse, „mit einem großen Herzen und nicht 27 kleinen" (von der Leyen 2020).

Die interne und externe Kommunikation ist in Krisenzeiten das A & O. Hier zahlt es sich aus, wenn Unternehmen laufend in Führungskompetenz und gelingende Kommunikation investiert haben. Unprofessionelle Kommunikation und die Unfähigkeit eines Krisenstabes zu respektvoller Teamarbeit können aus einer Krise leicht eine Katastrophe machen.

▶ Die Sprache ist ein scharfes Instrument. Deren Macht zu unterschätzen, wäre ein Führungsfehler.

7.8.5 Krisenmanagement

Das Treffen umsetzbarer und sinnvoller Entscheidungen ist zentrales Krisenmanagement. Zur strukturierten Entscheidungsfindung wurde die Methode des Führungsrhythmus entwickelt, die zumeist in mehreren Zyklen erfolgt. Er erfolgt in 6 Schritten (s. Übersicht) – kurz FORDEC (Koulalis und Schäfer 2019).

> **FORDEC**
> - Fakten
> - Optionen
> - Risiken
> - Decisions (Entscheidungen)
> - Execution (Umsetzung)
> - Check (Erfolgskontrolle)

Je größer das Unternehmen, desto schwieriger ist es, alle relevanten Personen in kurzer Zeit zusammenzutrommeln, insbesondere, wenn es noch mehrere Außenstandorte gibt, wie dies oft bei Krankenhäusern oder größeren Pflegediensten der Fall ist. Hier kann mit einer digitalen Toolbox vorgesorgt werden. Statt wertvolle Zeit zu Krisenbeginn zu verlieren, können hier alle Beteiligten auf die Toolbox zugreifen, in der die wichtigsten Abläufe für mögliche Krisen bereits vorinstalliert sind. Das Chemieunternehmen Currenta mit Standorten in Leverkusen, Krefeld und Dormagen hat eine solche Technik für sich entwickelt. Mit der digitalen Toolbox können alle Beteiligten ohne Zeitverlust koordiniert werden; sämtliche Aufgaben sind transparent dargestellt und deren Abarbeitung für alle nachvollziehbar und einsehbar. Bei der engmaschigen Kommunikation mit den Journalisten liefert Currenta eigenes Bildmaterial und empfängt die Journalisten mit ausgesuchter Freundlichkeit als ernstzunehmende Krisenpartner. So wird am Werkstor ein regengeschützter Sammelpunkt angeboten, mit Strom, Kaffee, Wasser und gegebenenfalls einem Regenschirm: „kein überflüssiger Service, sondern Ausdruck von guter Vorbereitung und Souveränität" (Brückner 2019, S. 72).

Das selbst entwickelte Krisentool von Currenta ist eine mobile App, die auf Geschwindigkeit ausgelegt ist und alle wesentlichen Dinge anschaulich erfasst. Jedem Beteiligten bleiben 20 Minuten, darauf zu reagieren. Es beinhaltet übersichtliche Checklisten mit klaren Handlungsanweisungen an die Beteiligten, die sofort als Auftrag angenommen und ausgeführt werden können. Außerdem integriert ist ein „Easy Publish"-System, welches mit wenigen Handgriffen die gesamte Lage übersichtlich darstellt und in einfachen Textbausteinen für die Medien vorbereitet. Im Krisentool finden sich Checklisten aller Art, wie beispielsweise, was getan werden darf und was nicht, oder welche Worte nicht verwendet werden dürfen. Diese mobil gelieferte Klarheit kann in Krisen helfen, den Blick auf das Wesentliche zu richten und Fehler zu vermeiden (Brückner 2019).

7.8.6 Wahrnehmung in der Krise

Wenn Menschen unter Druck geraten, kommt es regelmäßig zu Wahrnehmungsverzerrungen. Hier lassen sich individuelle von organisatorischen Wahrnehmungsverzerrungen unterscheiden. Individuell meint hier die Führungspersönlichkeit, die beispielsweise durch Wunschdenken oder starkes Harmoniebestreben das Herannahen der Krise ausblendet (Schreyögg und Ostermann 2014).

Enzler Denzler und Schuler (2018) machen hier drei Krisentypen aus: den Erkenntnistyp, den sozialen Typ und den Ordnungstyp. So kann der Erkenntnistyp in einer Krise Sach- und eigene Interessen gut trennen und tritt rational und handlungsorientiert auf. Er mag es nicht, wenn seine Gedankengänge unterbrochen werden, und kann darauf aggressiv reagieren.

Für den sozialen Typ ist Vertrauensbruch eine schlimme Verletzung seiner Werte und setzt ihm in Krisen besonders zu. Immer bestrebt, es allen recht zu machen, fokussiert er vor allem auf die Menschen und deren Leid in der Krise, was u. U. über die Grenze dessen gehen kann, was er selbst bewältigen kann.

Ordnungsstrukturtypen leiden mehr als die anderen beiden Typen am Kontrollverlust, den eine Krise mit sich bringt. Hier steht vor allem die Angst im Vordergrund, die eigene Position zu verlieren. Er verzichtet in der Krise auf Berater und versucht insbesondere, die Kontrolle durch Strukturen zurückzubekommen und greift dabei gern auf Checklisten und das Krisenhandbuch zurück.

Bei der organisatorischen Wahrnehmungsverzerrung folgen die Menschen des Unternehmens ihrer typischen Unternehmenskultur und damit ihrem kollektiven Muster (Schreyögg und Ostermann 2014). Jede Organisation hat ihre eigenen Tabuthemen und entsprechend entwickeltes Vermeidungsverhalten. Auch das Phänomen des Gruppendenkens kann die Wahrnehmung verzerren; wenn sich die Mitglieder mit ihrer Organisation beispielsweise als unverwundbar erleben, wird die Krisenbedrohung lange Zeit ausgeblendet.

Wenn zu individuellen noch organisatorische Wahrnehmungsverzerrungen hinzukommen, kann dies eine institutionalisierte Blindheit erzeugen (Smith 2006).

Auch strukturelle Begebenheiten und politische Unternehmensprozesse können zur Wahrnehmungsverzerrung führen, wenn beispielsweise die Struktur vorsieht, dass bestimmte Abteilungen separat arbeiten und sich nicht aufeinander beziehen. Dann können erste Krisenzeichen, die alle Abteilungen erfahren, nicht frühzeitig als ein gemeinsames Phänomen betrachtet und damit als Krise gekennzeichnet werden. Politische Prozesse meint die Unternehmenspolitik und damit beispielsweise die Frage, was in einer Organisation überhaupt als Krise bezeichnet werden darf und an die Öffentlichkeit weitergegeben kann (Schreyögg und Ostermann 2014).

7.8.7 Technikhilfe bei Katastrophen

Wenn es sich nicht nur um eine Krise handelt, sondern um Katastrophen, die über die Bevölkerung hereinbrechen, gibt es verschiedene Warn-Apps, die sich leicht auf dem mobilen Telefon installieren lassen, wie beispielsweise NINA, KATWARN oder BIWAPP.

So warnt NINA vor Unwettern oder zeigt die betroffenen Räumungsgebiete an, wenn eine Bombe des letzten Weltkrieges entschärft wird. NINA steht für „Notfall-Informations- und Nachrichten-App" und ist ein Ausgabekanal des satellitengestützten Modularen Warnsystems. KATWARN leitet offizielle Warnungen und Handlungsempfehlungen von zuständigen Behörden, Einrichtungen oder Leitstellen weiter und informiert beispielsweise über schwere Brände, Unwetter oder unerwartete Gefahrensituationen.

Es wird themen- und ortsbezogen gewarnt. So konnte beispielsweise mittels KATWARN ein vermisster Junge wiedergefunden werden. Sowohl NINA als auch KATWARN haben regional unterschiedliche zusätzliche Funktionen und arbeiten seit 2017 zusammen. Während NINA vom Bundesamt für Bevölkerungsschutz und Katastrophenhilfe (BBK) entwickelt wurde, ist KATWARN ein Produkt des Fraunhofer FOKUS. BIWAPP steht für „Bürger-Info und Warn APP" und warnt nicht nur bei großen Katastrophen, sondern auch bei Schulausfällen, Fahndungen oder Verkehrsunfällen und wird von zuständigen Schulen, Polizeibehörden oder Ämtern mit Informationen gespeist.

Alle diese Warn-Apps bieten Rettern aus dem Gesundheitswesen, der Feuerwehr oder Polizei die Möglichkeit, in Echtzeit Informationen aus dem Umfeld zu erhalten, um sofort erste Hilfe leisten zu können.

7.8.8 Verantwortung übernehmen

Krisen zu meistern bedeutet Verantwortung übernehmen. Es gilt aus dem Jammerpool herauszutreten (ich kann nichts tun) und im Einflusspool zu baden (ich tue, was ich kann). Damit wird das Einflussnehmen zu einer Haltung, die gelernt und geübt werden will. Statt die Energie in Abwehrprozesse zu stecken (dafür bin ich nicht zuständig), geht es darum, den Blick auf das Mögliche zu legen (was benötige ich, um zuständig zu sein?). Die Fähigkeit, Verantwortung zu übernehmen, kommt gerade in Krisenzeiten zum Ausdruck. Damit verantwortlich gehandelt werden kann, sind vier Voraussetzungen notwendig:

- Autonomie (Selbstbestimmung),
- Autorität (legitime Macht, Einfluss auszuüben),
- fachliche Kenntnisse und
- interpersonale Kompetenz.

Dann kann sich das Kontrollbewusstsein (Selbstwirksamkeitsüberzeugung) entwickeln, mit der es sich leichter aktiv werden lässt (Tewes 2002).

In Krisen tendieren Organisationen dazu, einen „Retter" zu suchen. Das kann gefährlich werden. Wenn beispielsweise ein Unternehmen vor dem Konkurs steht, wird oft eine charismatische Führungspersönlichkeit gesucht, die „es richten soll". Hier ist vor Narzissten zu warnen, die sich in solchen Situationen gern anbieten. Die fehlende Demut narzisstischer Persönlichkeiten kann dem Unternehmen zum Verhängnis werden, da nur der eigene Erfolg, nicht aber die Zusammenarbeit mit anderen gefeiert wird. Gerade in Krisenzeiten braucht es einen Krisenstab, der teamfähig ist, bei dem sich alle aufeinander verlassen können. Klar braucht es jemanden, der die Federführung übernimmt, doch darf dieser nicht das Bedürfnis haben, sich allein im Erfolg zu sonnen (Hinterhuber 2010).

Verantwortung bedeutet auch immer, den Blick über den Tellerrand zu richten und nicht nur den eigenen Vorteil zu sehen – von der Unkultur des Wegsehens („Umweltsünder sind die anderen") zu einer Kultur des Hinsehens (aktiv den eigenen ökologischen Fußabdruck kleinhalten). Auch das Bundesgesundheitsministerium betont die Bedeutung der internationalen Verantwortung für die Gesundheit Aller (BMG 2019).

Verantwortung im Gesundheitswesen bedeutet auch, Berufsgruppenegoismen hinter sich zu lassen, um echte Teamarbeit zu ermöglichen. Erinnert sei hier noch mal an die Kommunikationsstudien aus den Operationssälen, die belegen, dass hierarchiedominiertes Verhalten Fehler fördert und Teamwork diese reduziert. Statt Macht über jemanden anzustreben („*power over*" – entspricht altem Führungsmodell) die Macht miteinander zu teilen („*power to*" – entspricht modernem Führungsverständnis im Sinne von Empowerment). Die jungen Generationen Y und Z scheinen bereit zu sein, diese Verantwortung zu übernehmen, denn sie fordern Teamplay. Für sie ist „Führen auf Zeit" ein reizvolles Konzept, was sie immer wieder in neue Rollen bringt und die Arbeit auf Augenhöhe fördert. Außerdem lehnen sie dominantes Führen, das lediglich auf positionaler Macht basiert, ab. Eine Studie, an der über 18.000 Personen aus 19 Ländern teilnahmen, konnte dies belegen (www.insead.edu).

Verantwortliches Handeln bedeutet auch politisches Engagement. Der kleinste Beitrag wäre hier die Mitgliedschaft in einem Berufsverband. Es darf auch gern mehr sein und die Unternehmenspolitik aktiv beeinflussen oder bürgerliches Engagement für die Gesundheitspolitik zeigen. Politisches Engagement hilft, aus dem „Die-da-oben-Denken" herauszukommen, und stärkt das eigene Einflusspotenzial. Gerade in Krisenzeiten sind Kenntnisse der Unternehmens- und Gesundheitspolitik sehr hilfreich.

7.9 Zukunft der Personalentwicklung: mutig und innovativ

> Wenn wir die Zukunft ernst nehmen, dann müssen wir aufhören es anderen zu überlassen, sondern selbst aktiv zu werden.
> Jane Goodall

Globalisierung und Digitalisierung treiben die Komplexität voran. Während sich das medizinische Wissen im Jahr 1950 noch alle 50 Jahre verdoppelte, waren es 1980 nur noch alle 7 Jahre und 2010 alle 3,5 Jahre. Für 2020 wird geschätzt, dass sich das gesamte Wissen der Medizin weltweit alle 73 Tage verdoppelt. Die Wissensexpansion geschieht schneller, als wir Menschen in der Lage sind, effektiv zu adaptieren (Densen 2011). Es macht also wenig Sinn, die Ausbildungen im Gesundheitswesen inhaltlich voller zu packen oder bei jeder Neuerung eine umfangreiche Fortbildung zu konstruieren. Gelernt werden muss vielmehr, sich die neuen Kenntnisse selbst anzueignen, sie zu reflektieren und in den beruflichen Alltag zu integrieren. Das erfordert eine permanente Adaption und die Fähigkeit, sich im Dauermodus auf Veränderungen einzustellen.

7.9.1 Kommunikation als erlösrelevanter Faktor

Während im Gesundheitswesen die fachlichen Kompetenzen lange Jahre als wichtigste Grundlage des Wissens propagiert wurden, sind die sogenannten Soft Skills eher als „nice to have", aber nicht lebensrettend entwertet worden. Dass jedoch genau diese Fähigkeiten von Kommunikation, Reflexion, Emotionssteuerung, Netzwerkkompetenz oder Zusammenarbeit das zentrale Transportmittel für jede fachliche Intervention bildet, wurde sträflich vernachlässigt. Heute wissen wir, dass die Hauptursache für Behandlungsfehler auf mangelhafte Kommunikation zurückzuführen ist (Hannawa 2018; Nagpal et al. 2012).

7.9.2 Technikkompetenz und emotionale Intelligenz als Zukunftssieger

Der rote Bildungsfaden der Zukunft für eine erfolgreiche Personalentwicklung im Gesundheitswesen setzt neben Technikkompetenz vor allem auf emotionale Intelligenz. Egal ob es darum geht, Veränderungen einzuführen oder Krisen zu managen, die emotionale Kompetenz spielt dabei die entscheidende Rolle. So erklären Oldhafer und ihre Kollegen bei Change Management-Prozessen in Gesundheitsunternehmen die typischen Phasenmodelle für überholt. Sie decken die geheime Macht der Emotionen in Veränderungsprozessen auf und entwickelten die 6C-Theorie.

Diese Theorie basiert auf 6 zentralen Fähigkeiten, die Führungskräfte und Mitarbeiter in Unternehmen benötigen, wenn sie Veränderungen erfolgreich implementieren wollen (s. Übersicht).

> **Die 6C-Theorie**
> - „curiosity" (Neugier)
> - „compassion" (Mitgefühl)
> - „courage" (Mut)
> - „creation" (Entwicklungsfähigkeit)
> - „calmness" (Entspanntheit)
> - „cooperation" (Zusammenarbeit)
>
> Über allem als ein gedachtes 7. C steht die Kommunikation („communication"), die alle Aspekte miteinander verbindet (Oldhafer et al. 2019).

Der explosionsartige Anstieg an Digitalisierung mit der Entstehung von Unmengen an Daten, Netzwerken und Robotern wird das gesamte Gesundheitswesen auf den Kopf stellen. Ein großer Teil der Bevölkerung wird zukünftig in technischen Berufen tätig sein, die es heute noch gar nicht gibt. Hier entsteht ein hoher Qualifikationsbedarf, der stets mit der Vermittlung von ethischen Kenntnissen einhergehen muss (s. unten).

▶ Für alle Mitarbeiter im Gesundheitswesen empfehlen sich hier zunächst Trainings in Kommunikation, Reflexion, Ethik und Verantwortung. Das bildet eine gute Basis für die nächsten Trainings in interprofessioneller Zusammenarbeit, Netzwerkarbeit und Generationswissen. Mit diesen Kenntnissen ist schließlich die Grundlage geschaffen, um Transitions- und Krisenmanagement zu erlernen.

7.9.3 Führungskompetenz als nachhaltiger Erfolgsfaktor

Positionale Macht und dominanzorientiertes Führen war gestern. Dieses überholte Führungsverständnis verlangte von Mitarbeitern Anpassung und manchmal sogar Unterwerfung. Die größte Zufriedenheit erleben Mitarbeiter allerdings, wenn sie Handlungsspielräume haben und mitbestimmen können.

Zu den innovativen Führungskonzepten gehören emotional intelligentes (und damit beziehungsbasiertes) Führen, coachende und kultursensible Führung, selbstgesteuerte Teams, Führen auf Zeit sowie interprofessionelle Zusammenarbeit, bei der auch Roboter als Kollegen geschätzt werden.

Das international erfolgreiche LEO-Führungstraining fokussiert deshalb auf dezentrale Entscheidungsfindung und Empowerment. Hier lernen Führungskräfte verantwortungsbewusstes Entwickeln von Kompetenzen ihrer Mitarbeiter und emotional intelligentes Steuern von Veränderungsprozessen. Darüber hinaus reflektieren sie eigenes ungesundes Führungsverhalten und verabschieden sich in einem Peer-Coaching davon.

7.9.4 Personalentwicklung als Zukunftsgestaltung

Die Personalentwicklung im Gesundheitswesen darf sich also auf neue Herausforderungen einstellen. Die Zukunft ist zwar schon da, doch die notwendige Qualifikation des Personals fehlt noch.

Die Entwicklung von Führungskompetenz ist nicht mehr an bestimmte Personen gerichtet, sondern muss alle Mitarbeiter einbeziehen, die zeitweise Führungs- und Managementaufgaben übernehmen wollen. Hierzu eignen sich Blended Learning Formate, die modular angewählt werden können.

Der Zuwachs an Digitalisierung muss verbunden werden mit Ethikkompetenzen, um entscheidende Fragen der Nutzerautonomie stets mitzubedenken. Deshalb benötigt jedes Technikmodul einen integrierten Part für die Reflexion sozialer, personaler und organisationsrelevanter Fragen.

Der glückliche Umstand, dass kommunikative Kompetenz und interpersonale Zusammenarbeit nicht nur Behandlungsfehler reduzieren, sondern auch die Fluktuation senken und die Gesundheit der Mitarbeiter fördern, ist Grund genug, zukünftig verstärkt auf diese Kompetenzen zu setzen. Den Fehler, Kommunikation als Soft Skill zum „nice to have" zu degradieren und Fachkompetenz als wichtigstes „must have" überzubewerten, darf sich nicht wiederholen. Um das zu verhindern, braucht es entsprechendes Training persönlicher und interprofessioneller Kommunikation, das in die Erstausbildungen der unterschiedlichen Gesundheitsberufe integriert ist und das als berufsgruppenübergreifende Module zum verpflichteten Bestandteil gehört. Hier empfehlen sich interprofessionelle Fallstudien, bei denen die Studierenden miteinander, voneinander und übereinander lernen. So kann schon früh ein gemeinsames Verständnis entwickelt werden, in der die Perspektiven anderer Professionen bei Entscheidungen entweder mitgedacht oder zu Rate gezogen werden können.

Um echtes Miteinander im beruflichen Alltag zu fördern, sind Boni ausschließlich an vorbildliche Teams zu vergeben, denn letztlich ist jede besondere Leistung einer individuellen Person auf die Unterstützung durch Kollegen zurückzuführen. Denn ein Bonus an einzelne Führungspersonen für eine bestimmte jährliche Leistung entwertet die Teamarbeit und konterkariert die interprofessionelle Zusammenarbeit.

Durch die Globalisierung wird die Durchmischung der Menschen aus unterschiedlichen Kulturen weiter zunehmen. Das macht die Integration ausländischer Mitarbeiter erforderlich und benötigt kulturelle Kompetenz (Tewes 2018b).

7.9.5 Physiologisches Wissen als Basiskompetenz

Die Physiologie von Denk- und Beurteilungsprozessen muss die Grundlage aller Gesundheitsberufe werden. Das Verständnis über die Wirkung von positiven und negativen Gedanken für unseren Körper ist eine wichtige Basis für gesundes Arbeiten und gesundes Führen. Denn sie erklärt, warum Jammern und Lästern schädlich ist, warum unkollegiale Zusammenarbeit die Fehlerrate positiv beeinflusst und warum beziehungsbasiertes Arbeiten zufrieden macht. Das Steuern dieser Gedanken kann positiv durch bestimmte Formen des Stressmanagements beeinflusst werden, wie beispielsweise das HeartMath-Training (Tewes 2018a, 2015c).

7.9.6 Akademisierung des Pflegeberufes als Basis für faire interprofessionelle Zusammenarbeit

Für eine faire interprofessionelle Zusammenarbeit benötigen einige Gesundheitsberufe, wie beispielsweise die Pflege, einen akademischen Abschluss als Erstqualifikation, um die notwendigen Kompetenzen wissenschaftlichen Denkens und Forschens in die fachliche Diskussion interprofessioneller Teamarbeit einbringen zu können. Mit der damit möglichen Kommunikation auf Augenhöhe lassen sich gleichzeitig Behandlungsfehler im interprofessionellen Team reduzieren.

Die 20-jährige Erfahrung mit Pflegestudiengängen in Deutschland müssen als Beweis ausreichen, dass ein Studium sich nicht in Theorien verliert, sondern für die Praxis qualifiziert. Die politische Sorge, dass akademisierte Pflegefachkräfte patientenferne Tätigkeiten bevorzugen, hat sich als unbegründet erwiesen. Die Forschungsergebnisse internationaler Kliniken, die größtenteils mit studierten Pflegefachkräften arbeiten, belegen eindrucksvoll, dass die Kosten für Versorgungsfehler, Patientenstürze und Verletzungen mit Kanülen gesenkt wurden, während die Berufszufriedenheit stieg und ein engagiertes Arbeitsklima in der Pflege die Wertschätzung für die eigene Professionalität erhöhte (Tewes und Ulrich 2020).

7.9.7 Sinnvolle Tätigkeiten als Motivationstreiber

Das zunehmende Bedürfnis der jüngeren Generationen nach sinnvoller Tätigkeit, abwechslungsreichen Aufgaben und nachhaltigen Prozessen erfordert neue Methoden und Schwerpunkte der

Personalentwicklung. Der primäre Anreiz wird nicht mehr über Geld gesteuert sein, sondern über Sinn und befriedigende Teamarbeit. Somit müssen sämtliche Abläufe und gewohnte Strukturen in Gesundheitseinrichtungen überdacht und gegebenenfalls in Frage gestellt werden, wenn diese sich als sinnlose Rituale entpuppen. Die Arbeit mit dem Patienten darf keine Entwertung mehr finden, indem patientennahe Tätigkeiten Anfängern überlassen und patientenferne Tätigkeiten von Fortgeschrittenen erledigt werden. Die Befriedigung durch beziehungsbasiertes Arbeiten mit Patienten und Kollegen ist ein hohes Gut und darf nicht in funktionalen Handlungen versachlicht werden. Der Erfolg des Konzeptes Relationship-Based Care spricht dabei für sich (Wessel et al., Abschn. 4.2 in diesem Band). Hier werden alle Prozesse zunächst an einer guten Beziehung zu sich selbst, dann an einer guten Beziehung zu Kollegen und erst danach in einer guten Beziehung zu Patienten und Bewohnern ausgerichtet.

Mit Relationship-Based Care werden sämtliche Versorgungsprozesse systematisch auf ein beziehungskompetentes Miteinander überprüft und ggf. überarbeitet. Die Folge ist eine Zunahme der Zufriedenheit in allen Berufsgruppen, da die Abläufe reibungsloser laufen und Kosten durch geringere Krankheitsraten und Fluktuation gespart werden können (www.chcm.com).

▶ Das sinnstiftende Element einer befriedigenden interprofessionellen Zusammenarbeit und beziehungsbasierten Patientenversorgung darf nicht länger unterschätzt werden, denn es wird zukünftig einer der größten Attraktoren für die Arbeit im Gesundheitswesen werden.

7.9.8 Individualisierte Laufbahnentwicklung als Motivationstreiber

Der Wunsch jüngerer Generationen, sich in verschiedenen Bereichen zu verwirklichen, nimmt zu. Personalentwickler brauchen also den breiten Blick bei der Karriereberatung. Es wird zukünftig häufiger vorkommen, dass eine Medizinerin nach einigen Jahren im OP sich beispielsweise in der IT qualifizieren möchte, um ihre technikaffine Seite zu leben, oder eine psychiatrische Pflegefachkraft ein Sportstudium beginnt, um ihre Freude an körperlicher Leistung zum Ausdruck zu bringen.

Natürlich ist gut denkbar, dass diese Vielqualifizierten eines Tages in ihren Ursprungsberuf zurückkehren. Dafür braucht es kontinuierliche Anreize an innovativen Prozessen und Forschungserkenntnissen, die umgesetzt werden wollen. Auch sind Verbindungen der unterschiedlichen Qualifikationen möglich. So kann die technikqualifizierte Medizinerin im OP neue Computer einrichten, mit denen sich die Abläufe verbessern lassen. Und die sportliche Pflegefachkraft kann ihre Kenntnisse über Bewegungsabläufe in der Psychiatrie beim Personal und den Patienten sowohl präventiv als auch kurativ einbringen. Das kommt auch dem Bedürfnis der Menschen entgegen, ihre Kenntnisse zum Einsatz zu bringen, statt in professionsbegrenzten Tätigkeiten zu verharren.

▶ Individualisierte Laufbahnen zu unterstützen und sinnvoll einzusetzen wird eine weitere Aufgabe der Personalentwicklung. Im Institut für personalisierte Medizin (MOLIT) wird die individualisierte Karriereförderung der Mitarbeiter mit agilen Methoden verknüpft und setzt auf sich selbst steuernde Teams (siehe Bochum et al., Abschn. 4.2 in diesem Buch).

7.9.9 Emotionale und Krisenkompetenz für den Veränderungserfolg

Veränderungsprozesse werden zukünftig unseren Alltag noch stärker als bisher prägen. Dafür werden Change Management- und Transitionskompetenzen benötigt. Führungskräfte müssen lernen, Organisationen und Teams durch die neutrale Zone zu manövrieren, damit Überholtes zurückgelassen und Neues entwickelt werden kann. Für den Umgang mit Ängsten und Widerständen braucht es eine gute Qualifikation der Vorgesetzen, die sich emotional kompetent diesen Gefühlen stellen. Darüber hinaus wirkt sich Emotionale Intelligenz positiv auf die Teamarbeit aus (Luca und Tarricone 2001).

Durch die Globalisierung und Vernetzung werden auch die Krisen größer. Ein verantwortungsbewusstes Krisenmanagement lässt sich lernen. Hierzu muss ein Krisenhandbuch für die gesamte Organisation entwickelt werden, das sämtliche Szenarien abdeckt und den Umgang mit potenziellem Krisengeschehen einstudiert. Die möglichen „Gesichter der Krise" benötigen ein intensives Medientraining mit ausgefeilter Kommunikationsschulung.

Die Personalentwicklung wird sich zukünftig also viel intensiver mit individuellen Karriereverläufen beschäftigen und für Mehrfachqualifizierte attraktive Stellenangebote ermitteln. Lehrmodule werden kompakter und stärker mit Blended Learning versehen. Dafür gilt es eine Menge Kurzvideos zu drehen, welche praxistauglich und angemessen den Wissenstransfer vorbereiten. Das Bücherwissen wird zugunsten von Lehrfilmen reduziert.

▶ Die Personalentwicklung wird also bunter, lebendiger, interaktiver und personenzentrierter. Viele gute Gründe, sich darauf zu freuen.

Literatur

Abramovic M (2020) Vergeben verlangt Mut. Harv Bus manager Spezial 3:12

Aloe L, Rocco ML, Bianchi P, Manni L (2012) Nerve growth factor: from the early discoveries to the potential clinical use. J Transl Med 10:239

Aruba Networks (2017) Internet of things – IoT heading for mass adoption by 2019 driven by better-than expected business results. https://news.arubanetworks.com/press-release/arubanetworks/iot-heading-mass-adoption-2019-driven-better-expected-business-results

Azoulay E, Timist J-F, Sprung CL et al (2009) Prevalence and factors of intensive care unit conflicts. The conflicus study. Am J Respir Crit Care Med 180:853–860

Balasubramanian S, Jacobo M, Wahlquist Amy E (2015) Induction of salivary nerve growth factor by Yogic breathing: a randomized controlled trial. Int Psychogeriatr 27(1):168–170

Batt-Rawden SA, Chisolm MS, Anton B, Flickinger TE (2013) Teaching empathy to medical students: an updated, systematic review. Acad Med 88(8):1171–1177. https://doi.org/10.1097/ACM.0b013e318299f3e3

Bauer, Joachim (2018) Das Gedächtnis des Körpers. Wie Beziehungen und Lebensstile unsere Gene steuern. München: Piper

Bendel O (2018) Pfelgeroboter. Springer/Gabler, Berlin

BMBF, Digitalstrategie (2019) https://www.bildung-forschung.digital/files/BMBF_Digitalstrategie.pdf Zugriff. 3.07.2021

Bookey-Bassett S, Markle-Reid M, McKey C, Akhtar-Danesh N (2016) A review of instruments to measure interprofessional collaboration for chronic disease management for community-living older adults. J Interprof Care 30(2):201–210

Bremner DJ, Randall P, Vermetten E, Staib L, Bronen RA, Mazure C, Capelli S, McCarthy G, Innis R, Charney D (1997) Magnetic resonance imaging-based measurement of hippocampal volume in posttraumatic stress disorder related to childhood physical and sexual abuse – a preliminary report. Biol Psychiatry 41(1):23–32

Bridges W, Bridges S (2018) Managing Transitions. Erfolgreich durch Übergänge und Veränderunsprozesse führen, 4. Aufl. Vahlen, München

Brosinski C, Riddel AJ, Valdez S (2017) Improving triage accuracy: a staff development approach. Clin Nurse Spec J Adv Nurs Pract 31(3):4

Brückner J (2019) Einbindung der Krisenkommunikation ins Krisenmanagement. In: Meißner J, Schach A (Hrsg) Professionelle Krisenkommunikation. Basiswissen, Impulse und Handlungsempfehlungen für die Praxis. Springer Gabler, Wiesbaden, S 63–74

Bruno G (2019) Digitaler Angriff auf die Reputation. In: Meißner J, Schach A (Hrsg) Professionelle Krisenkommunikation. Basiswissen, Impulse und Handlungsempfehlungen für die Praxis. Springer Gabler, Wiesbaden, S 105–117

Bundesministerium für Gesundheit (2017) ePflege. Kommunikations- und Informationstechnologie für die Pflege. https://www.dip.de/fileadmin/data/pdf/projekte/BMG_ePflege_Abschlussbericht_final.pdf

Bundesministerium für Gesundheit (2019) Agenda für mehr Nachhaltigkeit in Gesundheit und Pflege. Ressortbericht des Bundesministeriums für Gesundheit zur Umsetzung der Deutschen Nachhaltigkeitsstrategie. https://www.bundesgesundheitsministerium.de/fileadmin/Dateien/5_Publikationen/Ministerium/Berichte/Ressortbericht-gesundheit-und-pflege-data.pdf. Zugegriffen am 3.07.2021

Bundesminsterium für Inneres: BMWI Gesundheitswirtschaft Fakten & Zahlen (2018) https://www.bmi.bund.de/DE/themen/bevoelkerungsschutz/krisenmanagement/organisation/krisenmanagement-organisation-node.html;jsessionid=B336D8353657DB3180A385AF655AD52D.1_cid287. Zugriff: 3.07.2021

Chiocchio F, Paule L, Due J-N (2016) Informational role self-efficacy: a validation in interprofessional collaboration contexts involving healthcare service and project teams. BMC Health Serv Res 16:153

Chowdhury SA, Habib L (2015) Improved documentation and record management: a necessity to prevent medical errors in health care system. Int J Med Sci 2(11):1–3

Clausen C, Cummins K, Dionne K (2017) Educational interventions to enhance competencies for interprofessional collaboration among nurse and physician managers: an integrative review. J Interprof Care 31(6):685–695

Cumming S, Harris L (2001) The impact of anxietiy on the accuracy of diagnostic decsion-making. Stress Health 17:281–286. https://doi.org/10.1002/smi.909

Czeschik C (2018) Blockchain im Gesundheitswesen https://e-health-com.de/thema-der-woche/blockchain-im-gesundheitswesen/551b1e7047172eaf7fc5889ffbabadf7/

De Heer G, Kluge S (2012) Kommunikation in der Intensivmedizin. Med Klin Intensivmed Notfallmed:1–6. https://doi.org/10.1007/s00063-011-0060-3

Densen P (2011) Challenges and opportunities facing medical education. Trans Am Clin Climatol Assoc 122:48–58

Drews J (2018) Risikokommunikation und Krisenkommunikation. Kommunikation von Behörden und die Erwartungen von Journalisten. Springer, Wiesbaden

Eide T, Cardiff S (2017) Leadership research: a person-centred agenda. In: McCormack B, van Dulmen S, Eide H (Hrsg) Person-centred healthcare research. Wiley Blackwell, West Sussex, S 95–115

Endres H (2020) Nur Mut! Harv Bus manager Spezial 3:40–47

Engert, V; Smallwood J; Singer T (2014) Mind your thoughts: associations between self-generated thoughts and stress-induced and baseline levels of cortisol and alpha-amylase. Biol Psychol 103:283–291. https://doi.org/10.1016/j.biopsycho.2014.10.004. Epub 2014 Oct 22.

Enzler Denzler, Ruth; Schuler, Edgar (2018) Krisen erfolgreich bewältigen. Berlin: Springer-Verlag GmbH. ISBN 978-3-662-54705-2

Falkmeier J, Heide M (2009) On dropping the crisis kommunikation tools. From plans to improvisations. In: Rogonijaru A, Wolstonhome S (Hrsg) Current trends in international public relations. Tritonic, Bucharest, S 403–418

Fassier T, Azoulay E (2010) Conflicts and communication gaps in the intensive care unit. Curr Opin Crit Care. Epub date: 2010/10/12. https://doi.org/10.1097/MCC.0b013e32834044f0

Felber C (2014) Gemeinwohl-Ökonomie. Deuticke, Wien

Fink A (2019) Krisenkommunikation im internationalen Kontext. In: Meißner J, Schach A (Hrsg) Professionelle Krisenkommunikation. Basiswissen, Impulse und Handlungsempfehlungen für die Praxis. Springer Gabler, Wiesbaden, S 171–187

Flessner B (2018) „In jeder Hinsicht betriebssicher." In der Science Fiction stand der Umstieg auf den Elektromotor bereits vor 100 Jahren fest. In: Horstmann T, Döring P (Hrsg) Zeiten der Elektromobilität. Beiträge zur Geschichte des elektrischen Automobils. Geschichte der Elektrotechnik, Bd 27. VDE, Berlin/Offenbach, S 181–188. https://www.welt.de/wissenschaft/article120336086/Warum-Sci-Fi-Autoren-oefter-insSchwarze-treffen.html

Forsa. Politik- und Sozialforschung GmbH (2016) Service-Robotik: Mensch-Technik-Interaktion im Alltag: Ergebnisse einer repräsentativen Befragung. Berlin, Deutschland. https://www.bmbf.de/files/BMBF_forsa_Robotik_FINAL2016.pdf

Förster A (2020) Mut ist störend. Harv Bus manager Spezial 3:34–35

Fox S, Gaboury I, Chiocchio F, Vachon B (2019) Communication and interprofessional collaboration in primary care: from ideal to reality in praxis. Health Commun 3:1–11

Furseth PA, Taylor B, Kim SC (2016) Impact of interprofessional education among nursing and paramedic students. SC Nurse Educ 41(2):75–79. https://doi.org/10.1097/NNE.0000000000000219

Gergs H-J (2016) Die Kunst der kontinuierlichen Selbststeuerung. Acht Prinzipien für ein neues Change Management. Beltz, Weinheim

Gilles I, Filliettaz SS, Berchtold P, Peytremann-Bridevaux I (2019) Financial barriers decrease the benefits of interprofessional collaboration within integrated care programs: results of a nationwide survey. Int J Integr Care Annu Conf Suppl 19(S1):1–2

Gokenbach V, Drenkhard K (2011) The outcomes of magnet environments and nursing staff engagement: a case study. Nursing Clinics of North America 46/1: 89–105. https://doi.org/10.1016/j.cnur.2010.10.008

Gurvits TV, Shenton Martha E, Hokama H, Ohta H, Lasko N, Gilbertson M, Orr S, Kikinis R, Jolesz FA, McCarley R, Pitman RK (1996) Magnetic resonance imaging study of hippocampal volume in chronic, combat-related posttraumatic stress disorder. Biol Psychiatry 40(11):1091–1099. https://doi.org/10.1016/S0006-3223(96)00229-6

Halton W (2019) Some unconscious aspektcs of organizational life. In: Obholzer A, Roberts V (Hrsg) The unconscious at work: individual and organisational stress in human services. Routledge, London, S 11–18

Hamel G, Zanini M (2014) Build a change platform, not a change program. McKinsey J. https://www.mckinsey.com/business-functions/organization/our-insights/build-a-change-platform-not-a-change-program. Zugriff: 3.07.2021

Handelsblatt (2014). https://www.handelsblatt.com/finanzen/vorsorge/versicherung/europaweiter-vergleich-jeder-deutsche-zahlt-2219-euro-im-jahr-fuer-versicherungen/9506130.html?ticket=ST-4852887-GayTKtsz5tva6bATcecb-ap6. Zugriff: 3.07.2021

Hannawa A (2018) SACCIA – Sichere Kommunikation. De Gruyter, Berlin

Hansen M, Ibarra H, Peyer U (2013) 100 best-performing CEOs in the world. A scorecard of leaders who deliver long-term success. Harward Business Review, January–February. https://hbr.org/2013/01/the-best-performing-ceos-in-the-world. Zugriff: 3.07.2021

Hargie O (2017) Skilled interpersonal communication, 6. Aufl. Routledge, London/New York

Herrmann P (2020) Mut wurde verlernt. Harv Bus manager Spezial 3:18–19

Hibbeler B (2011) Ärzte und Pflegekräfte: Ein chronischer Konflikt. Dtsch Ärztebl 108(41):B-1814/C-1794

Hinterhuber H (2010) Die 5 Gebote für exzellente Führung. Frankfurter Allgemeine Buch, Frankfurt am Main

http://www.noebetreuungszentren.at/files/o/7d615d913429c77b8744f3cb1883e491.pdf. Zugriff: 3.07.2021

https://chcm.com/wp-content/uploads/2017/08/Mississippi-Baptist-RBC-Case-Study.pdf. Zugriff: 3.07.2021

https://www.insead.edu/sites/default/files/assets/dept/centres/emi/docs/generations-series-brave-new-workplace.pdf. Zugriff: 3.07.2021

Igde F, Sahin M (2017) Changes in empathy during medical education: an example from Turkey. Pak J Med Sci 33(5):1177–1181. https://doi.org/10.12669/pjms.335.13074

Immerschitt W (2015) Aktive Krisenkommunikation. Erste Hilfe für Management und Krisenstab. Springer Gabler, Wiesbaden

Jacobson P (2012) Evidence synthesis for the effectiveness of interprofessional teams in primary care. Canadian Health Services Research Foundation, Ottawa

Jánszky SG, Abicht L (2018) 2030: Wie viel Mensch verträgt die Zukunft? AHEAD Publishing, Leipzig

Jayawardhana J, Welton JM, Lindrooth R (2011) Adoption of national quality forum safe practices by Magnet hospitals. Journal of Nursing Administration 41/9: 350-356. https://doi.org/10.1097/NNA.0b013e31822a71a7

Jiménez F (2016) So entschuldigen Sie sich richtig. Psychologie. Hrsg. v. Die Welt Online. https://www.welt.de/gesundheit/psychologie/article154375065/So-entschuldigen-Sie-sich- richtig.html. Zugegriffen am 26.03.2020

Joas H (Hrsg) (1987) George H. Mead: Gesammelte Aufsätze. Suhrkamp TB Wissenschaft, Berlin

Josi R, Bianchi M, Brand S (2020) Advanced practice nurses in primary care in Switzerland: an analysis of interprofessional collaboration. BMC Nurs 19:1

Jullien F (2010) Die stillen Wandlungen. Merve, Berlin

Kanning UP (1999) Selbstwertdienliches Verhalten und soziale Konflikte im Krankenhaus. Gruppendynamik 30(2):207–229

Kappe B (2019) Das Gesicht der Krise. In: Meißner J, Schach A (Hrsg) Professionelle Krisenkommunikation. Basiswissen, Impulse und Handlungsempfehlungen für die Praxis. Springer Gabler, Wiesbaden, S 985–994

Kebe NNM, Chioccio F, Bamvita J-M, Fleury M-J (2020) Variables associated with interprofessional collaboration: a comparison between primary healthcare and specialized mental health teams. BMC Fam Pract 21:4

Kelly LA, McHucgh MD, Aiken LH (2011) Nurses outcomes in Magnet and Non-Magnet hospitals. J Nurs Adm 41/10: 420–433. https://doi.org/10.1097/NNA.0b013e31822eddbc

Kim M, Barnato AE, Angus DC, Fleisher LF, Kahn JM (2010) The effect of multidisciplinary care teams on intensive care unit mortality. Arch Intern Med 170(4):369–377

Kets de Vries M (2020) Zwischen Mut und Dummheit verläuft ein sehr schmaler Grat. Harv Bus manager Spezial 3:48–51

Koloroutis M (2011) Beziehungsbasierte Pflege. Ein Modell zur Veränderung der Pflegepaxis. Huber, Bern

Koloroutis M, Abelson D (Hrsg) (2017) Advancing relationship-based cultures. Creative Health Care Management, Minneapolis

Koulalis J, Schäfer C (2019) Der Werkzeugkasten des Krisenmanagements. In: Meißner J, Schach A (Hrsg) Professionelle Krisenkommunikation. Basiswissen, Impulse und Handlungsempfehlungen für die Praxis. Springer Gabler, Wiesbaden, S 55–62

Lake ET, Shang J, Klaus S, Dunton NE (2010) Patients falls: associaiton with hospitals Magnet status and nursing unit staffing. Res Nurs Health 33/5: 413-425 https://doi.org/10.1002/nur.20399

Laschinger H, Smith LM (2013) the influence of authentic leadership and empowerment on new-graduate nurses' perceptions of interprofessional collaboration. Journal of Nursing Administration 43/1:24–29.

Lingard L, Espin S, Whyte S, Regehr G, Baker GR, Reznick R et al (2004) Communication failures in the operating room: an observational classification of recurrent types and effects. Qual Saf Health Care 13:330–334

Linz R, Singer T, Engert V (2018) Interactions of monetary thought content and subjective stress predict cortisol fluctuations in a daily life experience sampling study. Sci Rep 8(1):15462

Luca J, Tarricone P (2001) Does emotional intelligence affect successful teamwork? In: Meeting at the crossroads, S 367–376

Mafuba K, Kupara D, Cozens M, Kudita C (2015) Importance of role-clarity: a critique of literature. Learn Disabil Pract 18(8):28–31

Mandel ED, Schweinle WE (2012) A study of empathy decline in physician assistant students at completion of first didactic year. J Physician Assist Educ 23(4):16–24. 9p. 4 Charts

Marchant N, Lovland LR, Jones R, Piche Binette A, Gonnevaud J, Arenaza-Uriquijo EM, Chètelat G, Villeneuve S (2020) Repetitive negative thinking is associated with amyloid, tau, and cognitive decline. Alzheimers Dement J Alzheimer Assoc 16:1054–1064

Mark, B. A., Hughes, L. C., Belyea, M., Chang, Y., Hofmann, D., Jones, C. B., & Bacon, C. T. (2007) Does safety climate moderate the influence of staffing adequacy and work conditions on nurse injuries? Journal of Safety Research, 38(4), 431–446. https://doi.org/10.1016/j.jsr.2007.04.004.

McCormack B, McCance T (2017) Person-centred practice in nursing and health care. Theory and practice. Wiley Blackwell, West Sussex

McCormack B, van Dulmen S, Eide H (2017) Person-centred healthcare research. Wiley Blackwell, West Sussex

McCraty R (2017) New frontiers in heart rate variability and social coherence research: techniques, technologies, and implications for improving group dynamics and outcomes. Front Public Health 5:267. https://doi.org/10.3389/fpubh.2017.00267

McGettigan P, McKendree J (2015) Interprofessional training for final year healthcare students: a mixed methods evaluation of the impact on ward staff and students of a two-week placement and of factors affecting sustainability. BMC Med Educ 15:185. https://doi.org/10.1186/s12909-015-0436-9

Meißner J, Schach A (2019) Professionelle Krisenkommunikation. Basiswissen, Impulse und Handlungsempfehlungen für die Praxis. Springer Gabler, Wiesbaden

Merten K (2014) Krise, Krisenmanagement und Krisenkommunikation. In: Thießen I (Hrsg) Ansgar: Handbuch Krisenkommunikation. Springer, Wiesbaden, S 155–176

Mertens F, Gendt D, Anneleen, Deveugele M, Hecke V, Ann, Pype P (2019) Interprofessional collaboration within fluid teams: community nurses' experiences with palliative home care. J Clin Nurs 28(19–20):2680–3690

Messer B (2019) Der Nutzen von Medientrainings für Krisenmanagement und Kommunikation. In: Meißner J, Schach A (Hrsg) Professionelle Krisenkommunikation. Basiswissen, Impulse und Handlungsempfehlungen für die Praxis. Springer Gabler, Wiesbaden, S 201–213

Meuerling L, Hedman L, Sandahl C, Felländer-Tsai F, Wallin CW (2013) Systematic simulation – based team training in a Swedish intensive care unit: a diverse response among critical care professions. Br Med J Qual Saf 22:485–494

Miller KL, Kontos P (2012) The intraprofessional and interprofessional relations of neurorehabilitation nurses: a negotiated order perspective. J Adv Nurs 68(11):1016–1102

Mischkowski NS, Funcke S, Kress-Ludwig M et al (2018) Die Gemeinwohl-Bilanz – Ein Instrument zur Bindung und Gewinnung von Mitarbeitenden und Kund*innen in kleinen und mittleren Unternehmen? NachhaltigkeitsManagementForum 26:123–131. https://doi.org/10.1007/s00550-018-0472-0

Nagpal K, Arora S, Vats A, Wong HW, Sevdalis N, Vincent C, Moorthy K (2012) Failures in commmunication and information trasfer across the surgical care pathway: interview study. BMJ Qual Saf 21:843–849

Nugus, Peter; Holdgate, Anna; Fry, Margaret; Forero, Roberto; Braithwaite, Jeffrey (2011) Work Pressure and Patient Flow Management in the Emergency Department: Findings From an Ethnographic Study ACADEMIC EMERGENCY MEDICINE 2011; 18:1045–1052

Obholzer A, Roberts VZ (2019a) The troublesome individual and the troubled institution. In: Obholzer A, Roberts VZ (Hrsg) The unconscious at work: individual and organisational stress in human services. Routledge, London, S 129–138.

Obholzer A, Roberts VZ (2019b) The unconscious at work: individual and organisational stress in human services. Routledge, London

Oldhafer M, Schneider S, Beil E, Schmidt C, Nolte F (2019) Change Management in Gesundheitsunternehmen. Die geheime Macht der Emotionen in Veränderungsprozessen. Springer/Gabler, Wiesbaden

Panse W, Stegmann W (2001) Kostenfaktor Angst, 3. Aufl. MI, Landsberg

Pattni N, Arzola C, Malavade A, Varmani S, Krimus L, Friedman Z (2019) Challenging authority and speaking up in the operating room environment: a narrative synthesis. Br J Anasth 122(2):233–244

Petri L (2010) Concept analysis of interdisciplinary collaboration. Nurs Forum 45(2):73–82

Pfannstiel M, Krammer S, Swoboda W (Hrsg) (2019) Digitale Transformation von Dienstleistungen im Gesundheitswesen IV. Impulse für die Pflegeorganisation. Springer/Gabler, Berlin

Plass D, Vos T, Hornberg C et al (2014) Entwicklung der Krankheitslast in Deutschland: Ergebnisse, Potenziale und Grenzen der Global Burden of Disease-Studie. Dtsch Ärztebl 111(38):629–638

Pössel P, Mitchell AM, Harbison B, Fernandez-Botran GR (2019) Repetitive negative thinking, depressive symptoms, and cortisol in cancer caregivers and noncaregivers. Oncol Nurs Forum 46(6):E202–E210

Pu L, Moyle W, Jones C (2020) How people with dementia perceive a therapeutic robot called PARO in relation to their pain and mood: a qualitative study. J Clin Nurs 29(3–4):437–446

Reeves S, Lewin S, Espin S, Zwarenstein M (2010) Interprofessional teamwork for health and social care. Wiley-Blackwell, Oxford

Rollnick S, Miller W, Butler C (2012) Motivierende Gesprächsführung in den Heilberufen. Core-Skills für Helfer. Probst, Lichtenau

Ronner M (2000) Treffende Pointen zu Geld und Geist. Ott, Thun

Rosa H (2018) Resonanz. Eine Soziologie der Weltbeziehung. Suhrkamp, Berlin

Ruß A, Schumacher K, Reithinger N (2019) MoreCare: Gemeinsam Pflegen in der Mobilen Rehabilitation: das Pflegeassistenzsystem MoreCare, Abschlussbericht: Laufzeit des Vorhabens: 01.01.2016–31.12.2018. Deutsches Forschungszentrum für Künstliche Intelligenz, Berlin. https://doi.org/10.2314/GBV:1067512195

Sandhu S (2014) Krisen als soziale Konstruktion: zur institutionellen Logik des Krisenmanagements und der Krisenkommunikation. In: Thießen A (Hrsg) Handbuch Krisenkommunikation. Springer, Wiesbaden, S 95–118

Samuelson M; Dedeschi P Aarendonk D Groenewegen P (2012) Improving interprofessional collaboration in primary care: position paper of the European Forum for Primary Care. Qualit of Primary Care 20:303–312.

Schach A (2019) Die Macht der Sprache. In: Meißner J, Schach A (Hrsg) Professionelle Krisenkommunikation. Basiswissen, Impulse und Handlungsempfehlungen für die Praxis. Springer Gabler, Wiesbaden, S 235–247

Schiller K (2017) SimplyVital Health setzt auf Blockchain. https://blockchainwelt.de/simplyvital-health-

blockchain-connectingcare-health-nexus/. Zugriff: 3.07.2021
Schnall S, Harber K, Stefanucci J, Proffitt D (2008) Social support and the persception of geografphical slant. J Soc Psychol 44(5):1246–1255
Schreyögg G, Ostermann S (2014) Krisenwahrnehmung und Krisenbewältigung. In: Thießen A (Hrsg) Handbuch Krisenmanagement. Springer, Wiesbaden, S 119–139
Schulz C, Neelson M (2019) Das Risiko der Desinformation. In: Meißner J, Schach A (Hrsg) Professionelle Krisenkommunikation. Basiswissen, Impulse und Handlungsempfehlungen für die Praxis. Springer Gabler, Wiesbaden, S 95–104
Schuss U, Blank R (2018) Qualitätsorientierte interprofessionelle Kooperation (QuiK). Pflegefachkräfte und Mediziner im Fokus. Hogrefe, Bern
Smith D (2006) Crisis management – practice in search of a praradigm. In: Smith D, Elliot D (Hrsg) Key readings in crisis management. Systems and structures for prevention and recovery. Routledge, London, S 1–12
Specht F (2019) Studie: Renteneintritt der Babyboomer könnte weniger dramatisch sein als befürchtet. Handelsblatt https://www.handelsblatt.com/politik/deutschland/studie-renteneintritt-der-babyboomer-koennte-weniger-dramatisch-sein-als-befuerchtet/25058786.html?ticket=ST-37671932–7azaXKd4TObTbVO0RlRz-ap6. Zugriff: 3.07.2021
Statistisches Bundesamt (2019) https://www.bundesgesundheitsministerium.de/themen/gesundheitswesen/gesundheitswirtschaft/gesundheitswirtschaft-als-jobmotor.html. Zugriff 3.07.2021
Steck M, Simshäuser U, Niederberger M (2019) Arbeitgeberattraktivität aus Sicht der Generation Z: Eine quantitative Befragung zur Bedeutung gesundheitsrelevanter Dimensionen im Betrieb. Prävention Gesundheitsförderung 14(3). https://doi.org/10.1007/s11553-019-00703-w
Swanson J, Tidwell C (2011) Improving the culture of patient safety through the magnet journey. OJIN Onlien J Issues Nurs 16/3: Manuscript 1. http://www.nursingworld.org/
Telgheder M (2019) KI im Krankenhaus. Wie der Essener Radiologe Felix Nensa mit KI die Diagnostik verändert. Handelsblatt 22.03.2019. https://www.handelsblatt.com/unternehmen/it-medien/ki-im-krankenhaus-wie-der-essener-radiologe-felix-nensa-mit-ki-die-diagnostik-veraendert/24092852.html?ticket=ST-1372760-RLVVcRA4VKgASMeZAGne-ap2. Zugriff: 3.07.2021
Tewes R (2002) Pflegerische Verantwortung. Huber, Bern
Tewes R (2011) Verhandlungssache. Verhandlungsführung im Gesundheitswesen. Springer, Berlin
Tewes R (2014) Zukunft der Personalentwicklung in der Pflege. In: Tewes R, Stockinger A (Hrsg) Personalentwicklung in Pflege- und Gesundheitseinrichtungen. Springer, Berlin, S 215–240
Tewes R (2015a) Da hin gehen, wo die Angst ist. Personalentwicklung in der Pflege. Pflegezeitschrift 68(5):308–311
Tewes R (2015b) Interprofessionelle Kommunikation will gelernt sein. Heilberufe 67(1):20–22
Tewes R (2015c) Biofeedback und HeartMath-Training. Pflegezeitschrift 68(8):500–504
Tewes R (2018a) Das Stress-war-gestern Programm. Pflegezeitschrift 71(9):29–31
Tewes R (2018b) Teamtraining zur Integration ausländischer Mitarbeiter. Pflegezeitschrift 71(10):38–41
Tewes R, Ulrich L (2020) Nursing Leadership: Führungspraxis. Studienbrief der Fern-Hochschule Hamburg
Tilk S (2020) Mut ist nicht nur was für Junge. Harv Bus manager Spezial 3:13
Virani T (2012) Interprofessional collaborative teams. Can Health Serv Res Found. https://doi.org/10.1136/bmjqs-2012-000886
Vittadello F, Mischo-Kelling M, Wieser H, Cavada L, Lochner L, Naletto C, Fink V, Reeves S (2018) A multiple-proup measurement scale for interprofessional collaboration: adaptation and validation into Italian and German languages. J Interprof Care 32(3):266–273
Von der Leyen U (2020) Rede vor der Europäischen Kommission anlässlich der Coronakrise. https://ec.europa.eu/germany/news/20200326-von-der-leyen-coronavirus_de. Zugegriffen am 26.03.2020
Washausen J, Meißner J (2019) Reifegrade organisationaler Resilienz. In: Meißner J, Schach A (Hrsg) Professionelle Krisenkommunikation. Basiswissen, Impulse und Handlungsempfehlungen für die Praxis. Springer Gabler, Wiesbaden, S 3–16
Waleczek Helfried; Hofinger, Gesine (2012) Kommunikation über kritische Situationen im OP- Schwierigkeiten, Besonderheiten, Anforderdungen. In Hofinger G (Hrg) Kommunikation in kritischen Situationen. 151–168. Frankfurt/Main: Verlag für Polizeiwissenschaft.
Wei H, Corbett RW, Ray J, Wei TL (2019) A culture of caring: the essence of healthcare interprofessional collaboration. J Interprof Care 8:1–8
Weintraub K (2019) Stress Hormone Cortisol linked to early toll on thinking ability. Periodical. Sci Am Mind 30(1):4–6
Wimmers P, Stuber M (2010) Assessing medical students' empathy and attitudes towards patient centered care with an existing clinical performance exam (OSCE). Procedia Soc Behav Sci 2:1911–1913. https://doi.org/10.1016/j.sbspro.2010.03.1008
Winch G (2011) The squeaky wheel. Walker, New York
Zurmehly J (2008) The relationship of educational preparation, autonomy, and critical thinking to nursing gjob satisfaction. Journal of Contiuing Education in Nursing 29/10:453–460

Stichwortverzeichnis

A
Achtsamkeit 138
Action Learning 38, 44
Agiles Mindset 190
Agilität 189, 263
    agile OP-Teamorganisation 269
Akademisierung 18, 86
    Action Learning 49
    Australien 233
    berufsintegrierender Studiengang 243
    duale Ausbildung 240
    Großbritannien 142
    Hebammen 240, 241
    interprofessionelle Zusammenarbeit 329
    Praxisentwicklung 299
    Promotionsprogramm 151
    Qualitätszuwachs 313
    Türkei 151
Altenpflege 218
    Zusatzqualifizierung 218
Alternativmedizin 92
Alternde Arbeitskräfte 236
AmbuNet 219
Anerkennung 225, 230
Angst 137, 286
    Einführung technischer Neuerungen 196
Arbeitshandeln, subjektivierendes 122
Arbeitsteam 129
Arbeitszufriedenheit 153, 154
    agiles Arbeitsumfeld 192
Attuning 31
Ausbildung
    Australien 233
    duale 240
    generalistische Pflegeausbildung 18
    Großbritannien 142
    Hebammen 240
    Interprofessionalität 274
    Mindeststandards 242
    Schulabbruch 142
    Türkei 150
Ausrollphase 71

B
Bedürfnisse 118, 125
Behandlungsfehler 12, 301
Berufsausstieg 142
Berufsgruppenkooperation 5
Beteiligung 66
Beteiligungsprozess 64
Beziehungsbasierte Versorgung 33
Beziehungskompetenz 25, 33
Bildungshandeln 11
Bildungsmaßnahmen 210
Blended Learning 328
Blinde Flecken 306
Blockchain 291
Bonuszahlung 329
Burn-out 130, 133
    Kennzeichen 133

C
Case-Management, hausarztzentriertes 222
Change Management 65, 78
    Emotionen 327
    Transition 315
    Widerstand der Belegschaft 316
Clown-Initiativen 113
Clownsvisite 114
Coaching 75
Community Health Nurse 6
Core Self-Evaluation 270
Corona-Pandemie 2
    Digitalisierung 18
Covid-19-Pandemie 2
Creative Health Care Insight 33, 36
Creative Health Care Management 29

D
Datenerfassung, mobile 209
Datensammlung 291
Delegation ärztlicher Tätigkeiten 219
Demographie 297
Demotivation 302

Deprofessionalisierungsprozess 220
de Shazer, Steve 61
Design Thinking 140
Digitalisierung 4, 17, 188, 194, 208, 327
    Hackerangriff 321
Digitalstrategie 290
Dissonanz, emotionale 122
Dokumentation, automatisierte 209

E
Effizienzsteigerung 6
Einflussnahme 326
Einfluss positiver und negativer Gedanken 303
Einfühlen 31
Einsamkeit 136
Elektronische Patientenakte 209
Emanzipatorische Praxisentwicklung (ePD) 83
Emotion 118, 122
    belastende 306
Emotionale Dissonanz 122
Emotionale Intelligenz 265, 327
Emotionsarbeit 16, 123, 316, 317
Empathie 129, 310
Empathieverlust 16
Empathischer Kurzschluss 124
Empowerment 191, 263
    strukturelles 312
Engagement 58
Entlastung 122
Entwicklungsfelder 65
Evidenzbasierte Praxis 27, 57, 244

F
Fachkräftemangel 7, 18
    alternde Arbeitskräfte 236
    Bindung von Auszubildenden 277
    Ruheständler aktivieren 237
    Türkei 151
    Unterversorgung 242
Feedback 62
    sofortiges 311
Fishbowl 73
Flow 135
Folgen 32
Following 32
FORDEC 324
Fort- und Weiterbildung
    innerbetriebliche 11
    interprofessionelle Edukation (IPE) 313
    Lernen, innovatives 25
    Medizinische Fachpflegekraft (MFP) 218
    Ralationship-Based Care 28
    Schlaganfallversorgung 42
    Zusatzqualifizierung 218
Fragetechnik, systemische 62
Frustration 117
Führung ganzheitlicher Systeme 139
Führungsebenen 58

Führungskonzepte, innovative 328
Führungskräfte
    agiles Arbeitsumfeld 191, 193
    authentischer Führungsstil 54
    Change Management 37, 65, 78, 317
    emotionale Intelligenz 265
    Führungsleitlinien 58
    ganzheitliche Systeme 139
    Implementierung von Innovationen 211
    Innovationskultur 187
    Kernkompetenzen 140
    konventionelle Führung 139
    Krisenmanagement 324
    Kulturwandel 19
    laterale Führung 195
    Mitarbeiter-Workshop 35
    Organisationsphilosphien, verschiedene 261
    Programm für Wohlbefinden 137
    shared leadership 44
    systemisch-transformationale 266
    Systemtheorie 60
Führungskräfteentwicklung 62
Führungskultur 78
Führungsleitlinien 58, 61, 65
    Dimensionen 69
Führungsverständnis 59

G
Gefühle 118. *Siehe Emotion*
Gefühlsarbeit 123
Gehirn, Physiologie 303
Gelassenheit 118
Gemeinwohl-Ökonomie 318
Generationswechsel 297
Generation Y 18, 263, 297
Generation Z 18, 263, 299
Gesicht der Krise 323
Gesundheit
    Definition 134
    Einflussfaktoren 134
    Förderung 130
Gesundheitsfachberuf
    Fachkräftemangel 7
    Wertekanon 7
Gesundheitssystem 2
    Australien 233
    Digitalisierung 17, 194, 328
    Gesundheitsfachberuf 7
    Grenzen 6
    Großbritannien 141
    Innovation 5
    interprofessionelle Zusammenarbeit 273
    Irland 82
    künstliche Intelligenz (KI) 294
    Personalentwicklung 9
    Technologien, neue 7
    Türkei 150
    USA 132
    Vernetzung 3

Versorgungsbrüche 19
Gewaltfreie Kommunikation 125
Globalisierung 321, 327
Glückstagebuch 115
Großgruppenveranstaltung 71, 75
Gung Ho 262

H
Halten 32
Handeln, sanftes 139
Handlungsfähigkeit 11
Handlungskompetenz, berufliche 10
Healing Healthcare Model 94
HearthMath 143
HeartMath 295
Hebammen
   außerklinischer Bereich 251
   Australien 235
   berufsintegrierender Studiengang 243
   Deutschland 240
   EU 242, 253
   freiberufliche Tätigkeit 251
   Großbritannien 142
   Präventionsarbeit 250
   Unterversorgung 242
Heilkultur 26
Heilkunsttherapie 98
Heilmethoden, integrative 92
Heilsame Präsenz 101
Heilungsumgebung, optimale (OHE) 94
Herausforderungen 59
Hilfsmittel
   elektronische 201
   Kosten 211
   mechanische 199
   motorisierte 200
   Pflegeroboter 201
   Systematisierung 198
   technische 198, 199
Hirn, Physiologie 303
Holding 32
Holistische (ganzheitliche) Pflege 95
Huddle 266
Humor 112
Hybrid-Organisation 262, 263
Hypothesen 66, 68, 75

I
Implementierungsprozess 43
Individualisierte Medizin 292
Informationsaustausch 12
Innovation 6
   Digitalstrategie 290
   Internet der Dinge 294
   Interprofessionalität 278
   IT-Lösungen 188
   künstliche Intelligenz (KI) 294
   Mammographiegerät 292
   Nanotechnologie 294
   Pflegeroboter 292
   technische 174, 196, 290
Innovationskraft 2
Innovationskultur 174
integratives Pflegemodell 102
integrative Verfahren 299
Interaktion 122
Internet der Dinge 294
Interprofessionalität 11, 19, 273
   agiles Mindset 190
   Ausbildung 234, 274
   crossfunktionales Expertenteam 187
   Interprofessional Collaboration 309
   interprofessionelle Edukation (IPE) 313
   Mensch-Maschine-Kollaboration 309
   Operationssaal 309
   OP-Team 260
IPC 309
IT-Kommunikationssystem 219
IT-Lösungen 188
   Dokumentation, automatisierte 209
   Telemedizin 209

J
Jammern 302, 326

K
Katastrophe 326
KI 294
Kleingruppenarbeit 67
Klinikclown 113
Kohärenz, innere 148
Kommunikation
   agiles Arbeitsumfeld 192
   Desinformation 323
   Digitalisierung 17
   elektronische Technologie 291
   Erlernen neuer Kommunikationsformen 30
   Fähigkeit zur Kommunikation 327
   Formate 59
   gewaltfreie 125
   Humor 113
   interprofessionelle Plattform 12
   IT-Kommunikationssystem 219
   jammern 302
   Kommunikationskompetenz 12
   Kommunikationsplattform VITU (Virtuelles Tumorboard) 188
   Kompetenz, kommunikative 313
   Krisenkommunikation 322
   lästern 306
   mangelhafte 301
   Medientraining 323
   motivierende Gesprächsführung 292
   Operationssaal 307
   professionelle 302
   Schnittstellenproblematik 19

Social Media 323
Systemtheorie 60
technische Hilfsmittel 209
Zuhören 140
Kompetenz 289
   Begriffsbestimmung 11
   emotionale 8
   ethische 295
   innovative 8
   kommunikative 12, 301, 313
Kompetenzerweiterung 222, 231
Komplementärmedizin 92
Konstruktivismus 61
Kontrollüberzeugung, interne/externe 270
Kooperationsbeziehung 122
Kreativität 174, 176
Krise 321
Krisenhandbuch 322
Krisenkommunikation 322, 323
Krisenmanagement 322, 324
Krisenstab 321, 322, 326
Kündigung 35
Künstliche Intelligenz 294
   Mensch-Maschine-Kollaboration 309

L
Lachen 112
Lächeln 118
Lästern 306
Lebenserwartung 82
Lernen
   Action Learning 38, 44
   Blended Learning 245, 328
   innovatives 25
   interprofessionelle Ausbildung 273
   Lerngemeinschaft 36
   programmiertes 45
   Reflexion 45
   selbstgesteuertes 14
   Shadowing 279
   Verlernen 316
Limbisches System 303, 305
Luhmann, Niklas 60

M
Machtkämpfe 311
Manifesto for Agile Software Development 2001 190
Medientraining 323
Medizininformatik 189
Mentoring-Projekt 239
MFP-Konzeption für Medizinische Fachpflegekräfte (MFP) 218
Mitarbeiterbeteiligung 37
Mitarbeiterbindung 252
Mitarbeitergespräche 265
Mitarbeitergewinnung 252
Mitarbeitermotivation 302
Mitarbeiterzufriedenheit 26, 33, 154

mittleres Management 261
Motivation 302
   berufliche 118, 129
   Demotivation 302
   intrinische 194
   intrinsische 176, 232
   Karriere 330
   Kompetenzerweiterung 231
   Sinnhaftigkeit 329
   Training 122
   Vergütung, leistungsgerechte 231
Motivationsveranstaltung 117
Multiprofessionalität 273
Mut 286, 287

N
Nachhaltigkeit 136
Nanotechnologie 294
Narzissmus 326
Natur 136
Natural Step Framework 136
Netzwerk, klinisches 39
Netzwerk, professionelles 238
neutrale Zone 287
Notrufsystem 203

O
Ökonomisierung 8
Onkologische Pflege 187
OP-Management 260, 272
   TeamProzessPerformance (TPP) 264
Optimal Healing Environment/optimale Heilungsumgebung (OHE) 94
Organisationsforschung 15
Organisationskultur 181

P
Palliativmedizin 114
Passagement 63
Patientenbefragung 93
Patientendaten 291
Patientensicherheit 301
Patientenzentrierung 26
Pensionierung 236
Performance Improvement Plan (PIP) 89
Personalentwicklung 10
   Ärzteschaft 189
   agiles Arbeitsumfeld 189, 193, 194
   alternde Arbeitskräfte 236
   Bedarf für Baby Boomer 287, 297
   Berufsausstieg 142
   Bildung 210
   Bindung von Auszubildenden 277
   Deprofessionalisierungsprozess 220
   die 3 Dimensionen 288
   Fort- und Weiterbildung 13
   Führungskräfteentwicklung 45, 62

Hebammen 239
Herausforderungen 288
Karrierechancen 330
Medizininformatiker 189
Mentoring-Projekt 239
MFP-Konzeption für Medizinische Fachpflegekräfte (MFP) 222
Mitarbeiterbeteiligung 37
Mitarbeiterbindung 252
Paradigmenwechsel 298
Ruheständler aktivieren 237
Systemtheorie 60
zukünftige 13, 327
Zusatzqualifizierung 218, 222
Person-centred Care 298
Personenlifter 209
Personenzentrierung 84, 86
Perspektivwechsel 72, 74
Pflegeberufegesetz 19
Pflegeinformatik 210
Pflegeinnovationszentrum 290
Pflegemodell, integratives 102
Pflegeroboter 201, 208, 292
    Gefährtenroboter 293
    humanoider 292
Potters BASE der Pflegetheorie 102
Präsentation 69
Professional Practice Model 102
Prozessmanagement 261
Prozessoptimierung 8
    Digitalisierung 17
Psychologik 63

R
RBC-Kultur 25
Redaktion 69
Reflecting Team 75
Reflexion 306
Reflexionsgruppen 71
Reframing 62
Re-Igniting the Spirit of Caring 28, 298
Relationship-Based Care 26, 28, 298, 330
Renteneintritt 236
Resilienz 113, 135, 143, 238
    psychische 115
Resonanzgruppe 67, 68
Roboter 293. *Siehe Pflegeroboter*
Rollenklarheit 310
    fehlende 310

S
Salutogenese 134
Sanftes Handeln 139
Schlaganfallversorgung 40
Scrum Master 194
See me as a Person 28, 31, 298
Selbstbewertung, zentrale 270
Selbstempathie 129

Selbstfürsorge 29
Selbstorganisation 191, 262
Selbstpflege – Pflege des Selbst 28
Selbstreflexion 25
Selbstregulierung 60
Selbstwahrnehmung 33, 127, 138
Selbstwirksamkeit 270
Serviceroboter 201, 208
Short-cut-Prozessziel 262
Smart-Home-Technologie 200
Social Media 323
Soft Skills 260, 305, 327
spirituelle Unterstützung 97
Standardisierung der Pflege 123
Staunen 32
Storytelling 25
Strategieklausur 71
Stress
    Bewältigung 115, 143
    emotionaler 146
    Herzfrequenz 144
    körperlicher 147
    Organisationsstress 147
    physiologische Reaktion 116
    Reduktion 143
    Stressmanagement 295
System, ganzheitliches 138
    Führung 139
System, gesellschaftliches 60
Systemische Landkarte 61
Systemtheorie 15, 60

T
Team-Check 266
Teamentwicklung 267
TeamProzessPerformance (TPP) 264
Teamspirit 5, 260, 262
Technikfolgenabschätzung 197
Technikkompetenz 327
Technisierung 197
Technologie
    innovative 17
    neue 7
Telemedizin 6, 200, 209
Telemonitoring 291
Therapeutische Beziehungen 26, 32
Transitionskompetenz 330
Transitionsmanagement 315
Transitionsprozesse 317

U
Übungen im Kreis 25, 32
Umwelt 136
Unternehmenskultur 181, 263

V
Veränderungsmanagement 65, 78

Veränderungsprozess 63
Verantwortung übernehmen 326
Verbundenheit 136
Vergütungsmöglichkeiten 231
Verhaltensmuster 80
Verhärtung, emotionale 125
Verlernen 316
Versorgung, personenzentrierte 81
Versorgungssystem 27
Vertrauen 38
Videokonferenz 6
VUCA 13

W
Wahrnehmungsverzerrung 325

Website 323
Werte 129
Wohlbefinden 134
Wondering 32
Woodwinds Healing Healthcare Model (HHM) 95
Work-Life Balance 133

Y
Yoga 113

Z
Zusammenarbeit, interprofessionelle 12, 313
Zusatzqualifizierung 218

MIX
Papier aus verantwortungsvollen Quellen
Paper from responsible sources
FSC® C105338

If you have any concerns about our products,
you can contact us on
ProductSafety@springernature.com

In case Publisher is established outside the EU,
the EU authorized representative is:
**Springer Nature Customer Service Center GmbH
Europaplatz 3, 69115 Heidelberg, Germany**

Printed by Libri Plureos GmbH
in Hamburg, Germany